Essentials of
Medical Language
Fourth Edition

David M. Allan
Rachel C. Basco

제4판

예제로 풀어보는
의학용어
워크북

김은하 • 곽수영 • 권경희 • 민신홍 • 백영미 • 이승아
이은숙 • 제민지 • 최미조 • 추인희 • 황혜남 옮김

Mc Graw Hill

사이플러스
Science plus

차례

Contents

의학용어의 구조

The Anatomy of Medical Terms

제 7 장

1.1 ▸ 의학용어의 구성

문제 1 학습한 내용을 복습한 후에 다음의 질문에 대한 올바른 용어를 고르시오.

보기
- 어근
- 결합형
- 결합형 모음
- 접미사
- 접두사

(1) 어근과 결합형의 앞에 위치하는 것은? ____________________

(2) 특별한 의미가 있는 것은 아니지만, 발음을 쉽게 할 수 있는 역할을 하는 것은?

____

(3) 어근의 앞에 위치하고 뒤에는 절대 위치하지 않는 것은? ____________________

(4) 어근과 결합형 모음이 결합된 것은? ____________________

문제 2 다음의 의학용어에서 질문에 해당하는 용어의 부분을 고르시오.

(1) Pneumonia의 어근은 무엇인가?

❶ pneum- ❷ pneumon- ❸ -ia ❹ -nia

(2) Pulmonologist의 어근은 무엇인가?

❶ pulm- ❷ pulmon- ❸ -logist ❹ -gist

(3) Respiratory의 결합형 모음은 무엇인가?

❶ -a- ❷ -o- ❸ -i- ❹ -e-

문제 3 ㅏ 문제의 정의에 맞는 의학용어를 구성하시오. (R: 어근, CF: 결합형, S: 접미사)

> **보기**
> • pulmonology • pulmonary • respiration • pneumonia

[예] 폐를 연구하는 학문: pulmonon/o / logy
R/CF S

(1) 폐와 관련된: ______ / ______
R/CF S

(2) 호흡하는 과정: ______ / ______
R/CF S

(3) 폐 실질 조직의 염증: ______ / ______
R/CF S

문제 4 ㅏ 문제의 정의에 맞는 의학용어를 구성하시오. (R: 어근, CF: 결합형, S: 접미사, P: 접두사)

> **보기**
> • natal • prenatal • postnatal • perinatal

(1) '출생의'를 의미하는 용어: ______ / ______ / ______
P R/CF S

(2) 출생 주변 시간과 관련된 용어: ______ / ______ / ______
P R/CF S

(3) 출생 이후와 관련된 용어: ______ / ______ / ______
P R/CF S

(4) 출생 이전과 관련된 용어: ______ / ______ / ______
P R/CF S

문제 5 다음 문장에서 알맞은 용어를 선택하시오.

(1) 환자의 코(mucus/mucous)막이 심하게 감염되어 있다.

(2) 이 환자의 (prostrate/prostate)검사가 다음 정기검진에 예정되어 있다.

(3) 담당의사가 환자무릎(reflex/reflux)을/를 확인하였다.

(4) 교통사고로 환자의 (ilium/ileum)이/가 심하게 골절되었다.

문제 6 다음 문장에서 알맞은 복수형을 고르시오.

(1) 치료할 의학적 문제가 많아서 환자의 보험사에서 여러 개의 (diagnoses/diagnosis)를 요구할 것이다.

(2) 림프절이 커졌는지 양쪽(axilla/axillae)을/를 확인해 보시오.

(3) 우리 신체 내에 몇 가지(septa/septum)이/가 있다(예: 심장 내에, 코 안에).

(4) 여성 환자의 왼쪽 손목에(ganglia/ganglion) 집락이 있다.

문제 7 <용어구성 및 정의>에서 알맞은 의학용어를 찾아 다음 문장을 완성하시오.

(1) 이 환자는 척주(spinal column) 중에서 목부위의 뼈 ___________이/가 심하게 골절되었다.

(2) 이 환자는 신경손상을 받았다. 이 환자는 ___________과로 의뢰해야 한다.

(3) 이 환자는 오늘 항암제 일정 ___________이 1회로 예정되어 있다.

(4) 이 환자는 혈압이 낮고 ___________, 빈혈 ___________이 있는 상태이다.

(5) 의사는 이 환자에게 즉시 전혈 2팩을 수혈 ___________하도록 처방하였다.

(6) 이 환자의 목뼈 ___________ 상태를 확인하기 위해 척추 ___________에 영상 촬영을 하도록 하였다.

문제 8 다음에 제시된 문제를 읽고 알맞은 답을 쓰시오.

(*Hint*: 그동안 학습한 접미사와 어근을 활용해보시오.)

(1) 신경계 질환을 다루는 전문가를 신경과의사(neurologist)라 하는데 비뇨계 질환을 다루는 전문가를 무엇이라 부르는가? ____________________

(2) 고혈압과 저혈압이라는 용어에 어떤 요소의 차이가 있는가?

____

(3) 방광에서 신장으로 연결되는 관은 무엇인가? ________________

(4) 주입(infusion)이 아닌 수혈(transfusion) 시에 투여되는 물질은 무엇인가?

____

제 2 장 인체 전반에 관한 용어

The Body as a Whole, Cells, and Genes

2.1 ▸ 인체와 세포의 구성

문제 1 다음의 용어를 가장 작은 단위부터 오름차순으로 배열하시오.

(1) organism (2) cells

(3) molecules (4) organs

(5) body systems (6) organelles

(7) atoms (8) tissues

문제 2 다음의 질문에 답하시오.

(1) Cyt/o에서 어근과 결합형 모음을 구분하시오. ________________

(2) 다음 중 "-작은(small)"을 의미하는 용어를 고르시오. ________________

a. -logy b. -elle c. -ism d. -ation

문제 3 다음의 질문에 가장 적합한 용어를 고르시오.

(1) '전기를 띤'을 의미하는 접두사를 포함하고 있는 용어는?

protein hormonal electrolyte

(2) '변화를' 의미하는 접두사를 포함하고 있는 용어는?

steroid metabolic lipid

(3) '상태를' 의미하는 접미사를 포함하고 있는 용어는?

metabolism cytoplasm hormone

(4) '인체의 공간(체강)을 둘러싸는 얇은 막'을 의미하는 용어는?

lipid membrane hormone

2.2 ▸ 조직, 기관과 기관계

문제 1 다음의 <사례 보고서>를 읽고 질문에 의학용어를 사용하여 답하시오.

사례 보고서

Josen(남, 22세)은 축구를 하다가 왼쪽 무릎을 다쳤다(그림 참고).

정형외과 의사는 관절경 검사 후에 전방십자인대를 제거하고, 인조 슬개건을 삽입하였다. 찢어진 측부인대도 함께 봉합하였으며 반월판도 수술하였다. 그는 무릎 관절 주변의 근육을 강화하는 운동으로 관절 운동성과 안정성을 회복하는 것에 초점을 맞추어 재활하고 있다.

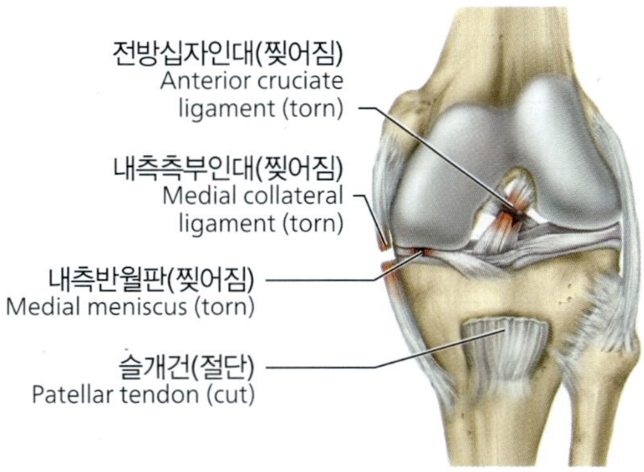

(a)

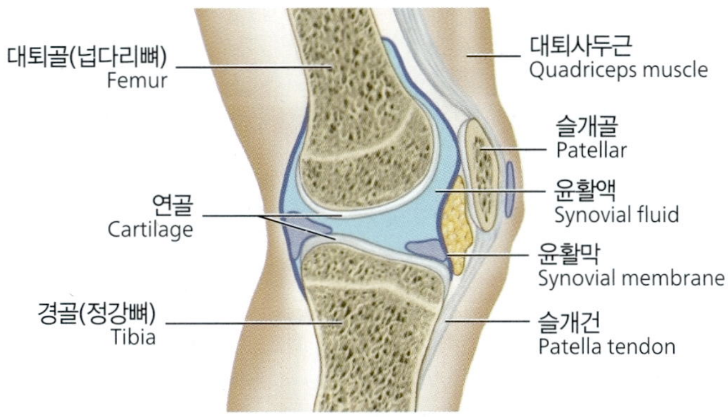

(b)

(1) Josen은 무릎관절을 구성하는 요소들에 부상을 입었는데, 그 요소들을 용어로 쓰시오. ______________________

(2) Josen이 수술을 받기 전에 시행한 검사를 의미하는 용어는 무엇인가?

____

(3) 슬개건을 의미하는 용어를 쓰시오. ______________________

(4) 다음의 용어에 대한 의미를 쓰시오.

❶ orthopedic: ______________________

❷ colleteral: ______________________

❸ sutured: ______________________

문제 2 다음의 정의에 알맞은 용어를 P-R/CF-S의 형태로 작성하시오.

(1) 뼈를 덮고 있는 섬유막: ______

(2) 결합조직의 주요 단백질: ______

(3) 윤활막의: ______

(4) 정상적인 생리기능에 필요한 식품 내 물질: ______

문제 3 다음에 제시된 의미에 해당하는 의학용어를 쓰시오.

(1) 림프(계)와 관련된 ______

(2) 심장, 혈관과 관련된 ______

(3) 골격과 관련된 ______

(4) 신체 표면과 관련된 ______

(5) 음식 분해와 관련된 ______

2.3 ▸ 해부학적 자세, 면과 방향

문제 1 다음의 용어와 동의어 혹은 반대어를 쓰시오.

(1) anterior: ____________________

(2) ventral: ____________________

(3) prone: ____________________

(4) coronal: ____________________

(5) cephalic: ____________________

(6) cephalic: ____________________

문제 2 다음에 제시된 용어를 구성요소에 맞게 분리하시오.

	P	R/CF	S
(1) diaphragmatic			
(2) abdominopelvic			
(3) umbilical			
(4) cranial			
(5) thoracic			
(6) cavity			

문제 3 문제 2에 사용된 용어의 구성요소를 분석하시오.

(1) 어떤 용어가 어근과 결합형 모음을 가지고 있는가? ____________________

(2) 인체강을 분리할 때 사용되는 근육은 무엇인가? ____________________

(3) 복부의 표면을 4개의 영역으로 구분할때 사용하는 용어는 무엇인가?

____

(4) 척추의 뼈를 의미하는 용어는 무엇인가? ____________________

제 3 장 피부계

The Integumentary System

문제 1 <사례 보고서>를 읽고 다음 문제에 답하시오.

사례 보고서(Case report)

정OO(여/37세) 님은 간호사로 외과계 병동에서 일하고 있다. 최근, 환자의 손가락에 가끔 작은 물집(vesicles)이 생기고 발진(발적, rash)과 소양증(가려움, pruritus)이 있었다. 또한 양쪽 귓불에 자극과 부종(swelling), 가려움증(itching)도 나타났고, 주말이 되자, 양손의 가려움과 발적은 더 악화되었다. 첩포검사(피부접촉검사, patch test)를 실시한 결과, 금속 알레르기로 인한 접촉피부염(contact dermatitis)으로 진단받았다. 최근에는 반지를 끼고 있는 양 손과, 귀걸이를 하고 있는 귀에서도 증상이 나타났다. 그래서 환자는 주말에만 액세서리를 착용하고, 일하는 주중은 빼두고 출근하였다. 의사는 환자에게 국소 스테로이드제(topical steroids)를 처방하면서, 피부 병소에 바르라고 교육하였다.

(1) 피부 문제나 질환을 치료하거나 연구하는 전문의를 무엇이라 하는가?

____

(2) 알레르기항원(allergen)을 규명하기 위해 시행하는 검사는 무엇인가?

____

(3) 물집을 의미하는 용어는 무엇인가? ______________

문제 2 용어의 구성요소를 확인하고 빈칸에 알맞은 답을 쓰시오.

구성요소	구성요소의 유형(P, R/CF, S)	요소의 의미
para	1.	2.
ia	3.	4.
myc	5.	6.
onycho	7.	8.
osis	9.	10.
onych	11.	12.

문제 3 다음 질문에 알맞은 답을 고르시오.

(1) erythematosus라는 용어에서 어근의 의미는 무엇인가?

a. condition of b. blemish c. red d. inflammation

(2) symptomatic 용어에서 접미사(suffix)의 의미는 무엇인가?

a. pertaining to b. inflammation c. painful d. condition of

(3) dermatomyositis 용어에서 피부를 의미하는 용어는 무엇인가?

a. 어근/결합모음 b. 접두사 c. 접미사

(4) autoimmune에서 자기(self)를 의미하는 부분은 무엇인가?

a. 어근/결합모음 b. 접두사 c. 접미사

문제 4 다음 의학용어를 구성요소에 따라 분석하시오.

(1) 피부색을 담당하는 색소: melan/o/cyte

( )( )( )

(2) 피부암의 원인이 되는 태양 광선: ultra/violet

( )( )

(3) 악성종양이 처음 발생한 장기로부터 다른 조직으로 퍼져나가는 것: meta/stasis

( )( )

(4) 흑색종: melan/oma

( )( )

문제 5 다음 어근, 접두사, 접미사의 알맞은 뜻을 고르시오.

(1) 다음 용어 중 cold를 의미하는 것은?

a. dia- b. -therapy c. cry/o- d. hypo

(2) 접두사 dia- 가 의미하는 것은?

a. to view b. through c. light d. two

(3) 접미사 -scopy의 의미는?

a. to view b. scrape c. suture d. inject

(4) 상태를 의미하는 접미사는?

a. -osis b. -ic c. -itis d. -al

문제 6 왼쪽의 접두사와 오른쪽의 의미가 알맞은 것끼리 연결하시오.

______	(1) hetero-	a. other
______	(2) allo-	b. same, alike
______	(3) xeno-	c. self
______	(4) homo-	d. different
______	(5) auto-	e. foreign

골격계

The Skeletal System

제 4 장

문제 1 골격계의 구성요소와 뼈의 기능에 관한 설명을 읽고 답하시오.

(1) 뼈와 뼈를 연결하는 강력한 띠 조직은 무엇인가?

a. muscle　　b. ligament　　c. tendon　　d. cartilage

(2) 수축세포가 포함된 조직은 무엇인가?

a. muscle　　b. ligament　　c. tendon　　d. cartilage

(3) 대부분의 관절에서 발견되는 단단한 결합조직은 무엇인가?

a. muscle　　b. ligament　　c. tendon　　d. cartilage

(4) 근육과 뼈를 연결하는 섬유조직은 무엇인가?

a. muscle　　b. ligament　　c. tendon　　d. cartilage

문제 2 다음 질문에 답하시오.

(1) 골격계의 뼈를 분류하는 기준은 무엇인가?

a. shape　　b. function　　c. weight　　d. color

(2) 신체에서 가장 흔한 뼈의 종류는 무엇인가?

a. flat　　b. short　　c. long　　d. irregular

(3) 'compact bone'과 같은 의미의 용어는 무엇인가?

a. cortical　　b. diaphysis　　c. long　　d. spongy

(4) 골수가 위치하는 뼈는 무엇인가? 모두 고르시오.

a. between two bones

b. inside a hollow space of the diaphysis

c. epiphysis of a long bone

d. large flat bones, such as the skull

(5) 뼈에 풍부한 혈액을 공급하는 기관은 무엇인가?

a. red bone marrow

b. yellow bone marrow

c. blood vessels in the periosteum

d. blood vessels of the Haversian canals

문제 3 다음 질문에 답하시오.

(1) intervertebral의 뜻은 무엇인가? ______________________

(2) 'C5~C6'에서 'C'의 의미는 무엇인가? ______________________

문제 4 근골격계 용어를 사용하여 다음 질문에 답하시오.

(1) 팔꿈치에 있는 두 종류의 관절은 무엇인가?

a. hinge and cruciate
b. ball-and-socket and gliding
c. hinge and gliding
d. gliding and pivot

(2) 팔꿈치 위쪽에 위치하는 뼈는 무엇인가?

a. humerus
b. humerus and scapula
c. radius
d. radius and ulna

(3) 팔꿈치 아래쪽에 위치하는 뼈는 무엇인가?

a. humerus
b. humerus and scapula
c. radius
d. radius and ulna

(4) 활차(도르래)를 의미하는 뼈 돌기는 무엇인가?

a. capitulum
b. ulna
c. trochlea
d. olecranon

(5) 활액낭은 어디에 위치하는가?

a. 뼈와 피부 사이
b. 뼈와 뼈 사이
c. 골막 아래
d. 근육과 뼈의 연결부위

문제 5 질문에 알맞은 용어를 고르시오.

(1) 골반뼈는 3개의 뼈가 융합된 것이다. 3개의 뼈는 Ilium, Ischium 그리고 ______ (이) 있다.

a. femur b. pubis c. acetabulum

(2) 골반은 어떤 모양인가?

a. bowl b. box c. basket

(3) 골반대의 기능으로 적절한 것은?

a. 머리뼈를 지지한다. b. 하지를 연결한다.

c. 불순물을 이동시킨다.

(4) 골반대가 보호하는 기관은?

a. 폐 b. 췌장과 담낭 c. 방광, 장, 생식기관

(5) 등 아래쪽의 삼각형 모양의 뼈는?

a. 견갑골 b. 천골 c. 치골결합

문제 6 다음 정의에 해당하는 의학용어를 기술하시오.

(1) 다리의 바깥 측면에 있는 뼈: ______________________

(2) 무릎뼈를 의미하는 의학용어: ______________________

(3) 측면에 위치함: ______________________

(4) 대퇴골과 경골 사이에 존재하는 연골판: ______________________

(5) 십자모양의 인대: ______________________

문제 7 다음 질문에 알맞은 의학용어를 기술하시오.

(1) Pott골절이 발생하는 뼈는? ______________________

(2) 중수골(손허리뼈, metacarpal bone)은 손바닥의 뼈이다. 발에서 비슷한 뼈는 무엇인가? ______________________

(3) 발뒤꿈치뼈(heel bone)의 다른 이름은? ______________________

(4) 발의 장애를 치료하는 의학전문가는? ______________________

문제 8 다음 질문에 알맞은 답을 고르시오.

(1) 'metatarsus'라는 용어의 접두사가 의미하는 것은?

a. ankle b. after c. foot d. bone

(2) 'tarsal'이라는 용어의 어근이 의미하는 것은?

a. ankle b. foot c. bump d. big toe

근육계

Muscles and Tendons

제 5 장

문제 **1** 다음 의학용어를 구성요소에 따라 분해하여 빈칸을 채우시오.

의학용어	접두사	어근	접미사
contract	1.	2.	3.
voluntary	4.	5.	6.
skeletal	7.	8.	9.

문제 **2** 다음 질문에 알맞은 답을 고르시오.

(1) 접미사 –itis의 의미: a. 상태 b. 질병 c. 염증

(2) Hyper의 품사: a. 접미사 b. 접두사 c.어근

(3) 어근 trophy-의 의미: a. 상태 b. 절차 c.영양

(4) Fibro의 품사: a. 결합형 b. 어근 c. 접미사

(5) 어근 my-의 의미: a. 건 b. 인대 c. 근육

(6) 접미사 -algia의 의미: a. 염증 b. 통증 c. 부종

문제 **3** 상지의 근육과 관련된 의학용어를 완성하시오.

(1) 흉부(가슴)과 관련된: ________________ /al

(2) 어깨 관절의 캡슐 부분: ________________ /cuff

(3) 뼈가 더 잘 움직일 수 있도록 근육이 부착된 부분: ________________ /tion

(4) 근육과 뼈를 연결하는 결합조직의 염증: ________________ /itis

문제 **4** 다음 설명 중 밑줄 그어진 단어 또는 단어의 일부를 의미하는 구성요소를 쓰시오.

(1) 세 개의 두(head)를 가진 팔근육: ____________________________

(2) 삼각형 모양의 근육: ____________________________

(3) 등쪽의 가장 넓은 근육: ____________________________

(4) 두 개의 두를 가진 팔근육: ____________________________

문제 5 다음 질문이 제시하는 의미를 고르시오.

(1) 'four'를 의미하는 접두사는?

a. ad- b. quadri- c. ab-

(2) 'lead'를 의미하는 어근은?

a. calcan- b. femor- c. glut- d. duct-

(3) 접미사 '-ceps'의 어근은?

a. trench, ditch b. muscle c. head d. belong to

문제 6 다음의 라틴어가 정의하는 의학용어를 기술하시오.

(1) buttocks: ______________________

(2) smallest: ______________________

(3) the heel: ______________________

(4) middle: ______________________

(5) biggest: ______________________

제 6 장

심혈관계 및 순환계

The Cardiovascular and Circulatory Systems

6.1 ▸ 심장

문제 **1** 다음 주어진 용어의 명사와 형용사 형태를 확인하고 제시된 문장의 빈칸에 알맞은 용어를 쓰시오.

보기

- cardiologist
- cardiovascular
- cardiology
- cardiopulmonary

응급실은 환자 진료를 위해 ____(a)____ department(부서)로 협진을 의뢰하였다. ____(b)____는 응급실을 방문하여 환자의 증상을 확인하고 혈관성형술을 처방하였다. 검사 후에 환자의 심장동맥 3곳이 막혀있음을 발견하였다. ____(c)____ surgeon(외과의사)는 수술준비를 하고 있다. 수술 시작 전에 환자가 심장발작으로 통증을 호소하였으며 ____(d)____ 소생술이 필요하였다.

문제 **2** <용어구성 및 정의>를 복습한 후, 빈칸을 채우시오.

(1) 심장의 내부를 감싸는 층: ________________ /cardium

(2) 심장의 근육층: ________________ /cardium

(3) 심장의 바깥면을 감싸는 층: ________________ /cardium

(4) 심장의 일부분에 혈액이 공급되지 않음: ________________ /mic

(5) 심장에 혈액이 지속적으로 공급되지 않음: in/ ________________ /ion

(6) 괴사된 조직을 의미하는 용어: ________________ /tic

문제 3 다음은 혈액순환 경로에 관한 설명이다. 정의에 알맞은 용어를 의학용어로 기술하시오.

(1) 심장의 우측은 폐동맥을 통하여 폐로 혈액을 보낸다. 폐에서 혈액은 가스교환을 한다. ____________________

(2) 심장의 좌측은 대동맥을 통하여 온몸으로 산소를 운반한다.

____

(3) 체순환 후에 심장으로 돌아온 혈액은 심장의 ________________ /cuspid valve을 통과한다.

(4) 폐순환 후에 심장으로 돌아온 혈액은 심장의 ________________ /cuspid valve을 통과한다.

문제 4 학습한 내용을 바탕으로 다음 문장을 읽고 의학용어를 기술하시오.

(1) 심장에 있는 4개의 방은? ________________________

(2) 심장에 있는 4개의 판막은? ______________________

문제 5 다음의 의미에 맞는 구성요소(element)를 연결하시오.

______	(1) atrio	a. without
______	(2) ar	b. contraction
______	(3) ia	c. bad, difficult
______	(4) systol	d. entrance
______	(5) dys	e. condition
______	(6) a	f. pertaining to

문제 6 다음 문장에서 알맞은 용어를 선택하시오.

(1) 심전도 결과에서 (arhythmia/arrhythmia)가 확인되었다.

(2) 그녀의 수축기(sysstolic/systolic) 혈압은 위험할 정도로 높다.

(3) 심실이 (dyastole/diastole) 할 때 심장에서 (murrmur/murmur)을 들을 수 있다.

문제 7 <사례 보고서>를 읽고 질문에 답하시오.

사례 보고서

대학 농구팀에서 수비를 맡고 있는 Danny(남/21세)는 맹렬한 연습을 하는 동안 의식을 잃었다. 그의 맥박이 잡히지 않았지만 팀 코치가 외부형자동심장충격기(AED)를 사용하여 그를 소생시켰다. Danny는 이전에 의식을 잃었던 적은 없었지만 경기 후에 두근거림(심계항진)을 느낀 적이 있었다. 간호사가 Danny를 건강사정하는 동안 그는 의식이 명료하고 건강해 보인다. 현재 그의 맥박은 70회/분, 불규칙적이고 강하게 뛰며, 혈압은 110/70 mmHg이다.

(1) 의식이 소실되었다는 의미는 무엇인가?

a. 주변환경을 인식하지 못하며 깨어나기 어렵다.

b. 졸고 있으나 쉽게 깨어난다.

c. 맥박이 없다.

d. 맥박이 빠르다.

(2) Danny의 증상을 악화시킨 요인은 무엇이라 생각하는가?

a. 높은 체온 c. 탈수

b. 격한 운동 d. 활동부족

(3) Danny는 두근거림(심계항진)을 어떻게 표현할 것 같은가?

a. 내가 기절을 했고 무슨 일이 일어났는지 기억을 못한 적이 있다.

b. 심장이 멎을 것 같다.

c. 어지럽고 기절할 것 같은 기분이 든다.

d. 심장의 두근거림을 느끼며 심장이 매우 빠르고 강하게 뛴다.

(4) 약어 AED의 의학용어를 기재하고 의미를 간략하게 설명하시오.

문제 8 다음에 제시된 정의에 알맞은 의학용어를 찾아서 구성요소에 따라 분석하시오.

(단, 접미사, 결합형 혹은 접두사가 없는 용어도 있음)

(1) 강력하고, 빠른 심장박동

/	/	
P	R/CF	S

(2) 통제되지 않는 심근 경련을 정상 리듬으로 회복시키는 장치

/	/	
P	R/CF	S

문제 9 왼쪽의 약어에 알맞은 설명을 오른쪽에서 찾아 연결하시오.

______ (1) ASD	a. 혈액 압력
______ (2) TOF	b. 출생 후에도 동맥관이 닫히지 않고 열린 상태
______ (3) VSD	c. 만성적으로 혈압이 높음
______ (4) PDA	d. 선천적인 심장결손으로 발생하는 네가지 심장기형
______ (5) CHF	e. 심방중격에 비정상적인 틈이 있음
______ (6) BP	f. 심실중격에 비정상적인 틈이 있음
______ (7) HTN	g. 인체대사에 적절한 혈액을 펌프하는 심장의 기능이 부족함

6.2 ▸ 순환계

문제 1 주어진 용어를 사용하여 다음 빈칸에 적절한 단어를 채우시오.

보기
- veins • varicosities • varix • vein • varicose • varices
- venogram • venous

환자의 왼쪽 복재정맥과 슬와 ____(a)____ 에서 수행된 ____(b)____ 검사 결과는 아래와 같다.

검사결과: 복재와 슬와 ____(c)____ 은 약간 부풀어 오르고 확장되어 있다.

의학적 진단: ____(d)____ 정맥. 이들 ____(e)____ 은/는 혈관의사의 빠른 처치가 필요하다

문제 2 <용어구성 및 정의>를 참조하여 다음 정의에 알맞는 용어로 답하시오.

(1) 모세혈관에서 이어지는 작은 정맥 ______________________

(2) 인체 내부환경의 안정성 ______________________

(3) 인체에서 가장 큰 정맥 ______________________

문제 3 다음에 제시된 정의에 알맞은 의학용어를 찾아서 구성요소에 따라 분석하시오.
(단, 접미사, 결합형 혹은 접두사가 없는 용어도 있음)

(1) 동맥계와 정맥계 사이의 미세한 혈관

/	/	
P	R/CF	S

(2) 모세혈관과 연결되는 작은 동맥

/	/	
P	R/CF	S

문제 4 다음 문장을 읽고 질문에 답하시오

(1) 결합형 phleb/o-이 의미하는 것은?

a. capillary b. vein c. artery

(2) 결합형 scler/o-이 의미하는 것은?

a. 연한 b. 혈액응고 c. 단단한 d. 수축

(3) edema의 주된 증상은?

a. 발적 b. 부어오름 c. 병변

(4) 동맥류는 혈관이 ________________.

a. 확장된다 b. 수축된다
c. 축소된다 d. 막힌다(폐쇄된다)

(5) 결합형 thrombo/o-이 의미하는 것은?

a. 응고 b. 덩어리 c. 마개 d. 정맥

제 7 장 혈액, 림프계 및 면역계

The Blood, Lymphatic, and Immune Systems

7.1 ▸ 혈액의 구성과 기능

문제 1 왼쪽의 정의에 알맞은 용어를 오른쪽 단어에서 찾아 연결하시오.

______ (1) 적혈구 수의 감소	a. platelet
______ (2) 혈액질환의 연구	b. plasma
______ (3) 혈액응고 제거 후 남은 액체	c. anemia
______ (4) 혈구세포를 제외한 혈액의 액체성분	d. hematology
______ (5) thrombocyte라고도 함	e. serum

문제 2 <용어구성 및 정의>를 복습한 후, 알맞은 답을 고르시오.

(1) hypoxia의 접미사가 의미하는 것은?

a. blood　b. oxygen　c. deficient　d. condition

(2) erythrocyte의 결합형이 의미하는 것은?

a. red　b. white　c. cell　d. disc

(3) hemoglobinopathy의 접미사가 의미하는 것은?

a. pertaining to　b. condition of　c. disease　d. protein

(4) polycythemia의 접두사가 의미하는 것은?

a. cell　b. blood condition　c. many　d. through

문제 3 왼쪽의 용어에 알맞은 설명을 오른쪽에서 찾아 연결하시오.

______ (1) eosinophil	a. 가장 큰 혈액세포
______ (2) leukocyte	b. 다엽성 핵을 가진 백혈구
______ (3) basophil	c. 백혈구(WBC)
______ (4) monocyte	d. 손상된 조직에서 히스타민을 분비
______ (5) neutrophil	e. 알레르기반응에 관여

문제 4 다음 설명을 읽고, 해당하는 의학용어의 약어를 쓰시오.

(1) 감염에 대항하여 항체를 생산하는 세포 ________________

(2) 백혈구의 각 유형별 비율을 제공하는 혈액검사 ________________

(3) B림프구에 의해 생성되는 단백질 ________________

문제 5 <용어구성 및 정의>를 복습한 후 다음 보기와 'leuk' 또는 'leuk/o'를 적용하여 빈칸을 채우시오.

보기
• penia • cyte • cytosis • emia • ic

(1) 백혈구 수가 과다하게 증가하는 경우 ________________

(2) 혈액에 백혈구와 전구체가 증가하는 혈액질환 ________________

(3) 백혈구(white blood cell)의 다른 이름 ________________

(4) 백혈구 수의 부족 ________________

(5) 백혈병에 관한, 혹은 백혈병과 관련된 ________________

문제 6 다음 설명에 맞는 적절한 용어를 선택하시오.

(1) 적혈구에 존재하며 사람의 혈액형을 결정한다. **antigen / antibody**

(2) 항원과 결합하는 항체를 포함한다. **red blood cells / plasma**

(3) 적혈구 농축액을 수혈하다. **infusion / transfusion**

(4) 혈액의 양을 증가시키기 위해 생리식염수를 주입하다. **infusion / transfusion**

문제 7 다음에 주어진 용어의 구성요소와 의미가 서로 연관된 것끼리 연결하시오.

______	(1) trans	a. to pour
______	(2) anti	b. glue
______	(3) fusion	c. against
______	(4) glutin	d. across
______	(5) gen	e. produce

문제 8 "Hemolytic disease of the newborn"은 혈액성분 중 어떤 성분에 영향을 주는가?

❶ white blood cells ❷ plasma
❸ coagulation ❹ red blood cells

문제 9 적혈구가 서로 들러붙는 현상을 무엇이라 하는가?

____

문제 10 다음 용어를 구성요소별로 분석하시오. (단, 접미사, 결합형 혹은 접두사가 없는 용어도 있음)

(1) parenteral

______ / ______ / ______
P R/CF S

(2) transplant

______ / ______ / ______
P R/CF S

(3) aspiration

______ / ______ / ______
P R/CF S

7.2 ▸ 림프계

문제 1 <사례 보고서>를 읽고 질문에 답하시오.

사례 보고서

웨이트리스인 Anna(여/20세)는 왼쪽 목에서 덩어리가 만져지는 것 같아서 병원을 방문하였다. 간호사가 Anna를 건강사정하는 동안 그녀는 2달 동안 약 3.6 kg이 빠졌다고 밝혔으며, 체중이 감량된 2달 동안 계속되는 피로감과 땀이 많이 난다고 호소하였다. 그녀의 활력징후는 정상이지만, 왼쪽 목 부위에 있는 목빗근(흉쇄유돌근) 앞부분에서 림프절이 단단하며 부어있는 상태이다.

(1) 간호사의 건강사정 결과를 다음 보기 중에서 고르시오.

a. 왼쪽 목부분에 민감함
b. 목 왼쪽이 부어있음
c. 왼쪽 목부분의 림프절이 단단하고 부어있음
d. 목빗근이 튀어나와 있음

(2) 흉쇄유돌근(sternocleidomastoid muscle)은 어디에 위치하는가?

____

(3) Anna의 VS은 어떠한가? ________________

(4) 림프절의 의학용어를 기술하시오. ________________

문제 2 다음에 주어진 정의와 일치하는 용어를 찾아 구성요소를 분석한 후 빈칸을 채우시오.
(단, 접미사, 어근, 결합형 혹은 접두사가 없는 용어도 있음)

(1) 과민반응을 일으키는 물질

/	/	
R/CF	R/CF	S

(2) 림프조직과 비슷한

/	/	
P	R/CF	S

(3) 병원성 미생물

/	/	
P	R/CF	S

문제 3 학습한 내용을 바탕으로 다음 빈칸을 채우시오.

(1) 림프계의 3가지 구성요소를 쓰시오.

a. ____________ b. ____________ c. ____________

(2) 림프와 유사한 체액은?

a. spinal fluid b. sputum c. urine d. blood plasm

(3) 다음 중 림프모세관이나 림프관이 비교적 적게 분포하는 인체조직은 무엇인가? 모두 고르시오.

a. cartilage b. bone c. pancreas

d. central nervous system e. red bone marrow

(4) 다음 중 림프모세관으로 유입되어 림프가 되는 것은 무엇인가?

a. blood plsma b. interstitial fluid

c. red bone marrow d. lymphocyte

7.3 ▸ 면역계

문제 1 <용어구성 및 정의>를 복습한 후 질문에 답하시오.

(1) 다음 중 아데노이드(adenoid)의 구성요소(elements)가 의미하는 것은 무엇인가?

a. tissue b. organ c. gland

(2) 면역글로불린이란 무엇인가?

a. tissue collection b. pathogens c. antibodies

문제 2 <용어구성 및 정의>를 복습한 후 다음 질문에 답하시오.

(1) adenoidectomy의 접미사는 어떤 의미인가?

a. surgical excision b. surgical fixation

c. surgical incision

(2) 비장(지라, spleen)의 위치는?

a. ABG b. RLQ c. LUQ

(3) 항원에 대항해 생성된 특정 단백질을 무엇이라 하는가?

a. bacterium b. enzyme c. immunoglobulin

(4) enlargement의 의미는 무엇인가?

a. megaly b. ectomy c. oid

문제 3 왼쪽의 정의에 알맞은 구성요소(elements)를 오른쪽에서 찾아 연결하시오.

______ (1) groin a. lymphangio

______ (2) lymph node b. gram

______ (3) tumor, mass c. inguin

______ (4) recording d. oma

______ (5) lymph vessels e. lymphadeno

문제 4 다음 문장을 읽고 한 단어로 답하시오.

(1) 유전자의 화학적 변화가 발생한다. ____________________

(2) 면역반응을 유발시키는 분자 ____________________

문제 5 환자가 이해할 수 있는 용어로 다음 질문을 설명하시오.

(1) 예방접종이 어떻게 인체를 방어하는가? ____________________

(2) 응집(agglutination)이란 무엇인가? ____________________

문제 6 다음 의학용어의 구성요소를 분석하시오.

(1) 접미사 -ity는 무엇을 의미하는? ____________________

(2) 접미사 -ation는 무엇을 의미하는가? ____________________

(3) retrovirus의 어근은 무엇을 의미하는가? ____________________

(4) hypersensitivity의 어근은 무엇을 의미하는가? ____________________

호흡계

The Respiratory System

제 8 장

8.1 ▸ 호흡계

문제 1 <사례 보고서>를 읽고 다음 질문에 답하시오.

사례 보고서

은퇴한 우편배달부인 Jacobs(남/68세)는 비강캐뉼라(nasal prong)로 산소를 계속 주입하고 있는 만성폐쇄폐질환자이다. 그는 성인이 된 후 하루에 담배를 두 갑씩 피웠다. 그는 지난 밤 숨가쁨과 잦은 기침 때문에 잠을 잘 수 없었고, 호흡을 위해 침대에 바로 앉아야만 했다. 기침을 할 때는 노란색 가래가 나왔다. Jacobs의 활력징후는 체온 38.7°C, 맥박 98, 호흡 36, 혈압 150/90이었다. 검사 중에 그는 겁을 먹었고 청색증이 나타났으며 코에 산소를 주입하고 있다. 양쪽 폐에서 수포음이 들리고 공기 주입이 감소되었다. 동맥혈가스분석을 위해 혈액을 채취하고, 폐활량으로 폐에 출입하는 공기의 양을 측정했다.

(1) Jacobs는 어떤 질병 때문에 비강캐뉼라로 계속해서 O_2를 받고 있는가?

____

(2) 어떤 혈관에서 채혈한 혈액으로 Jacobs를 진료하는가? ______________________

(3) 수포음(sound of rales)의 소리를 묘사하시오. ______________________

(4) Jacobs의 과거력 중 만성폐쇄폐질환(COPD)에 영향을 미친 것은 무엇인가?

____

8.2 ▸ 상부 호흡기관

문제 1 다음 질문에 답하시오.

(1) 콧구멍(nostril)을 의미하는 다른 용어는 무엇인가? ________________

(2) 편도(tonsils)의 외과적 절제수술을 의미하는 의학용어는 무엇인가?

____

(3) Croup에서 나는 기침소리는? ________________

(4) 신체의 어느 부분이 목소리 생성에 관여하는가? ________________

(5) 정상보다 깊고 빠른 호흡을 무엇이라고 하는가? ________________

(6) 후두(larynx)의 염증을 의미하는 의학용어는 무엇인가? ________________

(7) 호흡에 도움이 되기 위해, 기관(windpipe) 튜브를 삽입하는 것을 무엇이라고 하는가? ________________

8.3 ▸ 하부 호흡기관

문제 1 다음 질문에서 의학용어의 복수형, 형용사와 철자가 올바른 것을 고르시오.

(1) 흉강(thoracic cavity)의 중간 부분은 ________________(이)다.

❶ mediastenum

❷ mediasternum

❸ mediastinum

❹ midiasternum

(2) 환자는 ________________ 폐렴(pneumonia) 진단을 받았다.

❶ lobe

❷ lobular

❸ lobar

❹ lumbar

(3) ________________ 조직은 진단을 위해 병리학과로 보내졌다.

❶ plural

❷ pleural

❸ ploral

❹ pliral

(4) 복강과 흉강을 분리하는 근육은 ________________(이)다.

❶ diaphram

❷ diaphragm

❸ diaphracum

❹ diaphragmm

(5) ________________은/는 폐의 일부를 제거하는 것이다.

❶ lobotomy

❷ lobectomy

❸ lobarectomy

❹ lobarotomy

문제 2 다음 질문에 답하시오.

(1) 코(nose)에서 폐포(alveoli)까지 공기의 흐름을 순서대로 적으시오.

(2) 하부 호흡기관(lower respiratory tract)의 기본 구성요소는 무엇인가?

(3) 폐의 어떤 구성요소가 가스 교환을 가능하게 하는가?

(4) 호흡기에서 교환해야 하는 두 종류의 가스(gases)는 무엇인가?

문제 3 새로운 용어를 형성하기 위해 어근인 pnea에 다음 접두사를 추가하시오.

보기

❶ tachy ❷ brady ❸ dys ❹ eu ❺ hyper

(1) 호흡곤란(difficult breathing) ____________ / pnea

(2) 정상보다 깊은 호흡(deeper breathing than normal) ____________ / pnea

(3) 느린 호흡(slow breathing) ____________ / pnea

(4) 정상 호흡(normal breathing) ____________ / pnea

(5) 빠른 호흡(rapid breathing) ____________ / pnea

문제 4 <용어구성 및 정의>에 포함된 다양한 접미사를 활용해 아래의 표를 완성하시오.

접미사	접미사의 의미	이 접미사를 포함한 의학용어
centesis	1.	2.
oma	3.	4.
osis	5.	6.
emia	7.	8.

소화계

The Digestive System

제 9 장

9.1 ▸ 소화계

문제 1 <보기>를 보고 빈칸에 올바른 의학용어를 골라 적으시오.

보기
- gastric
- gastroenterology
- gastrointeritis
- gastroenterologist
- gastroscope

(1) 훈련을 마친 간호사는 ____________분야에서 일하기로 결정하였다.

(2) 지방이 많고 단 음식을 많이 먹은 후 환자는 ____________가 발생하는 것을 경험하였다.

(3) 소화관(digestive tract)의 만성 통증으로 인해 의료진은 환자를 ____________에 의뢰하였다.

(4) ____________은(는) 위 내부를 보는 데 사용된다.

(5) 환자는 위장에 극심한 작열통(burning pain)을 호소하였다. 간호사는 이것을 ____________ 통증으로 기록한다.

문제 2 왼쪽의 정의와 오른쪽의 의학용어를 바르게 연결하시오.

______ (1) 삼키기	a. mastication
______ (2) 대사에서 생성된 물질의 분비	b. elimination
______ (3) 씹기	c. deglutition
______ (4) 대사 폐기물의 제거	d. secretion

문제 3 다음의 질문에 올바른 의학용어를 적으시오.

(1) 음식물이 입에서 항문까지 기계적으로 이동하는 것을 무엇이라고 부르는가?

(2) 단백질을 분해하는 데 도움이 되는 효소는 무엇인가?

(3) 지방을 분해하는 효소는 무엇인가?

(4) 전분을 분해하는 효소는 무엇인가?

(5) 입에서 식도로 이동하는 음식물 덩어리를 설명하는 데 사용되는 의학용어는 무엇인가?

문제 4 빈칸을 의학용어의 요소를 채워 용어를 완성하시오.

(1) 씹는 과정: ____________ / ____________

(2) 삼키는 행동: ____________ / ____________

(3) 씹다: ____________ / ____________

(4) 장에서 음식물을 이동시키는 파동: ____________ / ____________

9.2 ▸ 입, 인두, 식도

문제 1 구강 및 저작과 관련된 의학용어를 사용하여 각 문장의 빈칸을 채우시오.

(1) 입천장을 ___________이라고 한다.

(2) 삼키는 동안, ___________이(가) 목 뒤쪽에서 코 입구를 덮는다.

(3) 저작하는 동안 ___________가 입안에서 이리저리 움직여 음식물을 이동시킨다.

문제 2 소화계 의학용어를 사용하여 올바른 답을 쓰시오.

(1) Esophagus(식도)의 varicose vein(정맥류 정맥)에 대한 다른 용어는 무엇인가?

____

(2) 식도 내막(the lining)의 염증을 뜻하는 의학용어는 무엇인가?

____

(3) Hematemesis에서 토하는 것은 무엇인가? ___________________________

9.3 ▸ 소화─위와 소장

문제 1 <사례 보고서>를 읽고 다음의 질문에 답하시오.

> **사례 보고서**
>
> 농부인 Xavier Ramirez(남/45세)는 일차진료병원을 방문하여 몇 달 동안 지속적으로 타는 듯한 상복부의 통증을 호소하였다. 그는 14세부터 계속해서 담배를 피우고 있다. 상복부 통증은 제산제를 복용하였을 때 완화되는 듯 보이나, 금방 또다시 아프다. 현재 일하는 동안 손가락관절통이 있어 아스피린을 복용하고 있다. 위내시경 검사를 위해 소화기내과에 진료가 예정되어 있다.

(1) Ramirez가 통증을 호소하는 부위는?

❶ abdomen ❷ mouth ❸ stomach ❹ tongue

(2) Ramirez가 앞으로 소화기내과에서 받게 될 검진 부위는?

❶ stomach과 intestines

❷ heart과 blood vessels

❸ blood와 cancer

❹ ear, nose, throat

(3) 제산제는 Ramirez의 무엇을 완화하는가?

❶ cough ❷ stomach pain ❸ joint pain ❹ nausea

문제 2 왼쪽의 용어와 오른쪽의 기능을 바르게 연결하시오.

______	(1) intrinsic factor	a. protects the lining of the stomach
______	(2) pepsin	b. breaks up cell walls of plants
______	(3) mucus	c. allows for absorption of vitamin B_{12}
______	(4) hydrochloric acid	d. enzyme that breaks down protein

문제 3 다음 중 올바른 것을 고르시오.

(1) dyspepsia의 접두사의 의미는?

❶ digestion ❷ condition ❸ difficult ❹ stomach

(2) peptic의 어원은?

❶ pump ❷ digest ❸ ulcer ❹ digest

(3) perforation의 접미사의 의미는?

❶ structure ❷ condition ❸ pertaining to ❹ inflammation

(4) anorexia의 어원은?

❶ digestion ❷ stomach ❸ without ❹ appetite

문제 4 다음을 읽고 빈칸에 올바른 의학용어를 쓰시오.

(1) 위 내막의 염증: ____________

(2) 위 내용물이 식도로 역류(약어): ____________

9.4 ▸ 소화—간, 담낭과 췌장

문제 1 <용어구성 및 정의>를 복습하고 올바른 답을 고르시오.

(1) Hepatic에서 어근의 의미

❶ pancreas ❷ stomach ❸ liver

(2) Cirrhosis에서 접미사

❶ a condition ❷ a surgical excision

❸ a structure

(3) Bilirubin의 색

❶ blood ❷ milk ❸ rust

(4) Cirrhosis의 어근이 말하는 것

❶ color ❷ size ❸ location

문제 2 'chol/e'와 'choledoch/o'의 요소를 확인하고 다음 질문에 답하시오.

(1) 요소 'chol/e'의 의미는? ____________

(2) 요소 'choledoch/o'의 의미는? ____________

문제 3 다음 <보기>는 gallbladder와 관련된 용어이다. <보기>의 용어와 어근/결합형 chol/e과 choledoch/o을 이용하여 의학용어를 구성하시오.
(일부 용어는 두 번 이상 사용되거나 전혀 사용되지 않기도 함)

보기

• lith • iasis • chol/e • ectomy • osis • cyst • tomy
• cyst/o • itis • choledoch/o

(1) 담석을 가지고 있는 상태 ________ / ________ / ________

(2) 담낭의 외과적 절제 ________ / ________ / ________

(3) 총담관의 담석 ________ / ________ / ________

(4) 담석을 담낭에서 제거하기 위한 외과적 절제

________ / ________ / ________

9.5 ▸ 흡수와 흡수장애

문제 1 용어의 요소가 가지는 의미를 파악하여 올바른 답을 고르시오.

(1) 효소의 이름을 형성하는 데 사용되는 접미사는?

❶ -ic ❷ -al ❸ -ase
❹ -ous ❺ -ion

(2) milk를 의미하는 요소를 포함하는 의학용어는?

❶ lipid ❷ chyme ❸ protease
❹ chyle ❺ lacteal

(3) mines을 뜻하는 요소를 지닌 의학용어는?

❶ chyle ❷ fats ❸ lipids
❹ minerals ❺ emulsify

(4) 어근 enter의 의미는?

❶ blood ❷ to begin ❸ water
❹ small intestine ❺ bile

문제 2 소화계의 용어를 사용해서 다음 질문에 답하시오.

(1) 장에서 chyle을 운반하는 림프관: ____________

(2) 지각(earth's crust)에서 발견되는 무기 화합물: ____________

(3) 심한 세균 감염으로 인해 혈액과 점액이 함유된 묽은 변이 자주 발생하는 상태: ____________

9.6 ▸ 대장과 배설

문제 1 소화계의 용어를 사용해서 다음 질문에 답하시오.

(1) 내항문괄약근과 외항문괄약근을 모두 포함한 소화기관은?

(2) 한 방향의 밸브를 형성하는 링 모양의 평활근을 무엇이라고 부르는가?

(3) 결장에서 "S"자 모양을 한 부위의 이름은 무엇인가?

(4) 충수(appendix)를 제거하는 시술의 이름은 무엇인가?

문제 2 정의에 알맞은 의학용어를 완성하기 위하여 <보기>의 올바른 접미사를 넣으시오.

보기

• osis • ectomy • um • itis • al • ion

(1) 폴립의 절개나 제거	polyp/ ________________
(2) 게실의 염증	diverticul/ ________________
(3) 복강 내 점막의 구조	peritone/ ________________
(4) 다발성 용종을 가진 상태	polyp/ ________________
(5) 복막과 관련된	perotone/ ________________

문제 3 <보기>를 보고 빈칸에 올바른 의학용어를 골라 적으시오.

보기
- diverticulitis
- diverticulum
- diverticulosis
- diverticula

(1) 하나의 ___________로 시작하는 것은 다른 많은 ___________로 이어질 수 있다. 장의 벽에 이러한 작은 주머니가 여러 개 있는 상태를 ___________이라고 한다. 이 주머니에 염증이 생기면 ___________이 발생한다.

보기
- polypectomy
- polyps
- polyposis
- polyp

(2) 첫 번째 ___________은 S상 결장경 검사에서 발견되었다. 6개월 후 후속 대장내시경 검사에서 대장에서 몇 개의 ___________이(가) 더 발견되었다. 진단은 ___________이며, 치료법은 ___________이다.

보기
- peritoneum
- peritonitis
- peritoneal

(3) ___________ 열상은 ___________을 완전히 절단하였고, 상처의 감염으로 인해 환자는 ___________로 진행되었다.

제 10 장

신경계와 정신건강

The Nervous System and Mental Health

10.1 ▸ 신경계 구조와 기능

문제 1 주어진 구성요소와 해당하는 의미를 알맞게 연결하시오.

______ (1) ic	a. self
______ (2) syn	b. pertaining to
______ (3) viscer	c. spinal cord
______ (4) auto	d. together
______ (5) myel	e. internal organ
______ (6) glia	f. glue

10.2 ▸ 뇌와 뇌신경

문제 1 다음이 의미하는 단어를 완성하시오.

(1) 지주막 아래: ______________________ /arachn/oid

(2) 수막의 염증: mening/ ______________________

(3) 수막의 거미줄 같은 중간층: ______________ / ____________________ /oid mater

(4) 경막 위와 관련된: ______________________ /dur/al

(5) 수막의 단단한 섬유질 가장 외층: ___________ / ______________________

문제 2 수막을 가장 표면층부터 안쪽으로 순서대로 쓰시오.

(1) ______________________

(2) ______________________

(3) ______________________

문제 3 다음에 주어진 요소가 포함된 용어를 찾으시오.

(1) ~아래(below)

a. epidural b. analgesia c. subarachnoid d. meningitis

(2) ~없는(without)

a. epidural b. analgesia c. pia mater d. meningitis

(3) 단단한(hard)

a. dura mater b. analgesia c. subarachnoid d. pia mater

(4) 섬세한(delicate)

a. dura mater b. analgesia c. subarachnoid d. pia mater

10.3 ▸ 정신건강

문제 1 <사례 보고서>를 읽고 질문에 올바르게 답하시오.

사례 보고서

21세의 노숙자 박정신 환자는 큰길 한복판에서 움직이지 않고 앉아 있는 것이 발견되어 경찰이 데리고 왔다(catatonia, 긴장증). 그는 "목소리가 나에게 그렇게 하라고 하더군요"라고 하였다. 지난 1년 동안 그에게 무언가를 하라고 말하는 목소리(hallucination, 환각)를 들었다. 그는 "다른 사람들이 나를 잡으려고 해서"(망상, delusions) 다른 사람들로부터 자신을 고립시켰다. 마약을 하거나, 자살 또는 살인 의도를 하고 있지는 않았다. 하지만 그는 위생 상태가 좋지 않았고, 주소나 가족 연락처를 알지 못하였다. 그의 감정은 무표정하지만 일관되었고, 말은 느리고, 생각은 혼란스럽고 정련되지 않았다. 그의 가장 가능성이 큰 진단은 조현병이었다. 그는 자신과 다른 사람들에게 위험하여서 병원에 입원할 필요가 있다.

(1) 자살(kill oneself)과 관련된 용어는 무엇인가?

a. homicidal b. schizophrenic c. suicidal d. psychotic

문제 2 다음 설명이 의미하는 용어는 무엇인지 기술하시오.

(1) 정신, 감정 및 행동 장애의 원인, 진단, 예방 및 치료를 전문으로 하는 의사.

____

(2) 심리학의 자격증이 있는 전문가에 대한 일반 용어: _______________

문제 3 왼쪽의 용어와 오른쪽 설명을 올바르게 연결하시오.

____ (1) psychosomatic	a. 공공장소에 갇히는 것에 대한 두려움
____ (2) acrophobia	b. 높은 곳에 대한 두려움
____ (3) obsessive	c. 잠을 자기 어려움
____ (4) hypochondriasis	d. 마음의 혼란으로 인한 몸의 장애
____ (5) insomnia	e. 가벼운 증상이 심각한 질병을 나타낸다고 믿음
____ (6) agoraphobia	f. 행동을 반복적으로 수행하려는 제어할 수 없는 충동
____ (7) compulsion	g. 지속적이고 반복적이며 통제할 수 없는 생각

문제 4 다음의 설명이 의미하는 의학용어는 무엇인가?

(1) 눈썹과 눈꺼풀의 털을 뽑는 증상: ______________________

(2) 한 사람이 자신이 두 개의 분리되고 뚜렷한 성격을 가지고 있다고 하는 질환: ______________________

(3) 두 개의 별개의 성격을 가진 질병을 일컫는 구용어: ______________________

(4) 매력적일 수 있지만 다른 사람을 조정하려고 하며 기분이 불안정하고 행동이 충동적인 질환 ______________________

제 77 장

감각계(눈과 귀)

Special Senses of the Eye and Ear

문제 1 다음 <의학용어>를 구성요소로 분해하여 표를 완성하시오. 구성요소가 없는 항은 N/A로 표시하시오.

의학용어	접두사	접두사의 의미	어근/결합형	어근/결합형의 의미	접미사	접미사의 의미
corneal	1. N/A	2. N/A	3. corne-	4. cornea	5. -al	6. pertaining to
conjunctivitis	7.	8.	9.	10.	11.	12.
periorbital	13.	14.	15.	16.	17.	18.
ophthalmologist	19.	20.	21.	22.	23.	24.
ophthalmology	25.	26.	27.	28.	29.	30.

문제 2 광공포증 상태를 설명하기 위한 적절한 표현을 고르시오.

❶ "눈 깜빡이는 게 아파요."

❷ "눈이 건조하고 따가워요."

❸ "눈꺼풀이 아파요."

❹ "빛이 눈을 아프게 해요."

문제 3 주어진 환자 상태에 맞추어 올바른 용어를 연결하시오.

______ (1) 결막염	a. paresis
______ (2) 윗눈꺼풀 처짐	b. hordeolum
______ (3) 부전마비	c. blepharoptosis
______ (4) 붉고 딱딱하고 궤양이 있는 눈꺼풀	d. blepharitis
______ (5) 속눈썹 모낭 농양	e. conjuctivitis

문제 4 다음 설명이 의미하는 의학용어를 기술하시오.

(1) 코쪽으로 눈이 몰려 있는 것: ______________________

(2) 뇌의 시야 경로 실패 또는 불완전한 발달: ______________

(3) 정상적인 위치에서 눈이 돌아가 있는 것: ______________

문제 5 다음 <의학용어>를 구성요소로 분해하여 표를 완성하시오. 구성요소가 없는 항은 N/A로 표시하시오.

의학용어	접두사	어근/결합형	접미사
exotropia	1. exo-	2. -trop-	3. -ia
optometrist	4.	5.	6.
esotropia	7.	8.	9.
amblyopia	10.	11.	12.
stereopsis	13.	14.	15.
ocular	16.	17.	18.

문제 6 왼쪽의 설명에 알맞은 용어를 오른쪽에서 찾아 연결하시오.

보기

- avascular
- iris
- lens
- presbyopia
- pupil
- refract
- retina
- sclera

(1) 홍채의 뒤쪽에 있으며 투명한 굴절성 구조 ____________________

(2) 안구에서 빛에 민감한 가장 안쪽에 있는 층 ____________________

(3) 혈액 공급이 없는 ____________________

(4) 수정체에 빛을 닿게 하는 홍채의 중앙에 있는 구멍 ____________________

(5) 광선의 방향을 바꾸거나 구부리다. ____________________

(6) 눈에서 가운데 동공이 있는 색깔이 있는 부분 ____________________

(7) 중년기와 노년기에 생기며 가까운 것을 보는 데 어려움을 겪는 것

____

(8) 안구를 덮고 있는 섬유질의 외막으로 눈의 흰 부분 ____________________

문제 7 시각이 선명하고 깨끗함을 의미하는 것은?

❶ optical
❷ acuity
❸ vascular
❹ sclera
❺ choroid

문제 8 시신경원반은 간상세포와 원추세포가 없어 상을 형성할 수 없기 때문에 ________ (이)라고 불린다.

❶ fovea
❷ blind spot
❸ uvea
❹ visual cortex
❺ optic nerve

문제 9 시각이 가장 명확한 곳은?

❶ cornea
❷ rods
❸ macula lutea
❹ fovea centralisd
❺ conese

문제 10 다음 단어들을 사용하여 문장을 완성하시오.

보기
- cataract
- corneal abrasion
- photosensitivity
- pollutants
- pollution

(1) ____________에 의해 주변 시력의 손실이 발생할 수 있다.
(2) 연기와 향수는 ____________이다.
(3) 나뭇가지로 눈을 긁으면 ____________이(가) 나올 수 있다.
(4) 노화와 관련된 렌즈의 흐림을 말한다. ____________
(5) 빛이 눈을 아프게 한다고 말하는 사람은 ____________

내분비계

The Endocrine System

제 12 장

문제 1 <사례 보고서>를 읽고, 질문에 답하시오.

사례 보고서

박OO(여/53세) 님은 동네 내과 의원에서 제2형 당뇨병(non-insulin-dependent diabetes mellitus, NIDDM)으로 매달 정기적으로 검진을 받고 있으며, 당뇨병망막병증(diabetic retinopathy)과 발에 당뇨병신경병증(diabetic neuropathy)이 있다. 비만 수술로 그녀의 몸무게는 93 kg에서 75 kg으로 감소하였다. 현재 시간은 오전 9시 30분이며, 그녀는 며칠 전부터 감기로 기침을 했으며, 현재는 기운이 없고, 오심과 구강건조 증상이 있다. 간호사는 문진 중에 그녀의 말이 둔하고 느려지면 의사에게 보고해야 한다. 환자는 아침에 인슐린 자가주사를 맞은 것도 기억하지 못했다. 진찰 결과 폐의 우측 하엽에서 수포음(rales)이 들렸다. 그녀의 활력징후는 체온이 36.2°C, 맥박 120회, 혈압이 100/50 mmHg이며 혈당 측정 결과 600 mg/dL이었다. 식후 2시간 혈당의 정상은 145 mg/dL 이하이다.

(1) Glucagon의 작용은?

a. decrease blood sugar levels　　b. increase blood sugar levels

(2) Glucagon은 췌장의 어떤 세포에서 분비되는가?

a. alpha　　b. beta　　c. delta

(3) 제시된 사례환자에게 우려되는 당뇨의 합병증은 무엇인가?

a. 실명　　b. 신부전　　c. 괴저

d. 모두　　e. 모두 아니다

문제 2 다음은 각 호르몬과 그 역할에 대한 것이다. 왼쪽의 설명에 알맞은 오른쪽의 약어를 연결하시오.

______ (1) 배란 자극	a. LH
______ (2) 코르티코스테로이드 생성 자극	b. ADH
______ (3) 자궁 수축 자극	c. ACTH
______ (4) 난자 생성 자극	d. TSH
______ (5) 소변량 감소	e. OT
______ (6) 티록신 생성 자극	f. FSH

문제 3 다음 질문에 알맞은 답을 쓰시오.

(1) 신체에서 화학적 기능을 촉진하고 메신저 역할을 담당하는 내분비 물질은 무엇인가? ____________

(2) 자궁 수축을 촉진하는 호르몬은? ____________

(3) 분비 감소 시 소변 생성이 증가하는 호르몬은? ____________

(4) 갑상선에서 분비되는 칼시토닌의 역할은? ____________

(5) 칼시토닌과 길항작용을 하는 호르몬은? ____________

(6) 부신호르몬의 부족으로 생기는 질환은? ____________

(7) 당뇨병의 전형적인 3가지 증상을 의학용어로 쓰시오.

____

비뇨계

The Urinary System

제 13 장

문제 1 <사례 보고서>를 읽고 다음 질문에 답하시오.

사례 보고서

건설 노동자인 Leandro(남/37세)는 15시 20분에 응급실에 도착했다. 그는 직장에서 일하는 동안 갑작스러운 오른쪽 복부 통증이 한 시간 전부터 시작되었다고 호소한다. 통증은 경련이 있으면서 사타구니 쪽으로 방사되었다. 그는 한 번 토하고 급하게 소변을 봤다. 과거병력은 없었다. 활력징후는 37.4°C, P 92, R 20, BP 130/86였다.

환자는 오른쪽 위와 아래 사분면과 옆면에 압통이 있으면서 약간 팽창되어 있었다. 소변 시험지검사에서 그의 소변에 혈액이 보였다. 의사의 잠정 진단은 오른쪽 요관의 결석이었다. 정맥주사를 시작하였고, 15시 40분에 모르핀 2 mg이 정맥투여되었다. 그는 KUB와 IVP 촬영을 위해 X선실로 향하고 있다.

(1) Leandro의 통증이 "갑작스러운 발병"인 경우 다음 중 어느 것에 해당하는가?

a. acute　　b. chronic

(2) Renal calculus 위치는 어디인가?

a. 혈액을 걸러내어 소변을 만드는 기관

b. 독소를 분해하는 기관

c. 방광에서 신체 외부로 이어지는 관

d. 신장에서 방광으로 이어지는 관

(3) 다음 중 renal calculus을 제거한 치료법은 무엇인가?

a. IVP　　b. ESWL　　c. KUB　　d. EMT-P

문제 2 다음 설명에 알맞은 용어를 구성요소별로 구분하여 쓰고, 해당하는 구성요소의 유형(P, R/CF, S)을 쓰시오.

(1) 비뇨계의 전문가: ________ / ________ / ________

(2) 질소의 함유물 혹은 생성물: ________ / ________ / ________

(3) 요관과 관련된: ________ / ________ / ________

(4) 신장질환의 연구: ________ / ________ / ________

(5) 신장과 관련된: ________ / ________ / ________

(6) 여과된 체액: ________ / ________ / ________

문제 3 각 문장을 완성하는 정답을 선택하시오.

(1) Transplant 라는 용어에서 접두사의 의미는 무엇인가?

a. across b. condition c. insert d. remove

(2) Oliguria에서 접두사의 의미는 무엇인가?

a. urine b. scanty c. condition d. blood

(3) Dialysis이라는 용어에서 접미사의 의미는 무엇인가?

a. urine b. condition c. destruction d. inflammation

(4) 접두사 an-의 의미는 무엇인가?

a. in addition to b. move across c. surgically remove d. lack of

(5) 접두사 poly-의 의미는 무엇인가?

a. sac b. fluid c. scanty d. many

문제 4 구성요소의 의미를 찾아 연결하시오.

______	(1) extra	a. body
______	(2) lith	b. crushing
______	(3) corpor	c. water
______	(4) tripsy	d. stone
______	(5) hydro	e. outside

문제 5 비뇨계 용어에 대한 지식을 활용하여 다음 질문에 답하시오.

(1) 방광의 위치와 구조, 기능을 기술하시오. ______________________

(2) 괄약근의 기능은 무엇인가? ______________________

(3) Voiding과 micturition이라는 두 개념은 신체의 어떤 기능을 의미할 때 사용할 수 있는가? ______________________

(4) 요도구의 기능은 무엇인가? ______________________

문제 6 다음 질문에 답하시오.

(1) 박테리아가 방광을 감염시키는 입구는 무엇인가?

a. urethra b. ureter c. blood d. kidney

(2) 방광 감염을 정의하는 의학용어는 무엇인가?

a. pyelitis b. cystitis c. incontinence d. retention

(3) Incontinence의 의미는 무엇인가?

a. 방광을 비울 수 없음

b. 배뇨 반사의 상실

c. 방광 조절 상실

d. 방광과 요도의 감염

문제 7 제시된 약어가 의미하는 의학용어를 쓰시오.

(1) KUB ______________________________

(2) UA ______________________________

(3) IVP ______________________________

(4) VCUG ______________________________

문제 8 비뇨계 용어를 사용하여 왼쪽의 진단 절차와 오른쪽의 설명을 올바르게 연결하시오.

______ (1) KUB a. 조영제 사용

______ (2) cystoscopy b. X선

______ (3) renal angiogram c. 침습적 절차

______ (4) CT scan d. 횡단면 보기

______ (5) ultrasound imaging e. 비침습적 절차

제 14 장 남성 생식계

The Male Reproductive System

문제 1 정확한 의학용어를 사용하여 질문에 답하시오.

(1) 고환을 덮고 있는 장막의 이름은 무엇인가? ________________

(2) 성욕을 나타내는 의학용어는 무엇인가? ________________

(3) 고환에서 생성되는 강력한 안드로겐은 무엇인가? ________________

문제 2 남성 생식계 용어를 사용하여 질문에 답하시오.

(1) 남성 생식계에서 정자를 생산하는 부분은? ________________

(2) 조직 사이(interstitial)의 의미는 무엇인가? ________________

(3) 남성호르몬은 무엇이라 부르는가? ________________

(4) 주요한 남성호르몬은 무엇이고, 어디에서 생산되는가? ________________

(5) 서혜부(inguinal area)의 다른 이름은 무엇인가? ________________

문제 3 다음 질문을 읽고 제시된 남성 생식계 용어 중 가장 적절한 것을 고르시오.

(1) 음낭수종(hydrocele)에서 결합형의 의미는?

a. testis b. water c. sperm

(2) 잠복고환증(cryptorchism)에서 'crypt'의 의미는?

a. outside of b. behind c. hidden

(3) 고환고정술(orchiopexy)에서 접미사의 의미는?

a. removal b. incision c. fixation

문제 **4** 주어진 용어의 정의를 읽고 옳은 단어를 고르시오.

(1) 포피가 뒤로 당겨진 상태로, 귀두를 덮기 위해 앞쪽으로 당겨질 수 없는 것

a. hypospadias b. phimosis c. spongiosum d. paraphimosis

(2) 포피를 전체 혹은 부분적으로 제거하는 것

a. circumcision b. circumscion c. circummcision d. circumsion

(3) 음경 귀두를 덮는 피부

a. forskin b. fourskin c. forksin d. foreskin

제 15 장 여성 생식계

The Female Reproductive System

15.1 ▸ 외부 생식기와 질

문제 1 왼쪽의 설명에 알맞은 단어를 오른쪽에서 찾아 연결하시오.

______ (1) 덮개 또는 포장지	a. labia
______ (2) 천정	b. vulva
______ (3) 적은	c. vagina
______ (4) 입술	d. fornix
______ (5) 치골	e. pubis
______ (6) 칼집	f. minora

15.2 ▸ 난소, 난관 및 자궁

문제 1 <사례 보고서>를 읽고 다음 질문에 답하시오.

사례 보고서

Marcos(여/21세)는 사춘기 이후 월경주기가 불규칙적이고 종종 건너뛰기도 했다(그 외 지속적인 여드름, 두피 앞부분의 탈모, 제어할 수 없는 몸무게 등의 증상이 있다). 그녀의 키는 162 cm이고 체중은 68 kg이다.

부인과 클리닉 첫 방문 당시, Marcos는 복부와 골반을 진찰받았다. 질검사에서 확대된 두 난소가 모두 촉진되었고, 질 초음파검사 결과 각각의 난소에서 다발성의 작은 낭종이 나타났다. Marcos는 다낭난소증후군(PCOS)이라는 진단을 받았으며, 에스트로젠과 프로제스테론을 포함한 피임약을 처방받았다. 피임약은 Marcos의 호르몬 불균형을 교정하여 월경을 규칙적으로 만들 수 있으며, 테스토스테론 수치를 낮추어 그녀의 여드름과 탈모 문제를 감소시킨다.

(1) Marcos의 생리기간과 관련된 증상은 무엇인가?

(2) 지금 그녀가 가지고 있는 다른 증상은 무엇인가?

(3) 그녀의 상태와 관련하여 어떤 처방이 권고되었는가?

(4) Marcos에게 처방된 것은 무엇인가?

(5) 이 환자에 대한 진단은 무엇인가?

(6) Ms. Marcos의 난소는 무엇으로 인해 커진 것인가?

a. cancer　　b. endometriosis
c. cysts　　d. testosterone

(7) 그녀의 상태는?

a. PMS　　b. FSH
c. GnRH　　d. PCOS

(8) 그녀 상태의 결과로 예상되는 결과는?

a. create oocytes　　b. release oocytes:
c. decreased fat storage　　d. hematuria

(9) 그녀의 상태는 어떤 다른 상태와 연관되어 있는가?

a. heart disease　　b. peptic ulcer
c. decreased fat storage　　d. hematuria

문제 2 다음 질문에 적절한 답을 고르시오.

(1) Mense와 기본적 의미가 같은 용어는 무엇인가?

a. menstruate b. fallopian c. ova

(2) 난자를 의미하는 용어는 무엇인가?

a. mense b. fallopian c. ova

(3) Menses와 같은 의미를 가진 다른 용어는 무엇인가?

a. uterine b. fallopian c. menstruation

(4) Ovum의 복수형은?

a. oval b. oveas c. ova

(5) 난관의 다른 이름은 무엇인가?

a. urinary tubes b. uterine tubes c. ureteral tubes

문제 3 다음 질문과 관련된 용어를 고르시오.

(1) 자궁의 안쪽에 위치한 두 개의 기관을 부르는 용어는 무엇인가?

a. myocardium, pericardium b. perineum, periosteum
c. endocardium, myocardium d. myometrium, endometrium
e. sphincter, meatus

(2) 자궁의 부위를 명명한 용어는 무엇인가?

a. fundus, os b. fundus, os, and body
c. fundus, cervix, body d. hypogastric, cervical, fundus
e. 답 없음

(3) 프로제스테론의 생산과 관련이 있는 한 쌍의 용어는 무엇인가?

a. pubarche, menarche b. fundus, cervix
c. adrenal glands, corpus luteum d. fornix, myometrium
e. fimbriae, urethra

(4) 월경 기간의 영구적인 종료를 의미하는 용어는?

a. menopause b. dysmenorrhea c. amenorrhea

(5) 용어 dysmenorrhea에서 접두사 dys의 의미는?

a. without b. first c. painful

15.3 ▸ 여성 생식계의 장애

문제 1 의학용어를 올바른 요소로 완성하여 빈칸을 채우시오.

(1) 평활근 유래 양성 신생물:
leio/ ________________ / ________________

(2) 월경 사이의 불규칙한 출혈: metro/ ________________

(3) 월경주기의 영구적 종료: ________________ /pause

(4) 섬유조직과 유사한 자궁종양: ________________ /oid

참고: 접미사 -oma는 종양(또는 덩어리)을 의미하지만 반드시 악성 종양을 의미하는 것은 아니다. 섬유근종, 평활근종, 근종은 모두 양성 신생물 또는 종양이다.

문제 2 <보기>에서 적절한 용어를 찾아 빈칸을 채우시오.

보기
• dysfunction • dysplasia • dysplastic • menopause • menopausal

(1) 68세 Volinsky 부인은 11년 동안 월경을 하지 않았으므로 __________입니다.

(2) 병리학 보고서에는 그녀가 자궁 경부 면봉에서 채취한 2개의 __________ 세포가 있다고 기록되어 있습니다.

(3) 지난번 방문에서 그녀는 치료를 위해 호르몬을 처방받았습니다. __________ 증상.

(4) 오늘 간호사는 자궁 경부 세포의 진단을 확인하기 위한 추가 진단 검사에 대해 논의할 것입니다. __________

문제 3 용어의 형태(명사, 동사, 형용사)에 유의하며 왼쪽의 정의와 일치하는 의학용어를 오른쪽에서 찾아 연결하시오.

______	(1) 합성 형태의 프로제스테론	a. diaphragm
______	(2) 임신을 방해하는 약	b. pregnant
______	(3) 성관계	c. insemination
______	(4) 질내 정액 주입	d. coitus
______	(5) 수태됨	e. progestin
______	(6) 실험실 접시에 있는 난자와 정자	f. contraceptive
______	(7) 고리나 돔 모양의 피임 도구	g. IVF

15.4 ▸ 임신

문제 1 다음 용어를 착상 과정의 올바른 순서대로 나열하시오.

보기
- embryo
- fertilization
- blastocyst
- zygote
- egg

문제 2 수정은 다음과 같은 경우에 발생한다.

❶ 난자는 자궁관을 따라 이동한다.
❷ 주머니배가 태반에 착상한다.
❸ 정자는 난자 깊숙이 침투한다.
❹ 주머니배가 자궁강으로 들어간다.

문제 3 착상은 다음과 같은 경우에 발생한다.

❶ 난자는 자궁관을 따라 이동한다.
❷ 주머니배가 태반에 착상한다.
❸ 정자는 난자 깊숙이 침투한다.
❹ 주머니배가 자궁강으로 들어간다.

문제 4 다음 질문에 가장 적절한 답을 고르시오.

(1) Many를 의미하는 접두사를 포함하는 용어는 무엇인가?

a. primipara b. lochia c. multipara

(2) Incision을 의미하는 접미사를 포함하는 용어는 무엇인가?

a. episiotomy b. effacement c.dilation

(3) Destruction을 의미하는 어근을 포함하는 용어는 무엇인가?

a. autolysis b. involution c. effacement

(4) Child를 의미하는 어근을 포함하는 용어는 무엇인가?

a. gravid b. multipara c. puerperium

문제 5 왼쪽의 장애를 의미하는 단어에 맞는 설명을 오른쪽에서 찾아 연결하시오.

______ (1) prolapsed umbilical cord	a. 분만 중에 탯줄이 아기의 목에 감겨 있다.
______ (2) placenta previa	b. 분만 시 탯줄이 아기보다 먼저 나온다.
______ (3) kernicterus	c. 빌리루빈 침전물로 인한 뇌 손상
______ (4) nuchal cord	d. 분만 전 자궁벽에서 태반이 분리되는 현상
______ (5) placenta abruptio	e. 태반이 자궁 경부의 내구 위에 위치

15.5 ▸ 유방

문제 1 다음 문장이 참(T)인지 거짓(F)인지 선택하시오.

(1) The lactiferous ducts produce milk.

(2) In late pregnancy, the breast secretory alveoli and lactiferous ducts contain colostrum.

(3) High levels of immunoglobulins are in breast milk.

(4) The essential stimulus for milk production is suckling of the breast.

(5) The suckling of the nipple produces estrogen.

(6) Milk f lows from the lactiferous duct to the lactiferous sinus to the nipple.

문제 2 다음 문장을 읽고 올바른 철자의 용어를 선택하시오.

(1) 유두를 감싸고 있는 둥글고, 불그스름한 부분은 (aireola/areola)(이)다.

(2) 수유의 완전한 중단 후 (mamery/mammary) 선의 퇴축이 발생한다.

(3) 세포를 죽이도록 입력된 것은 (apotosis/apoptosis)(으)로 알려져 있다.

(4) 임신 종료 후 첫 유방 분비물은 (colestrium/colostrum)(으)로 알려져 있다.

문제 3 다음 질문에 답하시오.

(1) 'galactorrhea' 용어의 접미사는 무엇을 의미하는가? ______________________

(2) 'mastalgia' 용어의 어근은 무엇을 의미하는가? ______________________

(3) 'galactorrhea' 용어의 결합형어미는 무엇을 의미하는가? ______________________

(4) 'mastitis' 용어의 접미사는 무엇을 의미하는가? ______________________

(5) 'gynecomastia' 용어의 접미사는 무엇을 의미하는가? ______________________

유아기에서 노년기에 이르기까지

Infancy to Old Age

제 16 장

16.1 ▸ 신생아 기간

문제 1 다음에 해당하는 의료 전문가를 적으시오.

(1) 노년기의 문제를 담당하는 의사: ____________________

(2) 신생아 질환을 담당하는 의사: ____________________

문제 2 이 장에서 자주 볼 수 있는 용어이다. 올바르게 연결하시오.

______	(1) new	a. nate
______	(2) expert	b. ics
______	(3) medical treatment	c. ped
______	(4) knowledge	d. ician
______	(5) child	e. neo
______	(6) born	f. al
______	(7) pertaining to	g. iatr

문제 3 신생아 기간와 관련된 용어를 사용하여 빈칸을 채우시오.

(1) 태아와 관련된: ____________________

(2) 출생부터 청소년기까지 발달 과정의 질환을 담당하는 의학 전문 분야:

____

문제 4 이 장에서 배운 약어를 사용하여 빈칸을 채우시오.

보기
• RDS • ASD • SIDS • TOF • TTN • VSD • PDA

(1) 너무 빠른 분만으로 인해 폐에 남아있는 양수로 이 아기는 __________을 호소한다.

(2) 아기의 심폐 조절 메커니즘이 성숙하지 못하여 __________라는 위험에 처할 수 있다.

문제 5 다음 단어는 신생아의 심혈관 및 호흡적응과 관련이 있다. 적절한 설명을 기술하시오.

(1) patent

(2) in utero

(3) dyspnea

(4) meconium

(5) precipitate(delivery)

문제 6 신생아 적응에 관련된 용어와 약어를 사용하여 다음 문장을 완성하시오.

(1) 이 조산아는 10번째 백분위 미만에 속하며 (약어) ____________입니다.

(2) 삼키기가 어려워 이 유아는 ____________로 수유하고 있습니다.

(3) 환자는 오른쪽 신장만 있는 채 태어났습니다. 진단: 신장 ____________.

(4) 황달로 인해 이 유아는 퇴원까지 매일 8시간씩 ______________을(를) 받게 될 것입니다.

문제 7 다음 문장의 빈칸을 적절한 의학용어로 채우시오.

(1) 태아의 불충분한 영양은 부적절한 ________ 기능에 의해 발생할 수 있다.

(2) 조산아는 정맥 주사 또는 ________(으)로 영양을 공급받아야 할 수도 있다.

(3) 신장 무형성증은 태어날 때 하나 이상의 ________이 결여되었을 때 발생한다.

문제 8 알맞은 것끼리 연결하시오.

______ (1) tresia	a. creation
______ (2) genesis	b. milk
______ (3) col	c. light
______ (4) lact	d. hole
______ (5) photo	e. colon

문제 9 신생아의 청각 및 시각 적응을 검토한다. 질문 또는 문장을 올바른 답변으로 완성하시오.

(1) 신생아들은 ______에서 ______인치의 거리에서 볼 수 있다.

(2) 태아가 큰 소리를 들을 수 있는 임신기는? ________

(3) 외이도와 중이의 선천적 기형으로 인해 발생하는 청력 손실의 유형은 무엇인가? ______________

(4) 모든 신생아는 퇴원하기 전에 어떤 진단검사를 받아야 하는가? ______________

(5) 내이의 선천적 기형은 ______________ 청력 손실을 초래할 수 있다.

(6) 임신 7개월이 되면 태아는 엄마의 ______________를 들을 수 있다.

문제 10 다음 질문에 올바르게 답변하시오.

(1) 아기의 I g 수치는 ______________ 통해 획득된다.

(2) 선천적인 것에 대한 간단한 정의를 쓰시오. ____________________________________

(3) 생애 첫 6개월 동안 아이는 ______________에 대한 예방접종이 필요하다.

16.2 ▸ 노화와 죽음

문제 1 다음 설명에 대해 기관 체계의 노화와 관련한 용어를 적으시오.

(1) 흑색점의 다양한 형태: ______________

(2) 근육량과 근력의 점진적인 감소: ______________

(3) 정신의 인지기능과 지적기능의 만성적, 점진적, 비가역적 상실: ______________

(4) 노년기에 발생하는 정신장애: ______________

문제 2 적절한 것끼리 연결하시오.

______ (1) sen	a. growing old
______ (2) ile	b. deficiency
______ (3) de	c. pertaining to
______ (4) senesc	d. old age
______ (5) penia	e. removal, take away

문제 3 죽음과 관련된 의학용어를 올바른 설명과 연결하시오.

______ (1) hospice	a. 생명의 종료
______ (2) minimally conscious state	b. 주변 환경에 대해 무의식 상태
______ (3) palliative care	c. 임종 환자와 그 가족들을 돌보는 시설
______ (4) vegetative state	d. 자기 자신이나 주변 환경에 대한 최소한의 인식을 가진 환자
______ (5) death	e. 완치를 목표로 하지 않는 돌봄

문제 4 다음 질문에 대한 답을 기술하시오.

(1) 부검의 다른 용어는 무엇인가? ____________________

(2) 어떤 상태를 깊은 무의식 상태라고 하는가? ____________________

(3) 상기도와 하기도의 급성 바이러스 감염에 대한 의학용어는 무엇인가?

____

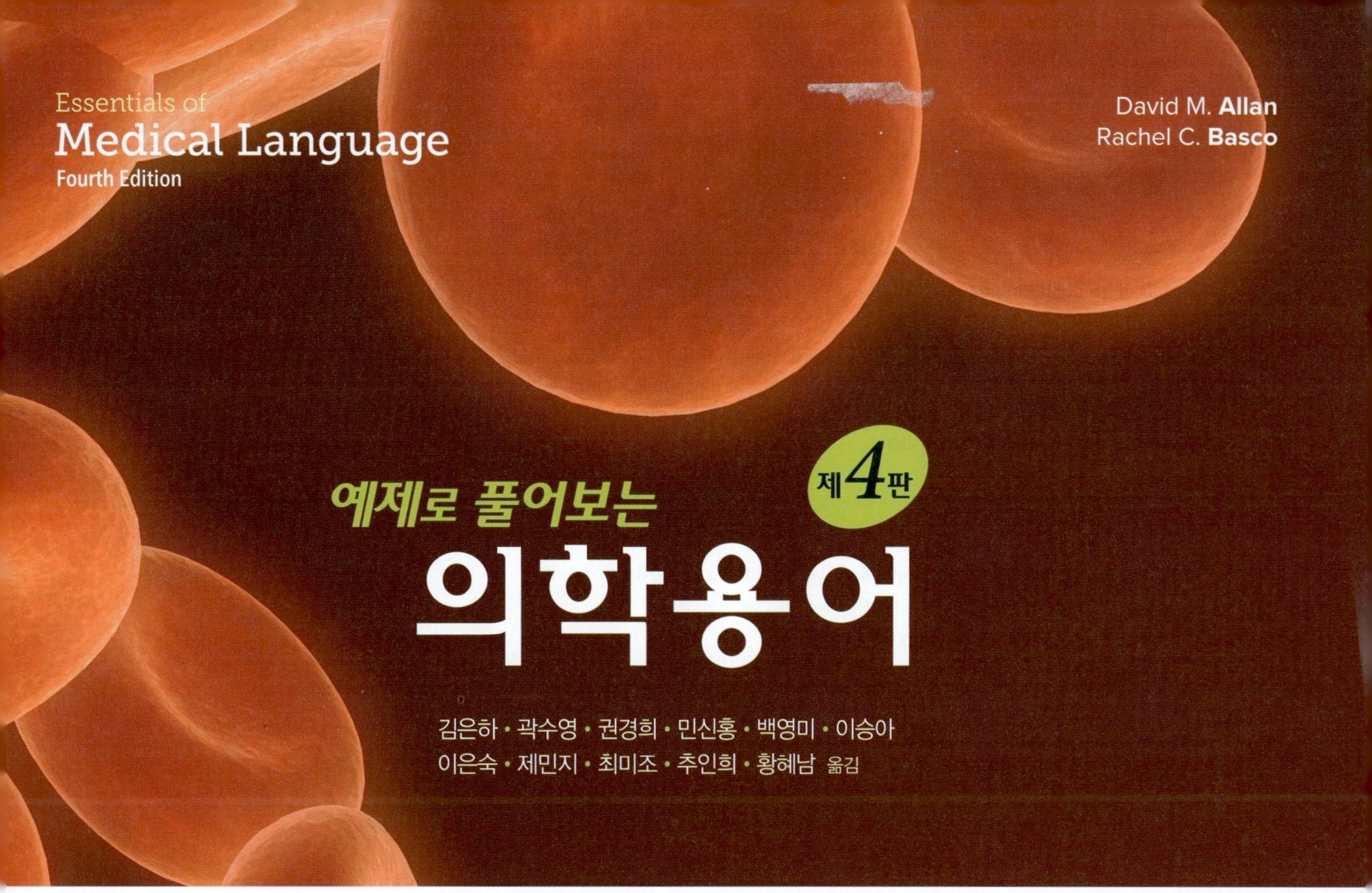

Essentials of

Medical Language

Fourth Edition

David M. Allan
Rachel C. Basco

예제로 풀어보는 제4판

의학용어

김은하 · 곽수영 · 권경희 · 민신홍 · 백영미 · 이승아
이은숙 · 제민지 · 최미조 · 추인희 · 황혜남 옮김

Mc Graw Hill

사이플러스 Science plus

Essentials of Medical Language, 4th Edition

1 2 3 4 5 6 7 8 9 10 SP 20 24

Original: Essentials of Medical Language, 4th Edition © 2020
By David Allan, Rachel Basco
ISBN 978-1-25-990006-8

This authorized Korean translation edition is published by Sciplus Publishing Co., Ltd.
in arrangement with McGraw−Hill Education Korea, Ltd.
This edition is authorized for sale in the Republic of Korea.

This book is exclusively distributed by Sciplus Publishing Co., Ltd.

When ordering this title, please use 979-11-88731-45-9

Printed in Korea

번역진

김은하 부산가톨릭대학교 간호학과
곽수영 계명문화대학교 간호학과
권경희 수성대학교 간호학과
민신홍 백석대학교 간호학과
백영미 수성대학교 간호학과
이승아 계명문화대학교 간호학과
이은숙 동의대학교 간호학과
제민지 부산가톨릭대학교 간호학과
최미조 경성대학교 간호학과
추인희 김해대학교 간호학과
황혜남 대구대학교 간호학과

머리말

"의학용어"는 의료 및 보건 분야에 종사하고자 하는 학생에게 우선적이고 필수적인 과제입니다. 의학용어를 이해하기 위해서는 해부학, 생리학, 병리학 및 약리학, 나아가 심리학과 노인학 등의 광범위한 전문 지식을 요구합니다. 만일 임상 실무현장에서 사용되는 의학용어를 상황에 적합하게 사용하고, 이해할 수 없다면 의료진과의 원활한 의사소통을 할 수 없고, 환자에게 적절한 간호를 제공할 수 없습니다. 따라서 의학용어를 단순히 암기하기보다는 예제와 사례를 중심으로 용어를 구분하고, 실무현장에서 정확하게 활용할 수 있도록 심층적인 학습이 이루어져야 합니다.

의학용어 교재 집필 작업이 쉬운 일은 아니라고 생각합니다. 실제 임상에서는 의학용어를 다양한 환자의 진단 및 치료에 사용하고 있으나, 기존 출간된 여러 의학용어 교재는 많은 분량을 해부학적 지식을 전달하는 데 할애하고 있습니다. 학생들은 해부학적 지식에 기반한 수많은 의학용어를 암기하면서 어렵다는 심적 부담을 느껴 자신감을 잃기도 하였습니다.

「예제로 풀어보는 의학용어」는 실무현장에서 흔히 사용하는 의학용어를 쉽게 이해할 수 있고 임상에서 의학용어를 활용할 수 있도록 사례에 기반한 예제가 수록된 워크북을 준비하였습니다. 별책으로 구성된 워크북은 전문적인 의학용어 편집에 중점을 두며 학생들에게 더욱 심층적이고 실용적인 학습경험을 제공합니다. 개정된 의학용어 이론서는 의료분야의 전문성을 증진하고 실제 임상 환경에서 의사소통의 효율성을 높이는 데 기여할 것으로 기대합니다.

이 책이 간호 및 의학과 보건 분야에 관련된 학생들의 의학용어 공부에 도움이 되기를 바랍니다. 의학용어 공부가 비록 쉽지 않은 과정이겠으나, 이 책에서 제시하고 있는 방법에 따라 반복 학습을 꾸준히 하면 임상 실무에 사용하는 많은 의학용어를 충분히 습득할 수 있을 것입니다. 아울러 오랜 시간을 들여 번역 작업에 노고를 아끼지 않으신 교수님들과 이번 작업에 물심양면으로 지원해주신 사이플러스 관계자분들께 심심한 감사를 전합니다.

2024년 1월 25일

지은이 적음

간추린 차례

차례

제 6 장 심혈관계 및 순환계

제 7 장 혈액, 림프계 및 면역계

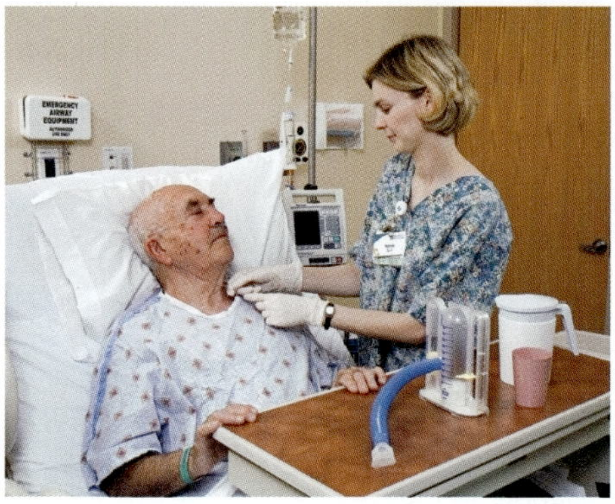

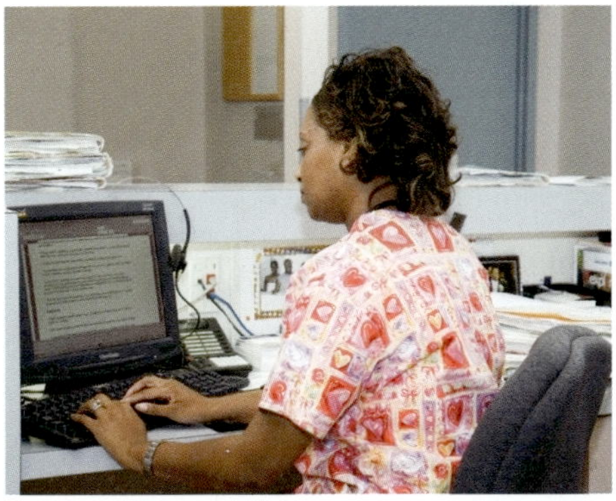

제 14 장 남성 생식계 191

The Male Reproductive System

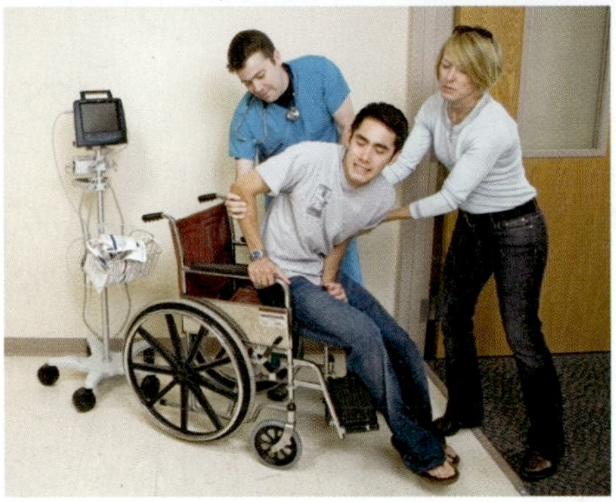

제 15 장 여성 생식계 201

The Female Reproductive System

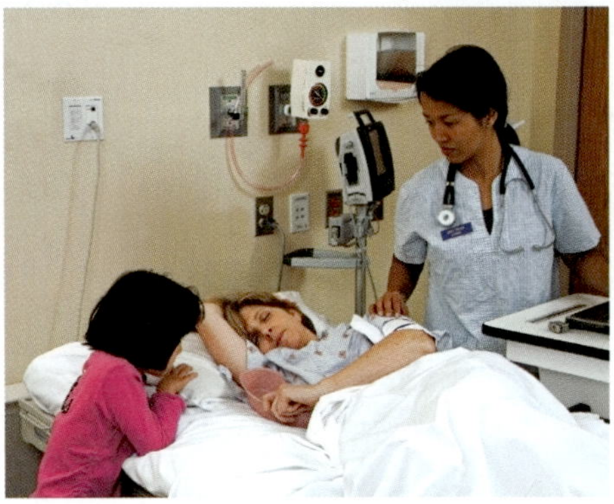

의학용어의 구조

The Anatomy of Medical Terms

제 7 장

McGraw-Hill Education/Rick Brady

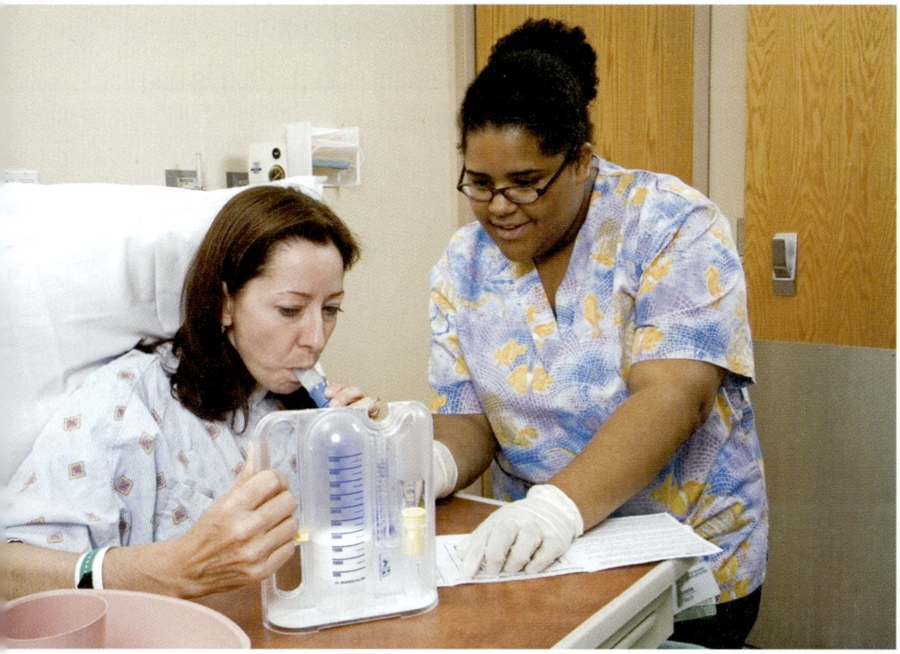

학습 목표

1. 어근, 결합형 모음과 결합형 의학용어를 선택한다.
2. 의학용어를 구성하는 접미사와 접두사의 중요성을 설명한다.
3. 의학용어를 각 구성요소별로 적절하게 구분한다.
4. 올바른 복수형 의학용어를 사용한다.
5. 의학용어를 명확하게 발음한다.
6. 의학용어와 관련된 약어를 설명한다.

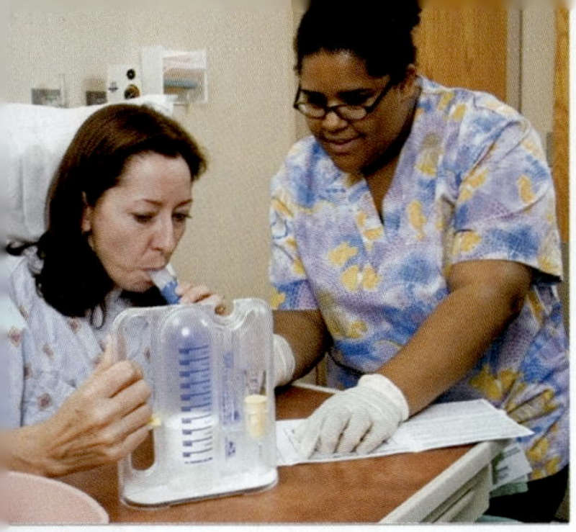

1.1 ▸ 의학용어의 구성

1 어근

어근은 모든 의학용어에 있으며, 어근은 용어의 핵심적인 의미를 제공한다.

- 폐렴(pneumonia)의 어근은 pneumon-로 폐 또는 공기를 의미하는 그리스어로부터 유래되었다. Pneum-도 폐 또는 공기를 의미한다. 폐렴은 폐 조직의 감염이다.
- 호흡기 전문의(pulmonologist)의 어근 pulmon-는 폐를 의미하는 라틴어에서 유래되었으며, 호흡기 전문의는 폐 질환을 치료하는 전문 의사를 의미한다.

2 결합형

어근은 종종 의학용어에서 결합형 모음을 붙여서 다른 구성요소와 결합한다. 즉 어근 pneum-의 끝에 "o"를 붙여서 pneum/o가 되는 것이다.

pulmo- 어근 폐 또는 공기	+	-o- 결합형 모음	=	pulmon/o- 결합형

이 책에서는 용어에서 어근과 결합형 모음을 구분하기 위해 사선(/)을 사용한다. 예를 들어

- 라틴어인 어근 pulmo-에 결합형 모음 "o"를 결합하여 결합형 pulmon/o를 만든다.

pulmon- 어근 폐	+	-o- 결합형 모음	=	pneum/o- 결합형

다른 결합형 모음, "a", "e", "i", "o" 또는 "u"를 사용할 수 있다.

- 호흡을 뜻하는 어근 respir-는 결합형 모음 "a"를 결합하여 결합형 respir/a-가 된다.

respir- 어근 호흡	+	-a- 결합형 모음	=	respir/a- 결합형

- 그리스어로 공기의 관을 뜻하는 bronch-는 기관(trachea)의 두 갈래로 나뉘어 폐로 공기가 드나들게 하는 관을 의미한다. 어근 bronch-에 결합형 모음 "o"를 결합하여 결합형 bronch/o가 된다.

bronch- 어근 기관지	+	-o- 결합형 모음	=	bronch/o 결합형

많은 의학용어는 하나 이상의 어근을 포함하고 있으며, 두 개의 어근은 결합형 모음으로 다음과 같이 연결된다.

- 혈액기흉(hemopneumothorax)은 그리스어로 혈액을 뜻하는 hem-과 그리스어로 공기 또는 폐를 뜻하는 어근 pneum- 그리고 그리스어로 가슴을 뜻하는 접미사 -thorax가 결합된 용어이다. 혈액기흉은 폐를 둘러싸고 있는 공간에 혈액과 공기가 차 있는 것을 의미한다. 흉막강(가슴막안, pleural cavity)에 혈액과 공기가 고이면 폐가 팽창할 수 없어 호흡이 어려워지고 결국 폐는 납작해진다.

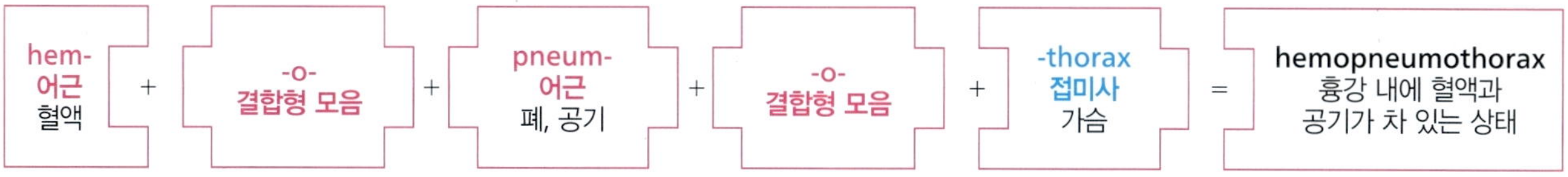

3 접미사

접미사는 어근이나 결합형 뒤에 결합되어 새로운 의미를 나타낸다. 같은 어근에 다른 접미사가 결합하여 서로 다른 의미를 나타낸다. 예를 들어, 어근 pulmon-에 접미사 -ary가 결합되어 pulmonary가 된다. 접미사 -ary는 '~과 관련된'이나 '~와 관계된'의 의미가 있다. 형용사 pulmonary는 '폐와 관련된'이라는 의미이다. 폐순환(허파순환, pulmonary circulation)은 폐(허파, lung)의 혈액흐름을 의미한다.

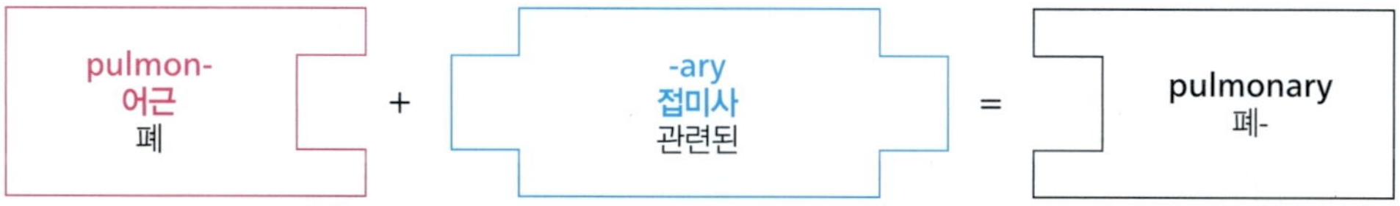
pulmon-
어근
폐
+
-ary
접미사
관련된
=
pulmonary
폐-

- 접미사 -logy가 결합형 pulmon/o-에 결합되어 pulmonology라는 용어가 된다. 접미사 -logy는 '-학문'을 뜻하고, pulmonology는 폐의 구조와 기능 및 질병을 다루는 학문이다.

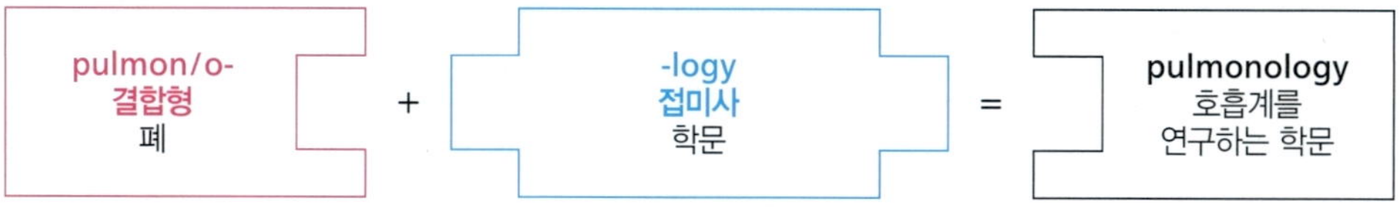
pulmon/o-
결합형
폐
+
-logy
접미사
학문
=
pulmonology
호흡계를
연구하는 학문

- 접미사 -ia가 어근 pneumon-에 결합되어 pneumonia라는 용어가 된다. -ia는 '~상태'를 의미하며, pneumonia는 폐조직의 감염을 의미한다.

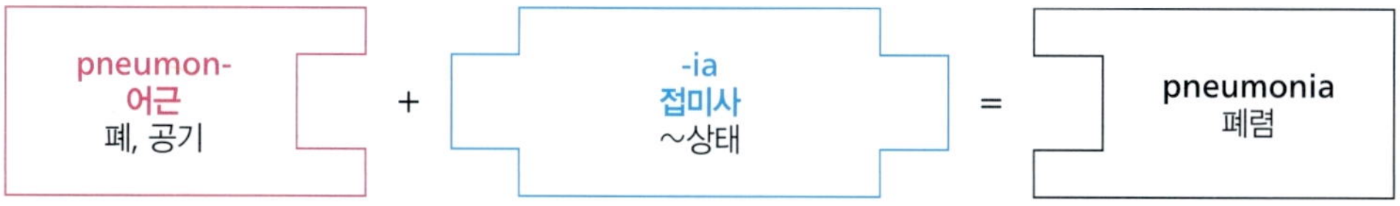

• 접미사 -ation이 어근 respir-에 결합되어 respiration이라는 용어가 된다. 접미사 -ation은 '과정'을 의미하며, respiration은 숨을 들이쉬고 내쉬는 과정이다.

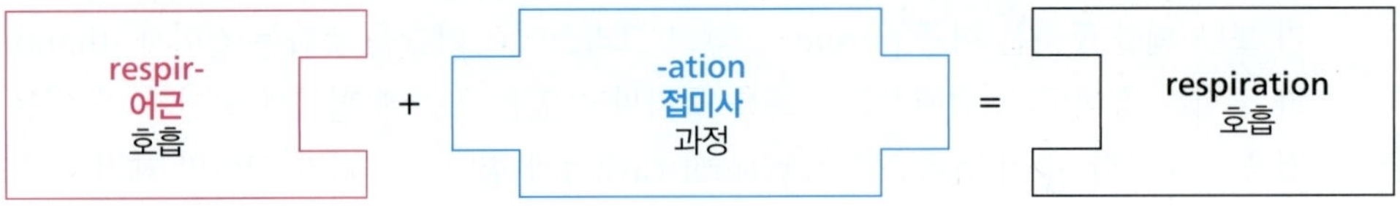

• 접미사 -itis가 bronch-에 결합되어 bronchitis라는 용어가 된다. 접미사 -itis는 '염증'을 의미하며, bronchitis는 기관지의 염증이다.

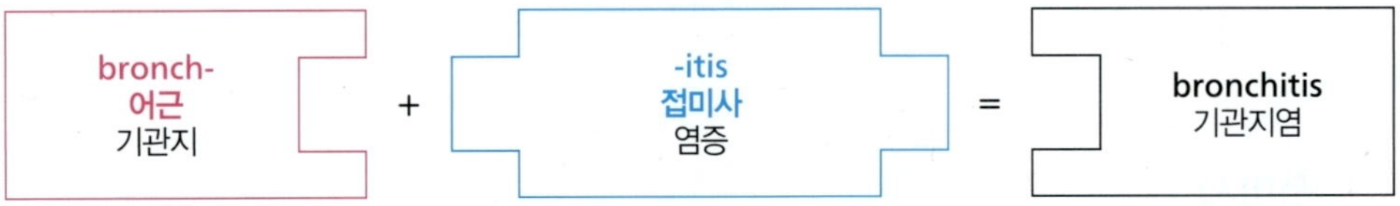

대부분의 어근은 특정 인체 계통이나 의학 분야에 국한되지만, 접미사는 모든 인체 계통과 의학 분야에 적용될 수 있다.

이 책에는 각 주제에서 필요한 정보를 제공하고, 의학용어의 요소, 정의 및 발음을 제공하는 <용어구성 및 정의>를 표로 제공한다. 이 표에서 학습한 중요한 의학용어를 복습해 보자.

워크북 문제를 풀기 전에 <용어구성 및 정의>에 있는 내용을 한 번 더 학습한다.

› 용어구성 및 정의

S=Suffix P=Prefix R=Root R/CF=Combining Form

용어[발음기호]	의미	구성요소		정의
bronchitis [brong-**KI**-tis]	기관지염	S/ R/	-itis *inflammation* bronch- *bronchus*	기관지의 염증
pneumonia [new-**MOH**-nee-ah]	폐렴	S/ R/	-ia *condition* pneumon- *lung, air*	폐 실질조직의 염증
pneumonitis (*pneumonia*와 동의어) [new-moh-**NI**-tis]	간질성 폐렴	S/	-itis *inflammation*	
pulmonary [**PULL**-moh-**NAR**-ee]	폐의	S/ R/	-ary *pertaining to* pulmon- *lung*	폐와 관련된
pulmonology [**PULL**-moh-**NOL**-oh-jee]	호흡기학	S/ R/CF	-logy *study of* pulmon/o- *lung*	폐를 연구하는 학문, 폐의 질병을 다루는 의학 분야
pulmonologist [**PULL**-moh-**NOL**-oh-jist]	호흡기전문의	S/	-logist *one who studies, specialist*	폐질환을 치료하는 전문가
respiration [**RES**-pih-**RAY**-shun]	호흡	S/ R/	-ation *process* respir- *to breathe*	호흡하는 과정: 산소와 이산화탄소를 교환하는 생체의 기본과정
respiratory (adj) [**RES**-pih-rah-tor-ee]	호흡의	S/	-atory *pertaining to*	호흡과 관련된

4 접두사

접두사는 어근이나 결합형 앞에 위치하여 의학용어의 의미를 확장할 수 있다. 접두사는 대개 시간, 숫자, 색이나 위치를 나타낸다. 예를 들면 다음과 같다.

- Mature는 정상 임신주기인 37~42주 사이에 태어난 신생아를 의미한다.
- 37주 이전에 태어난 신생아를 premature(미숙아)라고 한다. 접두사 pre-는 '이전(before)'을 뜻하며, 미숙아는 '37주 이전에 태어난 신생아'를 의미한다.
- 42주 이후에 태어난 신생아를 postmature(과숙아)라고 한다. 접두사 post-는 '이후(after)'를 뜻한다.

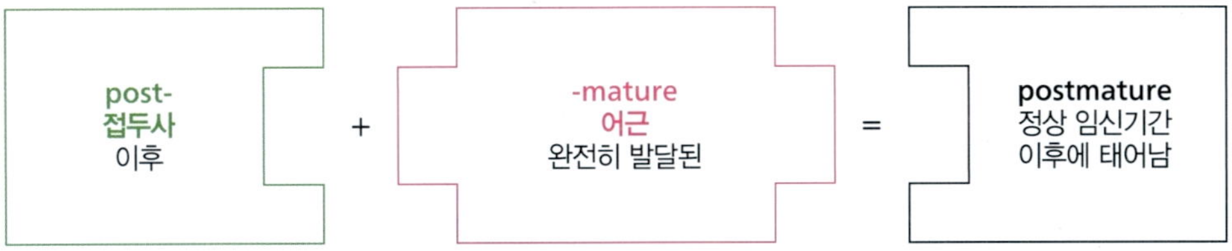
post-
접두사
이후
+
-mature
어근
완전히 발달된
=
postmature
정상 임신기간
이후에 태어남

- Natal이라는 용어는 어근 nat-(출생, 태어난)과 접미사 -al(~와 관련된)이 결합하여 '출생과 관련된'을 의미한다.
- 접두사 pre-(이전)가 결합하여 prenatal은 '출생 이전 시간'을 말한다.
- 접두사 post-(이후)가 결합하여 postnatal은 '출생 이후 시간'을 뜻한다.
- 접두사 peri-(주변)가 결합하여 perinatal은 '출생 주변 시간'을 의미하며, 시간은 출생 직전, 출생하는 과정, 출생 직후를 의미한다.

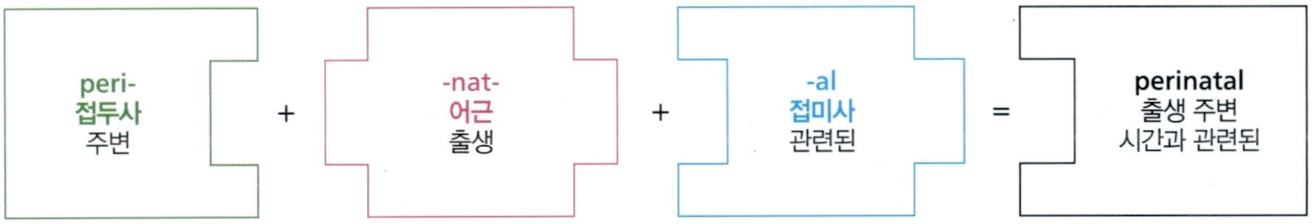

❶ 숫자를 나타내는 접두사

- Lateral은 어근 later-(옆)와 접미사 -al(~와 관련된)로 구성되어 있다. Lateral은 '신체 측면과 관련된 것'이다.
- 접두사 uni-(하나)가 결합된 unilateral은 '신체의 한쪽의'를 말한다.
- 접두사 bi-(둘)가 결합된 bilateral은 '신체의 양쪽의'를 의미한다.

❷ 위치를 나타내는 접두사

- Gastric은 어근 gastr-(위장)와 접미사 -ic(관련된)로 구성되어 있다. Gastric은 '위장의'를 뜻한다.
- 접두사 epi-(위)가 결합된 epigastric은 위장 '윗부분'의 또는 '상복부의'를 가리킨다.
- 접두사 hypo-(아래)가 결합된 hypogastric은 위장 아랫부위의 또는 '하복부의'를 의미한다.

❸ 크기를 나타내는 접두사

- 어근 -cyte는 '세포'를 말한다.
- 접두사 macro-가 결합된 macrocyte는 '대적혈구'를 뜻한다.

- 접두사 micro-가 결합된 microcyte는 '소적혈구'를 의미한다.

› 용어구성 및 정의

S=Suffix P=Prefix R=Root R/CF=Combining Form

용어[발음기호]	의미	구성요소		정의
gastric [**GAS**-trik]	위장의	S/ R/	-ic *pertaining to* gastr- *stomach*	위장과 관련된
epigastric [ep-ih-**GAS**-trik]	위장 윗부분의	P/	epi- *above*	위장의 윗부분의 복부
hypogastric [high-poh-**GAS**-trik]	위장 아랫부분의	P/	hypo- *below*	위장의 아랫부분의 복부
lateral [**LAT**-er-al]	측면의	S/ R/	-al *pertaining to* later- *side*	신체의 한쪽 측면과 관련된
bilateral [by-**LAT**-er-al]	양쪽 측면의	P/	bi- *two*	신체의 양쪽면과 관련된
unilateral [you-nih-**LAT**-er-al]	한쪽 측면의	P/	uni- *one*	신체의 한쪽면과 관련된
macrocyte [**MACK**-roh-site]	대적혈구	P/ R/	macro- *large* -cyte *cell*	대적혈구
macrocytic (adj) [mack-roh-**SIT**-ik] (**Note:** cyte의 'e'는 용어의 흐름을 위해 삭제됨)	대적혈구의	S/	-ic *pertaining to*	대적혈구와 관련된
mature [mah-**TYUR**]	성숙아		Latin ready	완전히 발달된 신생아
postmature [post-mah-**TYUR**]	과숙아	P/ R/	post- *after* -mature *fully developed*	임신 42주 이후에 태어난 신생아
premature [pree-mah-**TYUR**]	미숙아	P/	pre- *before*	임신 37주 이전에 태어난 신생아, 분만 예정일 이전에 태어난 신생아
microcyte [**MY**-kroh-site]	소적혈구	P/ R/	micro- *small* -cyte *cell*	소적혈구
microcytic (adj) [my-kroh-**SIT**-ik] (**Note:** cyte의 'e'는 용어의 흐름을 위해 삭제됨)	소적혈구의	S/	-ic *pertaining to*	소적혈구의
natal [**NAY**-tal]	출생의	S/ R/	-al *pertaining to* nat- *birth, born*	출생과 관련된
perinatal [per-ih-**NAY**-tal]	주산기의 출생	P/	peri- *around*	출생 주변 시간
postnatal [post-**NAY**-tal]	후의 출생	P/	post- *after*	출생 이후
prenatal [pree-**NAY**-tal]	전의	P/	pre- *before*	출생 이전
pneumothorax [new-moh-**THOR**-ax]	기흉	R/CF S/	pneum/o- *air, lung* -thorax *chest*	흉막강 내 혈액과 공기가 존재함

1.2 ▸ 용어의 분해, 복수형, 발음과 정확성

1 용어의 분해

새로운 의학용어를 접하면 우선 접미사를 확인한다. Cardiologist라는 용어에서 용어의 끝에 위치하는 접미사 -logist는 특정 학문을 연구하는 '전문가'를 의미한다. Cardi/o-는 심장을 뜻하는 결합형이다. Cardiologist는 '심장과 심장질환의 전문가'를 의미하며 결합형과 접미사로 구성되어 있다.

Myocardial이라는 용어의 끝에 위치하는 접미사 -al은 이 장의 앞부분에서 학습한 '~와 관련된'이란 의미가 있다. 용어 앞에 위치하는 결합형 my/o-는 '근육'을 의미한다. '심장'을 뜻하는 어근 -cardi-는 용어의 가운데에 위치한다. Myocardial의 의미는 '심장근육~'이며, 결합형과 어근 및 접미사로 구성되어 있다.

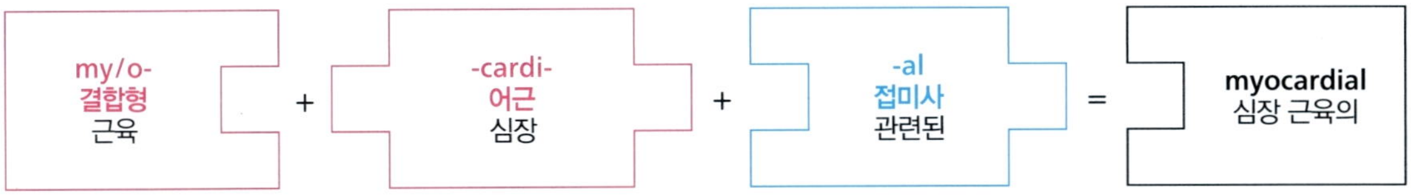

Myocardial의 접미사를 구조라는 의미의 -um으로 바꾸면 myocardium이 되고 '심근(심장근육)'을 의미한다.

Cardiomyopathy는 '질병'을 의미하는 접미사 -pathy와 '심장'을 의미하는 결합형 cardi/o-, '근육'을 의미하는 -my/o-로 구성되어 있다. Cardiomyopathy는 '심근병증'을 의미한다.

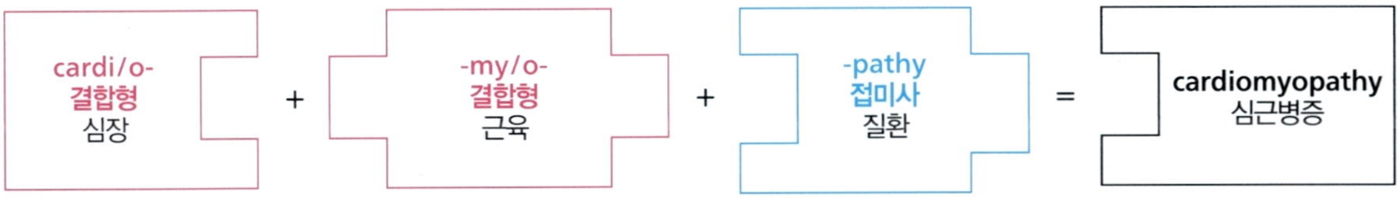

용어 ischemia의 -emia는 '혈액의 상태'를 의미하는 접미사이다. 어근 isch-는 '막힌 상태'를 의미하고, ischemia는 '혈액의 흐름이 막힌 상태'를 의미한다. 용어 myocardial ischemia는 심근으로 가는 혈액흐름이 막힌 상태로 심장발작으로 잘 알려져 있다.

› 용어구성 및 정의

S=Suffix P=Prefix R=Root R/CF=Combining Form

용어[발음기호]	의미	구성요소		정의
cardiologist [kar-dee-**OL**-oh-jist]	심장전문의	S/	-logist *one who studies and is a specialist in*	심장질환을 진단하고 치료하는 전문의
cardiology [kar-dee-**OL**-oh-jee]	심장학	R/CF S/	cardi/o- *heart* -logy *study of*	심장질환의 의학 전문 분야
cardiomyopathy [**KAR**-dee-oh-my-**OP**-ah-thee]	심근병증	S/ R/CF R/CF	-pathy *disease* cardi/o- *heart* -my/o- *muscle*	심장근육의 질환
diagnosis (noun) [die-ag-**NO**-sis] **diagnoses (pl)** [die-ag-**NO**-seez]	진단	P/ R/	dia- *complete* -gnosis *knowledge of an abnormal condition*	질병의 원인을 결정함
diagnostic (adj) [die-ag-**NOS**-tik] (**Note:** -gnosis의 'is'는 단어의 흐름을 위해 삭제됨)	진단의	S/	-tic *pertaining to*	진단과 관련된
diagnose (verb) [die-ag-**NOSE**]	진단하다	R/	-gnose *recognize an abnormal condition*	진단을 내리다.
electrocardiogram [ee-lek-troh-**KAR**-dee-oh-gram]	심전도	S/ R/CF R/CF	-gram *record* electr/o- *electricity* -cardi/o- *heart*	심장의 전기신호를 기록하는 검사

(계속)

용어[발음기호]	의미	구성요소		정의
hypertensive (adj) [**HIGH**-per-**TEN**-siv]	고혈압의	S/ P/ R/	-ive *pertaining to* hyper- *excessive* -tens- *pressure*	고혈압과 관련된
infarct [in-**FARKT**] **infarction** [in-**FARK**-shun]	경색부 경색	P/ R/ S/	in- *in* -farct *area of dead tissue* -ion *action, condition*	혈액 공급이 막혀 세포가 괴사된 부위 갑작스러운 동맥 폐쇄
ischemia [is-**KEY**-me-ah] **ischemic (adj)** [is-**KEY**-mik]	허혈 허혈의	S/ R/ S/	-emia *a blood condition* isch- *to block* -emic *pertaining to a condition of the blood*	조직에 혈액 공급이 부족한 상태 조직에 혈액 공급이 부족한 상태와 관련된
myocardial (adj) [**MY**-oh-**KAR**-dee-al] **myocardium** [**MY**-oh-**KAR**-dee-um]	심근의 심근	S/ R/CF R/ S/	-al *pertaining to* my/o- *muscle* -cardi- *heart* -um *structure*	심장근육과 관련된 모든 심장근육
prognosis (noun) [prog-**NO**-sis]	예후	P/ R/	pro- *before, project forward* -gnosis *knowledge of an abnormal condition*	예상되는 질병의 과정과 결과를 예측하는 것

2 복수형

대부분 영어단어는 "s"를 추가하여 단수형을 복수형으로 바꿀 수 있다. 그러나 의학용어는 그리스어, 로마어의 복수형 방식으로 학습되고 있다. 그리스, 라틴 복수형 의학용어의 예는 표 1.1에 제시되어 있다.

표 1.1 단수형과 복수형

단수형 어미	복수형 어미	예	의미
-a		axilla	액와, 겨드랑이
	-ae	axillae	액와, 겨드랑이(복수)
-ax		thorax	흉부
	-aces	thoraces	흉부(복수)
-en		lumen	강
	-ina	lumina	강(복수)
-ex		cortex	피질
	-ices	cortices	피질(복수)
-is		diagnosis	진단
	-es	diagnoses	진단(복수)
-is		epididymis	부고환
	-ides	epididymides	부고환(복수)
-ix		appendix	충수돌기
	-ices	appendices	충수돌기(복수)
-ma		carcinoma	암종
	-mata	carcinomata	암종(복수)

(계속)

표 1.1 (계속)

단수형 어미	복수형 어미	예	의미
-on		ganglion	신경절
	-a	ganglia	신경절(복수)
-um		septum	중격
	-a	septa	중격(복수)
-us		viscus	내장
	-era	viscera	내장(복수)
-us		villus	융모
	-i	villi	융모(복수)
-us		corpus	체부
	-ora	corpora	체부(복수)
-x		phalanx	수지
	-ges	phalanges	수지(복수)
-y		ovary	난소
	-ies	ovaries	난소(복수)
-yx		calyx	잔
	-ices	calices	잔(복수)

3 발음

정확한 발음은 효과적인 의사소통의 기본이다. 건강전문가는 일상적으로 의학용어를 사용하고, 이야기한 내용을 동료가 반드시 이해할 수 있어야 한다. 정확한 발음은 환자의 안전과 질 높은 환자 간호를 제공할 수 있는 능력에 영향을 미치는 중요한 요소이다.

이 책에는 의학용어를 어떻게 발음해야 정확한지 보여주기 위해 현대 영어를 사용하여 발음기호를 제시하고 있다. 강조하는 용어 부분은 굵은 글씨로 표시되어 있다.

예를 들면, pulmonary는 [**PUL**-moh-nar-ee]로 발음하고, pulmonology는 [**PUL**-moh-**NOL**-oh-jee]로 발음한다. 이 사례를 보면 같은 어근에서 유래된 용어라도 용어의 다른 부분이 강조될 수 있다는 사실을 확인할 수 있다. 강조되는 음절 **NOL**은 결합형 pulmon/o의 일부분과 접미사 -logy의 일부분이다.

› 용어구성 및 정의

S=Suffix P=Prefix R=Root R/CF=Combining Form

용어[발음기호]	의미		구성요소	정의
axilla [**AK**-sill-ah] **axillae (pl)** [**AK**-sill-ee]	액와		Latin *armpit*	겨드랑이를 뜻하는 의학용어
axillary (adj) [**AK**-sill-air-ee]	액와의	S/ R/	-ary *pertaining to* axill- *armpit*	겨드랑이와 관련된
dementia [dee-**MEN**-she-ah]	치매	S/ P/ R/	-ia *condition* de- *without* -ment- *mind*	만성의 점진적이고 불가역적인 지적·정신적 기능 상실

(계속)

용어[발음기호]	의미	구성요소		정의
ganglion [**GANG**-lee-on] **ganglia (pl)** [**GANG**-lee-ah]	결절종, 신경절		Greek *a swelling or knot*	액체로 채워진 낭종이나 뇌와 척수 이외에 신경세포가 모여 있는 곳
ileum [**ILL**-ee-um]	회장		Latin *to twist or roll up*	소장의 하부 1/3 부분
ilium [**ILL**-ee-um] **ilia (pl)** [**ILL**-ee-ah]	장골		Latin *groin*	골반의 상후부의 커다란 날개형의 뼈 부분
mucus (noun) [**MYU**-kus]	점액		Greek *slime*	점막세포에서 생성되는 끈끈한 분비물
mucous (adj) [**MYU**-kus]	점액의	S/ R/	-ous *pertaining to* muc- *mucus*	점액 또는 점막과 관련된
mucosa [myu-**KOH**-sah]	점막	S/	-osa *full of; like*	점액을 분비하는 관 모양 구조물의 안쪽을 감싸는 막
prostate [**PROS**-tate]	전립선		Greek *one who stands before*	남성의 방광저부에 위치하며 요도를 감싸는 기관
prostrate [pros-**TRAYT**]	엎드리다		Latin *to stretch out*	눕거나 육체적으로 약해지거나 탈진한 상태를 회복시키는
prostration (noun) [pros-**TRAY**-shun]	엎드림			
reflex [**REE**-fleks]	반사		Latin *bend back*	자극에 대한 불수의적인 반응
reflux [**REE**-fluks]	역류		Latin *backward flow*	거꾸로 흐름
septum [**SEP**-tum] **septa (pl)** [**SEP**-tah]	중격		Latin *a partition*	두 개의 강이나 조직으로 분리시키는 얇은 벽

4 정확한 의사소통

의료진과 서면 및 구두로 정확한 의사소통을 하는 것은 반드시 필요하며, 환자의 생명을 구하기 위해서는 올바른 언어소통과 기록은 매우 중요하다. 미국에서 매년 40만 명 이상의 환자가 잘못된 의사소통으로 인한 약물부작용과 의료과실로 사망한다. 아래에 잘못 의사소통되고 잘못 해석되기 쉬운 의학용어의 몇 가지 예를 제시하고 있다.

사례보고 1.1

Donovan은 코삽입관(nasal cannula)을 통해 산소를 공급받으며 입원 대기 중이다. 저혈압(hypotensive) 상태이며 생리식염수를 정맥 내[intravenous (IV) infusion]로 투여하고 있다. 의료기록에 따르면 초기 치매로 신경과(neurology) 치료를 받은 경험이 있다.

위의 사례에서 Donovan의 hypotensive(저혈압의)를 hypertensive(고혈압의)로 혼동하였다면 잘못된 처방이 내려져 위험한 상황이 되었을 것이다.

- Hypotensive 용어에서 접미사 -ive는 '~와 관련된'을 의미하며, 접두사 hypo-는 '낮은 혹은 정상 이하'를 의미한다. 어근 tens-는 '압력'을 뜻한다. Hypotensive는 정상 이하 또는 낮은 혈압으로 고생하는 또는 그와 관련된 것을 의미한다.

- Hypertensive는 접두사 hyper-가 '정상 이상 또는 높은 상태'를 말한다. Hypertensive는 '정상 이상 또는 증가된 혈압으로 고통받는' 또는 '높은 혈압과 관련된 것'을 가리킨다.

Hypotensive라는 용어를 분해할 때는 '~와 관련된'이나 '~으로 고통받고 있는 상태'를 의미하는 -ive부터 시작한다. 다음으로 '정상 이하'나 '정상보다 낮은'을 의미하는 hypo-, 그 다음은 '압력'을 의미하는 어근 -tens-를 분해한다. 용어의 각 조각을 모아 용어를 조합하면 정상 이하 혈압이나 낮은 혈압으로 고통받는 것을 의미한다.

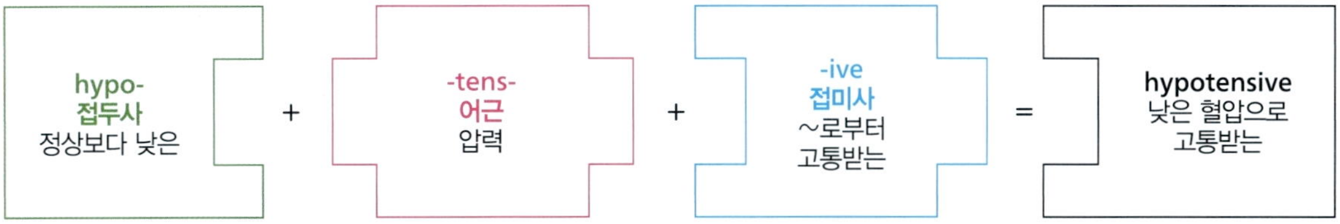

위의 사례에서 제시된 신경계(제10장 참고)의 전문분야를 의미하는 neurology는 비뇨기계(제13장 참고)를 의미하는 urology와 매우 유사하게 들린다. 비뇨계에서 환자의 요관(ureter; 신장에서 방광으로 연결되는 관)과 요도(urethra; 방광에서 외부로 연결되는 관)를 혼동하게 되면 그 결과는 매우 심각해진다.

이상의 예에서 볼 수 있듯이 서로 다른 의학용어를 정확하게 구분하고, 기록하고, 발음하는 능력은 필수적으로 갖추어야 한다. 건강전문가는 본인의 손에 환자의 생명이 달려 있기에 극도의 주의가 필요하다. 잘못된 기록과 부정확한 발음은 건강전문가 집단에 부정적인 영향을 줄 뿐만 아니라 대상자의 삶과 죽음을 결정하는 문제이다.

› 용어구성 및 정의

S=Suffix P=Prefix R=Root R/CF=Combining Form

용어[발음기호]	의미	구성요소		정의
cervical (adj) [**SER**-vih-kal]	경부의, 목의	S/ R/	-al *pertaining to* cervic- *neck*	자궁경부나 목과 관련된
cervix [**SER**-viks]	자궁경부		Latin neck	자궁의 아랫부분
hypertension [**HIGH**-per-**TEN**-shun]	고혈압	S/ P/ R/	-ion *condition, action* hyper- *above normal* -tens- *pressure*	지속적으로 상승된 동맥혈압
hypertensive (adj) [**HIGH**-per-**TEN**-siv]	고혈압의	S/	-ive *pertaining to*	고혈압과 관련된 또는 고혈압으로 고통 받는
hypotension [**HIGH**-poh-**TEN**-shun]	저혈압	P/	hypo- *below normal*	지속적으로 낮은 동맥혈압
hypotensive (adj) [**HIGH**-poh-**TEN**-siv]	저혈압의			저혈압과 관련된 또는 저혈압으로 고통 받는
infusion [in-**FYU**-zhun]	주입	P/ R/	in- *in* -fusion *to pour*	정맥 내로 혈액 이외의 물질을 공급하는 것
transfusion [trans-**FYU**-zhun]	수혈	P/	trans- *across, through*	공여자로부터 수여자에게 혈액이나 혈액성분을 공급하는 것
intravenous [**IN**-trah-**VEE**-nus]	정맥 내의	S/ P/ R/	-ous *pertaining to* intra- *within, inside* -ven- *vein*	정맥 안의

(계속)

용어[발음기호]	의미		구성요소	정의
neurology [nyu-**ROL**-oh-jee] **neurologist** [nyu-**ROL**-oh-jist]	신경학 신경과 의사	S/ R/CF S/	-logy *study of* neur/o- *nerve* -logist *one who studies and is a specialist in*	신경계의 질환을 다루는 의학 분야 신경계의 질환을 다루는 전문의
protocol [**PRO**-toe-kol]	원안		Latin *contents page of a book*	상세한 계획: 여기서는 치료방법
ureter [you-**REE**-ter] **urethra** [you-**REE**-thrah] **urology** [you-**ROL**-oh-jee]	요관 요도 비뇨기과학	 S/ R/CF	Greek *urinary canal* Greek *passage for urine* -logy *study of* ur/o- *urine*	신장에서 방광으로 연결되는 관 방광에서 외부로 연결되는 관 비뇨계 질환을 다루는 의학 분야
uterus [**YOU**-ter-us]	자궁		Latin *womb*	수정란이 태아로 성장하게 되는 기관
vertebra [**VER**-teh-brah] **vertebrae (pl)** [**VER**-teh-brae]	척추뼈		Latin *bone in the spine*	척주를 구성하는 하나의 골격

인체 전반에 관한 용어

The Body as a Whole, Cells, and Genes

제 2 장

Classic Collection/Shotshop GmbH/Alamy Images

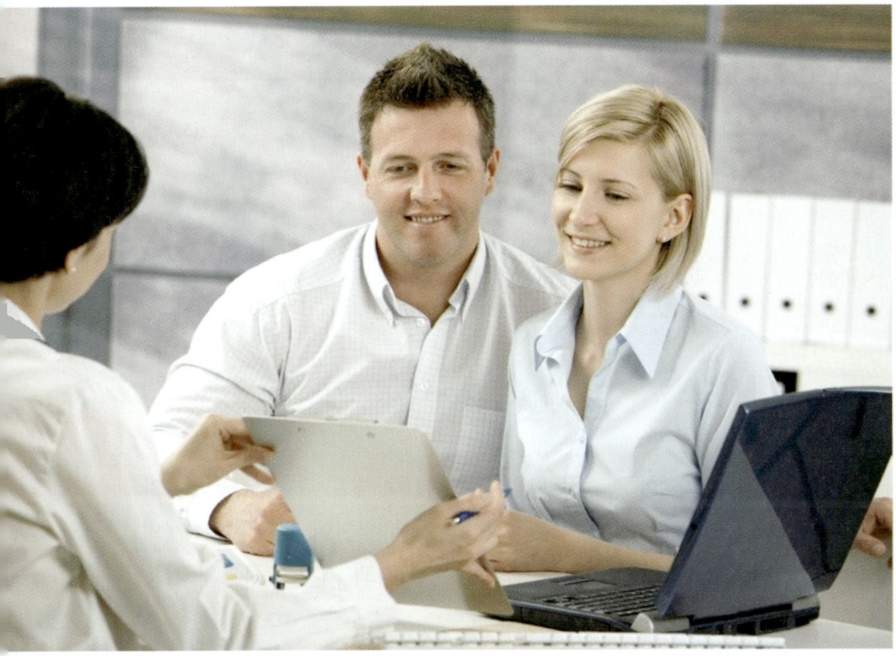

학습 목표

1. 인체 전반에 관련된 용어를 구성요소(어근, 접미사, 접두사, 결합형)에 따라 분석한다.
2. 인체 전반에 관련된 의학용어를 정확하게 쓰고 말한다.
3. 인체 전반의 해부학적 구조와 기능을 기관과 기관계로 연결한다.
4. 인체 전반에 관련된 용어를 해부학적 위치, 방향, 면에 대한 의학용어로 통합한다.
5. 복부의 9개 구역을 설명한다.
6. 인체의 체강을 구분하여 설명한다.
7. 인체 전반에 관련된 약어를 설명한다.

약어	풀이	의미	비고
LLQ	left lower quadrant	좌하복부	
LUQ	left upper quadrant	좌상복부	
RLQ	right lower quadrant	우하복부	
RUQ	right upper quadrant	우상복부	

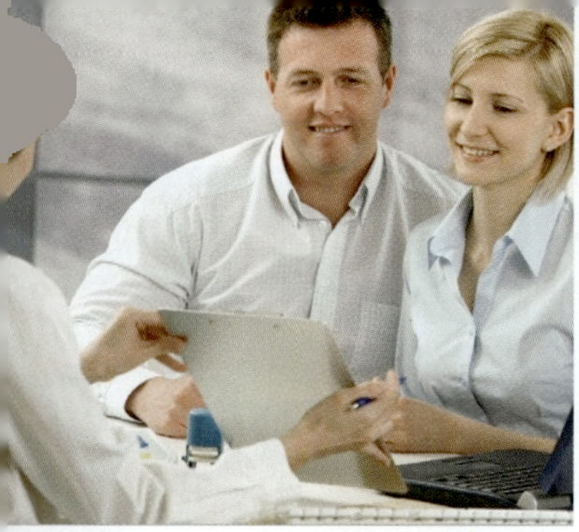

2.1 ▸ 인체와 세포의 구성

몸 전체의 유기체(개체, organism)는 기관계(organ system)로 구성되어 있고, 기관계는 기관(organ)으로 이루어져 있다. 기관은 조직(tissue)으로 구성되고, 조직은 세포(cell)로 이루어져 있다. 세포는 세포소기관(organelle)으로 이루어져 있다(그림 2.1).

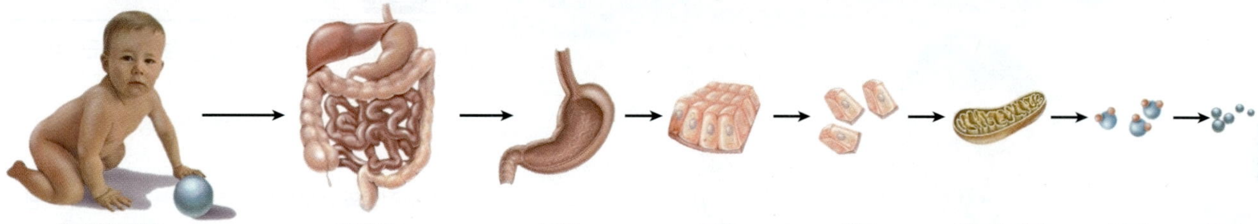

그림 2.1 ▸ **인체의 구성요소**

1 세포

하나의 정자와 난자가 수정(fertilization)한 결과로 단일 수정란, 즉 세포 접합체(zygote)가 발생하는 과정을 임신(conception)이라고 한다. 이는 인체의 기본 원천이 되어 수조 개의 세포로 나뉘고 모든 조직과 기관의 기본 단위가 된다. 세포들은 조직과 기관의 구조와 기능을 담당한다.

이러한 세포의 구조와 기능을 배우는 학문을 세포학(cytology)이라고 하며, 모든 세포의 구조와 기능은 해부학과 생리학의 기초가 된다.

› 용어구성 및 정의

S=Suffix P=Prefix R=Root R/CF=Combining Form

용어[발음기호]	의미	구성요소		정의
cell [**SELL**]	세포		Latin *a storeroom*	인체가 수용하는 가장 작은 단위–독립적인 존재
conception [kon-**SEP**-shun]	임신, 착상		Latin *something received*	접합체를 형성하기 위한 과정
cytology [**SIGH**-tol-oh-jee]	세포학	S/ R/CF	-logy *study of* cyt/o- *cell*	세포를 배우는 학문
cytologist [**SIGH**-tol-oh-jist]	세포학자	S/	-logist *one who studies, a specialist*	세포의 구조, 화학 그리고 병태에 대한 전문가
fertilization (noun) [**FER**-til-eye-**ZAY**-shun]	수정	S/ R/	-ation *process* fertiliz- *to make fruitful*	남성의 정자와 여성의 난자와 결합
fertilize (verb) [**FER**-til-ize]	수정하다		Greek *to bear*	정자에 의한 난자 침투
in vitro [en-**VEE**-troh]			Latin *glass*	체외수정은 실험실에서 정자와 난자가 결합하는 과정으로 자궁 안에 배아를 착상시키는 것이다.
organ [**OR**-gan]	기관		Latin instrument, tool	인체계에서 특별한 기능과 구조
organelle [**OR**-gah-nell]	세포소기관	S/ R/	-elle *small* organ- *organ*	특별한 기능을 가진 일부
organism [**OR**-gan-izm]	유기체, 개체	S/	-ism *condition, process*	모든 살아 있는 개별적인 식물이나 동물

(계속)

용어[발음기호]	의미	구성요소		정의
tissue [**TISH**-you]	조직		**Latin** *to weave*	유사한 세포들의 집합
zygote [**ZYE**-goat]	접합체		**Greek** *yolk*	정자와 난자의 결합으로 발생한 세포

2 세포의 구조와 기능

접합체가 분열됨에 따라 모든 세포는 다음과 같은 기능을 한다.

- 단백질과 지질 제조
- 에너지 생산
- 다른 세포와의 상호작용
- DNA 복제
- 자체적 생식

모든 세포질은 세포막(cell membrane)에 둘러싸여 있고 세포내액(cytoplasm)이라고 불리는 액체를 함유하고 있다(그림 2.2). 단백질과 지질로 이루어진 세포막은 물, 산소, 포도당, 전해질 스테로이드제, 알코올 등이 통과할 수 있다. 세포막 바깥쪽에는 다른 세포가 보낸 호르몬과 같은 화학신호전달물질에 결합하는 수용체가 있으며, 이는 세포 간의 의사소통을 하는 화학적 신호가 된다.

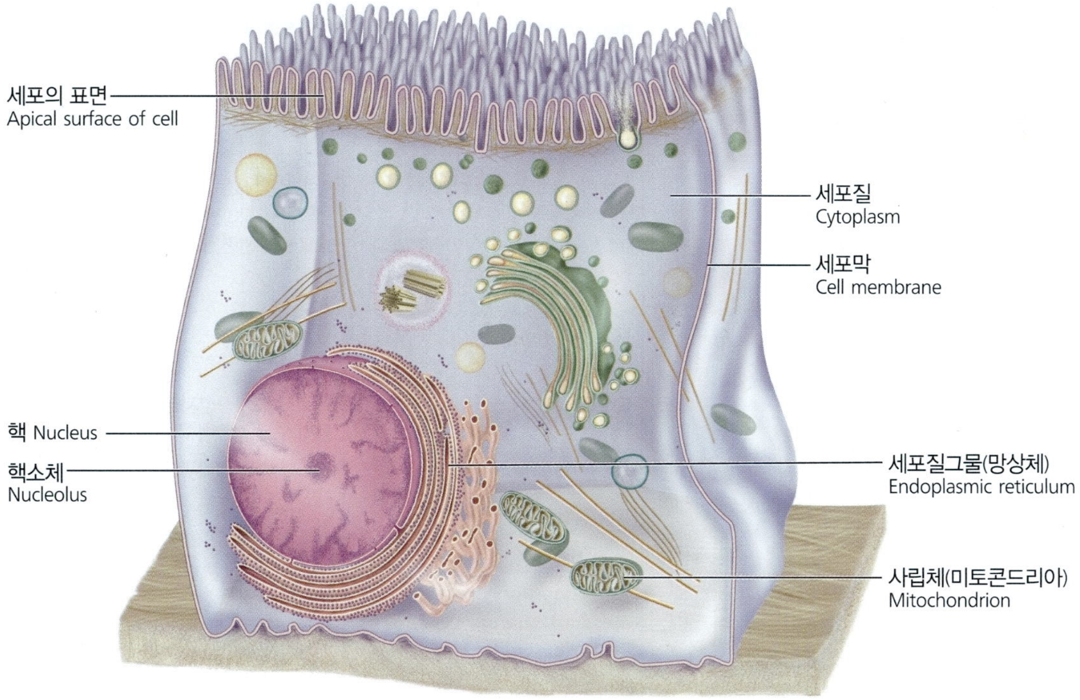

그림 2.2 **세포의 구조**

1. 세포소기관

세포소기관(organelle)은 세포의 세포질에서 가장 작은 구조로, 세포 내에서 발생하는 화학적 과정인 대사를 수행한다.

핵(nucleus)은 가장 큰 세포소기관으로 세포 활동을 총괄하고 점막으로 둘러싸여 있으며, DNA 분자 46개와 46개의 염색체로 구성된다(그림 2.2).

핵소체(nucleolus)는 핵 속에 있는 리보핵산과 단백질로 구성된 작고 정밀한 것으로 단백질 합성과 관련된 단순한 동화작용에 관여한다.

사립체(미토콘드리아, mitochondria)는 세포의 동력원이며, 이화작용에 의해 포도당과 지방과 같은 복합체를 분해함으로써 에너지를 생산한다.

- 대사(metabolism)란 세포 내에서 발생하는 이화작용과 동화작용의 합이다.

세포질그물(망상체, endoplasmic reticulum)은 스테로이드, 콜레스테롤과 단백질로 이루어져 있으며, 알코올이나 다른 약물중독을 해독하는 작용을 한다.

› 용어구성 및 정의

S=Suffix P=Prefix R=Root R/CF=Combining Form

용어[발음기호]	의미	구성요소		정의
anabolism [an-**AB**-oh-lizm]	동화작용	S/ R/	-ism *process, condition* anabol- *build up*	대사작용의 한 부분으로 신체물질이 만들어지는 대사 합성 시기
catabolism [kah-**TAB**-oh-lizm]	이화작용	S/ R/	-ism *process, condition* catabol- *break down*	신체물질이 에너지로 분해되고 간단한 화합물로 변화하는 대사작용의 유형
chromosome [**KROH**-moh-sohm]	염색체	S/ R/CF	-some *body* chrom/o- *color*	핵 안에서 DNA와 유전자를 함유한 구조체
cytoplasm [**SIGH**-toh-plazm]	세포질	S/ R/CF	-plasm *something formed* cyt/o- *cell*	핵을 제외한 세포의 물질을 구성하는 투명한 젤라틴 물질
deoxyribonucleic acid (DNA) [dee-**OCK**-see-rye-boh-nyu-**KLEE**-ik **ASS**-id]	데옥시리보핵산		deoxyribose는 '당' nucleic acid는 '단백질'	염색체에서 발견된 유전적 특징의 원천
electrolyte [ee-**LEK**-troh-lite]	전해질	S/ R/CF	-lyte *soluble* electr/o- *electricity*	적합한 물질에 녹으면 약물 형태로 전기성을 가지는 물질
hormone [**HOR**-mohn] **hormonal (adj)** [hor-**MOHN**-al]	호르몬 호르몬의	 S/ R/	Greek *set in motion* -al *pertaining to* hormon- *hormone*	다른 조직 또는 기관의 자극 또는 억제 기능에 의해 혈액을 통과하는 화학적 물질 호르몬과 관련된
intracellular [in-trah-**SELL**-you-lar]	세포 내	S/ P/ R/	-ar *pertaining to* intra- *within* -cellul- *small cell*	세포 안
lipid [**LIP**-id]	지질		Greek *fat*	콜레스테롤, 중성지방, 지방산과 같은 지방성 화합물의 모든 종류에 대한 일반적인 용어
membrane [**MEM**-brain] **membranous (adj)** [**MEM**-brah-nus]	막	 S/ R/	Latin *parchment* -ous *pertaining to* membran- *cover, skin*	구조나 강을 둘러싸고 있는 얇은 층 막과 관련된
metabolism [meh-**TAB**-oh-lizm] **metabolic (adj)** [met-ah-**BOL**-ik]	대사작용	S/ R/ S/	-ism *condition, process* metabol- *change* -ic *pertaining to*	유기체 내에서 일어나는 물리적·화학적 반응의 총합 대사작용과 관련된
mitochondria (pl) [my-toe-**KON**-dree-ah]	미토콘드리아	S/ R/CF R/	-ia *condition* mit/o- *thread* -chondr- *granule*	세포활동을 유발하기 위한 에너지 저장 및 방출을 하는 세포기관

(계속)

용어[발음기호]	의미	구성요소		정의
mitochondrion (singular) [my-toe-**KON**-dree-on]		S/	-ion *condition*	
nucleolus [nyu-**KLEE**-oh-lus]	핵소체	S/ R/CF	-lus *small* nucle/o- *nucleus*	핵 안에 있는 작은 물질
nucleus [**NYU**-klee-us] **nuclear (adj)** [**NYU**-klee-ar]	핵 핵의	 S/ R/	Latin command center -ar *pertaining to* nucle- *nucleus*	기능적인 중심으로 세포 또는 구조를 형성 핵과 관련된
protein [**PRO**-teen]	단백질		Greek *protein*	아미노산이 기본 단위
ribonucleic acid (RNA) [**RYE**-boh-nyu-**KLEE**-ik **ASS**-id]	리보핵산	S/ P/ R/	-ic *pertaining to* ribo- *from ribose, a sugar* -nucle- *nucleus*	핵 안의 DNA로부터 세포소기관으로 단백질 합성을 위한 정보를 전달하는 물질
steroid [**STAIR**-oyd]	스테로이드	S/ R/	-oid *resembling* ster- *solid*	많은 약물, 호르몬 및 신체 구성요소에서 발견되는 대규모 화학물질군

2.2 ▸ 조직, 기관과 기관계

1 조직

조직(tissue)은 인체를 고정하는 역할을 한다. 각각의 조직은 서로 다르지만 독특하고 유사한 세포들로 만들어진다. 인체를 구성하는 여러 조직은 특별한 기능을 수행한다. 표 2.1에 4가지 기본 조직이 설명되어 있다.

표 2.1 4가지 기본 조직

유형	기능	위치
결합조직(Connective)	결합, 지지, 보호, 공간 채움, 지방 저장	혈액, 뼈, 연골, 지방 등 몸 구석구석에 분포
상피조직(Epithelial)	보호, 분비, 흡수, 배설	인체 표면을 덮고, 내부 기관에 위치, 분비선을 구성
근육조직(Muscle)	움직임	뼈와 연결; 관, 기관 그리고 심장 벽에서 발견
신경조직(Nervous)	조정, 신경 수용체, 운동근육에 자극 전달	뇌, 척수, 신경

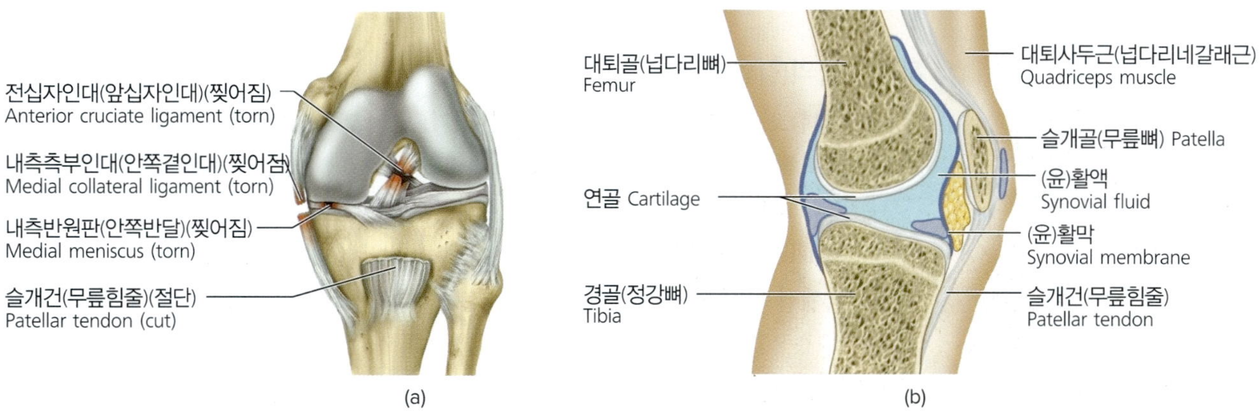

그림 2.3 **무릎의 해부학적 구조** (a) 왼쪽 무릎 손상, (b) 정상 무릎

› 용어구성 및 정의

S=Suffix P=Prefix R=Root R/CF=Combining Form

용어[발음기호]	의미	구성요소		정의
arthroscopy [ar-**THROS**-koh-pee]	관절경검사	S/ R/CF	-scopy *to examine, to view* arthr/o- *joint*	관절의 내부를 보는 시각적인 검사
connective tissue [koh-**NECK**-tiv **TISH**-you]	결합조직	S/ R/	-ive *pertaining to* connect- *join together* tissue Latin *to weave*	인체 지지조직
cruciate [**KRU**-she-ate]	십자의		Latin *cross*	십자 형태의
graft [**GRAFT**]	이식		French *transplant*	살아 있는 조직의 삽입
histology [his-**TOL**-oh-jee] **histologist** [his-**TOL**-oh-jist]	조직학 조직학자	S/ R/CF S/	-logy *study of* hist/o- *tissue* -logist *one who studies, specialist*	세포, 조직 그리고 기관의 구조와 기능을 공부하는 학문 조직학에서의 전문가
ligament [**LIG**-ah-ment]	인대		Latin *band*	두 개를 연결하는 섬유성 조직의 결합
meniscus [meh-**NISS**-kuss]	반월판		Greek *crescent*	뼈와 관절 사이의 연골
muscle [**MUSS**-el]	근육		Latin *muscle*	수축세포로 구성된 조직
patella (singular) [pah-**TELL**-ah] **patellae (pl)** [pah-**TELL**-ee] **patellar (adj)** [pah-**TELL**-ar]	슬개골 슬개골의	 S/ R/	Latin *small plate* -ar *pertaining to* patell- *patella*	무릎관절 앞쪽의 슬개건에 있는 얇고 둥근 뼈; kneecap이라고도 함 슬개골과 관련된
therapy [**THAIR**-ah-pee] **therapeutic** [**THAIR**-ah-**PYU**-tik] **therapist** [**THAIR**-ah-pist]	치료 치료의 치료사	 S/ R/ S/ R/	Greek *medical treatment* -ic *pertaining to* therapeut- *treatment* -ist *specialist* therap- *treatment*	병, 기능장애 또는 장애의 체계적인 치료법 질병 또는 장애치료와 관련된 특별한 치료를 위해 전문적인 훈련을 받은 사람

2 결합조직

인체조직 안에서 구조적인 기능은 중요하며, 무릎관절의 예를 들어 구조와 기능을 설명하고자 한다.

1. 무릎관절의 결합조직

무릎관절의 결합조직은 서기, 앉기, 걷기, 구부리기, 달리기 등 일상생활을 즐길 수 있게 해 준다. 이러한 조직과 역할은 다음과 같다.

- 무릎관절의 뼈(골, bone)는 대퇴골(넙다리뼈, femur), 정강뼈(경골, tibia), 슬개골(무릎뼈, patella)이다(제4장 참고). 뼈는 칼슘 미네랄 염(주로 칼슘)을 함유하고 있기 때문에 몸에서 가장 단단한 결합조직이다. 뼈는 혈액 공급이 잘되어 골절 후에 잘 치유된다. 뼈는 일반적으로 골막(뼈막, periosteum)이라고 불리는 두꺼운 섬유조직으로 덮여 있다.
- 연골(cartilage)은 유연하고 고무로 된 기질(matrix)을 가지고 있어서 충격 흡수기와

두 개의 뼈가 만나 관절을 형성하는 활공 표면의 기능을 한다. 연골은 혈관분포가 매우 적어서 자연 치유되기 어렵기 때문에 부상이 발생하면, 수술이 필요하다. 또한, 연골은 귀, 코끝, 그리고 후두의 모양을 형성한다.

- 인대(ligament)는 콜라겐 섬유로 이루어진 섬유결합조직으로 형성되어 있다. 무릎관절은 4개의 주요 인대를 가지고 있으며, 인대로 가는 혈액 공급이 적어서 부상이 발생하면 수술 이외에 치료방법은 없다(그림 2.4).
- 건(힘줄, tendon)은 뼈에 근육을 부착시키는 두껍고 강한 인대로 구성된다.
- 무릎관절의 관절강(관절안)은 관절낭(관절주머니, joint capsule)에 둘러싸여 있다. 그것은 얇은 섬유질의 결합조직으로 주변 인대와 근육이 강화되도록 만들어진 것이다. 이러한 특징들은 대부분 관절에서 흔하게 나타난다.
- 많은 (윤)활막(synovial membrane)은 관절막 안에 있고 (윤)활액(synovial fluid)을 분비한다. 이 액체는 관절운동의 마찰을 없애고 뼈의 관절 표면에 있는 연골에 영양분(nutrient)을 배분한다.
- 관절은 근육조직(muscle tissue)으로 안정화된다. 대퇴부의 앞쪽과 뒤쪽에 있는 큰 근육 건(힘줄)의 확장은 무릎관절을 크게 안정화한다. 근육은 단독으로 확장하고 무릎관절을 구부리는 역할을 한다(제4장 참고).
- 신경조직은 뇌와 무릎 구조 사이에 감각을 전달한다. 모든 무릎 구조는 신경으로 채워져 있어 무릎 부상이 발생하면 심한 통증이 발생한다.

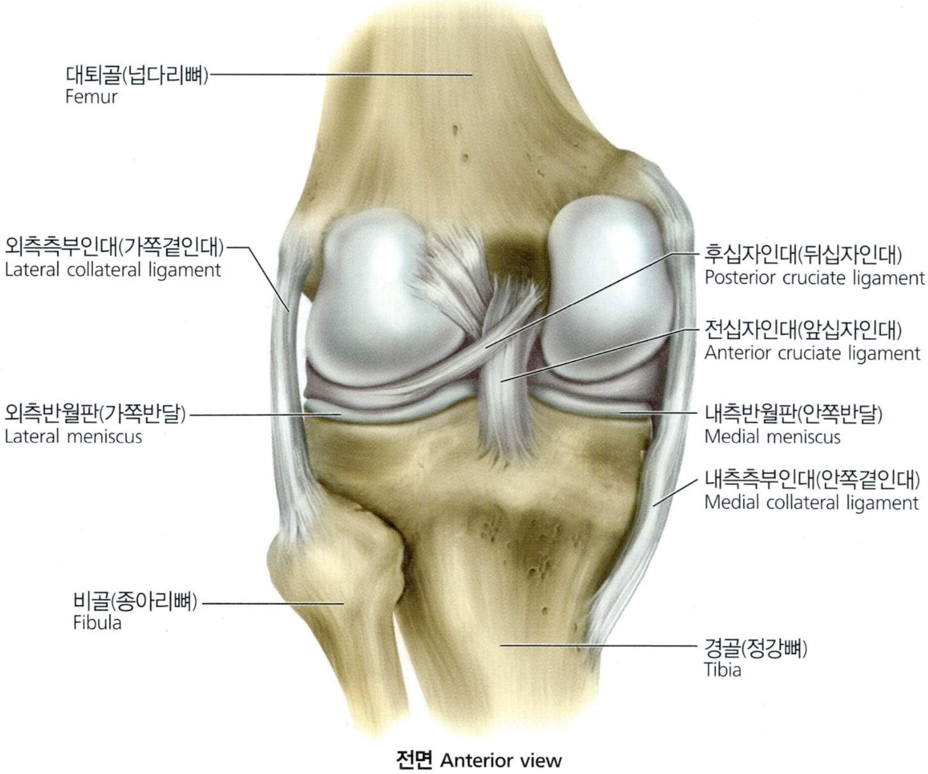

그림 2.4 슬개건 제거와 관련된 무릎관절의 인대

- 관절의 양쪽에 있는 관절강 바깥쪽에 있는 두 개의 인대는 내측측부인대(안쪽곁인대, medial collateral ligament, MCL)와 외측측부인대(가쪽곁인대, lateral collateral ligament, LCL)이다(그림 2.4). 관절강 안쪽에 위치한 두 개의 다른 인대는 전방측부인대(앞쪽곁인대, anterior collateral ligament, ACL)와 후방측부인대(뒤쪽곁인대, posterior collateral ligament, PCL)라고 하며, 이들은 서로 교차하여 "십자(X)"를 형성한다(그림 2.4).

› 용어구성 및 정의

S=Suffix P=Prefix R=Root R/CF=Combining Form

용어[발음기호]	의미	구성요소		정의
capsule [**KAP**-syul]	낭		Latin *little box*	관절 또는 다른 구조와 연결된 섬유질 조직층
capsular (adj) [**KAP**-syu-lar]	낭의	S/ R/	-ar *pertaining to* capsul- *box*	낭과 관련된
cartilage [**KAR**-tih-lage]	연골		Latin *gristle*	비혈관성이며 대부분의 관절에서 발견되는 결합조직
collagen [**KOLL**-ah-jen]	콜라겐	S/ R/CF	-gen *produce, form* coll/a- *glue*	결합조직과 연골 그리고 뼈를 형성하는 대부분의 단백질
matrix [**MAY**-triks]	매트릭스		Latin *mater mother*	세포를 둘러싸고 보호하는 물질이며, 세포에 의해 생성되고 그들을 보유하고 있다.
nutrient [**NYU**-tree-ent]	영양소	S/ R/	-ent *end result* nutri- *nourish*	정상적인 신체적 기능을 수행하기 위해 음식을 통해 섭취되는 물질
periosteum [**PER**-ee-**OSS**-tee-um]	골막	S/ P/ R/	-um *tissue* peri- *around* -oste- *bone*	뼈를 덮고 있는 섬유성 막
synovial [si-**NOH**-vee-al]	활막	S/ P/ R/CF	-ial *pertaining to* syn- *together* -ov- *egg*	활막 또는 액과 관련된
tendon [**TEN**-dun]	건		Latin *sinew*	뼈와 연결된 근육으로 된 섬유성 결합

3 기관과 기관계

기관(organ)은 구체적인 기능을 수행하기 위해 함께 기능하는 여러 조직으로 구성되어 있다. 예를 들어 피부는 상피세포, 머리카락, 손톱 및 선(샘)과 같은 다른 조직으로 구성되어 있는 기관이다(제3장 참고).

기관계(organ system)는 소화, 순환, 호흡과 같은 특정한 집단적인 기능을 가진 기관의 집합이다. 예를 들어 코, 인두, 후두, 기관, 기관지, 폐는 모두 호흡기능을 수행한다(제8장 참고).

기관계의 서로 다른 기관들은 상호 연결되어 있다. 예를 들어 비뇨기계(urinary organ system)는 신장, 요관, 방광, 요도 기관이 모두 연결되어 있다(제13장 참고).

모든 기관계는 신체의 내부 환경을 비교적 일정하게 유지하려고 하는 항상성(homeostasis)을 통해 세포가 적절한 영양소와 산소를 공급받도록 한다. 그것은 또한 세포가 정상적으로 기능할 수 있도록 노폐물을 제거한다. 기관이나 기관계에 영향을 미치는 질병은 항상성에 지장을 주게 된다.

인체의 11개 기관계는 표 2.2에 정리되어 있다. 근육과 골격은 근골격계라고 불리는 하나의 기관계로 간주된다(제4장과 제5장 참고). 각 인체의 체계와 관련된 용어는 이 장에서 설명한다.

표 2.2 기관계

기관계	주요 기관	주요 기능
외피계(Integumentary)	피부, 머리, 손톱, 한선(땀샘), 피지선	조직 보호, 체온 유지, 감각 수용체 지지
골격계(Skeletal)	뼈, 인대, 연골	기틀(frame) 제공, 조직 보호, 근육 연결, 혈액세포 형성, 무기염류 저장
근육계(Muscular)	근육	움직임의 원인, 자세 유지, 신체 열 생산
신경계(Nervous)	뇌, 척수, 신경, 감각계	감각 정보를 수용, 해석하고 근육, 분비선, 다른 기관계를 자극
내분비계(Endocrine)	호르몬을 분비하는 선: 시상하부, 갑상선, 부갑상선, 부신, 췌장, 난자, 정자, 송과체, 흉선	기관의 대사적인 활동을 조절
심혈관계(Cardiovascular)	심장, 혈관계	혈액 운반, 인체 내 물질 운반
림프계(Lymphatic)	림프관, 림프선, 흉선, 비장	감염으로부터의 보호, 혈액에서 조직액으로의 반환, 음식분자를 흡수하고 이동
소화계(Digestive)	입, 혀, 치아, 타액선, 인두, 식도, 위, 간, 담낭, 췌장, 소장, 대장	음식물의 소화, 흡수, 분해; 흡수되지 않는 물질 제거
호흡계(Respiratory)	비강, 인두, 후두, 기관, 기관지, 폐	공기의 흡기와 호기, 공기와 혈액 사이의 가스 교환
비뇨계(Urinary)	신장, 요관, 방광, 요도	혈액으로부터의 노폐물 제거, 수분과 전해질 함유, 소변의 저장과 이동
생식계(Reproductive)	남자: 음낭, 정자, 부고환, 정관, 소포, 전립선, 요도 분비 기관, 요관, 음경	정자의 생산과 유지, 정자의 이동
	여자: 난자, 나팔관, 자궁, 질, 추벽	난자의 생산과 유지, 정자 수용, 배포 발달을 위한 지지, 출산 기능

Adapted from David Shier, Jackie L. Butler, and Ricki Lewis, Hole's Human Anatomy and Physiology, 10th ed.

› 용어구성 및 정의

S=Suffix P=Prefix R=Root R/CF=Combining Form

용어[발음기호]	의미		구성요소	정의
cardiovascular [**KAR**-dee-oh-**VAS**-kyu-lar]	심혈관계	S/ R/CF R/	-ar *pertaining to* cardi/o- *heart* -vascul- *blood vessel*	심장과 혈관계와 관련된
digestion [die-**JEST**-shun]	소화	S/ R/	-ion *action* digest- *break down food*	대사과정을 위해 적절한 요소로 음식물을 분해
digestive (adj) [die-**JEST**-iv]	소화의	S/	-ive *pertaining to*	소화와 관련된
endocrine [**EN**-doh-krin]	분비선	P/ R/	endo- *within* -crine *to secrete*	내부적 또는 호르몬물질 생산을 위한 선
homeostasis [hoh-mee-oh-STAY-sis] (**Note:** 지혈(hemostasis)은 출혈을 막는 것)	항상성	S/ R/CF	-stasis *standstill, control* home/o- *the same*	내부적인 환경 또는 안정적인 체계 유지
integument [in-**TEG**-you-ment]	외피		Latin *a covering*	인체를 덮고 있는 기관계
integumentary (adj) [in-**TEG**-you-**MENT**-ah-ree]	외피계	S/ R/	-ary *pertaining to* integument- *covering of the body*	인체를 덮고 있는 것과 관련된

(계속)

용어[발음기호]	의미	구성요소		정의
lymph [LIMF] lymphatic (adj) [lim-FAT-ic]	림프 림프의	 S/ R/	Latin *clear spring water* -atic *pertaining to* lymph- *lymph, lymphatic system*	인체조직으로부터 수집된 맑은 용액, 정맥순환을 위한 림프선으로의 이동 림프선 또는 림프계와 관련된
nervous [NER-vus] nervous system [NER-vus SIS-tem]	신경 신경계	S/ R/	-ous *pertaining to* nerv- *nerve* system Greek *an organized whole*	신경 또는 신경계와의 관계; 불안 또는 흥분 전체 통합된 신경장치
respiration [RES-pih-RAY-shun] respiratory (adj) [RES-pih-rah-tor-ee]	호흡 호흡의	S/ R/ S/	-ation *process* respir- *to breathe* -atory *pertaining to*	호흡하는 과정; 산소와 이산화탄소의 교환에서 작용되는 근본적인 과정 호흡과 관련된
skeleton [SKEL-eh-ton] skeletal (adj) [SKEL-eh-tal]	골격 골격의	 S/ R/	Greek *skeleton or mummy* -al *pertaining to* skelet- *skeleton*	신체를 형성하는 뼈 뼈와 관련된
urinary (adj) [YUR-in-ary]	비뇨계	S/ R/	-ary *pertaining to* urin- *urine*	소변과 관련된

2.3 ▸ 해부학적 자세, 면과 방향

1 기본적인 해부학적 자세

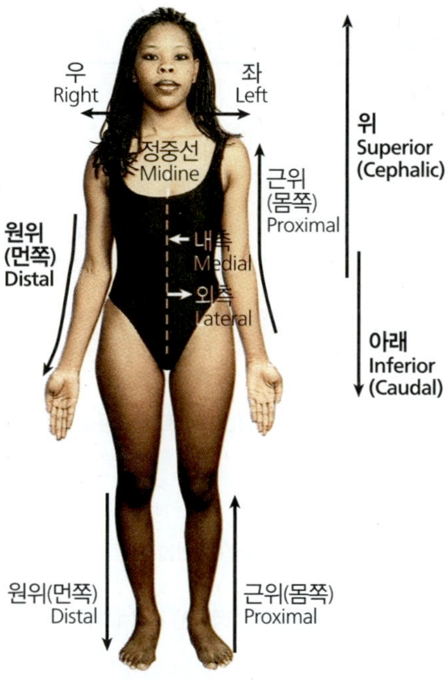

그림 2.5 ▸ 방향용어와 관련된 해부학적 자세

해부학적으로 설명할 때는 인체가 "해부학적 자세"에 있다고 가정한다(그림 2.5). 전신거울 앞에 서 있으면 어떤 자세가 보이는가? 똑바로 선 상태에서 발은 발가락이 앞을 향하도록 하여 약간 벌린 채로 평평하게 하고, 얼굴과 눈은 정면을 응시하고, 팔은 자연스럽게 내려 손바닥은 앞을 향하고 있는 상태이다.

등을 바닥에 대고 누워서 손바닥을 위로 한 자세를 앙와위(바로누운자세, supine)라고 하며, 배와 손바닥이 바닥에 놓이도록 누운 자세를 복와위(엎드린자세, prone)라고 한다.

2 해부학적 방향 용어

방향 용어는 인체 구조 또는 일부 다른 인체의 구조나 부분을 나타낸다. 방향 용어는 그림 2.5 및 그림 2.6에 나와 있다.

3 해부학적 면

인체의 다른 관점으로 '절편(slices)'이라는 편평한 표면이 인체를 통과하는 과정을 상상한다(그림 2.7).

- 가로면(transverse) 또는 수평면(horizontal): 땅과 수평이 되게 나누는 면으로 위(upper/superior) 부분과 아래(lower/inferior) 부분을 나눈다.
- 시상면(sagittal): 인체를 오른쪽과 왼쪽이 대칭되도록 이등분하는 면이다.

- 이마면[frontal(coronal)]: 인체를 전면(anterior)과 후면(posterior)으로 구분되게 나누는 수직면이다.

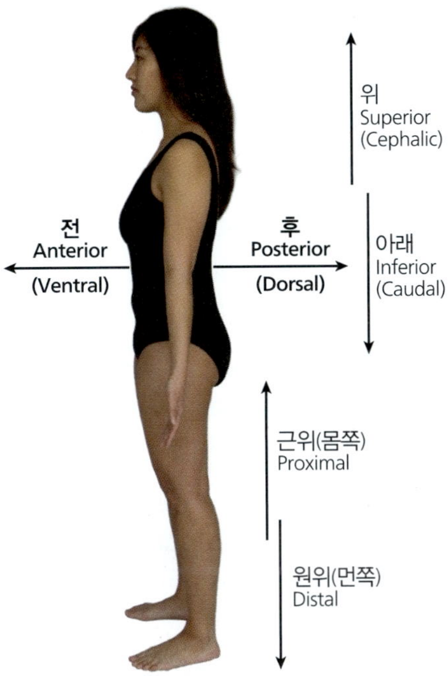

그림 2.6 다른 방향 용어

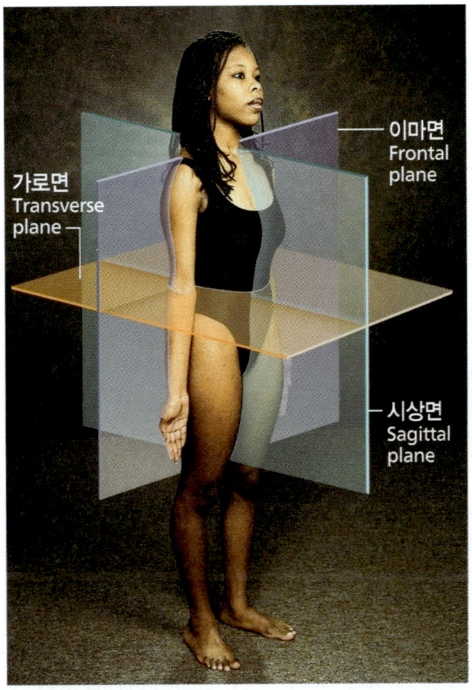

그림 2.7 해부학적 면

› 용어구성 및 정의

S=Suffix P=Prefix R=Root R/CF=Combining Form

용어[발음기호]	의미	구성요소		정의
anatomy [ah-**NAT**-oh-mee] **anatomical (adj)** [an-ah-**TOM**-ik-al]	해부학 해부학의	S/ R/ S/	-tomy *process of separating* ana- *apart from* -ical *pertaining to*	인체의 구조물을 공부하는 학문 해부학과 관련된
anterior (*posterior의 반대*) [an-**TEER**-ee-or]	앞	S/ R/	-ior *pertaining to* anter- *before, front part*	인체의 표면; 정면의 위치
caudal (*cephalic의 반대, inferior와 동의어*) [**KAW**-dal]	꼬리	S/ R/	-al *pertaining to* caud- *tail*	꼬리뼈 가까이와 관련된
cephalic (*caudal의 반대, superior와 동의어*) [seh-**FAL**-ik]	머리	S/ R/	-ic *pertaining to* cephal- *head*	머리 가까이와 관련된
coronal (*frontal과 동의어*) [**KOR**-oh-nal]	두정의	S/ R/	-al *pertaining to* coron- *crown*	앞면과 뒷면을 나누는 수직면과 관련된
distal (*proximal의 반대*) [**DISS**-tal]	원위부	S/ R/	-al *pertaining to* dist- *away from the center*	인체의 중심으로부터 멀리 위치한
dorsal (*posterior와 동의어*) [**DOOR**-sal]	등	S/ R/	-al *pertaining to* dors- *back*	뒤 또는 뒤편에 위치한 것과 관련된
inferior (*superior의 반대*) [in-**FEER**-ee-or]	아래쪽	S/ R/	-ior *pertaining to* infer- *below*	아래

(계속)

용어[발음기호]	의미	구성요소		정의
lateral (*medial의 반대*) [LAT-er-al]	옆쪽	S/ R/	-al *pertaining to* later- *side*	구조의 측면에 위치한
medial (*lateral의 반대*) [ME-dee-al]	중앙	S/ R/	-al *pertaining to* medi- *middle*	인체의 중앙 가까이
posterior (*anterior의 반대*) [pohs-TEER-ee-or]	뒷면	S/ R/	-ior *pertaining to* poster- *back part*	인체 표면의 뒤쪽, 뒤와 관련된
prone (*supine의 반대*) [PROHN]	복위		Latin *bending forward*	누워서 얼굴을 바닥으로 하고, 배를 편평하게 바닥에 누운 자세
proximal (*distal의 반대*) [PROK-sih-mal]	중심부	S/ R/	-al *pertaining to* proxim- *nearest to the center*	인체의 중심 가까이에
sagittal [SAJ-ih-tal]	시상	S/ R/	-al *pertaining to* sagitt- *arrow*	오른쪽과 왼쪽을 나누는 수직면
superior (*inferior의 반대*) [soo-PEER-ee-or]	위쪽	S/ R/	-ior *pertaining to* super- *above*	위
supine (*prone의 반대*) [soo-PINE]	앙와위		Latin *lying on the back*	누워서 얼굴을 위로, 척추를 편평하게 바닥에 놓음
transverse [trans-VERS]	횡단		Latin crosswise	위와 아래를 나누는 수평면
ventral (*anterior와 동의어*) [VEN-tral]	복면	S/ R/	-al *pertaining to* ventr- *belly*	배 또는 배의 표면 가까이와 관련된

4 복부 사분원

복부의 구조와 복통 및 기타 이상 부위를 찾고 식별하기 위해 그림 2.8a와 같이 복부를 사분면으로 분할할 수 있다. 우상사분원(오른쪽 상단 사분면, right upper quadrant, RUQ), 좌상사분원(왼쪽 상단 사분면, left upper quadrant, LUQ), 우하사분원(오른쪽 하단 사분면, right lower quadrant, RLQ), 좌하사분원(왼쪽 하단 사분면, left lower quadrant. LLQ)이 있다. 또한, 복부는 그림 2.8b와 같이 상복부(윗배, epigastric region), 제와부(배꼽부위, umbilical region), 하복부(아랫배, hypogastric region)의 세 구역으로 구분한다.

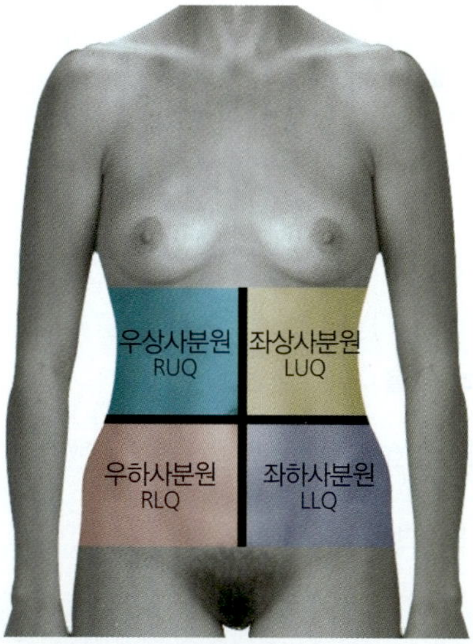

(a) 복부 사분면

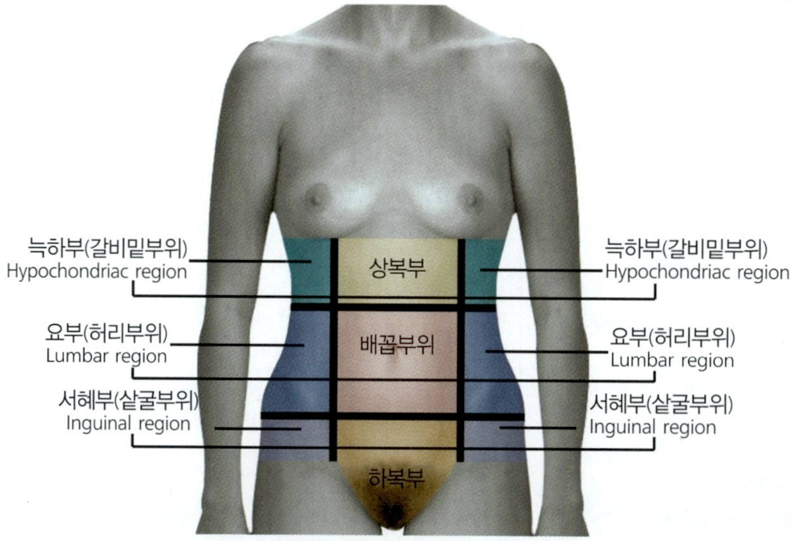

(b) 복부 구역

그림 2.8 복부 구역의 해부학적 구조

5 인체강

인체는 많은 강(안, cavity) 또는 속이 비어있는 공간으로 구성되어 있다. 예를 들어 비강(코안, nasal cavity)처럼 인체의 외부로 개방된 경우도 있다. 5개의 강은 다음에 열거되어 있다.

❶ 두개강(머리뼈안, cranial cavity)은 두개골 안에 뇌를 포함하고 있다.

❷ 흉강(가슴안, thoracic cavity)은 심장, 폐, 흉선, 기관 및 식도, 그리고 수많은 혈관과 신경을 포함하고 있다.

❸ 횡격막에 의해 흉강과 분리된 복강(배안, abdominal cavity)은 위, 소장, 간, 비장, 췌장, 신장이 포함되어 있으며, 복부에는 그림 2.9b와 같이 9개 구역으로 구분한다.

❹ 골반뼈로 둘러싸인 골반강(골반안, pelvic cavity)은 방광, 대장, 직장과 항문, 그리고 내부 생식기관을 포함한다. 복부강과 골반강은 복부골반강(복부골반안, abdominopelvic cavity)으로 결합할 수 있다.

❺ 척수강(spinal cavity)은 척수를 포함하고 있다.

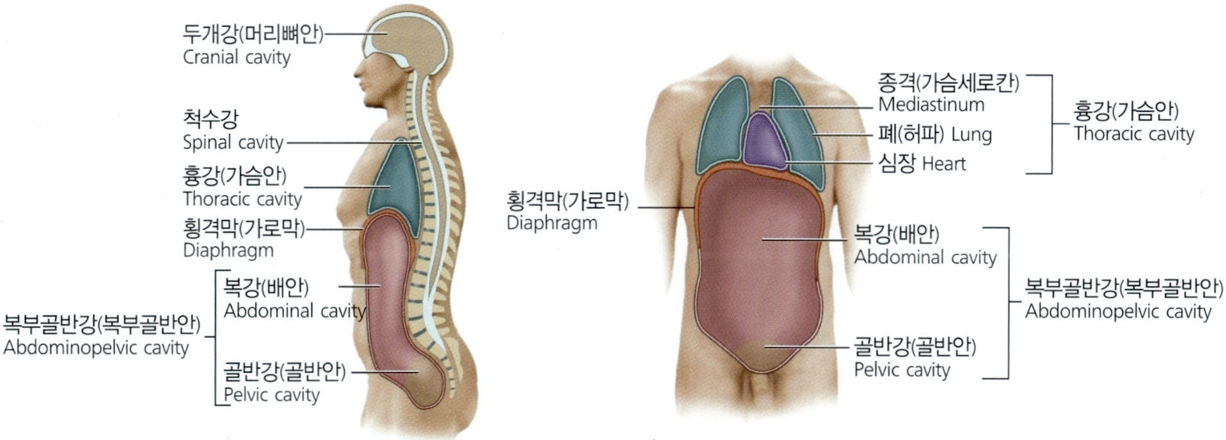

그림 2.9 주요 인체강

› 용어구성 및 정의

S=Suffix P=Prefix R=Root R/CF=Combining Form

용어[발음기호]	의미	구성요소		정의
abdomen [**AB**-doh-men]	복부		Latin *abdomen*	흉강과 골반 사이의 몸통 부분
abdominal (adj) [ab-**DOM**-in-al]	복부의	S/ R/	-al *pertaining to* abdomin- *abdomen*	복부와 관련된
abdominopelvic [ab-**DOM**-ih-no-**PEL**-vik]	복골반	S/ R/CF R/	-ic *pertaining to* abdomin/o- *abdomen* -pelv- *pelvis*	복부와 골반과 관련된
cavity [**KAV**-ih-tee] **cavities (pl)** [**KAV**-ih-teez]	강	S/ R/	-ity *state, condition* cav- *hollow space*	공간이나 인체 구분

(계속)

용어[발음기호]	의미	구성요소		정의
cranial (adj) [**KRAY**-nee-al] **cranium** [**KRAY**-nee-um]	두개골의 두개	S/ R/ S/	-al *pertaining to* crani- *skull* -um *structure*	두개골과 관련된 두개
diaphragm [**DIE**-ah-fram] **diaphragmatic (adj)** [**DIE**-ah-frag-**MAT**-ik]	횡격막 횡격막의	 S/ R/	Greek *diaphragm, fence* -ic *pertaining to* diaphragmat- *diaphragm*	복강과 흉강을 분리하는 근육성 막 횡격막과 관련된
quadrant [**KWAD**-rant]	사분면		Latin *one quarter*	원을 하나의 사분면으로 보았을 때, 복부의 표면을 4개의 구역으로 나눈 부분
spine [**SPYN**] **spinal (adj)** [**SPY**-nal]	척수 척수의	 S/ R/	Latin *spine* -al *pertaining to* spin- *spine*	척추 또는 짧고 돌출된 뼈 척수와 관련된
thoracic (adj) [**THOR**-ass-ik] **thorax** [**THOR**-acks]	흉강의 흉강	S/ R/	-ic *pertaining to* thorac- *chest* Greek *chest*	가슴(흉곽)과 관련된 복부와 목 사이의 몸통 부분
umbilical (adj) [um-**BILL**-ih-kal] **umbilicus** [um-**BILL**-ih-kuss]	제대의 제대	S/ R/	-al *pertaining to* umbilic- *navel(belly button)* Latin *navel(belly button)*	배꼽 또는 복부의 중심과 관련된 태아와 연결되어 있는 제대의 복부 부분

피부계

The Integumentary System

제 3 장

Rick Brady/McGraw-Hill Education

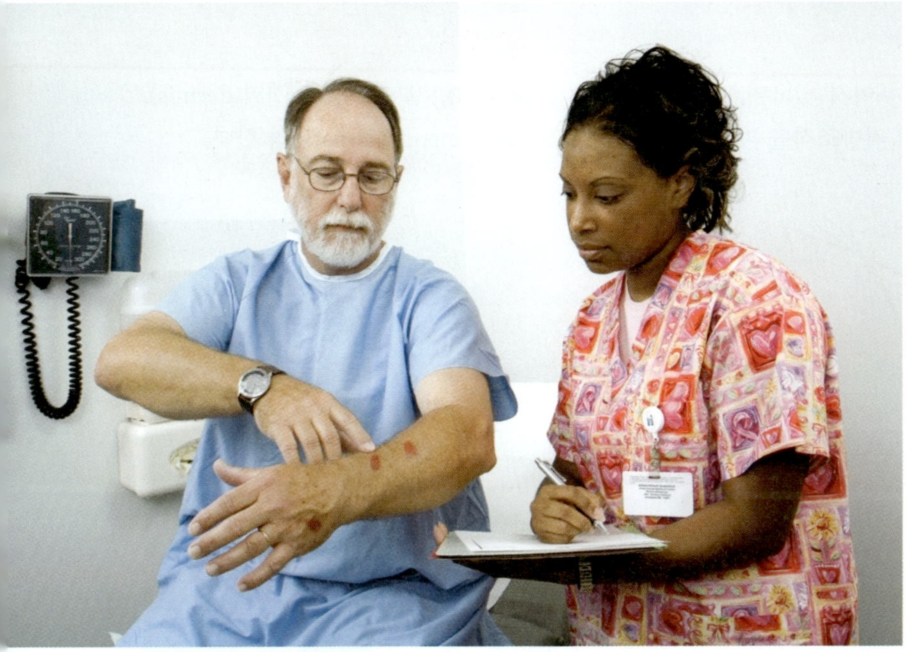

학습 목표

1. 피부계와 관련된 용어를 구성요소(어근, 접미사, 접두사, 연결 모음)에 따라 분석한다.
2. 피부계와 관련된 의학용어를 정확하게 쓰고 말한다.
3. 피부계와 관련된 약어를 정의한다.
4. 피부계의 해부학적 구조와 기능을 설명한다.

약어	풀이	의미	비고
HIV	human immunodeficiency virus	인간면역결핍 바이러스	
HSV	herpes simplex virus	단순포진 바이러스	
ID	intradermal	피내, 피내주사	
IM	intramuscular	근육내, 근육주사	
IV	intravenous	정맥내, 정맥내 주사	
SC	subcutaneous	피하, 피하주사	
SLE	systemic lupus erythematosus	전신홍반루푸스	
UV	ultraviolet	자외선	

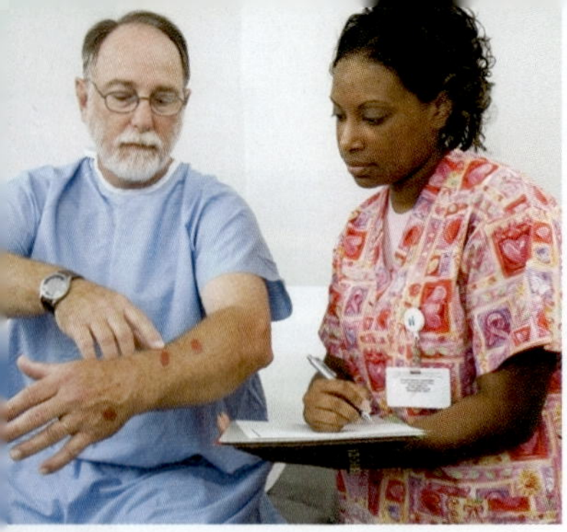

3.1 ▸ 피부의 구조와 기능

피부는 인체에서 가장 큰 기관으로 몸 전체를 덮고 있으며, 외부의 유해한 환경적 요소로부터 신체를 보호한다. 피부는 지속적으로 새로운 세포가 재생되며 오래된 세포는 탈락되어 사라진다. 피부계(integumentary system)는 피부와 부속기관으로 이루어져 있다.

1 피부의 구조

피부는 3층으로 이루어져 있으며, 바깥층은 표피(epidermis), 그 아래층을 진피(dermis), 그리고 진피층 아래 지방조직을 피하층(hypodermis, subcutaneous tissue)이라 한다.

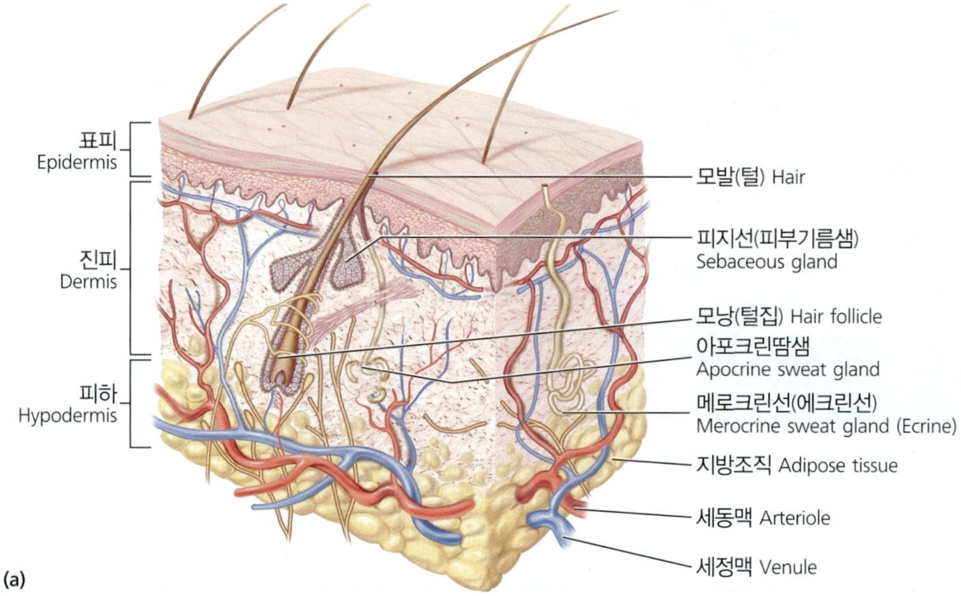

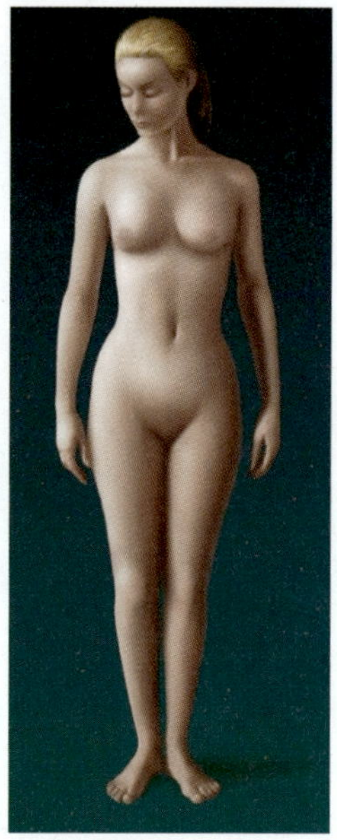

그림 3.1 **피부계** 피부는 인체 보호 역할을 하고, 감각기관이 있으며, 체온조절을 돕는다. (a) 진피와 피부부속기관, (b) 피부계

1. 표피

표피(epidermis)는 피부의 가장 바깥층으로, 편평상피세포가 중첩되어 각화된 얇은 층(0.05~0.1 mm)이며, 우리의 온몸과 체강, 기관들을 감싸고 있으며 장벽의 역할을 하고 있다. 바깥부터 각질층, 투명층, 과립층, 가시층, 기저층으로 구성된다.

❶ 각질 형성세포(keratinocyte): 기저층에서 생성되어 성숙하여 피부표면으로 밀려 나와 각질층을 형성하는데, 후에 비듬과 때의 형태로 피부에서 탈락된다.

❷ 멜라닌 형성세포(melanocyte): 피부 맨 아래 기저층에 있는 색소 세포로, 인종의 피부색을 결정하고 햇빛의 자외선 손상으로부터 피부를 보호한다.

2. 진피

진피(dermis)는 표피보다 좀 더 두꺼운 결합조직층으로, 대부분 콜라겐 섬유로 구성되어 있다. 진피에는 혈관과 신경이 분포되어 있어 피부조직으로 혈액을 공급하고 감각을 느낀다. 그 외 땀샘(한선, sweat glands), 피지선(sebaceous glands) 등 분비선과 모낭(follicle) 등이 있다.

3. 피하층

피하층(hypodermis, subcutaneous layer)은 진피 아래에 있으며 대부분 지방(adipose)조직으로 이루어져 있고, 인체에서 지방을 저장하여 쿠션과 같이 충격 완충작용을 하여 충격으로부터 내부 장기를 보호하고, 열을 보존하여 체온 조절에 기여한다.

› 용어구성 및 정의

S=Suffix P=Prefix R=Root R/CF=Combining Form

용어[발음기호]	의미	구성요소		정의
contagious [kon-**TAY**-jus]	전염성의		Latin *touch closely*	사람에게서 다른 사람으로 감염이 전파되는 것
cutaneous [kyu-**TAY**-nee-us]	피부의	S/ R/CF	-ous *pertaining to* cutan/e- *skin*	피부와 관련된
dermabrasion [der-mah-**BRAY**-zhun]	박피술	S/ R/ R/	-ion *action* derm- *skin* -abras- *scrape off*	회전 솔로 피부의 가장 위층을 제거하는 피부시술
dermatitis [der-mah-**TYE**-tis]	피부염	S/ R/	-titis *inflammation* dermat- *skin*	피부의 염증
dermatology [der-mah-**TOL**-oh-jee]	피부과 피부의학	S/ R/CF	-logy *study of* dermat/o- *skin*	피부과, 피부의학: 피부 장애와 관련된 학문 또는 진료 분야
dermatologist [der-mah-**TOL**-oh-jist]	피부과전문의	S/ S/	-logist *one who studies, specialist* -ic *pertaining to*	피부과 전문의: 피부질환을 연구, 치료하는 의학전문가
keratin [**KER**-ah-tin]	케라틴	S/ R/	-in *substance* kerat- *hard protein*	각질, 피부, 모발, 손발톱에 있는 경단백질
melanin [**MEL**-ah-nin]	멜라닌	S/ R/	-in *substance* melan- *black pigment*	피부, 모발, 망막에서 발견되는 검정색 색소
suture [**SOO**-chur]	상처봉합, 꿰맴		Latin *seam*	상처의 가장자리를 꿰매는 것
transdermal [trans-**DER**-mal]	경피	S/ P/ R/	-al *pertaining to* trans- *across, through* -derm- *skin*	피부에 전달되거나 피부를 통해 들어가는
ultraviolet [ul-trah-**VIE**-oh-let]	자외선	P/ R/	ultra- *beyond* -violet *violet, bluish purple*	햇빛에서 가시광선보다 짧은 파장의 빛으로, 피부암의 주된 원인이며, 광과민성(알레르기) 반응을 일으키는 물질이기도 하다.
vasoconstriction [**VAY**-soh-con-**STRIK**-shun]	혈관 수축	S/ R/CF	-ion *action* vas/o- *blood vessel*	혈관의 직경이 좁아지는 것
vasodilation [**VAY**-soh-die-**LAY**-shun]	혈관 이완, 혈관 확장	R/	-dilat- *widen, open up*	혈관의 직경이 넓어지는 것
wound [**WOOND**]	상처		Old English *wound*	피부나 점막의 지속성을 방해하는 모든 손상

2 피부 부속기관

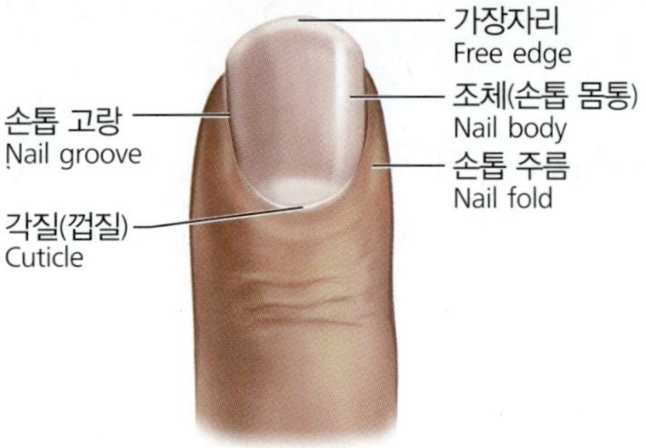

그림 3.2 손톱의 구조

❶ 모낭(털집, follicle)과 피지선(피부기름샘, sebaceous glands): 얼굴에 있는 각 모낭(털주머니)에는 피지선이 있으며, 여기에서 지성의 산성 피지를 분비한다. 피지는 피부를 통한 수분 증발을 막아 피부를 부드럽게 유지하며, 일부 세균의 증식도 억제한다.

❷ 모발(털, hair): 머리카락으로, 외부손상, 태양광선으로부터 피부를 보호하고 열 손실을 억제한다.

❸ 손, 발톱(nails): 단단하게 각질화된 표피 세포로, 몸통, 끝, 뿌리 등 세 부분으로 이루어져 있다(그림 3.2).

3 피부의 기능

❶ 보호(protection): 피부는 손상, 화학물질, 자외선, 미생물, 독소로부터 신체를 보호하는 물리적 장벽의 역할을 하며, 질겨서 쉽게 찢어지지 않는다.

❷ 방수(water resistance): 피부는 방수기능이 있어 목욕하더라도 몸의 피부가 불지 않으며, 또한 신체조직으로부터 수분이 빠져나가는 것도 방지한다.

❸ 체온 조절(temperature regulation): 몸이 더워지면 모세혈관과 이어진 전신의 혈관이 확장거거나 이완되어 열의 방출을 촉진하고, 반대로 추워지면 혈관이 수축해 혈류가 감소해서 열의 체외 방출을 막아 체온 유지를 돕는다.

❹ 비타민 D 합성: 피부에는 뼈 성장과 유지에 필수적인 비타민 D가 있으며, 이 비타민의 생성을 촉진하기 위해 매일 적어도 15~30분 정도 햇볕을 쬐어야 한다.

❺ 감각(sensation): 피부에는 신경이 분포하고 있어 접촉, 압력, 열감, 냉감, 통증, 진동을 감지할 수 있으며, 특히 얼굴, 손가락, 손바닥, 발바닥, 유두 그리고 생식기에 특히 많이 분포되어 있다.

❻ 배출과 분비(excretion and secretion): 세포대사 과정에서 생성된 수분과 소량의 노폐물(땀)이 땀샘(한선, sweat gland)에서 분비되어 피부를 통해 배출된다.

❼ 사회적 기능(social functions): 피부는 감정에 반응해서 표정을 만들어낸다. 수줍을 때 얼굴이 붉어지고, 겁먹고 놀랄 때는 창백해지며, 역겨움이 있을 때는 얼굴을 찌푸리게 된다.

3.2 ▸ 피부 병변과 증상 용어

1 1차 병변

유형	특징	예
피진(macule)	색만 변화하고 평평하고 경계가 1 cm 미만의 병변. 점 또는 모반(nevus)이라고도 함	점, 주근깨, 점상출혈 등
반점(patch)	직경이 1 cm 이상인 피진	몽고반점, 홍역 발진
구진(papule)	직경이 1 cm 미만으로 경계가 둥글고 단단하게 돌출되어 있다.	사마귀 등
결절(nodule)	1 cm 미만의 단단하고 돌출된 병변	섬유종, 쥐젖 등
종양(tumor)	직경이 수 cm 이상이고 단단하고 부드러울 수 있고 양성이거나 악성일 수 있다.	지방종, 혈관종, 피부암
팽진(wheal)	일과성으로 피부표면에 융기되어 있으며 발적, 부종이 다소 불규칙하게 나 있다.	모기 물린 자국, 알레르기반응 등
담마진 (두드러기, ulticaria)	광범위한 알레르기반응으로 소양증이 심하다.	장미진, 돌발성 발진 등
소수포(vesicle)	직경이 1 cm 미만의 융기된 병소로 유동성 액체가 차 있는 작은 물집	단순포진, 대상포진 물집, 접촉피부염 물집
대수포(bulla)	직경 1 cm 이상의 수포	화상 물집
농포(pustule)	고름이 차 있으며 선명하게 돌출되어 있다.	농가진, 여드름 등
종기(carbuncle)	피하조직의 세균 감염으로 고름이 형성된 상태로, 모낭(털구멍)의 염증이 가장 흔한 원인이다.	봉소염이나 엉덩이 종기 등 연부조직염

2 2차 병변

유형	특징	예
가피(crust)	수포나 농포가 마르거나 파열되어 삼출물이 건조되고 두꺼워진 병변	농가진 딱지, 상처 딱지
인설(scale)	피부가 벗겨져 떨어져 나간 것으로, 건조하거나 지방성이고 은색이나 흰색을 띠며, 죽은 각질세포가 떨어져 나가는 것	비늘버짐, 지루피부염, 건선 등
열구(fissure)	가장자리가 융기된 직선의 갈라진 상처	구각구순염, 항문열구
미란(erosion)	얕게 파인 피부 병변으로 출혈은 없다.	찰과상 상처, 2단계 욕창 상처
궤양(ulcer)	진피까지 깊게 피부가 패인 피부 결손 손상	욕창, 하지정맥궤양

3.3 ▸ 피부 장애

인간의 피부는 손상, 질병, 알레르기항원, 오염물질에 대항하는 신체의 첫 번째 방어선이다. 피부는 지속적으로 여러 유해 요인에 노출되기 때문에 취약성이 증가하여 장애나 문제를 초래하므로 피부 또한 다른 기관들처럼 감염, 염증, 종양, 암 등의 질환이 발생할 수 있다.

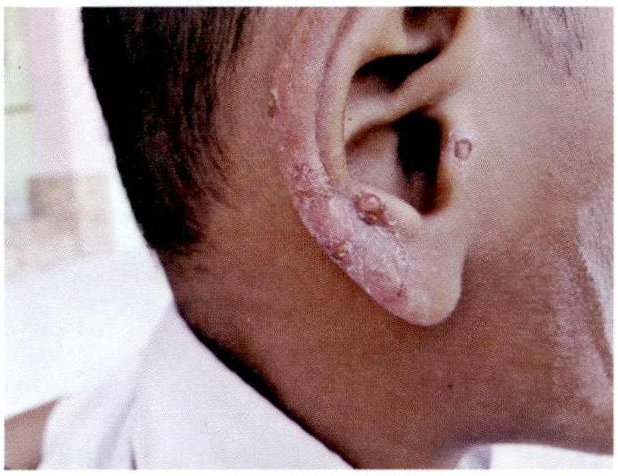
그림 3.3 귀에 발생한 피부염

1 염증성 피부질환

염증성 피부염은 피부에 부종, 발적, 가려움을 동반하는 피부질환으로 발생 원인은 매우 다양하며 그 유형은 다음과 같다(그림 3.3).

1. 알레르기피부염

❶ 접촉피부염(contact dermatitis): 비누, 화장품, 금속 액세서리, 세척제, 용액 등의 자극제나 알레르기항원(알레르겐, allergens)에 접촉한 후 발생한다.

❷ 습진(eczema): 염증과 가려움이 있는 피부 상태에 보편적으로 사용하는 용어로, 최근에는 아토피라고도 불린다. 습진이라는 말은 원래 수포가 형성되고 진물이 나는 피부염을 의미한다.

- 아토피 피부염(atopic or allergic dermatitis): 습진성 피부질환의 한 유형으로 알레르기 항원에 대한 직접 접촉 없이 신체가 극도로 민감하게 반응해서 발생한다. 유전적 영향이 크며, 주로 어린이들에게 흔하며, 증상은 심한 가려움증과 함께 발진, 피부건조, 수포 생성, 진물이 동반된다.

2 피부암

피부에 발생하는 악성 질환으로, 주로 만성적 피부 자극, 자외선이나 각종 발암성 화학물질에 노출 등으로 발생하며, 피부암의 유형으로는 다음 세 종류가 있다.

1. 기저세포암종

기저세포암종(바닥세포암종, basal cell carcinoma)은 표피 기저층에서부터 발생하며, 피부암 중에 가장 흔한 유형이지만, 전이가 잘 되지 않아 위험성은 낮은 편이다(그림 3.4).

2. 편평세포암종

편평세포암종(squamous cell carcinoma)은 표피 중간층에 있는 세포에서 발생하며, 외과적으로 제거하면 예후는 좋지만, 치료하지 않으면 림프로 전이될 수 있다.

3. 악성 흑색종

악성 흑색종(malignant melanoma)은 드물게 발생하지만, 가장 악성도가 높은 피부암이다. 표피 기저층 멜라닌 세포에서 생성되어 빠르게 전이되며 치료하지 않으면 치명적일 수 있다. 주된 원인은 과다한 햇빛(자외선) 노출이다(그림 3.5).

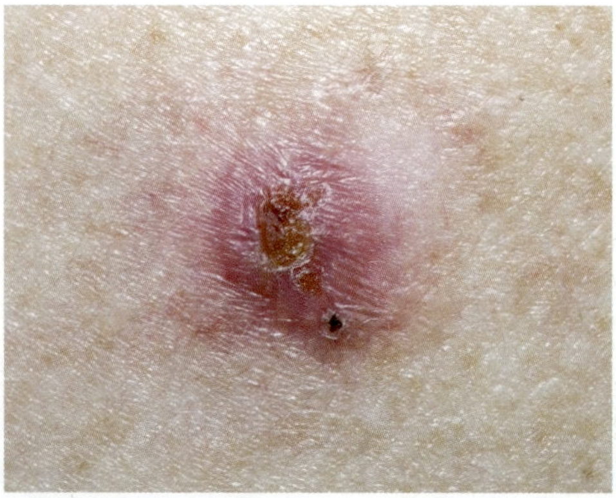

그림 3.4 기저세포암

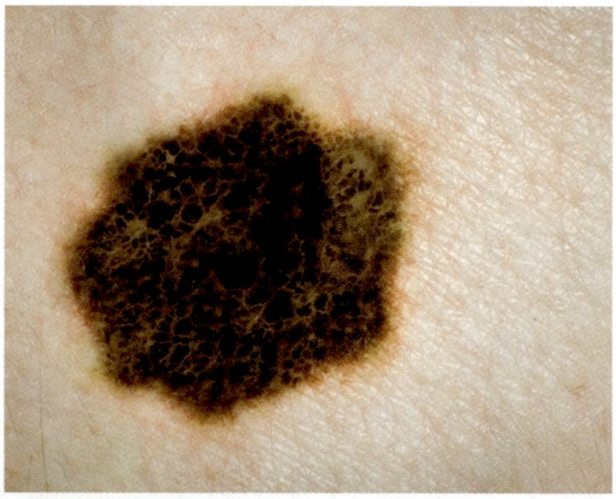

그림 3.5 악성 흑색종

3 압력 궤양, 욕창

환자가 장기간 한 자세로 침대에 누워있을 때, 압박으로 인해 하부 척추, 발꿈치 같은 뼈 돌출 부위 피부로의 혈액 공급이 차단되어 발생하는데, 흔히 욕창(decubitus ulcer 또는 bed sore)이라 한다(그림 3.6). 특히 노인들은 피부가 얇고 건조하기 때문에 욕창 발생의 위험이 더 높으며, 영양 불량 역시 피하의 피부 보호층인 지방을 고갈시켜 욕창에 더 취약하게 만들 수 있다. 욕창 부위에 2차적으로 세균 감염이 일어나면 보다 더 심각한 피부 손상을 초래할 수 있다. 욕창의 단계는 진행 정도에 따라 1단계에서 4단계로 분류된다.

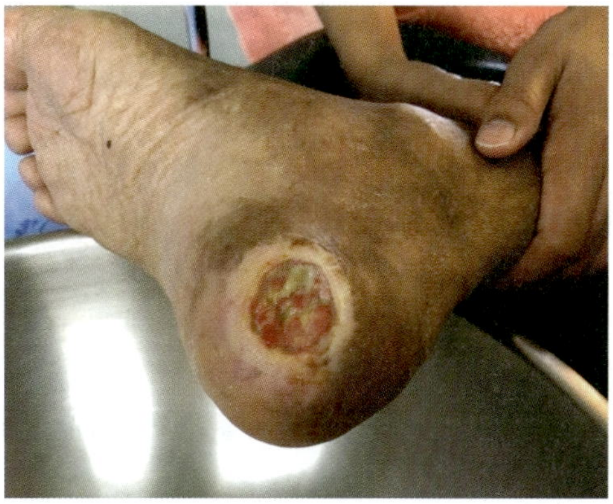

그림 3.6 **발꿈치의 욕창**(압력 궤양): 3단계

4 감염성 피부질환

바이러스, 곰팡이, 기생충, 세균 등 여러 병원성 미생물에 감염되어 피부질환이 나타날 수 있다.

1. 바이러스 감염

피부에 발생하는 바이러스 감염(viral infections)에는 사마귀(warts, verrucas)(그림 3.7), 대상포진(herpes zoster)(그림 3.8), 단순포진(herpes simplex)이 있다.

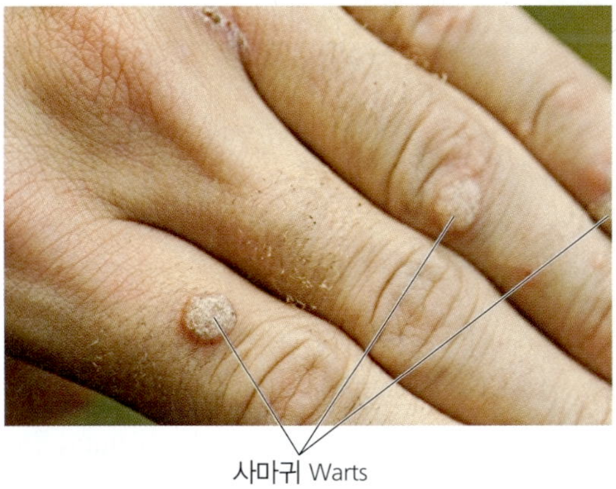

그림 3.7 **손의 사마귀**

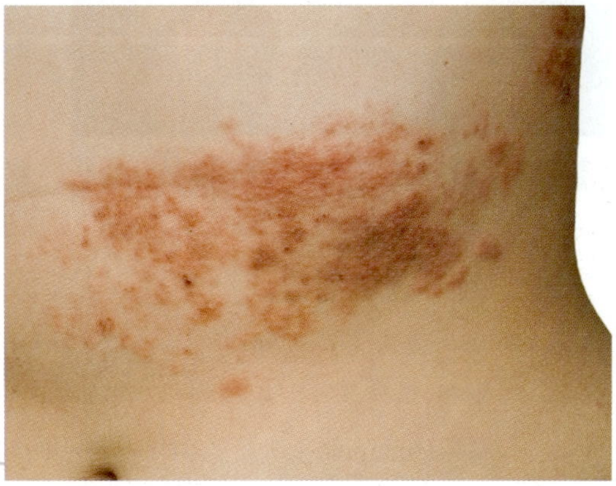

그림 3.8 **대상포진**

2. 진균 감염

피부에 발생하는 진균(곰팡이) 감염(fungal infections)에는 백선증(tinea)(그림 3.9), 아구창(thrush) 또는 칸디다성 구내염(Candidal stomatitis)(그림 3.10)이 있다.

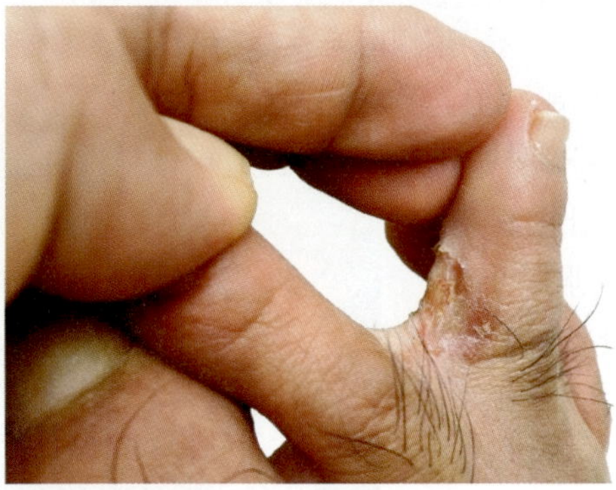

그림 3.9 **발가락 사이의 무좀**(족부백선)

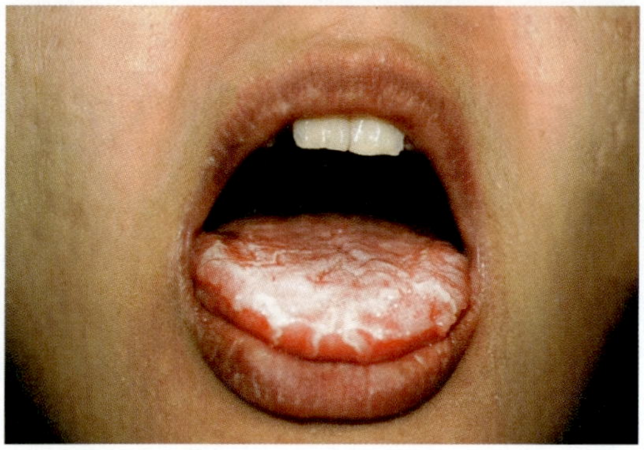

그림 3.10 **아구창**(칸디다성 구내염)

3. 기생충 감염

기생충 감염(parasitic infestations)은 이(lice) 감염증(그림 3.11), 옴(scabies)(그림 3.12) 등이 있다.

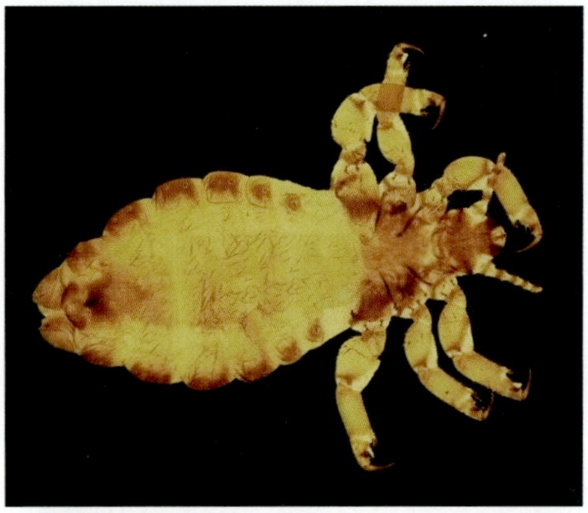

그림 3.11 **이 기생충**

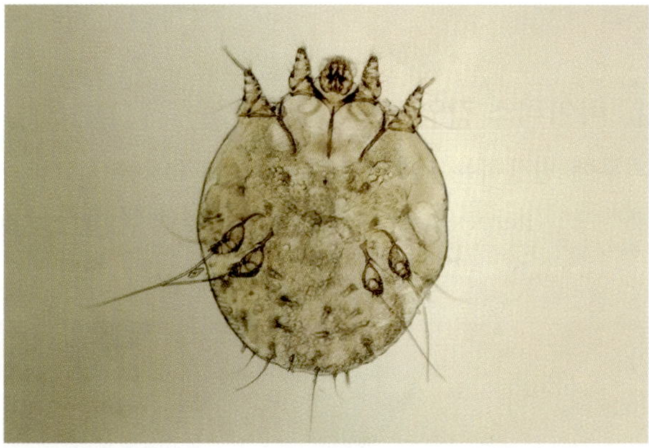

그림 3.12 **옴 진드기**

4. 세균성 감염

황색포도상구균(*Staphylococcus aureus*)은 피부에 침입하는 가장 흔한 세균으로, 각종 감염성 피부질환을 유발한다. 황색포도상 구균 감염에는 여드름(acne vulgaris)(그림 3.13), 종기(furuncle)(그림 3.14), 농가진(고름딱지증, impetigo), 봉와직염(봉소염, cellulitis)이 있다.

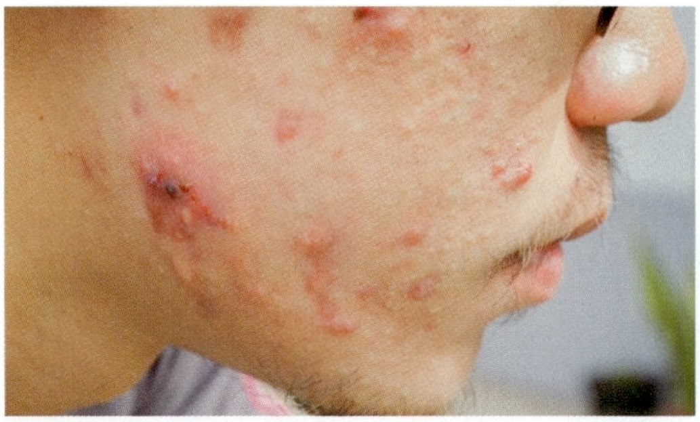

그림 3.13 **여드름** 농포와 구진 병변이 보임

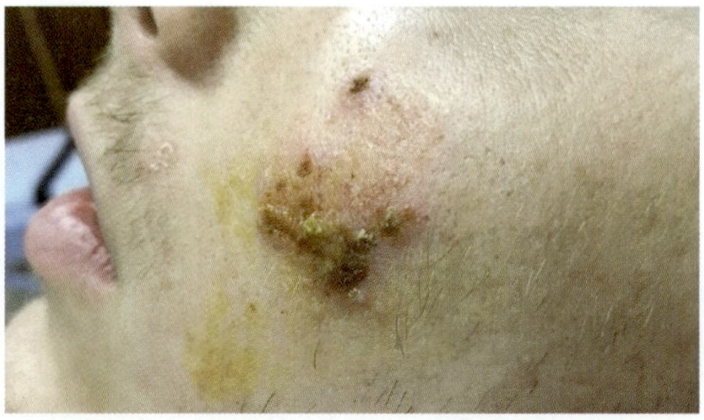

그림 3.14 **농가진**(고름딱지증)

5 외상성 피부질환

❶ 찰과상(abrasion): excoriation이라고도 하며, 피부나 점막의 표면이 벗겨지거나 까인 상처를 의미한다.

❷ 열상(laceration): 찢어지거나 베인 상처로, 봉합이 필요할 수 있다.

❸ 타박상(contusion): 멍(bruise) 든 상처를 말하며, 맞거나 부딪혀서 피부밑의 작은 혈관이 터져 개방 상처 없이 조직공간으로 피가 스며들어 발생한다.

6 기타 피부와 부속기관의 질환

❶ 건선(psoriasis): 가렵고, 백색이나 은색의 비늘이 덮인 다양한 크기의 붉은 반점이 있다. 두피, 팔꿈치, 무릎에 흔하게 발생하며, 정확한 원인은 잘 모르고 만성이고 재발이 빈번하다(그림 3.15).

❷ 전신홍반루푸스(systemic lupus erythematosus, SLE): 여성들에게 호발하는 자가면역 질환으로, 전신에 영향을 미친다. 이 질환의 특징은 초기에 코 주위 양쪽 뺨에 나타나는 나비 모양의 발진이다(그림 3.16, 3.17).

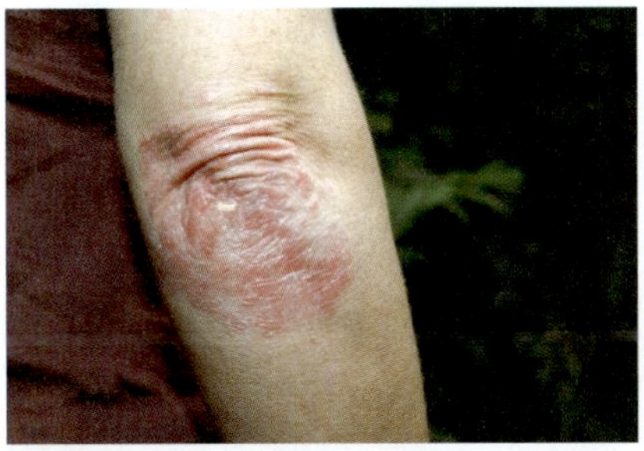

그림 3.15 팔꿈치의 건선 홍반

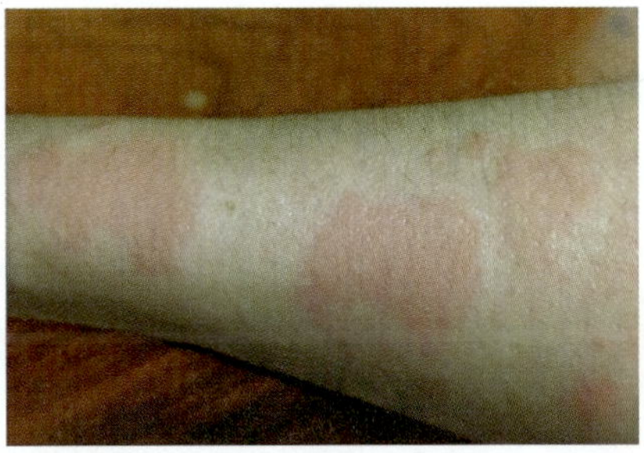

그림 3.16 전신홍반루푸스(SLE)

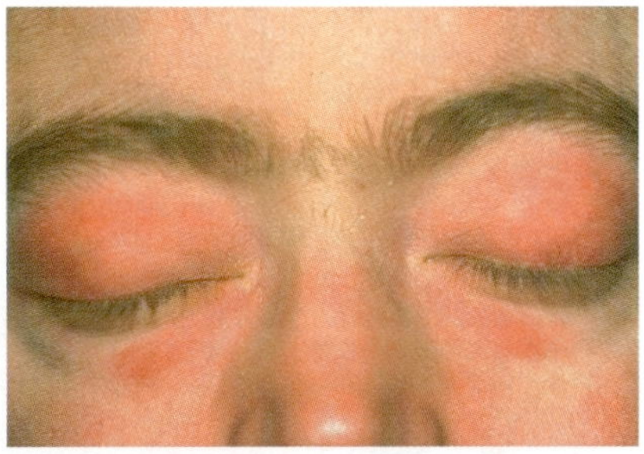

그림 3.17 전신홍반루푸스(SLE) 나비모양의 발진

❸ 카포시육종(Kaposi sarcoma): 주로 인간면역결핍바이러스(에이즈 바이러스; HIV) 감염과 관련 있으며, 에이즈 환자에게 보이는 피부암의 한 형태이다. 조직 내에서 융기된 붉은색 혹은 갈색 얼룩 반점(blotches)이 발생하며 심하면 전신으로 퍼진다.

❹ 피부경화증(scleroderma): 만성적인 자가면역성 피부질환으로 여성에게 호발한다. 피부의 경화와 수축이 특징이며 가죽같이 뻣뻣하고 질긴 느낌을 준다(그림 3.18). 원인도 잘 모르며 효과적인 치료법도 없는 상태이다.

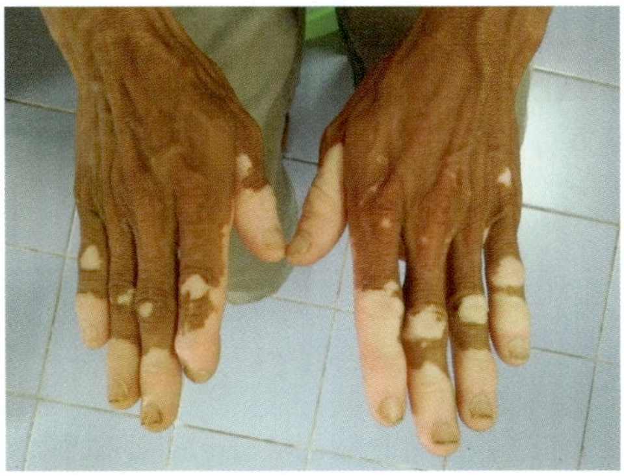

그림 3.18 피부경화증

❺ 내향성 발톱(ingrown toenail): 폭이 좁은 신발을 신었을 때와 같이 강한 압력을 받아 발톱이 피부 안쪽으로 자라는 것을 말하며, 극심한 통증과 염증을 초래한다.

❻ 손발톱진균증(onychomycosis): 진균 감염으로 발생하는 손발톱 장애로, 진행되면 손발톱이 노랗고 부서지기 쉬우며 금이 가기도 한다(그림 3.19).

❼ 손톱주위염(paronychia): 세균인 포도알구균 감염으로 발생하며 보통 손톱 주름과 큐티

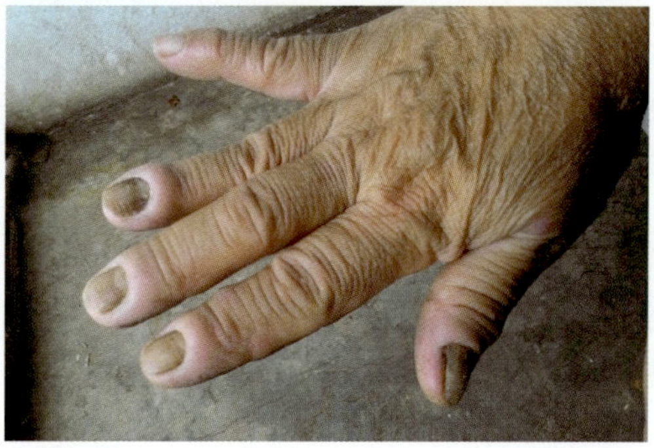

그림 3.19 조갑진균증(손발톱진균증, Onychomycosis)

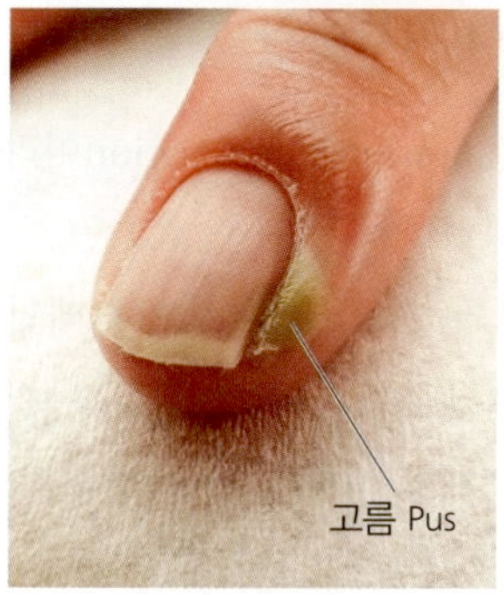

그림 3.20 손톱주위염

클(cuticle)에 부종, 발적, 통증, 그리고 손톱 밑에 고름이 생긴다(그림 3.20).

7 화상

광범위한 화상(burn)은 급작스러운 사망의 원인이 될 수 있다. 체액 손실, 감염과 화상으로 인한 괴사 조직 등이 미치는 전신적인 영향은 생명에 즉각적인 위협이 될 수 있다. 화상과 관련한 사망의 60% 이상은 연기 흡입, 열에 의한 폐 손상 등 기도 화상(airway burn)이다. 화상의 종류로는 손상의 유형에 따라 열화상(heat burn), 화학화상(chemical burn), 전기화상(elecrtic burn) 등이 있으며, 화상의 정도는 손상의 범위에 따라 결정된다(그림 3.21).

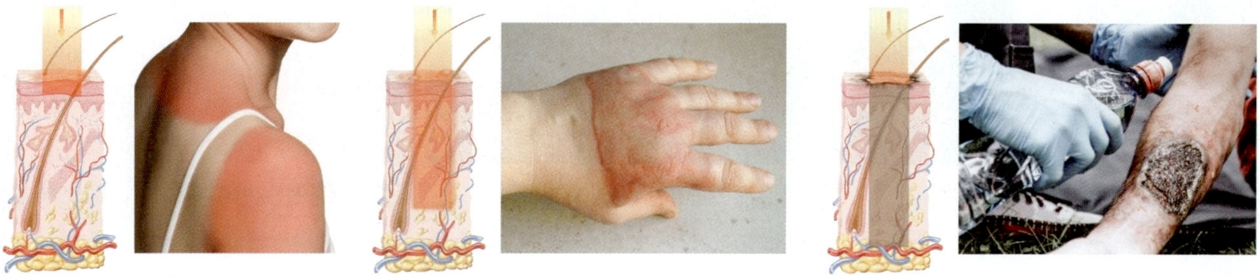

(a) (b) (c)

그림 3.21 부분 또는 전층 화상 (a) 1도 화상(표면화상), (b) 2도 화상(부분화상), (c) 3도 화상(전층화상)

❶ 1도, 표재 화상(1-degree, superficial burn): 표피에만 화상을 입은 것으로, 일광화상(sun burn)이 여기에 속하며, 발적, 통증, 경미한 부종이 나타난다. 보통 3~5일 정도 경과 후 흉터 없이 치유된다.

❷ 2도, 부분층 화상(2-degree partial-thickness burn): 표피와 진피 일부분의 화상으로 뜨거운 물이나 증기에 의한 열탕 화상(scalding burn)이 주된 원인이며, 발적, 수포(blister)와 더 심한 통증이 발생한다. 약간의 흉터가 남으며 치유에 2~3주가 소요된다.

❸ 3도, 전층(3-degree, full-thickness): 표피, 진피 그리고 피하조직까지의 손상으로, 화재, 화염 불길이 화상이 원인이며, 화상을 입은 이 조직들은 대개 완전히 파괴된다. 치유되는 데 오랜 시간이 걸리며, 치료로 피부이식(skin graft)이 필요할 수 있다.

❹ 4도 화상(4-degree): 모든 피부층이 파괴된 상태이며, 더 나아가 밑에 있는 건(힘줄, tendon), 근육(muscle), 뼈(bone)까지 손상된다. 주로 고압전기 감전으로 발생한다.

제 4 장

골격계

The Skeletal System

Rick Brady/McGraw-Hill Education

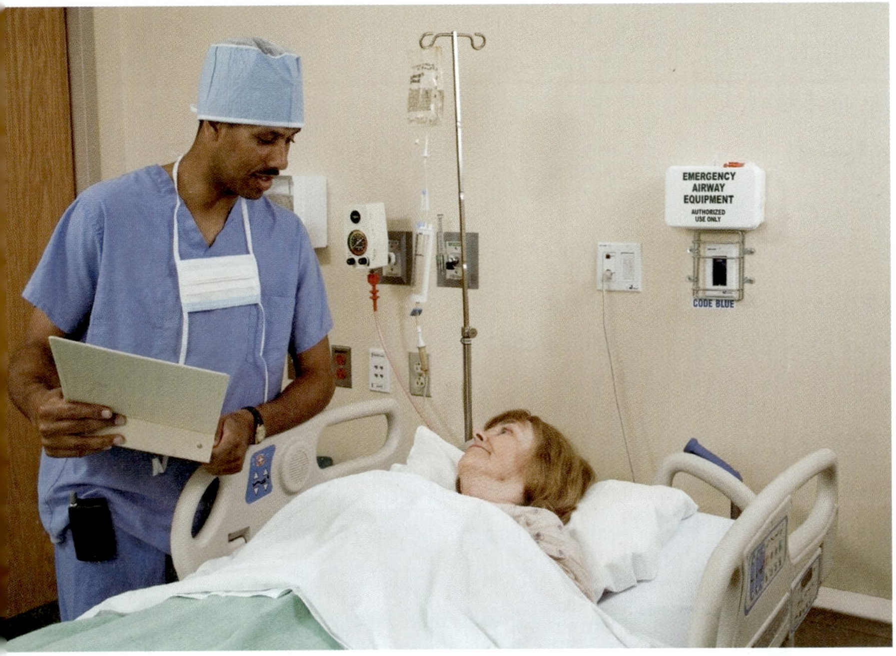

학습 목표

1. 골격계와 관련된 용어를 구성요소(어근, 접미사, 접두사, 결합형)에 따라 분석한다.
2. 골격계와 관련된 의학용어를 정확하게 쓰고 말한다.
3. 골격계와 관련된 약어를 정의한다.
4. 골격계의 해부학적 구조와 기능을 설명한다.

약어	풀이	의미	비고
AC	acromioclavicular	견봉쇄골관절(봉우리빗장관절)	
ACL	anterior cruciate ligament	전십자인대(앞십자인대)	
BMD	bone mineral density	뼈 무기질 밀도검사	
Fx	fracture	골절	
PCL	posterior cruciate ligament	후십자인대(뒤십자인대)	
PT	physical therapist	물리치료사	
RA	rheumatoid arthritis	류마티스관절염	
SI	sacroiliac	천장골(엉치엉덩)	
TMJ	temporomandibular joint	측두하악관절(턱관절)	

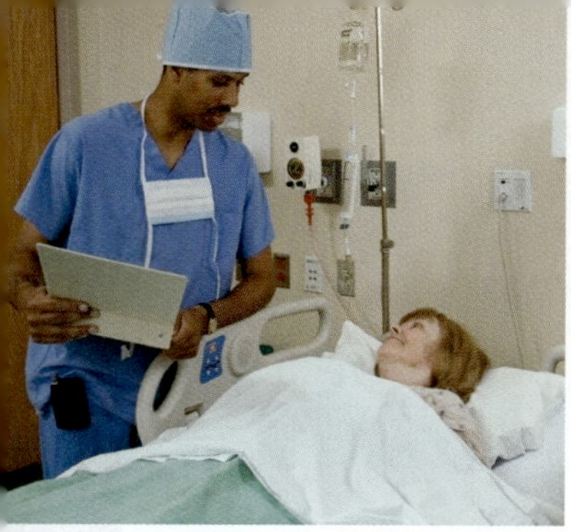

4.1 ▸ 골격계의 뼈

1 골격계의 구성

골격계는 다음의 4가지 구성요소를 포함한다(그림 4.1).

❶ 뼈(골, bone)

❷ 연골(cartilage)

❸ 건(힘줄, tendon)

❹ 인대(ligament)

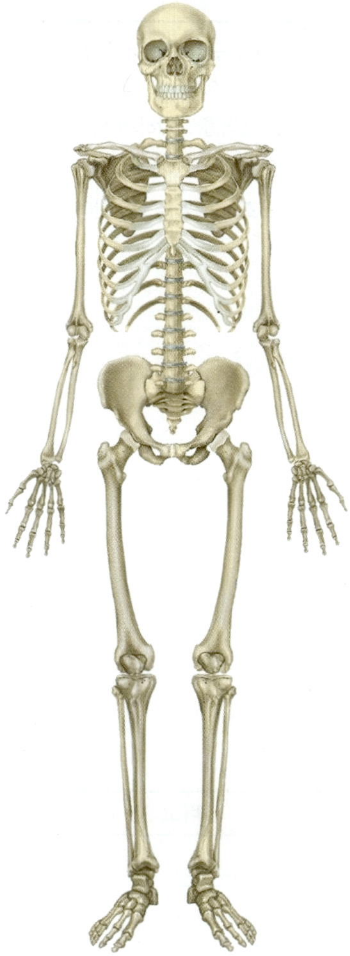

그림 4.1 ▸ 성인의 골격계(앞면)

› 용어구성 및 정의

S=Suffix P=Prefix R=Root R/CF=Combining Form

용어[발음기호]	의미	구성요소		정의
cartilage [KAR-tih-laj]	연골		Latin *gristle*	주로 관절에서 찾을 수 있는 비혈관성의 딱딱한 결합조직
ligament [LIG-ah-ment]	인대		Latin *band, sheet*	두 개의 구조를 연결하는 섬유성 조직의 끈
muscle [MUSS-el]	근육		Latin *muscle*	수축할 수 있는 세포를 구성하는 조직
musculoskeletal [MUSS-kyu-loh-SKEL-eh-tal]	근골격계의	S/ R/CF R/	-al *pertaining to* muscul/o- *muscle* -skelet- *skeleton*	근육과 뼈대골격이 관련된
tendon [TEN-dun]	건, 힘줄		Latin *sinew*	근육을 뼈에 연결하는 섬유성 띠

2 뼈

1. 뼈의 분류

골격계의 뼈는 모양에 따라 네 종류로 구분된다.

❶ 장골(긴뼈, 넓이보다 길이가 훨씬 길다): 사지뼈(팔다리뼈), 수장골(손바닥뼈), 족저골(발바닥뼈), 지골(손가락뼈, 발가락뼈)

❷ 짧은뼈(단골, 넓이와 길이가 거의 비슷하다): 슬개골(무릎뼈), 손목과 발목의 뼈

❸ 납작뼈(편평골): 두개골(머리뼈)과 늑골(갈비뼈) 등

❹ 불규칙뼈(불규칙골): 척추뼈

2. 뼈의 구조

장골(긴뼈, long bone, 그림 4.2)은 우리 몸에서 가장 흔한 뼈이다. 장골의 골간(몸통, diaphysis)은 치밀골(치밀뼈, compact bone; 단단한 뼈)로 구성되어 있으며 피질골(겉질뼈, cortical bone)이라고 불리기도 한다. 반면, 장골의 골단(뼈끝, epiphysis; 밑단부분)은 해면골(해면뼈, spongy bone; 스펀지 형태의 뼈)로 구성되어 있다. 골간과 골단 사이에 있는 얇은 연골세포의 막은 골단판(뼈끝판, epiphysial plate) 또는 골단선(뼈끝선, epiphysial line)이라 불리며 뼈가 성장하는 부위이다.

골막(뼈막, periosteum)이라 불리는 단단한 결합조직의 막은 모든 뼈의 표면을 감싸고 있다. 골막은 뼈를 보호하고 혈관과 신경을 뼈의 표면에 고정한다. 강한 콜라겐 섬유가 피질골과 골막을 연결한다.

골간의 안쪽에는 수질(속질, medulla, 그림 4.2b)이라 불리는 공간에는 골수(뼈속질, bone marrow)가 있으며 성인의 경우 지방조직이 들어있다. 다양한 발달 단계의 혈구를 포함한 적골수는 뼈의 골단선과 편평골인 두개골, 흉골(복장뼈), 관골(볼기뼈)에서 볼 수 있다. 특히 흉골과 관골의 수질은 적골수가 농축되어 있어 혈액세포검사를 위한 골수채취 시 바늘을 찔러 골수를 흡인하기 좋은 부위이다.

뼈는 하버스관(Haversian canal)에 있는 혈관들을 통하여 혈액을 풍부하게 공급받는다(그림 4.3). 뼈로 공급되는 혈액이 충분하면 치료가 촉진될 수 있다.

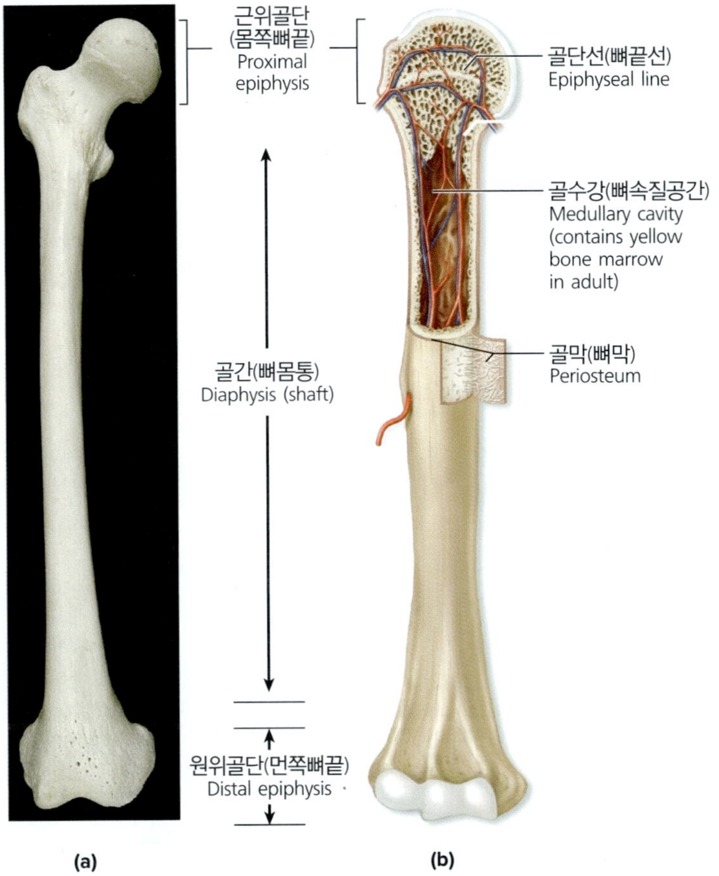

그림 4.2 **대퇴골**(넙다리뼈): 허벅지의 장골

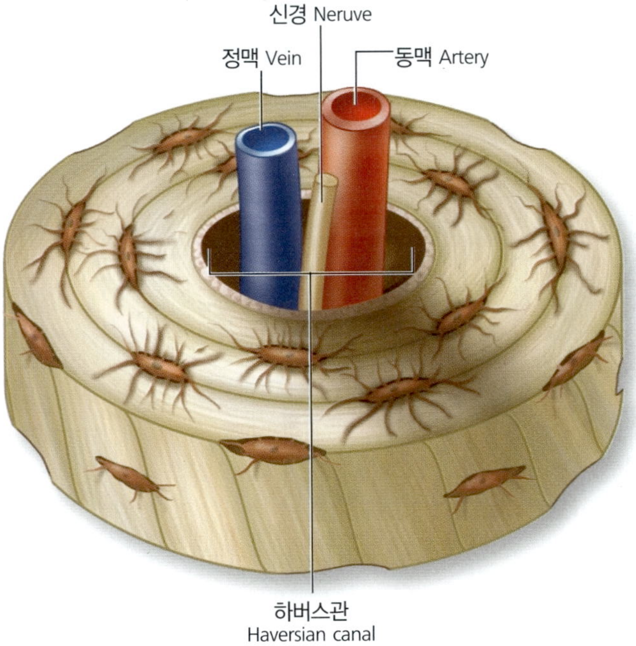

그림 4.3 **뼈의 혈액공급**

› 용어구성 및 정의

S=Suffix P=Prefix R=Root R/CF=Combining Form

용어 [발음기호]	의미		구성요소	정의
cortex [**KOR**-teks]	피질, 겉질		**Latin** *bark*	뼈와 같은 기관의 바깥 부분
cortical (adj) [**KOR**-tih-cal]	피질의	S/ R/	**-al** *pertaining to* **cortic-** *cortex*	피질과 관련된
diaphysis [die-**AF**-ih-sis]	골간, 뼈몸통		**Greek** *growing between*	장골의 기둥부분
epiphysis [ep-ih-**FI**-sis]	골단, 뼈끝	P/ R/	**epi-** *upon, above* **-physis** *growth*	장골의 원위부와 근위부 말단의 둥근 부분으로 인대와 건이 부착하는 표면을 제공하는 곳이다.
epiphysial (adj) [ep-ih-**FIZ**-ee-al](**Note:** 'is'는 단어의 흐름을 위해 삭제됨)	골단의, 뼈끝의	S/	**-ial** *pertaining to*	뼈의 끝과 관련된, 뼈의 끝의
Haversian canals [hah-**VER**-shan ka-**NALS**]	하버스관		**Clopton Havers**, English physician, 1655~1702	뼈의 혈관
marrow [**MAH**-roe]	골수		**Old English** *marrow*	장골의 공간 안에 들어있는 지방성의 혈액을 생성하는 조직
medulla [meh-**DULL**-ah]	수질, 속질		**Latin** *marrow*	피질로 구조의 중앙 부분
medullary (adj) [meh-**DULL**-ah-ree]	수질의, 속질의	S/ R/	**-ary** *pertaining to* **medulla-** *medulla*	골수와 관련된
periosteum [**PER**-ee-**OSS**-tee-um]	골막, 뼈막	S/ P/ R/	**-um** *structure* **peri-** *around* **-oste-** *bone*	뼈를 둘러싸고 있는 강한 막
periosteal (adj) [**PER**-ee-**OSS**-tee-al]	골막의, 뼈막의	S/	**-al** *pertaining to*	골막과 관련된

3 뼈의 질병

골다공증(osteoporosis)은 뼈와 관련된 주요 질병 중의 하나로, 골밀도의 감소가 그 원인이다(그림 4.4). 골감소증을 가지고 있는 사람은 골다공증에 걸릴 위험성이 높다.

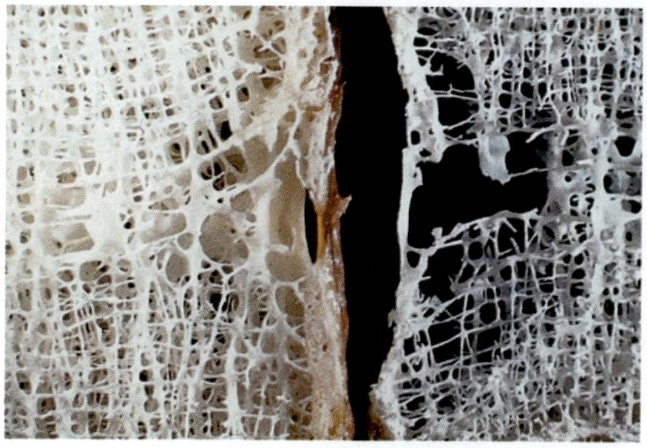

그림 4.4 정상 뼈와 골다공증 뼈

4 뼈 골절

표 4.1 골절(bone fractures, FXs)의 유형과 정의

이름	설명	참고자료
폐쇄[Closed (단순, simple) fracture]	뼈가 피부를 뚫지 않고 부러진 것	그림 4.5g
개방[Open (복합, compound) fracture]	부러진 뼈가 피부를 뚫고 나온 것	그림 4.5e
전위(Displaced)	부러진 뼈가 제자리에서 이탈한 것	그림 4.5e
완전(Complete)	뼈가 최소 두 조각 이상으로 부러진 것	그림 4.5a
불완전(Incomplete)	골절이 뼈에서 부분적으로 일어난 것(두 조각 이상으로 분리되지 않은 상태)	그림 4.5a
분쇄(Comminuted)	뼈가 여러 조각으로 부러진 것. 보통 두 개의 큰 뼛조각과 여러 개의 작은 조각으로 부러진 것	그림 4.5b
가로(Transverse)	긴 축과 직각으로 뼈가 부러진 것	그림 4.5b
감입(끼임, Impacted)	골절된 뼈가 다른 뼈의 안쪽으로 들어간 것	그림 4.5c
나선형(Spiral)	골절이 뼈의 긴축을 중심으로 나선으로 회전한 것	그림 4.5d
사선형(Oblique)	골절이 뼈의 긴축을 가로질러 대각선으로 일어난 것	그림 4.5d
선형(Linear)	골절이 뼈의 긴축과 평행하게 일어난 것	그림 4.5f
생나무(Greenstick)	부분 골절로 뼈의 한쪽은 부러지고 다른 쪽은 구부러진 것	그림 4.5g

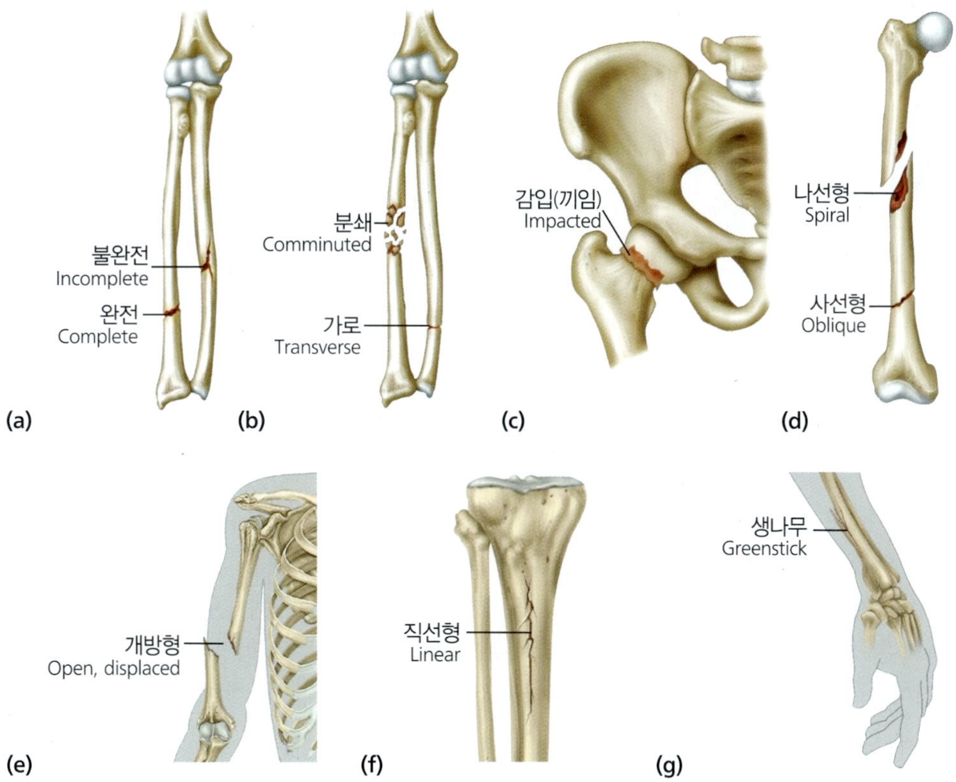

그림 4.5 정상 뼈와 골다공증 뼈

4.2 ▸ 축 방향의 골격

1 축 방향 골격의 구조

신체의 축 방향 골격은 몸통 뼈대로 다음의 구조를 포함한다.

❶ 척주(vertebral column)

❷ 머리뼈(skull)

❸ 갈비뼈(rib)

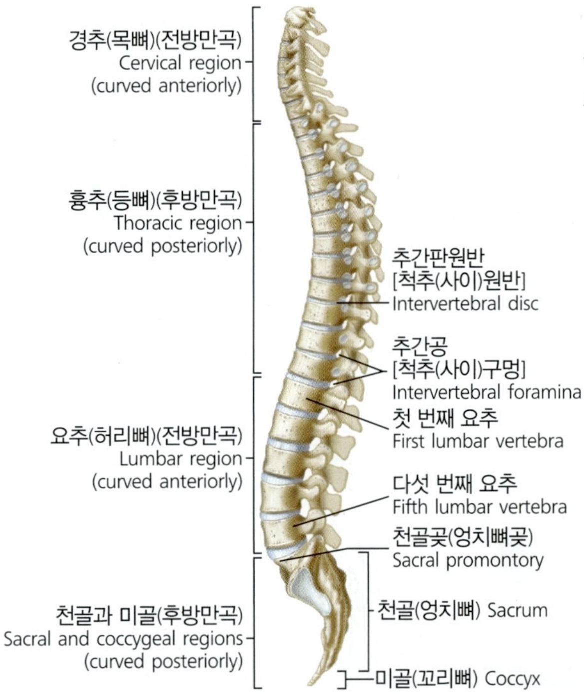

그림 4.6 **옆에서 본 척주**

축 방향 골격은 신체의 주요 장기인 뇌와 척수(spinal cord), 심장과 폐를 보호한다. 척추에는 26개의 뼈가 있으며, 이는 다음의 5개 영역으로 구성된다(그림 4.6).

- 경추(목뼈영역, cervical region): 7개의 척추뼈로 구성되어 있으며, 각 뼈는 C1~C7으로 불리며 앞쪽으로 구부러져 있다.
- 흉추(등뼈영역, thoracic region): 12개의 척추뼈로 구성되어 있으며, T1~T12로 불리며 뒤쪽으로 구부러져 있다.
- 요추(허리뼈영역, lumbar region): 5개의 척추뼈로 구성되어 있으며, 각 뼈는 L1~L5으로 불리며 앞쪽으로 구부러져 있다.
- 천골(엉치뼈영역, sacral region): 어린 시절에는 5개의 뼈가 1개의 뼈로 융합되었으며 뒤쪽으로 구부러져 있다.
- 미골[coccyx(꼬리뼈영역, tailbone)]: 4개의 작은 뼈가 1개로 융합되었으며 뒤쪽으로 구부러져 있다.

척수는 척추의 척추관을 통하여 보호되고 척수신경은 척추의 대공(그물막구멍, foramina)을 통하여 신체의 다른 부위로 이동한다.

추간판(척추(사이)원반, intervertebral discs)도 축 방향 뼈대에 속하며 섬유성 연골(연골의 종류)로 구성되어 있다. 추간판은 척추뼈 사이에 위치하며 척추의 지지와 보호(충격흡수) 역할을 한다.

신체의 다른 부위처럼 척추도 손상과 질병에 취약하다. 척추측만증(척추옆굽음증, scoliosis)은 성인이나 어린이 모두에게 발생하는 척추장애로 척추의 비정상적인 측면 만곡이 특징이다. 비정상적인 척추의 만곡은 골다공증을 가진 노인에게 더 흔하며, 흉추 부위가 전방으로 향한 굴곡(척추후만증, kyphosis)이 대부분이다.

› 용어구성 및 정의

S=Suffix P=Prefix R=Root R/CF=Combining Form

용어 [발음기호]	의미	구성요소		정의
cervical [**SER**-vih-kal]	경부의, 목의	S/ R/	-al *pertaining to* cervic- *neck*	목의 영역과 관련된

(계속)

용어 [발음기호]	의미	구성요소		정의
coccyx [**KOK**-sicks]	미골, 꼬리뼈		Greek *coccyx*	척주의 가장 아래쪽에 있는 작은 꼬리뼈
foramen [foh-**RAY**-men] **foramina (pl)** [foh-**RAM**-in-ah]	구멍, 소공		Latin *an opening*	구조물에 있는 구멍
kyphosis [ki-**FOH**-sis] **kyphotic (adj)** [ki-**FOT**-ik]	척추후만증, 척추뒤굽이 척추후만증의	S/ R/ S/ R/CF	-osis *condition* kyph- *bent, humpback* -tic *pertaining to* kyph/o- *bent, humpback*	병적으로 지나치게 뒤로 구부러진 만곡 척추후만증에 기인하는 통증 또는 척추 후만증과 관련된
lumbar [**LUM**-bar]	허리의		Latin *loin*	갈비와 골반 사이에 있는 뒤쪽과 옆쪽 영역
sacrum [**SAY**-crum] **sacral (adj)** [**SAY**-kral]	천골 천골의	 S/ R/	Latin *sacred* -al *pertaining to* sacr- *sacrum*	골반 부위를 형성하는 척주 부분의 뼈 천골의 영역에 있는, 천골과 관련된
scoliosis [skoh-lee-**OH**-sis] **scoliotic (adj)** [**SKOH**-lee-**OT**-ik]	척추측만증, 척추옆굽음증 척추측만증의	S/ R/ S/ R/CF	-osis *condition* scoli- *crooked* -tic *pertaining to* scoli/o- *crooked*	척추가 옆쪽으로 비정상적으로 만곡된 것 척추측만증과 관련된
spine [**SPINE**] **spinal (adj)** [**SPY**-nal]	척수, 등뼈 척수의	 S/ R/	Latin *spine* -al *pertaining to* spin- *spine*	척수(의 기둥) 척수와 관련된
vertebra [**VER**-teh-brah] **vertebrae (pl)** [**VER**-teh-brae] **vertebral (adj)** [**VER**-teh-bral]	척추골, 등뼈 등뼈의	 S/ R/	Latin *spinal joint* -al *pertaining to* vertebr- *vertebra*	척추를 이루는 뼈들 척추와 관련된
whiplash [**WHIP**-lash]	편타성	R/ R/	whip- *to swing* -lash *end of whip*	자동차 사고와 같이 갑작스럽게 일어난 조절 불가능한 목의 신전이나 굴곡으로 인해 나타나는 증상

2 두개골과 얼굴뼈

1. 두개골

사람의 두개골(그림 4.7)은 22개의 뼈로 이루어져 있다. 두개골(머리뼈, cranium)은 머리뼈의 윗부분으로 두개강(머리뼈안, cranial cavity)을 둘러싸고 있으며 뇌를 보호하는데, 22개의 머리뼈 중 두개골에는 8개의 뼈가 포함되며 나머지 뼈들은 얼굴뼈에 속한다.

두개골은 안쪽과 바깥쪽이 얇은 막으로 덮여 있으며, 봉합(suture)에 의해 연결되어 있다. 두개골의 구성과 기능은 다음과 같다.

❶ 전두골(이마뼈, frontal bone)은 이마와 안와(눈확, orbits) 윗부분, 두개골 기저의 일부, 좌우 한 쌍의 전두동(이마굴, frontal sinuses)을 포함한다.

❷ 두정골(마루뼈, parietal bone)은 머리 각 옆면에 하나씩 있으며 두개골의 윗부분과 옆면을 형성한다.

❸ 후두골(뒤통수뼈, occipital bone)은 머리 뒤와 두개골의 기저면을 형성한다.

❹ 측두골(관자뼈, temporal bone)은 두개골 옆면에 각 하나씩 있어 두개골 아랫면과 기저면을 형성한다.

❺ 접형골(나비뼈, sphenoid bone)은 두개골의 기저면과 안와의 일부를 형성한다.

❻ 사골(벌집뼈, ethmoid bone)은 속이 비어있고 코와 안와, 사골동(벌집굴, ethmoid sinuses)의 일부를 형성한다.

두개골의 이 뼈들은 뇌와 시각, 미각, 청각, 평형감각과 후각을 담당하는 기관을 보호한다.

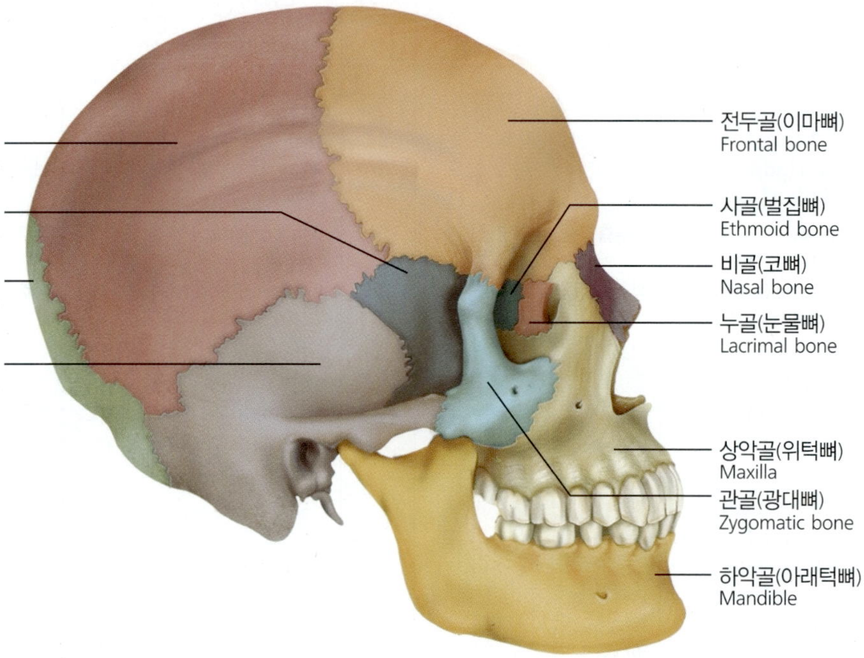

그림 4.7 **두개골의 오른쪽 옆면**

2. 얼굴뼈

두개골 아랫부분에 얼굴뼈(그림 4.8)가 있으며, 그 구성과 기능은 다음과 같다.

❶ 상악골(위턱뼈, maxilla bone)은 위턱을 이루고 위쪽 치아가 붙어 있으며 상악부비동을 형성한다.

❷ 구개골(입천장뼈, palatine bone)은 상악골 뒤에 위치하며 두개골 측면에서 보이지 않는다.

❸ 관골(광대뼈, zygomatic bone)은 눈 아래, 뺨의 돌출 부위이다.

❹ 누골(눈물뼈, lacminal bone)은 양쪽 안와의 중간 부위에 있다.

❺ 비골(코뼈, nasal bone)은 콧마루 윗부분과 옆면을 형성한다.

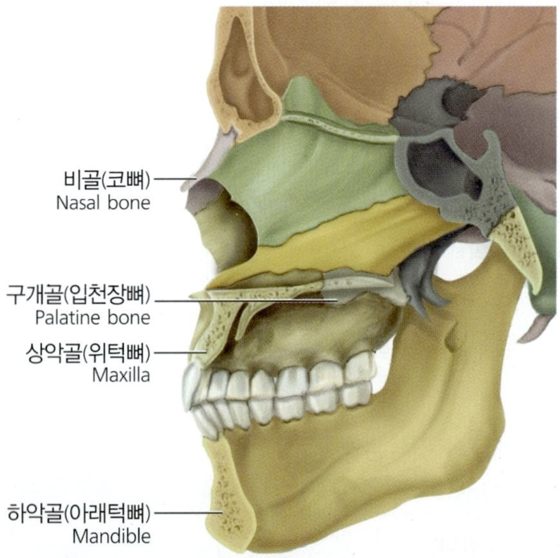

그림 4.8 **얼굴뼈**(Facial Bones)

❻ 하악골(아래턱뼈, mandible bone)은 아래턱의 뼈로 아래 치아와 연결되어 있다. 하악 관절(결합)은 측두골 관절과 결합하여 턱관절(temporomandibular joint, TMJ)을 형성한다.

얼굴뼈는 식사나 표정을 지을 때, 숨 쉬고 말할 때 사용되는 얼굴의 근육과 다른 조직들의 틀을 제공한다.

축 방향 골격의 세 번째 종류인 흉곽은 제8장 호흡기계에서 다룬다.

› 용어구성 및 정의

S=Suffix P=Prefix R=Root R/CF=Combining Form

용어 [발음기호]	의미	구성요소		정의
cranium [KRAY-nee-um]	두개골, 머리뼈		Greek *skull*	뇌를 감싸고 보호하는 두개골의 윗부분
cranial (adj) [KRAY-nee-al]	두개골의	S/ R/	-al *pertaining to* crani- *skull*	두개골에 관한 것
ethmoid [ETH-moyd]	사골, 벌집뼈	S/ R/	-oid *resembling* ethm- *sieve*	코의 뒷부분을 형성하는 공기를 포함하고 있는 벌집 모양의 뼈
lacrimal [LAK-rim-al]	누골의, 눈물뼈의	S/ R/	-al *pertaining to* lacrim- *tears*	안와(눈확) 중앙에의 일부분을 형성하는 뼈 또는 눈물과 관련된
mandible [MAN-di-bel]	하악, 아래턱		Latin *jaw*	아래턱뼈
mandibular (adj) [man-DIB-you-lar]	아래턱의	S/ R/	-ar *pertaining to* mandibul- *mandible*	아래턱뼈와 관련된
maxilla [mak-SILL-ah]	상악, 위턱		Latin *jawbone*	오른쪽 왼쪽 상악 부비동을 포함하는 위턱뼈
maxillary (adj) [mak-SILL-ah-ree]	위턱의	S/ R/	-ary *pertaining to* maxilla- *maxilla*	위턱뼈와 관련된
occipital [ock-SIP-it-al]	후두골, 뒤통수뼈	S/ R/	-al *pertaining to* occipit- *back of the head*	두개골의 뒤쪽 뼈
palatine [PAL-ah-tine]	구개, 입천장	S/ R/	-ine *pertaining to* palat- *palate*	경구개와 코의 일부와 안와를 형성하는 뼈
parietal [pah-RYE-eh-tal]	두정골	S/ R/	-al *pertaining to* pariet- *wall*	두개의 천장과 옆면을 이루는 두개의 뼈
sphenoid [SFEE-noyd]	접형골	S/ R/	-oid *resemble* sphen- *wedge*	두개골 기저부의 쐐기 모양 뼈
temporal [TEM-pore-al]	측두골, 관자뼈	S/ R/	-al *pertaining to* tempor- *time, temple*	두개골의 기저부와 측면의 일부를 형성하는 뼈
temporomandibular joint (TMJ) [TEM-pore-oh-man-DIB-you-lar JOYNT]	턱관절	S/ R/CF R/	-ar *pertaining to* tempor/o- *temple* -mandibul- *mandible*	측두골과 하악골 사이의 관절
zygoma [zye-GO-mah]	관골, 광대뼈		French *yoke*	볼의 융기를 형성하는 뼈
zygomatic (adj) [zye-go-MAT-ik]	관골의, 광대뼈의	S/ R/	-ic *pertaining to* zygomat- *cheekbone*	관골과 관련된

4.3 ▸ 어깨와 상부 사지의 뼈와 관절

1 어깨의 뼈와 관절

어깨의 뼈와 관절은 상부 상지, 즉 팔과 손의 뼈와 축 방향 골격을 연결한다. 견갑골(어깨뼈, scapula)과 상완골(위팔뼈, humerus)은 여러 인대가 함께 지지한다. 상완골과 견갑골 사이의 어깨관절(그림 4.9)은 볼-소켓(ball and socket) 구조의 관절이므로 상완골의 머리는 신체의 다른 관절보다 더 큰 운동범위(range of motion)를 가진다. 이 광범위한 운동범위로 인해 어깨관절은 불안정할 수 있어 탈구(dislocation)되기 쉬운 단점이 있다.

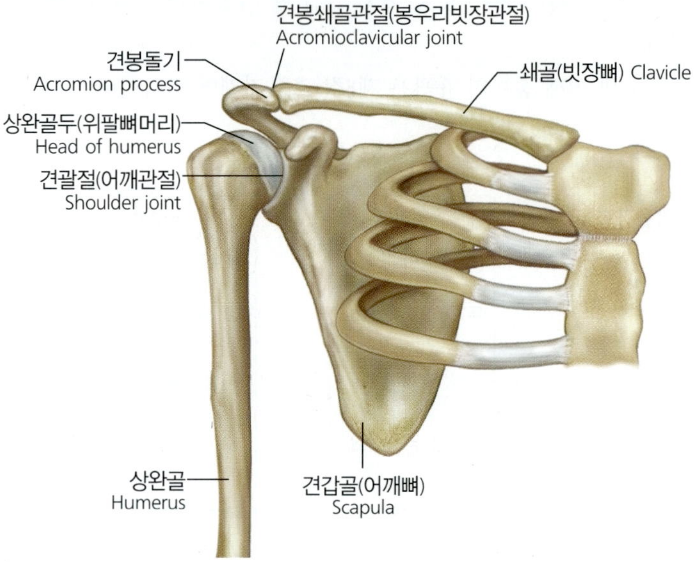

그림 4.9 견갑대와 상완골

1. 어깨뼈와 관절의 장애

어깨의 분리(shoulder separation)는 견봉쇄골 관절이 어깨에서 떨어져 탈구되는 것이다. 어깨 탈구(shoulder dislocation)는 상완골의 둥근 볼이 견갑골의 소켓에서 빠져나올 때 발생하며, 주로 전방에서 일어난다. 어깨의 부분탈구(shoulder subluxation)는 상완골의 둥근 볼이 소켓 구멍의 위치에서 부분적으로 벗어났다가 움직일 때 다시 안으로 들어가는 것이다.

› 용어구성 및 정의

S=Suffix P=Prefix R=Root R/CF=Combining Form

용어[발음기호]	의미		구성요소	정의
acromion [ah-**CROW**-mee-on]	견봉, 어깨뼈봉우리		Greek *tip of the shoulder*	어깨관절 위로 확장된 견갑골의 측면 끝
acromioclavicular [ah-**CROW**-mee-oh-klah-**VICK**-you-lar]	견봉쇄골의	S/ R/CF R/	-ar *pertaining to* acromi/o- *acromion* -clavicul- *clavicle*	쇄골과 견봉우리 사이의 관절
articulate [ar-**TIK**-you-late]	관절된	S/ R/	-ate *composed of* articul- *joint*	관절을 형성하는 두 개의 서로 다른 뼈
articulation [ar-tik-you-**LAY**-shun]	관절	S/	-ation *process*	관절
clavicle [**KLAV**-ih-kul]	쇄골		Latin *collarbone*	견갑대의 내부를 형성하는 구부러진 뼈
clavicular (adj) [klah-**VICK**-you-lar]	쇄골의	S/ R/	-ar *pertaining to* clavicul- *clavicle*	쇄골과 관련된
deformity [dee-**FOR**-mih-tee]	기형	S/ P/ R/	-ity *condition* de- *change of* -form- *appearance, form*	정상으로부터 벗어난 영구적인 구조의 결함

(계속)

용어[발음기호]	의미	구성요소		정의
dislocation [dis-low-**KAY**-shun]	탈구	S/ P/ R/	-ion *action, condition* dis- *apart, away from* -locat- *place*	관절로부터 완전히 벗어남
humerus [**HYU**-mer-us]	상완골		**Latin** *shoulder*	팔 위쪽을 구성하는 단일 뼈
pectoral [**PEK**-tor-al] **pectoral girdle** [**PEK**-tor-al **GIR**-del]	흉부의 견갑대	S/ R/	-al *pertaining to* pector- *chest* girdle, **Old** English *encircle*	가슴과 관련된 상지를 부착하는 불완전한 뼈의 고리 축 방향의 뼈대에 상지가 연결된
scapula [**SKAP**-you-lah] **scapulae (pl)** [**SKAP**-you-lee] **scapular (adj)** [**SKAP**-you-lar]	견갑골, 어깨뼈 견갑골의	 S/ R/	**Latin** *shoulder blade* -ar *pertaining to* scapul- *scapula*	견갑골 견갑골과 관련된
subluxation [sub-luck-**SAY**-shun]	아탈구, 불완전 탈구	S/ P/ R/	-ion *action, condition* sub- *under, below, slightly* -luxat- *dislocate*	관절 표면이 약간은 붙어 있는 불완전 탈구

2 상완과 주관절

상완은 어깨에서 팔꿈치까지 연결되어 있으며 한 개의 뼈, 상완골(위팔뼈, humerus)로 구성되어 있다(그림 4.10). 견갑골의 소켓으로 관절되는 반구형의 상완골 표면은 관절연골로 둘러싸여 있다. 상완골의 아래쪽 끝에서 상완골 활차(도르래, trochlea)와 전완의 척골(자뼈, ulna)은 관절로 연결되고, 상완골 소두(작은머리, capitulum)는 요골(노뼈, radius)과 관절로 연결되어 있다(그림 4.11).

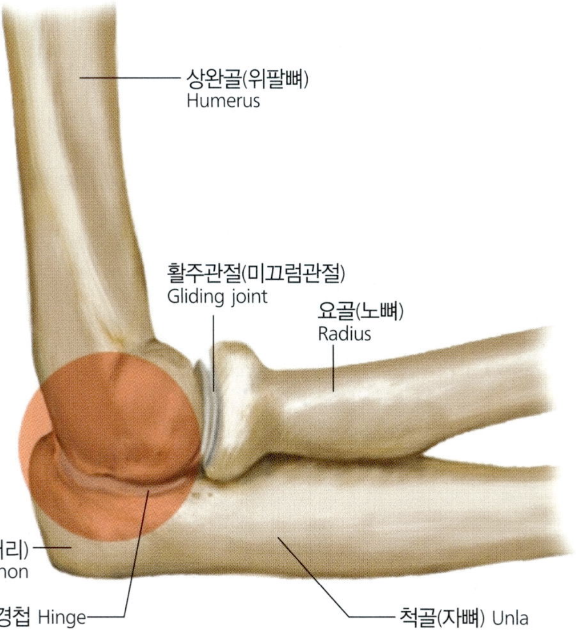

그림 4.11 **주관절**(팔꿈치관절)

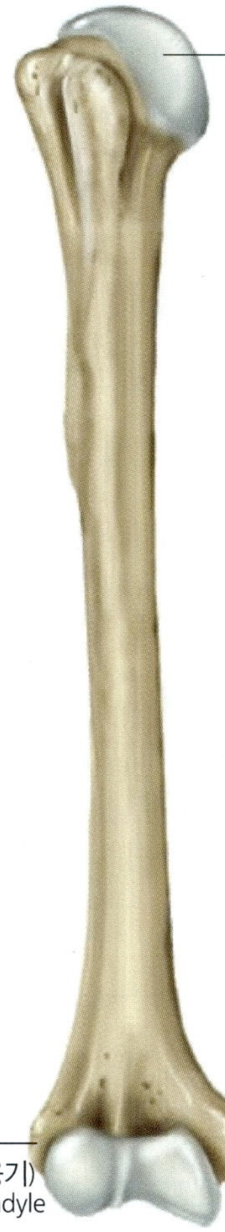

그림 4.10 **상완골**(위팔뼈)

1. 주관절

팔꿈치에는 2개의 관절이 있다.

❶ 상완골과 척골 사이에 있는 경첩관절(hinge joint)은 팔꿈치의 굴곡과 신전을 가능하게 한다.

❷ 상완골과 전완의 요골 사이의 활강관절(미끄럼관절, gliding joint)은 전완과 손의 회내작용(엎침, pronation)과 회외작용(뒤침, supination)을 가능하게 한다.

› 용어구성 및 정의

S=Suffix P=Prefix R=Root R/CF=Combining Form

용어 [발음기호]	의미	구성요소		정의
aspiration [as-pih-**RAY**-shun] **aspirate (verb)** [**AS**-pih-rate]	흡인 흡인하다, 빨아들이다	S/ R/	-ion *process* aspirat- *to breathe on*	체강으로부터 가스나 액체를 흡입하여 제거하는 것
bursa [**BURR**-sah] **bursae (pl)** [**BURR**-see] **bursitis** [burr-**SIGH**-tis]	윤활낭, 윤활주머니 윤활낭염	 S/ R/	Latin *purse* -itis *inflammation* burs- *bursa*	활액이 들어있는 주머니 활액낭의 염증
capitulum [kah-**PIT**-you-lum]	소두	S/ R/CF	-lum *small structure* capit/u *small head*	뼈의 작은머리(소두) 또는 둥근 말단
olecranon [oh-**LECK**-rah-non]	팔꿈치머리		Greek *point of elbow*	척골의 돌기된 근위 말단
pronation [pro-**NAY**-shun] **pronate (verb)** [**PRO**-nate] **prone** [**PRONE**]	내전, 회내, 엎침 내전하다 엎드린	S/ R/	-ion *action, condition* pronat- *bend down* Latin *lying down*	얼굴을 아래로 향하게 하거나 손바닥이나 발바닥을 아래로 향하게 하는 것 배꼽 부분이 바닥에 닿게 얼굴을 아래로 향하게 하는 것
radius [**RAY**-dee-us] **radial (adj)** [**RAY**-dee-al]	요골, 노뼈 요골의	 S/ R/	Latin *spoke of a wheel* -al *pertaining to* radi- *radius*	요골(노뼈), 엄지손가락 쪽의 팔뚝뼈 요골과 관련된 또는 반지름
supination [soo-pih-**NAY**-shun] **supine** [soo-**PINE**]	외전, 뒤침 뒤로 누운	S/ R/	-ion *action, condition* supinat- *bend backward* Latin *bend backward*	손바닥이나 발바닥을 위쪽으로 향하게 하는 것 등뼈가 바닥에 닿도록 얼굴을 위로 향하게 눕는 것
trochlea [**TROHK**-lee-ah] **trochlear** [**TROHK**-lee-ar]	활차, 도르래	 S/ R/	Latin *pulley* -ar *pertaining to* trochle- *pulley*	다른 것이 미끄러질 수 있는 뼈의 부드러운 연골 표면 활차와 관련된
ulna [**UL**-nah] **ulnar (adj)** [**UL**-nar]	척골, 자뼈	 S/ R/	Latin *elbow, arm* -ar *pertaining to* uln- *ulna*	팔뚝의 안쪽 큰 뼈 척골과 관련된 구조의

3 손목과 손

1. 손목

팔꿈치 아래에는 엄지손가락 측 요골과 새끼손가락 측의 척골이 요골수근관절(손목관절, wrist joint)에서 작은 수근골(손목뼈, carpals)과 연결되어 있다(그림 4.12).

2. 손

하나의 손은 5개의 손가락과 14개의 수지골(손가락뼈, phalanges)이 있다. 엄지손가락에는 2개의 수지골이 있고, 나머지 4개의 손가락에는 각각 3개의 수지골이 있다(그림 4.12). 손바닥에서 손가락과 가장 가까운 5개의 뼈는 중수골(손허리뼈, metacarpals)이며, 중수골은 중수수지관절(손허리손가락뼈관절)과 연결된다. 중수골은 손목에서 8개의 작은 수근골과 연결되어 있으며, 이는 손을 아래팔(forearm)의 뼈와 연결한다. 이 모든 뼈를 연결하고 안정시키기 위해서는 수많은 인대와 관절이 필요하다.

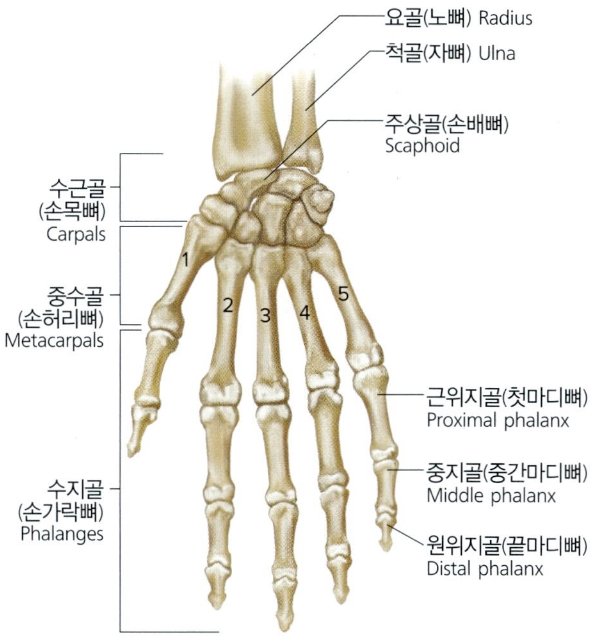

그림 4.12 손목과 손의 뼈들

› 용어구성 및 정의

S=Suffix P=Prefix R=Root R/CF=Combining Form

용어 [발음기호]	의미	구성요소		정의
arthritis [ar-**THRI**-tis]	관절염	S/ R/	-itis *inflammation* arthr- *joint*	관절의 염증
carpus [**KAR**-pus] **carpal (adj)** [**KAR**-pal] **metacarpal** [**MET**-ah-**KAR**-pal]	수근골, 손목뼈 손목의 중수골, 손허리뼈	 S/ R/ P/	Greek *wrist* -al *pertaining to* carp- *wrist bones* meta- *after, subsequent to*	손목에 있는 8개의 손목뼈 손목의, 손목과 관련된 손목뼈와 손가락뼈 사이에 있는 5개의 뼈
Heberden node [**HEH**-ber-den **NOHD**]	히버든결절		William Heberden, English physician, 1710~1801	골관절염에 있어서 마지막 손가락뼈 끝에 있는 뼈 덩어리
metacarpophalangeal [**MET**-ah-**KAR**-poh-fay-**LAN**-jee-al]	중수수지, 손허리손가락	S/ P/ R/CF R/CF	-al *pertaining to* meta- *after, subsequent to* -carp/o- *bones of the wrist* -phalang/e- *phalanx, finger or toe*	지골(마디뼈)과 중수골(손허리뼈) 사이에 있는 관절
phalanx [**FAY**-lanks] **phalanges (pl)** [fay-**LAN**-jeez]	지골, 가락뼈, 마디뼈		Latin *bone of finger or toe*	손가락 발가락의 뼈

4.4 ▸ 골반대와 하지

1 골반대

골반대는 2개의 관골(볼기뼈, hip bone)로 구성되어 있는데 앞면에는 2개의 뼈가 치골결합(두덩결합, symphysis pubis)으로 연결되고, 뒷면에는 허리 아래에 있는 삼각모양의 뼈인 천골(엉치뼈, sacrum)과 연결되어 있다. 이 뼈들은 그릇 모양의 골반(pelvis)을 형성하며 관골과 천골을 연결하는 관절을 천장관절(엉치엉덩관절, sacroiliac joints)이라 부른다.

골반대의 기능은 다음과 같다.

❶ 축 방향 뼈대를 지지한다.

❷ 상체의 무게를 하지로 분산한다.

❸ 하지를 몸통에 연결시킨다.

❹ 생식기관, 방광, 대장을 보호한다.

관골(볼기뼈)은 장골(엉덩뼈, ilium), 좌골(궁둥뼈, ischium), 치골(두덩뼈, pubis) 3개의 뼈가 융합되어 있다(그림 4.13a). 이 융합은 관골구(acetabulum)에서 이루어지고 관골구는 측면에 컵모양의 공간이 있어 이 공간으로 대퇴골(넙다리뼈, femur)의 머리가 들어간다(그림 4.13b).

골반뼈의 아랫부분에는 장골, 좌골, 치골로 이루어진 골반강(골반안, pelvic cavity)이 있고, 직장, 질, 요도가 지나간다. 또한, 여성의 경우 골반강은 아기가 출산하는 통로가 된다.

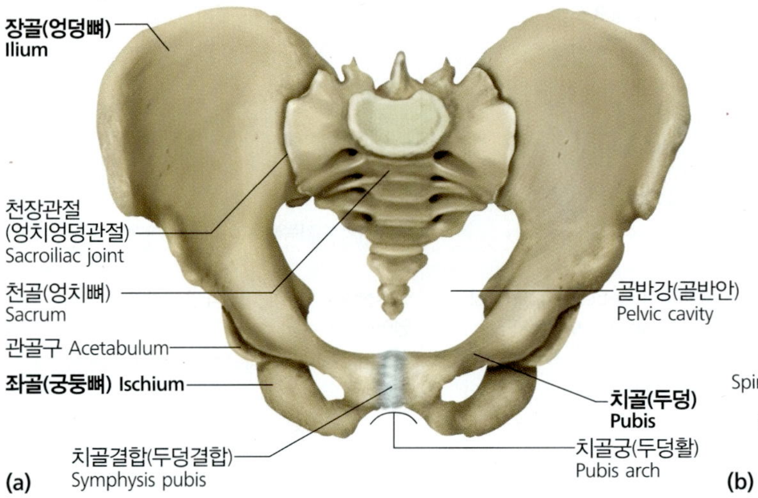

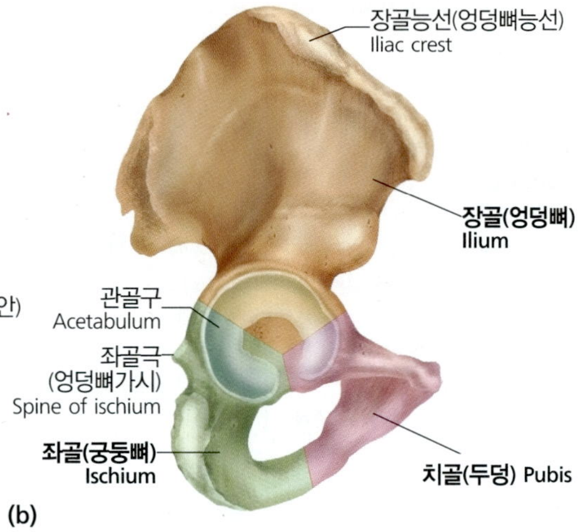

그림 4.13 **골반대** (a) 앞면, (b) 옆면

› 용어구성 및 정의

S=Suffix P=Prefix R=Root R/CF=Combining Form

용어 [발음기호]	의미		구성요소	정의
acetabulum [ass-eh-**TAB**-you-lum]	절구, 비구 배빨판		Latin *vinegar cup*	엉덩이관절을 형성하기 위하여 대퇴부의 머리를 받는 엉덩이뼈에 있는 컵 모양의 공간
femur [**FEE**-mur]	대퇴골, 넙다리뼈		Latin *thigh*	허벅지의 뼈, 넙다리뼈, 넓적다리뼈
femoral (adj) [**FEM**-oh-ral]	대퇴골의	S/ R/	-al *pertaining to* femor- *femur*	대퇴부와 관련된
ilium [**ILL**-ee-um]	장골, 긴뼈		Latin *groin*	엉덩이뼈의 위쪽과 뒤쪽에 있는 날개 모양의 뼈
ischium [**IS**-kee-um] **ischia (pl)** [**IS**-kee-ah]	좌골, 궁둥뼈		Greek *hip*	엉덩이뼈의 아래쪽과 뒤쪽 부분
ischial (adj) [**IS**-kee-al]	좌골의	S/ R/	-al *pertaining to* ischi- *ischium, hip bone*	좌골과 관련된
pelvis [**PEL**-viss]	골반		Latin *basin*	척추의 아래에 있는 뼈, 인대, 근육으로 구성된 그릇 모양의 구조
pelvic (adj) [**PEL**-vik]	골반의	S/ R/	-ic *pertaining to* pelv- *pelvis*	골반과 관련된
pubis [**PYU**-bis]	치골, 두덩		Latin *pubis*	pubic bone의 다른 이름
pubic (adj) [**PYU**-bik]	치골의	S/ R/	-ic *pertaining to* pub- *pubis*	치골과 관련된
sacroiliac joint [say-kroh-**ILL**-ih-ak **JOINT**]	천골관절, 엉치엉덩관절	S/ R/CF R/	-ac *pertaining to* sacr/o- *sacrum* -ili- *ilium*	천골과 좌골 사이의 관절
symphysis [**SIM**-feh-sis] **symphyses (pl)** [**SIM**-feh-seez]	치골결합, 두덩결합		Greek *grow together*	섬유연골에 의해 연결된 두 개의 뼈, 이 경우는 두 개의 치골 사이를 의미

2 골반대의 장애

천장관절[엉치엉덩관절, sacroiliac (SI) joint]의 긴장(strain)은 일반적으로 허리 통증을 유발한다. 다른 관절과는 달리 천장관절은 무거운 것을 들거나 몸을 앞으로 숙일 때 약 0.5 cm (1/4 inch) 움직인다. 이 관절의 주요 기능은 척추에 가해지는 충격을 흡수하는 것이다.

천장관절 인대의 파열, 혹은 무리한 사용으로 인한 마모와 찢어짐은 통증을 유발한다.

임상검사 중 X선(radiology)과 CT 스캔으로 천장인대의 긴장(strain)을 진단할 수 있다. 일시적인 통증 완화를 위해 국소마취제를 관절에 주입하기도 한다. 일반적인 치료법은 보조기(brace)를 착용하여 관절을 안정시키고 물리치료로 허리근육을 강화하는 것이다. 경우에 따라서는 관절유합술(arthrodesis)이 필요하다.

치골결합 분리(diastasis symphysis pubis)는 임신 중 가끔 발생하는데 이는 치골 사이의 관절을 넓히기 위해 골반인대가 과도하게 신전되어 일어난다. 이 경우 침대에서 자세를 바꾸거나 계단을 오를 때 걷기도 힘든 통증이 유발된다. 임신 중 호르몬은 천장관절의 결합 조직을 이완시켜 출산이 용이하도록 골반을 충분히 확장한다.

› 용어구성 및 정의

S=Suffix P=Prefix R=Root R/CF=Combining Form

용어 [발음기호]	의미	구성요소		정의
arthrodesis [ar-**THROW**-dee-sis]	관절유합술	S/ R/CF	-desis *to fuse together* arthr/o- *joint*	수술에 의해 관절을 고정시키는 것
brace [**BRACE**]	고정기, 보조기		Old English *to fasten*	신체 부위를 제자리에 위치할 수 있도록 도와주는 기구
diastasis [die-**ASS**-tah-sis]	분리, 분리기		Greek *separation*	일반적으로 결합된 부분을 분리하는 것
radiology [ray-dee-**OL**-oh-jee]	방사선과학	S/ R/CF	-logy *study of* radi/o- *radiation, X-rays*	의학영상에 대한 학문
radiologist [ray-dee-**OL**-oh-jist]	방사선과의사, 영상의학과의사	S/	-logist *one who studies, specialist*	X선과 다른 영상 기술을 사용하는 의료 전문가
stable [**STAY**-bell]	안정된		Latin *steady*	안정된, 변하지 않는
stabilize [**STAY**-bill-ize]	안정시키다	S/ R/	-ize *action* stabil- *steady, fixed*	단단하거나 안정되게 만드는 것

3 고관절과 대퇴부의 뼈와 관절

고관절(엉덩관절, hip joint)은 대퇴골(넙다리뼈)의 머리와 골반뼈의 관골구(컵모양의 골반와)가 볼과 소켓처럼 연결된 형태이다(그림 4.14). 관절순(관절테두리, labrum)은 고관절 소켓 주변 가장자리에 형성된 관절연골로 관절에 완충작용을 하고 대퇴부 머리가 소켓에 잘 장착되도록 도와주는 역할을 한다. 또한, 고관절은 대퇴골의 목과 고관절의 테두리를 연결하는 단단한 인대로 강화된 두꺼운 관절낭에 의해 보호받는다.

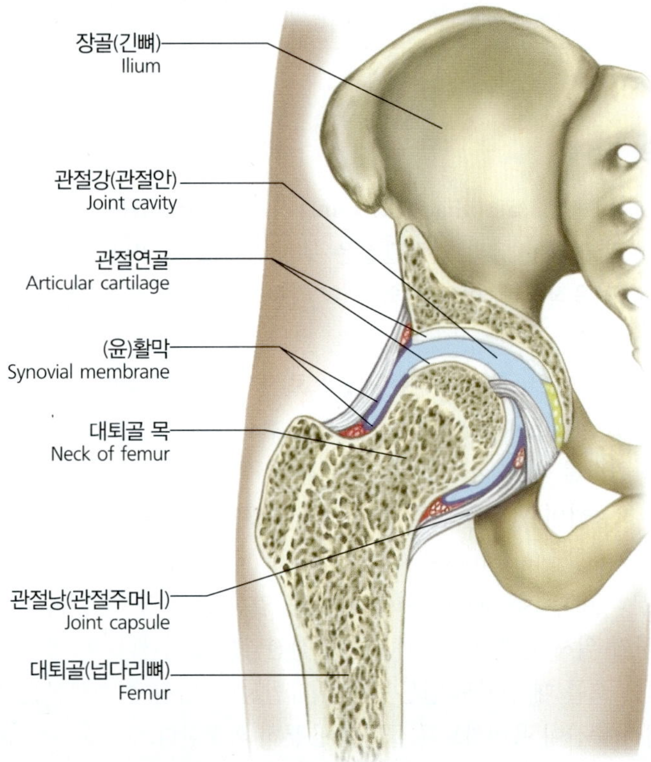

그림 4.14 **고관절**(우측 고관절 단면의 정면도)

용어구성 및 정의

S=Suffix P=Prefix R=Root R/CF=Combining Form

용어 [발음기호]	의미		구성요소	정의
arthrodesis [ar-**THROW**-dee-sis]	관절유합술	S/ R/CF	-desis *to fuse together* arthr/o- *joint*	수술로 관절을 고정하는 것
arthroplasty [**AR**-throw-plas-tee]	관절성형	S/ R/CF	-plasty *reshaping by surgery* arthr/o- *joint*	관절의 기능을 복구하기 위한 수술
avascular [a-**VAS**-cue-lar]	무혈관의	S/ P/ R/	-ar *pertaining to* a- *without* -vascul- *blood vessel*	혈액이 공급되지 않음
labrum [**LAY**-brum]	구순, 상순		Latin *lip-shaped*	고관절 관절의 소켓 바깥쪽 둘레를 감싸고 있는 연골
necrosis [neh-**KROH**-sis]	괴사		Greek *death*	세포나 조직의 병리학적 사멸
necrotic (adj) [neh-**KROT**-ik]	괴사의	S/ R/CF	-tic *pertaining to* necr/o- *death*	괴사와 관련된 또는 괴사의 영향을 받은
prosthesis [**PROS**-thee-sis]	인공, 인위		Greek *addition*	신체의 결함을 보정하기 위한 인공 부위
prosthetic (adj) [pros-**THET**-ik]	인공적인, 인위적인	S/ R/CF	-ic *pertaining to* prosthet- *prosthesis*	인공 삽입물과 관련된

4 무릎관절

계단을 오르거나 운동을 할 때, 다리를 꼬거나 바닥의 물건을 집어 올리기 위해 무릎은 자주 굽혀지는 관절이다. 무릎은 다음 4개의 뼈가 경첩관절을 이루고 있다.

- 말굽 모양의 대퇴골(넙다리뼈, femur) 하단 뼈
- 경골(정강뼈, tibia)의 납작한 상단 뼈
- 대퇴골과 관절을 이루며 슬개골(무릎뼈, patellar) 건에 묻혀 있는 편평한 삼각모양의 슬개골(patellar)(그림 4.15a)
- 경비골관절(정강종아리관절, tibiofibular joint)에 연결된 비골(종아리뼈, fibula)(그림 4.15b)

슬개골의 역할은 무릎관절이 신전 될 때 강도를 30% 증가시키는 것이다.

무릎관절 안에는 중앙과 바깥쪽에 2개의 반월(초승달) 모양의 연골 패드가 있는데 이는 경골 위에 놓여서 대퇴골과 관절을 형성한다. 이 연골은 관절 표면에 무게를 고르게 분포시켜 관절의 마모를 최소화한다.

무릎관절에는 활액을 분비하는 (윤)활막을 둘러싸고 있는 섬유성 막이 있으며, 활액은 관절의 윤활하는 역할을 한다. 무릎관절을 지지하는 인대는 4개로, 관절 바깥쪽에 내측측부인대(안쪽곁인대, medial collateral ligament)와 외측측부인대(가쪽곁인대, lateral collateral ligament)가 있으며, 관절강 안쪽에는 전십자인대(앞십자인대, anterior cruciate ligament, ACL)와 후십자인대(뒤십자인대, posterior cruciate ligament, PCL)가 서로 교차하며 위치하여 'X'자 모양을 형성한다(그림 4.15b).

무릎관절을 움직이는 허벅지 근육은 제5장에서 언급된다.

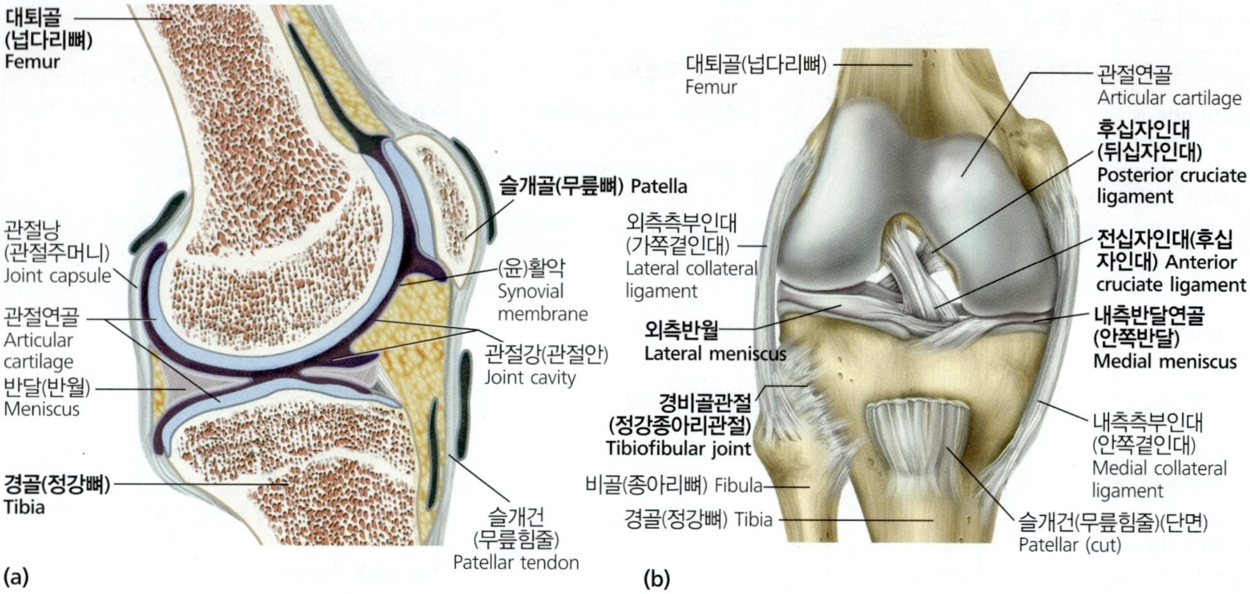

그림 4.15 **무릎관절** (a) 무릎관절의 단면, (b) 우측 무릎관절의 앞면

› 용어구성 및 정의

S=Suffix P=Prefix R=Root R/CF=Combining Form

용어[발음기호]	의미	구성요소		정의
arthrocentesis [**AR**-throw-sen-**TEE**-sis]	관절천자	S/ R/CF	-centesis *puncture* arthr/o- *joint*	관절에서의 체액 흡인
arthrography [ar-**THROG**-rah-fee]	관절조영술	S/ R/CF	-graphy *process of recording* arthr/o- *joint*	관절에 조영제를 주입한 후 찍은 X선
arthroscopy [ar-**THROS**-koh-pee]	관절경검사	S/ R/CF	-scopy *the process of using an instrument to examine visually* arthr/o- *joint*	관절 내부의 육안검사
arthroscope [**AR**-thro-skope]	관절경	S/	-scope *instrument to examine visually*	관절 내부를 검사하는 내시경
bursa [**BURR**-sah]	활액낭		Latin *purse*	활액을 포함한 낭(주머니)
bursitis [burr-**SIGH**-tis]	활액낭염	S/ R/	-itis *inflammation* burs- *bursa*	활액낭의 염증
collateral [koh-**LAT**-er-al] (**Note:** 'l'이 추가로 삽입됨)	곁, 곁가지	S/ P/ R/	-al *pertaining to* co- *together* -later- *side*	측면에 위치하며, 종종 방해물을 우회한다.
cruciate [**KRU**-she-ate]	십자 모양의, 십자형의		Latin *cross*	십자가 모양. 여기서는 무릎관절의 두 개의 내부 인대가 서로 교차하여 'X'자를 형성하는 것
debridement [day-**BREED**-mon] ("mon"은 ment의 프랑스어 발음이다)	죽은조직 제거술	S/ P/ R/	-ment *action* de- *removal, out of* -bride- *rubble, rubbish*	손상되거나 괴사된 조직의 제거
fibula [**FIB**-you-lah]	비골, 종아리뼈		Latin *clasp or buckle*	하지의 두 뼈 중 작은 쪽
fibular (adj) [**FIB**-you-lar]	비골의, 종아리뼈의	S/ R/	-ar *pertaining to* fibul- *fibula*	비골과 관련된
hyperflexion [high-per-**FLEK**-shun]	과다굴곡	S/ P/ R/	-ion *action, condition* hyper- *excessive* -flex- *bend*	팔다리 또는 신체 일부의 정상적인 한계를 넘어서는 굴곡

(계속)

용어[발음기호]	의미	구성요소		정의
meniscectomy [men-ih-**SEK**-toh-me]	반달연골절제술	S/ R/	-ectomy *surgical excision* menisc- *crescent, meniscus*	반달연골의 전부 또는 일부의 절단
meniscus [meh-**NISS**-kuss] **menisci (pl)** [meh-**NISS**-key]	반월, 반달 모양		Greek *crescent*	관절 뼈 사이의 연골 디스크. 여기서는 무릎관절
patella (kneecap) [pah-**TELL**-ah] **patellae (pl)** [pah-**TELL**-ee]	슬개골, 무릎뼈 종지뼈(단)		Latin *small plate*	슬개골 힘줄 안에 있는 얇은 원형의 무릎 관절 앞쪽 뼈(둥근 뼈)
patellar (adj) [pah-**TELL**-ar]	슬개골의	S/ R/	-ar *pertaining to* patell- *patella*	슬개골이나 슬개연골과 관련된
prepatellar [pree-pah-**TELL**-ar]	슬개골전의	S/ P/ R/	-ar *pertaining to* pre- *before, in front of* -patell- *patella*	슬개골 앞부분의
rupture [**RUP**-tyur]	파열, 터짐		Latin *break*	신체 부위가 부러지거나 찢어짐
tendinitis (tendonitis) [ten-dih-**NYE**-tis]	건염, 힘줄염	S/ R/	-itis *inflammation* tendin- *tendon*	힘줄의 염증
tibia [**TIB**-ee-ah]	경골, 정강뼈		Latin *large shinbone*	무릎 아래의 큰 뼈
tibial (adj) [**TIB**-ee-al]	경골의	S/ R/	-al *pertaining to* tibi- *tibia*	경골과 관련된

5 하지, 무릎 및 발의 뼈와 관절

하지는 2개의 크기가 다른 뼈, 내측의 큰 뼈인 경골(정강뼈, tibia)과 외측의 얇은 뼈인 비골(종아리뼈, fibula)로 구성되어 있다. 경골의 아래 끝에는 둥근 돌기가 있는데 이를 내측과(안쪽복사, medial malleolus)라 한다. 비골의 아래 끝에는 외측과(가쪽복사, lateral malleolus)가 있다(그림 4.16).

발목에는 다음 2개의 관절이 있고, 내측과와 외측과가 만져진다.

- 비골의 외측과와 거골(목말뼈, talus) 사이에 하나가 있다.
- 비골의 내측과와 거골 사이에 다른 하나가 있다.

거골은 발목을 이루는 뼈 중 가장 상부에 있으며(그림 4.16) 상단은 경골과 관절을 이룬다. 뒤꿈치뼈는 종골(발꿈치뼈, calcaneus)이며, 족근골(발목뼈, tarsal bone)은 발목이 체중을 감당하도록 돕는다. 발목 관절의 양쪽에는 매우 강한 인대가 있어 관절을 지지한다.

족근골에는 서로 평행하는 중족골(발허리뼈, metatarsal bones)이 있다(그림 4.17). 이 뼈들은 무게를 지탱하는 발등과 발을 형성하고 있다. 엄지발가락에는 2개의 지골(발가락뼈, phalanges)이 있고, 나머지 발가락에는 각 3개의 지골이 있는데 이 구성은 엄지손가락과 손의 구조와 같다.

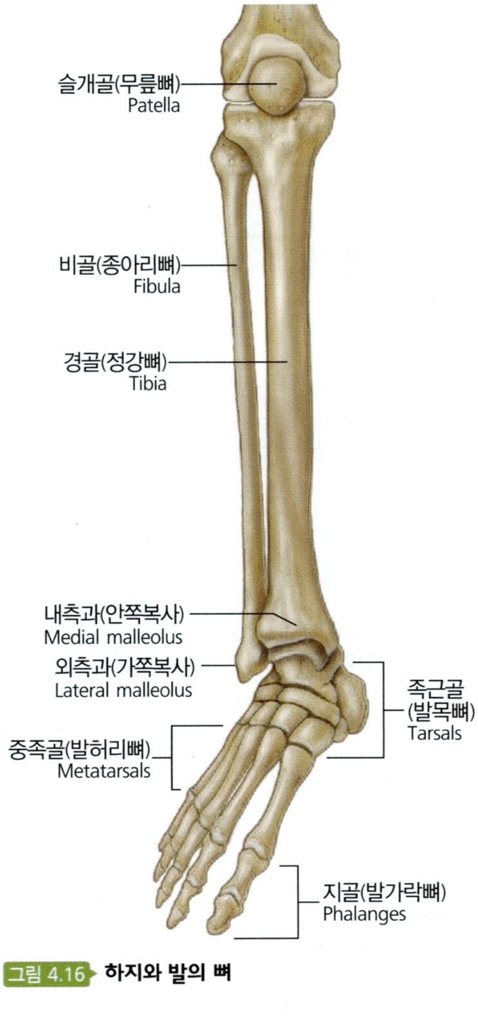

그림 4.16 하지와 발의 뼈

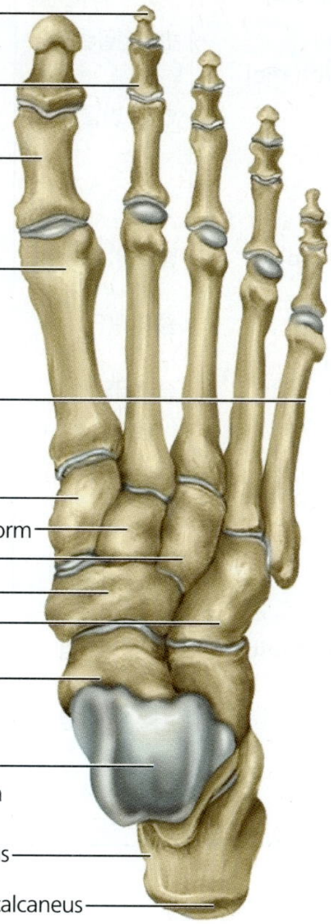

그림 4.17 **우측 발의 26개 뼈와 33개 관절**

› 용어구성 및 정의

S=Suffix P=Prefix R=Root R/CF=Combining Form

용어[발음기호]	의미		구성요소	정의
bunion [**BUN**-yun]	엄지발가락 안쪽의 염증, 엄지건막류		**French** *bump*	엄지발가락의 부기
calcaneus [kal-**KAY**-knee-us]	종골, 발꿈치뼈		**Latin** *heel*	발뒤꿈치를 형성하는 발목의 뼈
calcaneal (adj) [kal-**KAY**-knee-al]	종골의	S/ R/	**-eal** *pertaining to* **calcan-** *calcaneus*	종골(발꿈치뼈)과 관련된
hallux valgus [**HAL**-uks **VAL**-gus]	무지외반증, 엄지발가락가쪽휨	R/ R/	**hallux** *big toe* **valgus** *turn out*	발의 중간 부위를 중심으로 엄지발가락의 이탈
metatarsus [**MET**-ah-**TAR**-sus]	중족골, 발허리뼈	S/ P/ R/	**-us** *pertaining to* **meta-** *after, subsequent to* **-tars-** *ankle*	발목뼈와 발가락뼈 사이의 5개의 나란히 있는 뼈들
metatarsal (adj) [**MET**-ah-**TAR**-sal]	중족골의	S/	**-al** *pertaining to*	중족골과 관련된
podiatry [poh-**DIE**-ah-tree]	족학	S/ R/	**-iatry** *treatment* **pod-** *foot*	발의 장애와 상해를 진단하고 치료하는 것
podiatrist [poh-**DIE**-ah-trist]	발전문가	S/	**-iatrist** *practitioner*	
Pott fracture [**POT FRAK**-shur]	포트골절		**Percival** Pott, London surgeon, 1714~1788	비골하단 끝의 골절, 종종 비골복사뼈의 골절을 동반함
talus [**TAY**-luss]	거골, 목말뼈		**Latin** *heel bone*	발목관절을 이루기 위해 경골과 연결되는 발목의 뼈

(계속)

용어[발음기호]	의미	구성요소		정의
tarsus [TAR-sus]	발목뼈, 족근골		Latin *ankle*	발목과 발등을 만드는 발에 있는 7개 뼈의 집합
tarsal (adj) [TAR-sal]	발목뼈의	S/ R/	-al *pertaining to* tars- *ankle*	발목뼈와 관련된

예제로 풀어보는

의학용어

제 5 장

근육계

Muscles and Tendons

McGraw-Hill Education/Rick Brady

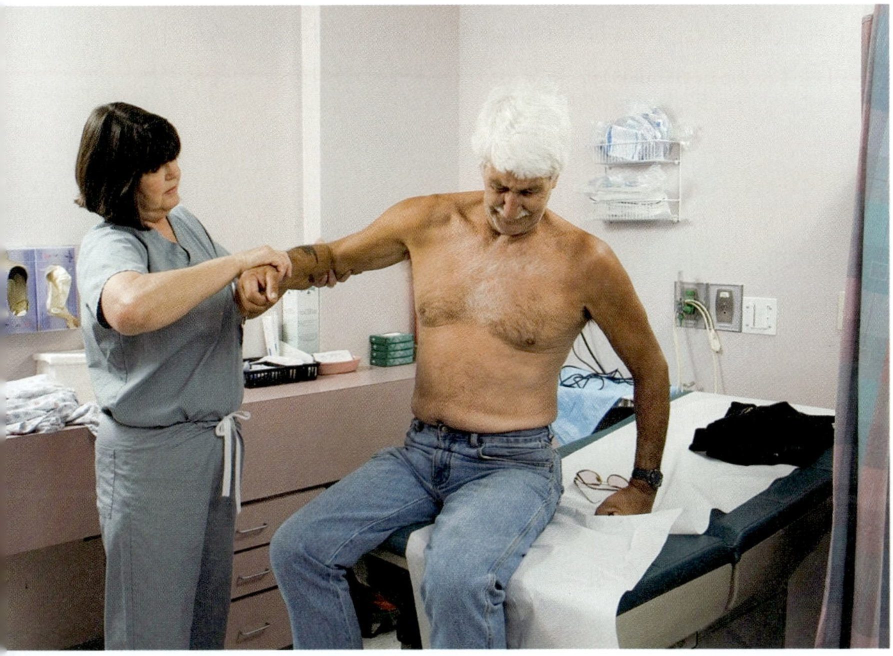

학습 목표

1. 근육계와 관련된 용어를 구성요소(어근, 접미사, 접두사, 결합형)에 따라 분석한다.
2. 근육계와 관련된 의학용어를 정확하게 쓰고 말한다.
3. 근육계와 관련된 약어를 정의한다.
4. 근육계의 해부학적 구조와 기능을 설명한다.

약어	풀이	의미	비고
ADL	activities of daily living	일상활동	
IADLs	instrumental activities of daily living	도구일상활동	
PVD	peripheral vascular disease	말초혈관질환	

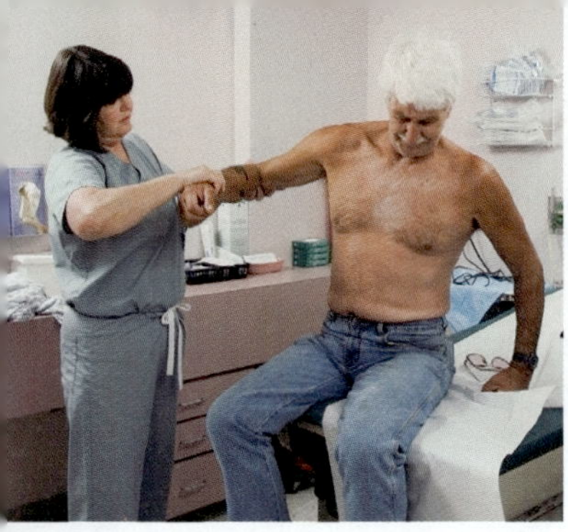

5.1 ▸ 근육과 건

1 근육의 종류와 기능

근육에는 골격근, 심근, 평활근의 세 종류가 있다. 골격근(뼈대근육, skeletal muscle)은 자세와 운동 시 수의적으로 움직인다. 심근(심장근육, cardiac muscle)과 평활근(민무늬근육, smooth muscle)은 불수의근(제대로근, voluntary muscle)이며 심근은 심장을 수축시키며 평활근은 장의 연동운동(꿈틀운동, peristalsis)을 통해 소화기 내에서 음식물을 이동시키는 역할을 한다.

2 골격근의 기능

뼈에 붙어 있는 골격근은 수의근(맘대로근육, voluntary muscle)이라 불린다. 이는 움직임을 수행하는 근육을 의식적으로 통제할 수 있음을 의미한다. 각각의 근육은 근육세포다발(섬유), 혈관과 신경으로 구성된다. 결합조직은 근육섬유를 지지하고 근육을 뼈에 연결시킨다.

골격근의 기능은 다음과 같다.

- 움직임(movement): 모든 골격근은 뼈에 붙어 있으므로 근육이 수축할 때 뼈도 함께 움직인다(그림 5.1).
- 자세(posture): 골격근의 긴장은 앉거나 선 자세, 움직임 시 몸을 똑바로 잡아준다.
- 체열(body heat): 골격근이 수축할 때 체온 유지에 필요한 열을 생산한다.
- 호흡(respiration): 골격근은 숨 쉴 때마다 흉벽을 움직인다.
- 의사소통(communication): 골격근은 말하기, 쓰기, 손짓 및 미소짓기를 가능하게 한다.

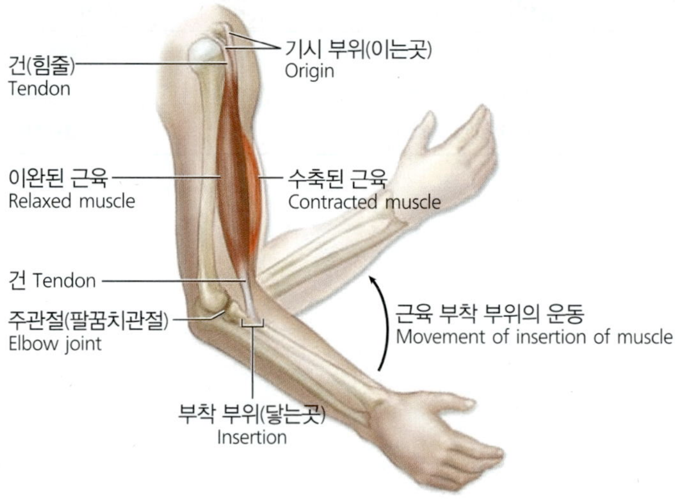

그림 5.1 ▸ 팔꿈치 관절 굽힘을 위한 근육의 수축

› 용어구성 및 정의

S=Suffix P=Prefix R=Root R/CF=Combining Form

용어[발음기호]	의미		구성요소	정의
fiber [FIE-ber]	섬유		Latin *fiber*	가닥 또는 필라멘트
muscle [MUSS-el]	근, 근육		Latin *muscle*	수축하는 세포들로 구성된 조직
peristalsis [pear-ih-STAL-sis]	연동(운동)	P/ R/	peri- *around* -stalsis *constrict*	관 안에서 수축하고 이완하는 흐름
skeletal (adj) [SKEL-eh-tal]	골격의	S/ R/	-al *pertaining to* skelet- *skeleton*	골격과 관련된
tone [TONE]	긴장		Greek *tone*	쉬고 있는 근육의 긴장상태
voluntary muscle [VOL-un-tare-ee MUSS-el]	수의근, 맘대로근육	S/ R/	-ary *pertaining to* volunt- *free will*	의지에 의해 조절되는 근육

3 골격근의 구조

골격근 섬유(skeletal muscle fiber)는 가늘고 길이가 3.8 cm (1½ inch) 정도이다. 골격근의 섬유다발은 두꺼운 결합조직인 근막(fascia)(그림 5.2)으로 둘러싸여 개별단위를 이루어 고정되어 있다. 근막은 근육 너머로 확장되어 건(힘줄, tendon)을 형성하며, 근육의 기시 부위(이는곳, origin)와 부착 부위(닿는곳, insertion)에서 뼈의 골막에 부착된다.

골격근 섬유는 줄무늬(striation; 근육수축을 담당하며 어둡고 밝은 색이 번갈아 보이는 단백질 미세섬유)를 포함하며 골격근 혹은 횡문근(가로무늬근육, striated muscle)이라고도 불린다. 청소년기에는 성인과 같은 수의 근섬유를 가진다. 운동 및 웨이트 트레이닝은 근육섬유의 두께를 증가시켜 근육을 비대(확장, hypertrophy)하게 하고, 운동을 소홀히 하면 확장된 근육은 줄어들게 된다(위축, atrophy).

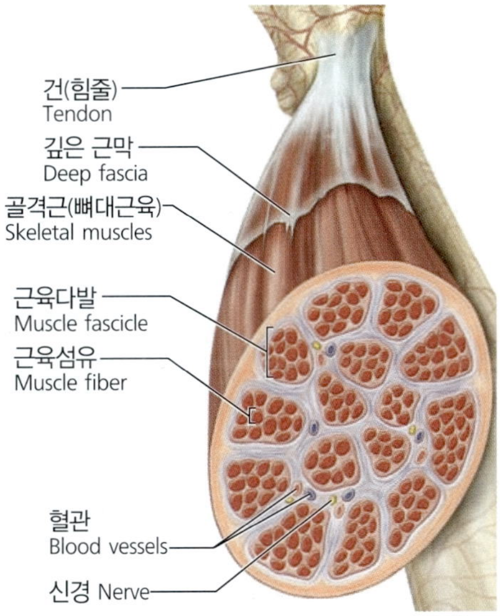

그림 5.2 골격근의 구조

› 용어구성 및 정의

S=Suffix P=Prefix R=Root R/CF=Combining Form

용어[발음기호]	의미		구성요소	정의
atrophy [A-troh-fee]	위축	P/ R/	a- *without* -trophy *nourishment*	조직, 장기 또는 몸의 부분이 쇠약해지거나 감소하는 것
hypertrophy [high-PER-troh-fee]	비대, 확장	P/ R/	hyper- *above, excessive* -trophy *nourishment*	개별 조직 요소들의 숫자가 아닌 크기의 증가
fascia [FASH-ee-ah]	근막		Latin *a band*	섬유성 결합조직의 시트
tendon [TEN-dun]	건, 힘줄		Latin *sinew*	뼈에 근육으로 연결되는 섬유성 밴드
tendinitis (tendonitis) [ten-dih-NYE-tis]	건염, 힘줄염	S/ R/	-itis *inflammation* tendin- *tendon*	건의 염증

5.2 ▸ 상지대와 몸통, 팔의 근육과 건

1 상지대

상지대(어깨이음구조, shoulder girdle)는 축 방향 골격과 팔을 연결하며 두 팔의 움직임을 도와준다. 상지대가 없으면 우리는 공을 던질 수도, 차를 운전할 수도, 옷장이나 주방의 높은 칸에 손을 뻗을 수도 없으며 심지어 팔을 움직일 수 없을 것이다.

상지대에 있는 근육과 건은 많은 기능을 한다. 견갑골(어깨뼈)에서 시작되는 네 개의 근육은 어깨관절을 감싸면서 하나의 거대한 건인 회전근개(돌림근띠, rotator cuff)를 형성하는데, 이는 상완골(위팔뼈)에 부착되어 있다(그림 5.3). 회전근개는 상완골에 있는 볼을 견갑골의 소켓(와, socket)에 단단하게 유지시키며 던지는 동작에 필요한 힘을 제공한다.

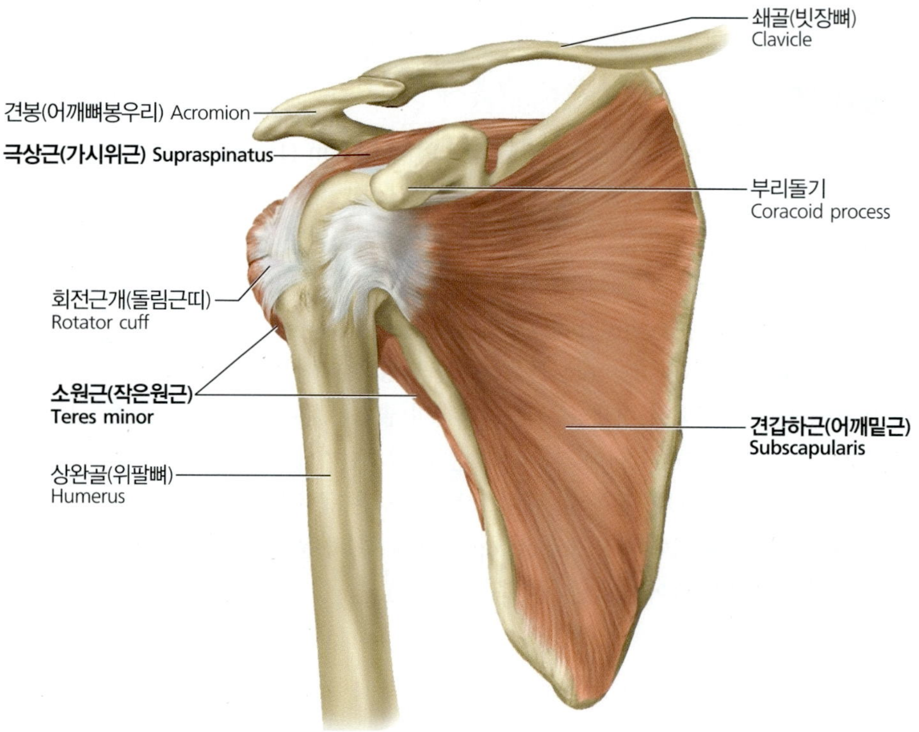

그림 5.3 **회전근개근육**(굵은 글씨로 표시됨)

› 용어구성 및 정의

S=Suffix P=Prefix R=Root R/CF=Combining Form

용어[발음기호]	의미		구성요소	정의
ambulatory [**AM**-byu-**LAY**-tor-ee]	외래	S/ R/	-ory *having the function of* ambulat- *walking*	의료시설에서 하룻밤을 보내지 않고 제공되는 수술 또는 관리
insertion [in-**SIR**-shun] **insert (verb)** [in-**SIRT**]	부착 부위, 닿는곳 부착하다	S/ R/	-ion *action, condition* insert- *put together*	뼈가 더 잘 움직일 수 있도록 근육이 부착된 부분, 이는 곳과 구분된다.
origin [**OR**-ih-gin]	기시 부위, 이는곳, 기원		Latin *source of*	근육이 뼈에 부착되기 시작한 곳

(계속)

용어[발음기호]	의미	구성요소		정의
pectoral [**PEK**-tor-al]	상지, 가슴	S/ R/	-al *pertaining to* pector- *chest*	흉부와 연관이 있음
pectoral girdle [**PEK**-tor-al **GIR**-del]	상지대		**girdle, Old** English *encircle*	상지를 축방향 골격에 부착하는 불완전한 뼈고리
rotator cuff [roh-**TAY**-tor **CUFF**]	회전근개, 돌림근띠	S/ R/	-or *one who does* rotat- *rotate* **cuff, Old** English *band*	어깨관절의 캡슐로 싸여 있는 부분

2 상완과 팔꿈치 관절

근육은 상완골(위팔뼈, humerus)을 상지대와 척추, 늑골(갈비뼈)에 연결하여 상지대에서 팔이 자유롭게 움직일 수 있게 한다. 몸의 전방에 존재하는 근육은 삼각근(어깨세모근, deltoid muscle)과 대흉근(큰가슴근, pectiralis major muscle)이 있다(그림 5.4a). 몸의 후방에 존재하는 근육은 등에 위치한 광배근(넓은등근, latissimus dorsi muscle)이 있다(그림 5.4b).

팔꿈치 관절과 전완(아래팔, forearm)을 움직이는 근육은 상완골 또는 상지대에서 시작하며 전완골(아래팔뼈)에 부착되어 있다. 팔의 앞쪽에는 3개의 근육군인 상완이두근(위팔두갈래근, biceps brachii muscle), 상완근(위팔근, brachialis muscle), 상완요골근(위팔노근, brachioradialis muscle)이 있다. 이 근육들은 팔꿈치 관절에서 전완을 수축시키며 전완과 손을 옆쪽 또는 측면으로 회전시킨다(외전, supination). 팔 뒤쪽에 나 있는 상완삼두근(위팔세갈래근, triceps brachii)은 팔꿈치 관절과 전완을 뻗을 수 있게 한다(그림 5.4b).

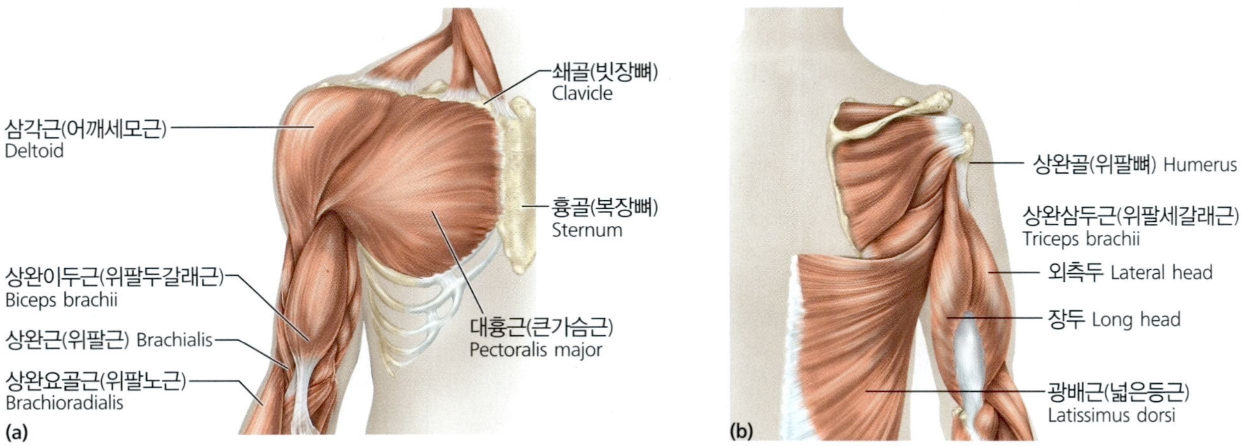

그림 5.4 **팔과 몸을 연결하는 근육** (a) 전면, (b) 후면

3 전완, 손목 및 손

전완근은 다양한 움직임을 담당한다. 이 근육들은 전완을 바깥쪽으로 돌리고 내전시키며(위나 아래로 돌림) 팔목관절과 손을 구부리거나 펴며, 손을 안쪽 및 바깥쪽으로 움직인다(앞뒤 교차로). 움직임에 대한 용어는 제2장을 참고한다.

전완근의 부피와 크기가 커서 팔꿈치 주변의 전완은 더 크다. 팔목은 더 얇은데 이는 근육이 손가락뼈에 부착되면서 손목 위를 지나는 건이 되었기 때문이다.

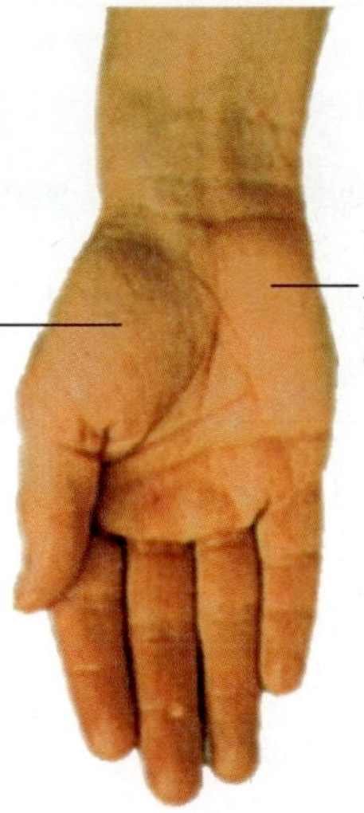

그림 5.5 손바닥

1. 손

손바닥을 보면 엄지손가락 아래 두드러져 보이는 근육 부위인 무지구(엄지두덩, thenar eminence)가 있다(그림 5.5). 작은 근육 덩어리인 소지구(새끼두덩, hypothenar eminence)는 새끼손가락의 아래에 위치한다. 손의 뒤쪽은 등(dorsum)이라 부른다.

용어구성 및 정의

S=Suffix P=Prefix R=Root R/CF=Combining Form

용어[발음기호]	의미		구성요소	정의
biceps brachii [**BYE**-sepz **BRAY**-key-eye]	상완이두근, 위팔두갈래근	P/ R/ R/CF	bi- *two* -ceps *head* brachi/i *of the arm*	견갑골의 두 개의 머리 또는 기시 부위에 있는 팔근육
brachialis [**BRAY**-kee-al-is]	상완근, 위팔근	S/ R/	-alis *pertaining to* brachi- *arm*	이두근 아래 위치해 있으며 팔의 굴곡에 가장 큰 힘이 작용하는 근육
brachioradialis [**BRAY**-kee-oh-**RAY**-dee-al-is]	상완요골근, 위팔노근	S/ R/CF R/	-alis *pertaining to* brachi/o- *arm* -radi- *radius*	전완의 굴곡을 돕는 근육
cyst [**SIST**]	낭, 주머니		Greek *fluid-filled sac*	비정상적인 체액이 들어있는 주머니
deltoid [**DEL**-toyd]	삼각근, 어깨세모근	S/ R/	-oid *resembling* delt- *triangle*	견갑골과 쇄골을 상완골과 연결하는 부채꼴 모양의 근육
dorsum [**DOOR**-sum]	후방		Latin *back*	손을 포함한 몸의 각 부분의 뒷부분
dorsal (adj) [**DOOR**-sal]	후방의	S/ R/	-al *pertaining to* dors- *back*	신체 모든 부위의 뒷부분에 관한 것
ventral (dorsal의 반대) [**VEN**-tral]	전방의	R/	ventr- *belly*	배에 존재함 또는 배의 표면 가까이에 위치함
ganglion [**GANG**-lee-on]	결절		Greek *swelling*	힘줄의 윤활집에 부착되어 있으며 체액이 차서 부풀어 오름
latissimus dorsi [lah-**TISS**-ih-muss **DOOR**-sigh]	광배근, 넓은 등근	S/ R/ R/	-imus *most* latiss- *wide* dorsi *of the back*	등쪽의 가장 큰(가장 넓은) 근육
stenosis [steh-**NOH**-sis]	협착(증)		Greek narrowing	통로가 좁아짐
thenar eminence [**THAY**-nar **EM**-in-ens]	무지구, 엄지두덩	 R/	eminence, Latin *stand out* thenar *palm*	엄지손가락 아랫부분의 두툼한 덩어리
hypothenar eminence [high-poh-**THAY**-nar **EM**-in-ens]	소지구, 새끼두덩	P/	hypo- *below, smaller*	새끼손가락의 아랫부분의 두툼한 덩어리
triceps brachii [**TRY**-sepz **BRAY**-key-eye]	상완삼두근, 위팔세갈래근	P/ R/ R/CF	tri- *three* -ceps *head* brachi/i *of the arm*	세 지점 또는 시작 부위를 가진 팔의 근육

5.3 ▸ 골반대, 허벅지, 다리 및 발

1 엉덩이 및 허벅지 근육

인체에서 가장 힘이 강한 근육은 고관절(엉덩관절)을 지지하고 허벅지를 움직이는 근육이다. 이 근육은 골반대(다리이음뼈, pelvic girdle)를 기점으로 하며 대퇴골에 부착되어 있다. 이 근육에는 세 종류의 대둔근(볼기근, gluteus)[대 maximus, 중 medius, 소 minimus]과 안쪽 허벅지를 움직이는 내전근(모음근육, adduction muscle)이 포함되어 있다(그림 5.6).

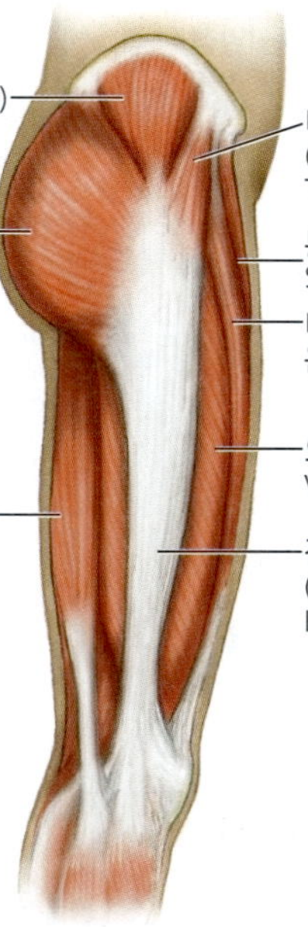

그림 5.6 **엉덩관절** 엉덩이근육과 허벅지 근육 후면

1. 허벅지 근육

허벅지 근육은 무릎관절과 하퇴를 움직인다. 앞쪽 허벅지는 거대한 대퇴사두근(넓적다리네갈래근, quadriceps femoris muscle)을 포함하고 4개의 머리를 가지고 있다: 대퇴직근(넓적다리곧은근, rectus femoris), 외측광근(가쪽넓은근, vastus lateralis), 내측광근(안쪽넓은근, vastus medialis) 및 중간광근(중간넓은근, vastus intermedius; 대퇴직근 아래에 위치함). 이 4개의 근육 머리는 사두근건(네갈래근육힘줄, quadriceps tendon)에 속하며 슬개건이 경골에 부착되면서 계속된다(그림 5.7). 사두근은 무릎관절을 펴는데, 하퇴의 무게로 인해 아주 강한 근육이 되어야 한다.

뒤쪽 허벅지는 주로 3개의 넓적다리뒤근육(hamstring muscles)인 대퇴이두근(넓적다리두갈래근, biceps femoris), 반막근(semimembranosus) 및 반건형근(반힘줄근, semitendinosus)으로 구성된다(그림 5.8). 이 근육들은 무릎관절을 구부리며 다리를 회전시킨다. 넓적다리뒤근육 사이의 무릎 뒤쪽의 오목한 부분은 슬와(다리오금, popliteal fossa)라 한다.

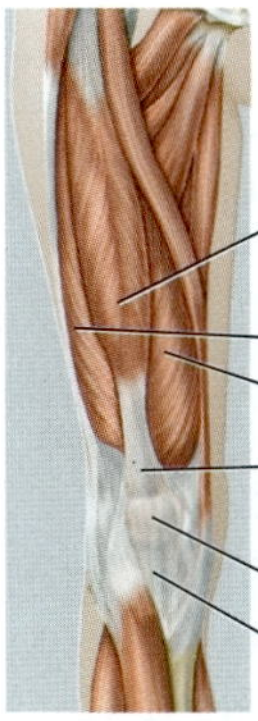

그림 5.7 **대퇴 전면**

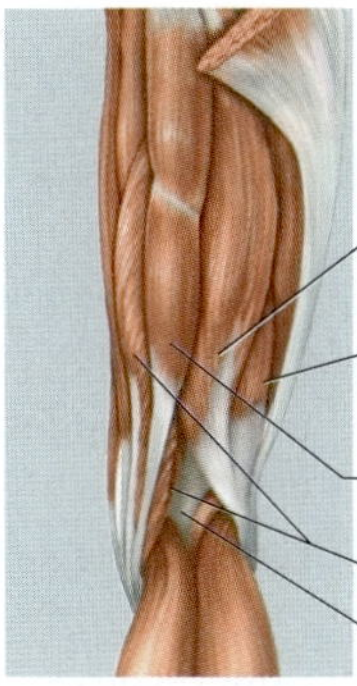

그림 5.8 **대퇴 후면**

2 하퇴, 발목, 발의 근육과 건

하퇴 근육은 발목과 발 및 발가락을 움직인다. 앞쪽 다리근육은 발목에서 발을 뒤쪽으로 구부리며 발가락을 뻗는다. 측면 또는 옆면의 다리근육은 발을 바깥으로 뒤집는다. 다리 뒤

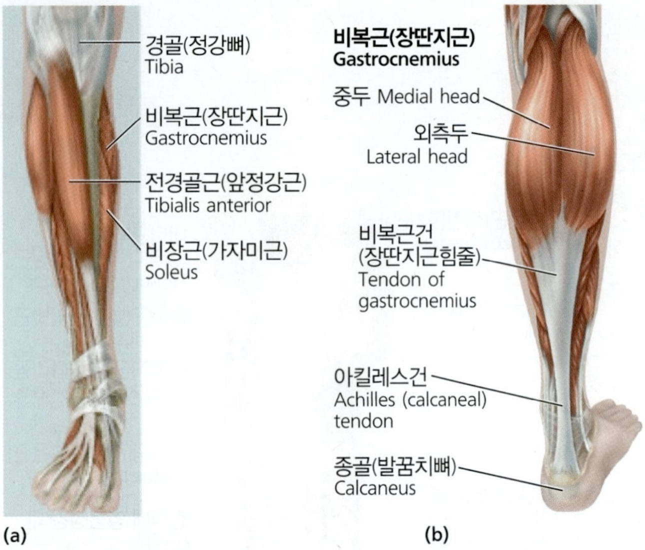

그림 5.9 **하퇴와 발의 근육** (a) 오른쪽 다리 전면, (b) 오른쪽 다리 후면

근육은 발목에서 발과 발가락을 앞으로 구부리고 발을 뒤로 젖히거나 뒤집는다. 다리 뒤쪽에 위치한 비복근(장딴지근, gastrocnemius muscle)(그림 5.9a)은 종아리의 넓은 부분을 형성한다. 비복근은 가자미근(soleus muscle)의 건과 합쳐지고 말단에서 종골(발꿈치뼈, calcaneus)에 부착되어 아킬레스건(뒷발꿈치힘줄, Achilles tendon)을 만든다(그림 5.9b). 비복근과 아킬레스건은 함께 점프하거나 달릴 때 미는 힘을 가능하게 한다. 더 자세한 발의 움직임 설명은 제2장을 참고한다.

› 용어구성 및 정의

S=Suffix P=Prefix R=Root R/CF=Combining Form

용어[발음기호]	의미	구성요소		정의
abduction [ab-**DUCK**-shun] **abduct (verb)** [ab-**DUKT**]	외전 외전하다	S/ P/ R/	-ion *process, action* ab- *away from* -duct- *lead*	정중선으로부터 멀어지는 동작
adductor [ah-**DUCK**-tor] **adduction** [ah-**DUCK**-shun]	내전근 내전	S/ P/ R/ S/	-or *that which does something* ad- *toward* -duct- *lead* -ion *action, condition*	정중선 쪽으로 움직이는 근육 정중선 쪽으로 움직임
calcaneus [cal-**KAY**-knee-us] **calcaneal tendon (Achilles tendon)** [kal-**KAY**-knee-al] **Achilles** [ah-**KILL**-eeze]	종골, 발꿈치뼈 종골건, 발꿈치힘줄(아킬레스건) 아킬레스	 S/ R/	Latin *the heel* -eal *pertaining to* calcan- *calcaneus* mythical Greek *warrior*	발꿈치뼈 발꿈치의 건은 비복근(장딴지근)과 비장근(가자미근)에서 형성되어 발꿈치뼈로 삽입됨
gastrocnemius [gas-trok-**KNEE**-me-us] **gluteus** [**GLUE**-tee-us] **gluteal (adj)** [**GLUE**-tee-al]	비복근, 장딴지근 둔부, 볼기 둔부의	S/ R/ S/ R/	-ius *pertaining to* gastrocnem- *calf of leg* Greek *buttocks* -eal *pertaining to* glut- *buttocks*	하지 뒷부분의 주요 근육(종아리) 둔부의 세 개의 근육으로 불림 둔부와 관련된
maximus [**MAKS**-ih-mus]	대둔근, 큰볼기근		Latin *the biggest or the greatest*	대둔근은 인체에서 가장 큰 근육으로 둔부의 가장 큰 부분을 덮고 있음
medius [**MEE**-dee-us]	중둔근, 중간볼기근		Latin *middle*	중둔근은 둔부를 부분적으로 덮고 있음
minimus [**MIN**-ih-mus]	소둔근, 작은볼기근		Latin *smallest*	소둔근은 대둔근 아래 가장 작은 근육임
popliteal fossa [pop-**LIT**-ee-al **FOSS**-ah]	슬와, 다리오금	S/ R/CF	-al *pertaining to* poplit/e- *ham, back of knee* fossa, Latin *trench, ditch*	무릎 뒤쪽에 움푹 들어간 부분
quadriceps femoris [**KWAD**-rih-seps **FEM**-or-is]	대퇴사두근, 넓적다리네갈래근	P/ R/ S/ R/	quadri- *four* -ceps *head* -is *belonging to, pertaining to* femor- *femur*	네 개의 머리(기원)를 가진 앞쪽 대퇴근육

심혈관계 및 순환계

The Cardiovascular and Circulatory Systems

제 6 장

Rick Brady/McGraw-Hill Education

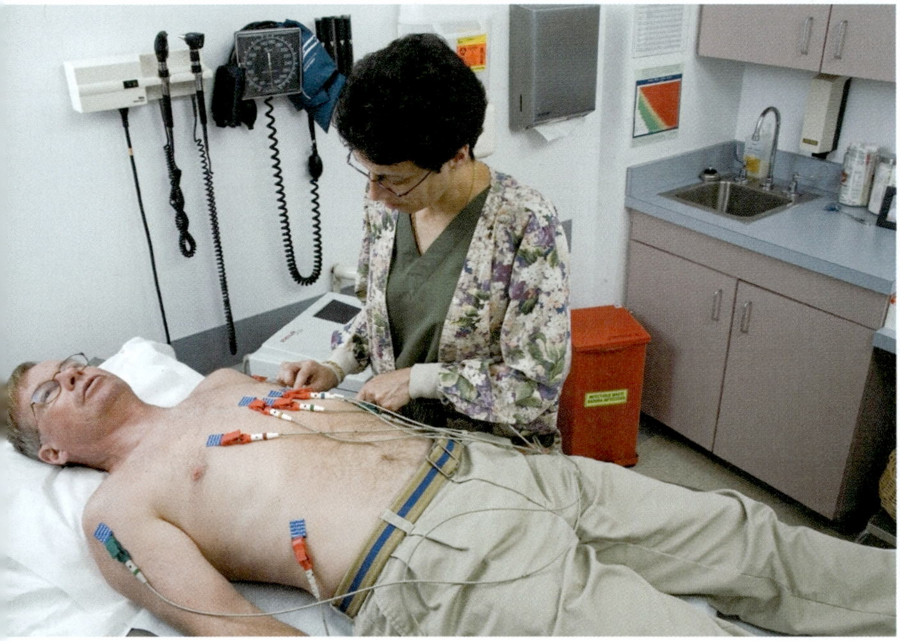

학습 목표

1. 심혈관계 및 순환계와 관련된 용어를 구성요소(어근, 접미사, 접두사, 결합형)에 따라 분석한다.
2. 심혈관계 및 순환계와 관련된 의학용어를 정확하게 쓰고 말한다.
3. 심혈관계 및 순환계와 관련된 약어를 정의한다.
4. 심혈관계 및 순환계의 해부학적 구조와 기능을 설명한다.

약어	풀이	의미	비고
ACE	angiotensin converting enzyme	안지오텐신전환효소	
AED	automatic external defibrillator	외부형자동심장충격기	
A-fib	atrial fibrillation	심방세동	
ASD	atrial septal defect	심방중격결손	
ASHD	arteriosclerotic heart disease	동맥경화심장병	
AV	atrioventricular	방실-	
BP	blood pressure	혈압	
CABG	coronary artery bypass graft	관상동맥우회술이식(편)	
CAD	coronary artery disease	관상동맥병	
CHD	congenital heart disease	선천심장병	
CHF	congestive heart failure	울혈심부전	
CPR	cardiopulmonary resuscitation	심폐소생술	
DVT	deep vein thrombosis	심부정맥혈전증, 깊은정맥혈전증	
ECG/EKG	electrocardiogram	심전도	
HTN	hypertension	고혈압	
ICD	Implantable cardioverter defibrillator	체내삽입자동세동제거기	
MI	myocardial infarction	심근경색증	

(계속)

약어	풀이	의미	비고
MVP	mitral valve prolapse	승모판탈출	
NKA	No known allergies	알레르기 없음	
PDA	patent ductus arteriosus	동맥관개존증, 열린동맥관	
PVC	premature ventricular contraction	조기심실수축	
PVD	peripheral vascular disease	말초혈관질환	
SA	sinoatrial	동(심)방-, 굴심방-	
SOB	shortness of breath	호흡곤란, 숨참	
TOF	tetralogy of Fallot	팔로네증후	
V-fib	ventricular fibrillation	심실세동, 심실잔떨림	
VS	vital signs	활력징후	
VSD	ventricular septal defect	심실중격결손	
V-tach	ventricular tachycardia	심실빈맥	

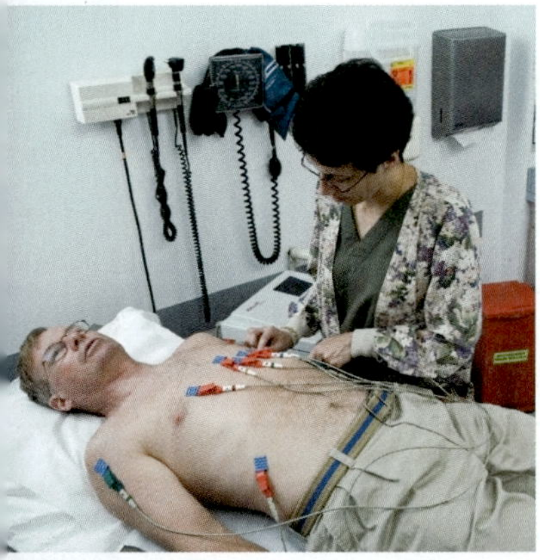

심(장)혈관계(cardiovascular system)와 순환계(circulatory system)는 심장, 혈관 그리고 혈액으로 구성된다.

6.1 ▸ 심장

1 심장의 위치

심폐소생술(cardiopulmonary resuscitation, CPR)을 효과적으로 수행하려면 심장의 위치를 정확하게 알아야 한다. 심장은 흉강(가슴안, thoracic cavity)의 양쪽 폐(허파, lung) 사이의 종격(가슴세로칸, mediastinum)에 위치한다(그림 6.1a). 심장의 왼쪽 아랫부분을 심첨(심장끝, heart of apex)이라고 하며 뭉툭한 원추(원뿔) 모양이다. 심장의 대부분은 흉골(복장뼈, sternum) 왼쪽에 위치한다(그림 6.1b).

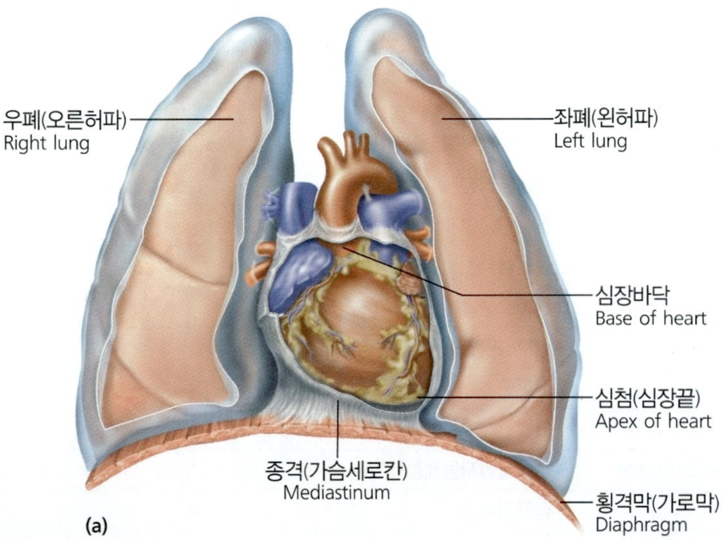

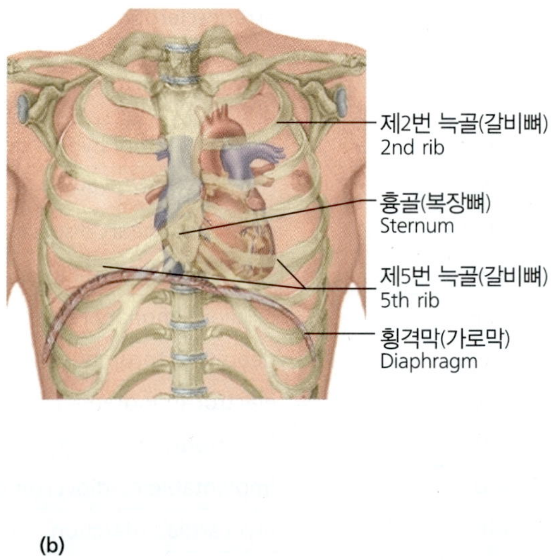

그림 6.1 **흉강 내부의 심장 위치** (a) 종격 안의 심장 위치, (b) 심장과 흉골의 관계

용어구성 및 정의

S=Suffix P=Prefix R=Root R/CF=Combining Form

용어[발음기호]	의미	구성요소		정의
cardiac [**KAR**-dee-ak]	심장의	S/ R/	-ac *pertaining to* cardi- *heart*	심장과 관련된
cardiologist [kar-dee-**OL**-oh-jist]	심장전문의	S/ R/CF	-logist *one who studies, specialist* cardi/o- *heart*	심장의 진단과 치료를 하는 의사
cardiology [kar-dee-**OL**-oh-jee]	심장학	S/	-logy *study of*	심장질환의 치료에 관한 학문
cardiopulmonary resuscitation (CPR) [**KAR**-dee-oh-**PUL**-mo-nar-ee ree-sus-ih-**TAY**-shun]	심폐소생술	S/ R/CF R/ S/ R/	-ary *pertaining to* cardi/o- *heart* -pulmon- *lung* -ation *a process* resuscit- *revive from apparent death*	심장과 폐기능을 회복시키기 위한 시도
cardiovascular [**KAR**-dee-oh-**VAS**-kyu-lar]	심혈관의	S/ R/CF R/	-ar *pertaining to* cardi/o- *heart* -vascul- *blood vessel*	심장과 혈관과 관련된
diaphoresis (noun) [**DIE**-ah-foh-**REE**-sis]	발한	S/ R/	-esis *condition* diaphor- *sweat*	땀, 발한
diaphoretic (adj) [**DIE**-ah-foh-**RET**-ic]	발한의	S/	-etic *pertaining to*	땀, 발한과 관련된
electrocardiogram (ECG, EKG) [ee-lek-troh-**KAR**-dee-oh-gram]	심전도	S/ R/CF R/CF	-gram *a record* electr/o- *electricity* -cardi/o- *heart*	심장의 전기적 신호를 기록
electrocardiograph [ee-lek-troh-**KAR**-dee-oh-graf]	심전도기	S/	-graph *to record*	심전도를 생성하는 기계
electrocardiography [ee-**LEK**-troh-kar-dee-**OG**-rah-fee]	심전도법	S/	-graphy *process of recording*	심전도의 해석과 기록 방법
electrode [ee-**LEK**-trode]	전극	S/ R/	-ode *way, road* electr- *electricity*	전기가 드나드는 곳(전기적 활동)
mediastinum [**ME**-dee-ass-**TIE**-num]	종격, 가슴세로칸	S/ P/ R/	-um *structure* media- *middle* -stin- *partition*	심장, 대동맥, 대정맥, 식도와 기관을 포함하는 폐 사이의 공간
perfusion [per-**FYU**-zhun]	관류	S/ R/	-ion *action* perfus- *to pour*	혈관이나 혈관상으로 피가 들어가는 현상
phlebotomy [fleh-**BOT**-oh-me]	정맥절개술	S/ R/CF R/	-tomy *surgical incision* phleb/o- *vein* -tom- *incise, cut*	바늘이나 카테터를 삽입하여 혈액을 채혈함
sternum [**STIR**-num]	흉골, 복장뼈		Latin *the chest*	가슴 전면 중앙의 긴 뼈
thoracic cavity [**THOR**-ass-ik **KAV**-ih-tee]	흉강, 가슴안	S/ R/	-ic *pertaining to* thorac- *chest* cavity, Latin *hollow*	폐, 심장, 식도, 기도, 대동맥, 대정맥과 폐혈관을 포함하는 흉부의 공간

2 심장의 기능과 구조

1. 심장의 기능

인체가 생명을 유지하기 위해서 심장은 끊임없이 심장박동을 한다. 심장의 기능은 다음과 같다.

❶ 혈액 펌프: 심장이 수축할 때 형성되는 압력은 혈액을 폐와 온몸으로 박출한다.

❷ 혈액 순환: 심장의 우측은 혈액을 폐로 흐르게 하는 폐순환(허파순환, pulmonary circulation), 심장의 좌측은 혈액을 온몸으로 흐르게 하는 체순환(온몸순환, systemic circulation)을 담당한다. 심장판막(cardiac valve)은 이러한 혈액의 흐름을 한 방향으로 흐르게 한다.

❸ 혈액 공급: 심장은 조직이나 기관의 대사 요구량에 따라 혈액을 공급한다. 예를 들어, 운동할 때 심장의 수축력과 박동수는 달라진다.

2. 심장의 구조

심장의 벽은 3개의 층으로 구성된다(그림 6.2).

❶ 심내막(심장속막, endocardium): 심장의 내면을 이루는 결합조직

❷ 심근(심장근육, myocardium): 심장의 혈액을 박출하는 심장의 근육세포

❸ 심외막(심장바깥막, epicardium): 심장의 바깥면을 직접적으로 둘러싸는 얇은 결합조직

심낭(심장막, pericardium)은 심장을 둘러싸고 보호하는 이중층의 결합조직 주머니이다.

3. 심근의 혈액 공급

심장은 끊임없이 박동하기 때문에 충분한 산소와 영양소가 필요하다. 이러한 요구를 만족시키기 위해서 심장에는 심장 조직을 관류하는 관상동맥순환(심장동맥순환, coronary circulation)이라고 불리는 고유의 혈액순환이 있다(그림 6.3). 관상동맥(심장동맥, coronary artery)은 대동맥(aorta)에서 직접 분지한다.

만약 관상동맥으로 혈액공급이 차단되면, 심근의 일부로 혈액 공급이 중단되고(허혈, ischemia), 심근세포는 몇 분 이내에 괴사(necrosis)되고 만다. 이것을 심근경색(myocardial infarction, MI) 또는 심장발작(heart attack)이라고 한다.

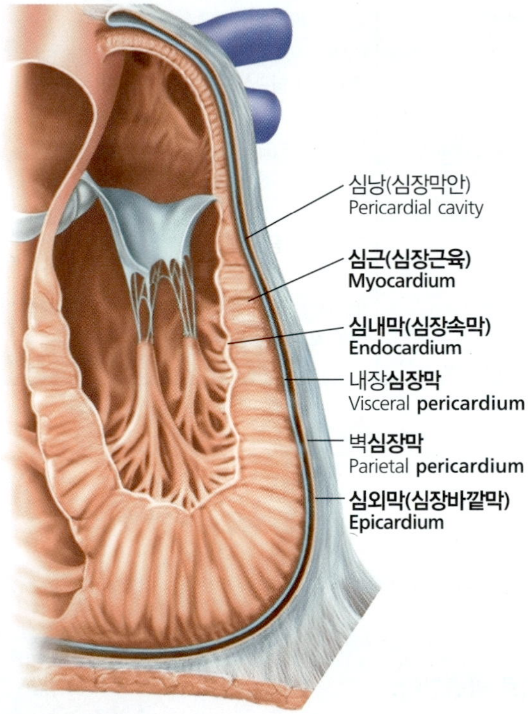

그림 6.2 심장벽

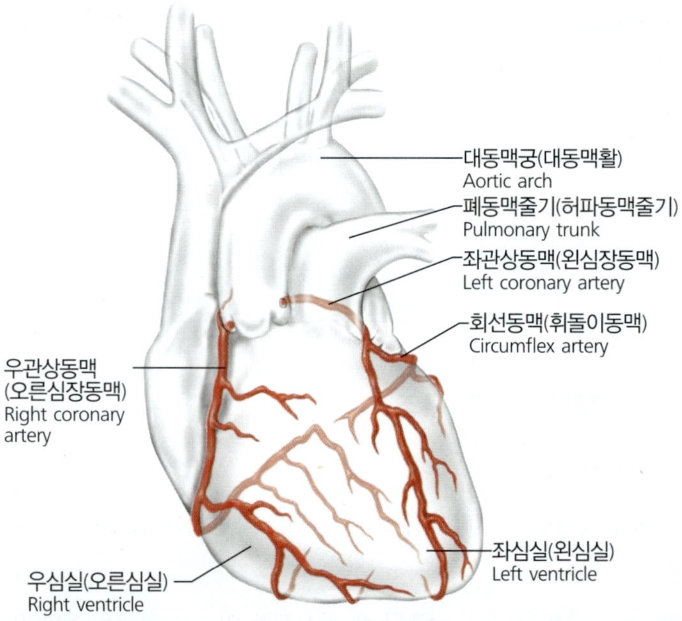

그림 6.3 관상동맥순환

용어구성 및 정의

S=Suffix P=Prefix R=Root R/CF=Combining Form

용어[발음기호]	의미	구성요소		정의
aorta [a-**OR**-tuh] **aortic (adj)** [a-**OR**-tik]	대동맥 대동맥의	 S/ R/	Greek *lift up* -ic *pertaining to* aorti- *aorta*	체순환계의 주된 동맥 대동맥과 관련된
coronary circulation [**KOR**-oh-nair-ee **SER**-kyu-**LAY**-shun]	관상동맥순환	S/ R/ S/ R/	-ary *pertaining to* coron- *crown, coronary* -ion *action, condition* circulat- *circular route*	심근에 혈액을 공급하는 혈관
endocardium [**EN**-doh-**KAR**-dee-um] **endocardial (adj)** [**EN**-doh-**KAR**-dee-al]	심내막, 심장속막 심내막의	S/ P/ R/ S/	-um *structure* endo- *inside* -cardi- *heart* -al *pertaining to*	심장 내부의 층 심내막과 관련된
epicardium [**EP**-ih-**KAR**-dee-um] **epicardial (adj)** [**EP**-ih-**KAR**-dee-al]	심외막, 심장바깥막 심외막의	S/ P/ R/ S/	-um *structure* epi- *upon, above* -cardi- *heart* -al *pertaining to*	심장벽의 바깥층 심외막과 관련된
infarct [in-**FARKT**] **infarction** [in-**FARKT**-shun]	경색 부위 경색증	P/ R/ S/	in- *in* -farct- *area of dead tissue* -ion *action, condition*	경색증이 생긴 부위 혈액의 공급이 급격한 차단으로 조직이 죽는것
ischemia [is-**KEY**-me-ah] **ischemic (adj)** [is-**KEY**-mik]	허혈 허혈성의	S/ R/ S/	-emia *a blood condition* isch- *to keep back* -emic *a condition of the blood*	조직으로의 혈액 공급 부족 허혈의 영향을 받는 또는 허혈과 관련된
myocardium [**MY**-oh-**KAR**-dee-um] **myocardial (adj)** [**MY**-oh-**KAR**-dee-al]	심근, 심장근육 심근의	S/ R/CF R/ S/	-um *structure* my/o- *muscle* -cardi- *heart* -al *pertaining to*	심장의 근육층 심근과 관련된
necrosis [neh-**KROH**-sis] **necrotic (adj)** [neh-**KROT**-ik]	괴사 괴사성의	S/ R/ S/ R/CF	-osis *condition* necr- *death* -tic *pertaining to* necr/o- *death*	병리학적 세포 또는 조직의 죽음 괴사의 영향을 받는 또는 괴사와 관련된
pericardium (noun) [per-ih-**KAR**-dee-um] **pericardial (adj)** [per-ih-**KAR**-dee-al]	심낭, 심장막 심장막의	S/ P/ R/ S/	-um *structure* peri- *around* -cardi- *heart* -al *pertaining to*	이중층의 심장을 둘러싸고 있는 심장막 심장막과 관련된
pulmonary [**PULL**-moh-**NAR**-ee]	폐의	S/ R/	-ary *pertaining to* pulmon- *lung*	폐와 폐의 혈액 공급과 관련된

3 심장의 혈류

심장(그림 6.4, 6.6)에는 4개의 방(chamber)이 있다.

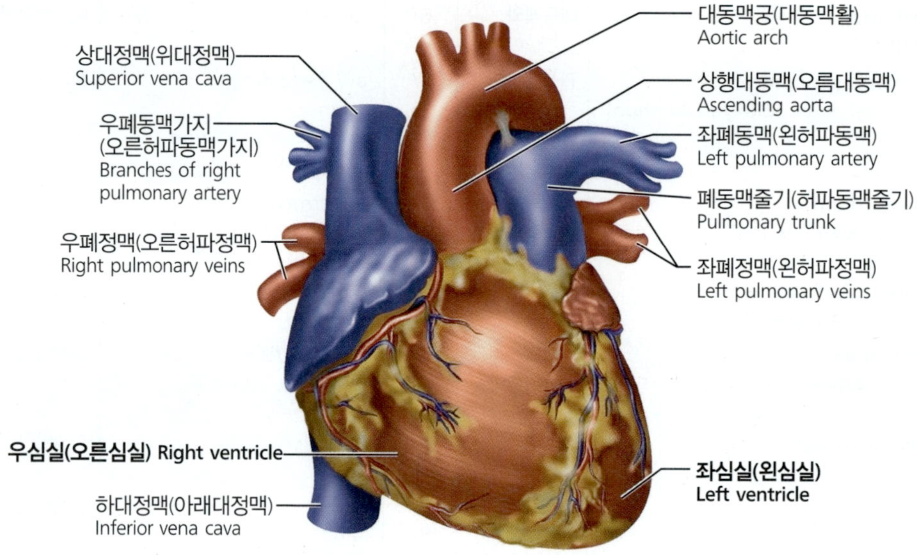

그림 6.4 심장의 외측: 앞면

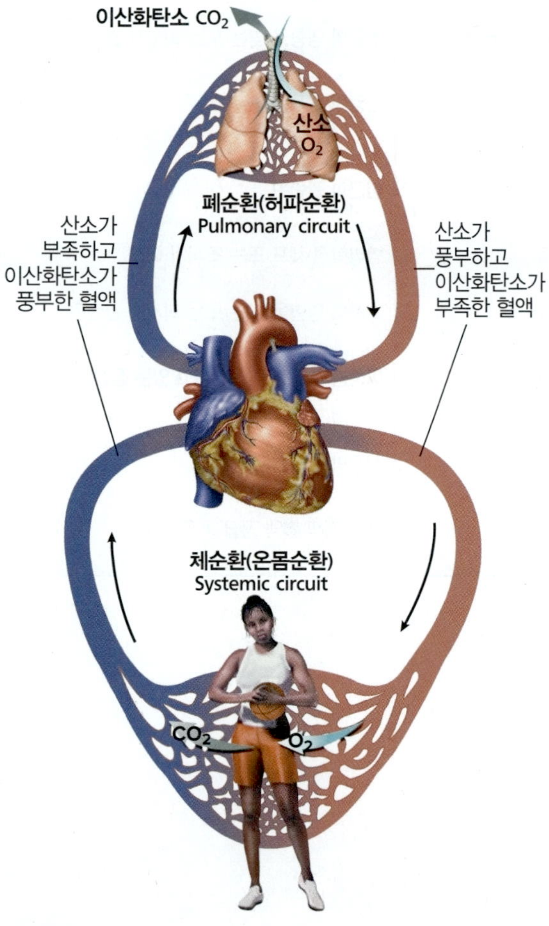

그림 6.5 심혈관계 도식

❶ 우심방(오른심방, right atrium)

❷ 좌심방(왼심방, left atrium)

❸ 우심실(오른심실, right ventricle)

❹ 좌심실(왼심실, left ventricle)

우심방과 좌심방은 심방중격(심방사이벽, interatrial septum)이라고 하는 얇은 벽으로 분리되어 있다. 우심실과 좌심실은 좀 더 두꺼운 근육벽인 심실중격(심실사이벽, interventricular septum)으로 나누어져 있다(그림 6.6).

좌심실은 체순환을 통해 인체의 모든 부위(폐순환 제외)에 혈액을 공급한다. 산소와 영양소는 온몸의 세포로 운반되고, 이산화탄소 및 대사성 노폐물은 세포에서 혈액으로 이동한 후에 체순환을 통해 심장의 우심방으로 돌아온다. 우심실은 혈액을 폐로 박출한다. 폐순환을 통해 이산화탄소는 폐의 산소와 교환된다(그림 6.5). 폐에서 가스교환 후 산소가 풍부한 혈액이 폐정맥을 통해 다시 좌심방으로 돌아온다.

심장에는 혈액이 한 방향으로 흐르게 하는 4개의 심장판막(valve)이 있다. 우측에는 삼첨판막(방실판막, tricuspid valve)과 폐동맥판막(허파동맥판막, pulmonary valve)이 있고, 좌측에는 승모판막(이첨판막, mitral, bicuspid valve)과 대동맥판막(aortic valve)이 있다(그림 6.6).

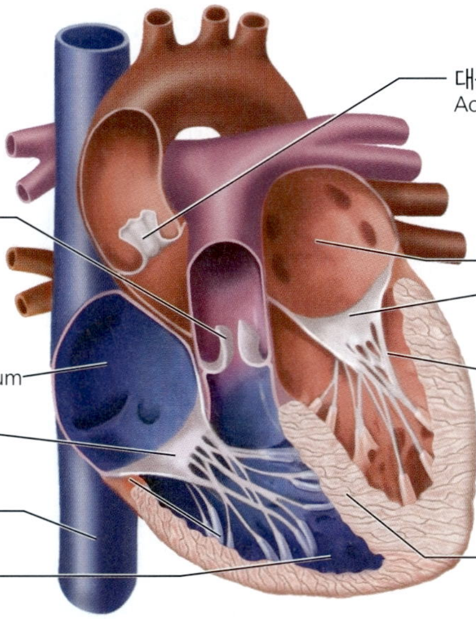

그림 6.6 심장의 해부학적 구조

› 용어구성 및 정의

S=Suffix P=Prefix R=Root R/CF=Combining Form

용어[발음기호]	의미		구성요소	정의
atrium [**A**-tree-um] **atria (pl)** [**A**-tree-ah]	심방	S/ R/	-um *structure* atri- *entrance, atrium*	심장의 우측과 좌측으로 혈액이 들어가는 공간
atrial (adj) [**A**-tree-al]	심방의	S/	-al *pertaining to*	심방과 관련된
bicuspid [by-**KUSS**-pid]	이첨판	S/ P/ R/	-id *having a particular quality* bi- *two* -cusp- *point*	두 첨판이 있는; 이첨판막은 두 개의 판이 있음
interatrial [**IN**-ter-**AY**-tree-al]	심방 간의	S/ P/ R/	-al *pertaining to* inter- *between* -atri- *atrium*	심장의 심방 사이에
interventricular (IV) [**IN**-ter-ven-**TRIK**-you-lar]	심실 간의	S/ P/ R/	-ar *pertaining to* inter- *between* -ventricul- *ventricle*	심장의 심실 사이에
mitral [**MY**-tral]	승모(판)		Latin *turban*	가톨릭 주교의 머리장식과 같은 모양의
septum septa (pl) [**SEP**-tum]	중격		Latin *partition*	두 개의 공간으로 나누는 얇은 벽
tricuspid [try-**KUSS**-pid]	삼첨판	S/ P/ R/	-id *having a particular quality* tri- *three* -cusp- *point*	세 첨판이 있는; 삼첨판은 세 개의 판이 있음
ventricle [**VEN**-trih-kel]	심실		Latin *small belly*	뇌척수액을 생산하는 뇌의 공간 또는 혈액을 펌프질하는 심장의 공간

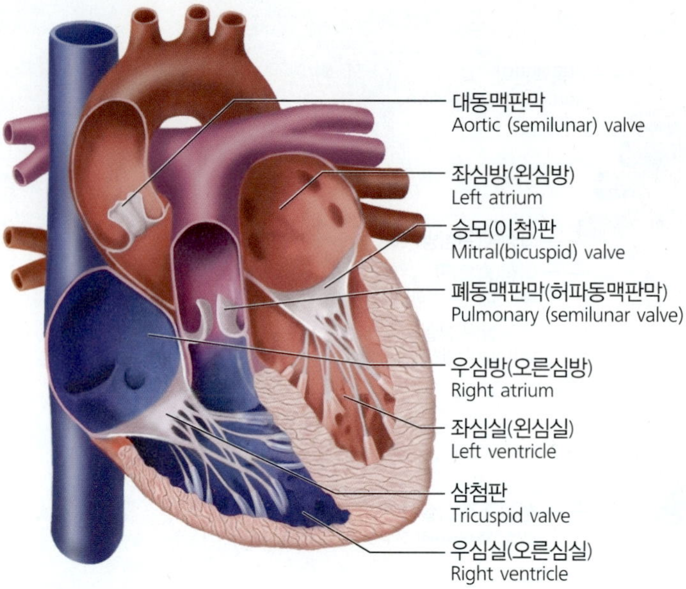

그림 6.7 심장판막

4 심장박동

심장에 있는 4개의 방은 서로 조화를 이루며 움직인다. 심방이 수축할 때(심방수축기, atrial systole), 심실은 이완된다(심실확장기, ventricular diastole). 심방이 이완될 때(심방확장기, atrial diastole), 심실이 수축한다(심실수축기, ventricula systole). 그리고 심방과 심실은 모두 잠시 이완된다. 이처럼 한 번의 심장수축과 이완을 심장박동(heart beat) 또는 심장의 주기(cycle)라고 한다.

청진기를 통해서 들리는 "두근두근(lub-dub)"이라는 소리는 심장판막이 닫힐 때 만들어지는 것이다. 판막이 비정상적으로 닫히면 비정상적인 심장잡음(murmur)이 들린다.

1. 심장의 전도계

심장은 심근이 수축할 때, 심장의 전도계(conduction system)를 통하여 전기적 흥분을 생성한다(그림 6.8). 심장의 전도계는 다음과 같은 경로로 이루어진다.

❶ 우심방의 동(심)방결절[굴심방결절, sinoatrial node (SA node)]은 전기적 신호를 만들어내는 특수한 근육세포이며 심장박동을 생성한다. 동방결절을 심장 리듬의 박동조율기(pacemaker)라고 한다.

❷ 동방결절에서의 전기적 신호는 심방과 방실결절[atrioventricular node (AV node)]로 전달된다. 방실결절은 심실로 전달되는 모든 전기적 신호의 관문이다.

❸ 방실결절에서 전기적 자극은 심실의 심근으로 전달되며, 심근을 수축시켜 심장박동을 만들어낸다.

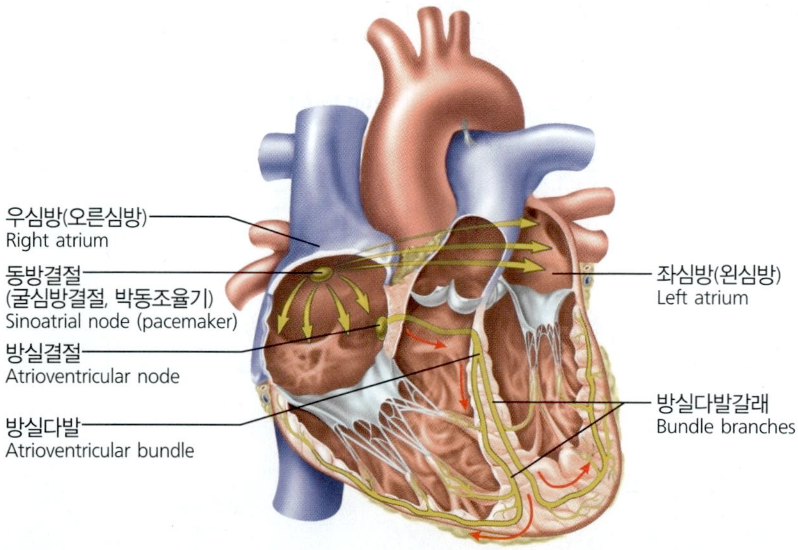

그림 6.8 심장의 전도체계

동리듬(굴리듬, sinus rhythm)이란 정상 심장박동이다. 심장의 전도계가 동방결절에서 심실로 전달되어 심장의 박동을 분당 60~80회 정도 뛰게 하는 경우를 말한다. 비정상적인 심장 리듬은 부정맥(arrhythmia, dysrhythmia)이라 한다.

심전도기(electrocardiograph)는 심근의 전기적 변화를 찾아내고, 이 변화를 증폭하여 파동과 같은 형태로 심전도(electrocardiogram, ECG/EKG)를 기록하는 장치이다(그림 6.9).

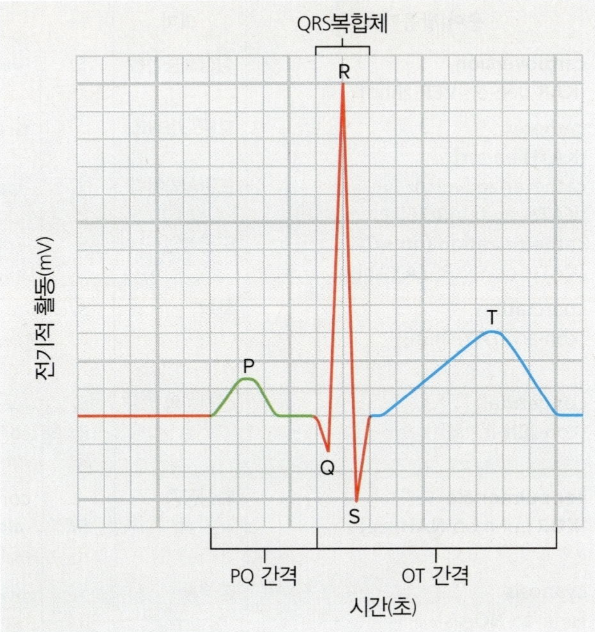

그림 6.9 정상 심전도

› 용어구성 및 정의

S=Suffix P=Prefix R=Root R/CF=Combining Form

용어[발음기호]	의미	구성요소		정의
angiogram [**AN**-jee-oh-graam] **angiography** [**AN**-jee-**OG**-rah-fee]	혈관조영상 혈관조영	S/ R/CF S/	-gram *a record* -angi/o- *blood vessel* -graphy *process of recording*	혈관에 방사성 조영제를 주사한 후에 얻은 방사선 영상 조영제를 주사하여 혈관의 방사선영상을 촬영하는 것
angioplasty [**AN**-jee-oh-**PLAS**-tee]	혈관성형술	S/ R/CF	-plasty *surgical repair* angio- *blood vessel*	수술에 의한 혈관을 복원함
anoxia (noun) [an-**OCK**-see-ah] **anoxic (adj)** [an-**OCK**-sik]	무산소증 무산소증의	S/ P/ R/ S/	-ia *condition* an- *without* -ox- *oxygen* -ic *pertaining to*	산소 결핍 상태 산소 부족으로부터 고통받는 것 또는 산소 부족과 관련된
arrhythmia (r이 두 개인 것에 주의!) [a-**RITH**-me-ah]	부정맥	S/ P/ R/	-ia *condition* a- *without* -rrhythm- *rhythm*	심장 리듬이 비정상적인 상태
asystole [a-**SIS**-toe-lee]	심장무수축	P/ R/CF	a- *without* -systol/e *contraction*	심장 수축이 없는 상태
atheroma (판) [ath-er-**ROE**-mah] **atherectomy** [ath-er-**EK**-toe-me] **atherosclerosis** [**ATH**-er-oh-skler-**OH**-sis]	죽종 죽종절제술 죽(상)경화(증)	S/ R/ S/ S/ R/CF R/CF	-oma *tumor, mass* ather- *porridge, gruel* -ectomy *surgical excision* -sis *abnormal condition* -scler/o- *hardness* ather/o- *porridge, gruel*	동맥 내벽에 있는 지방질 죽종의 외과적 제거 죽종으로 인한 동맥의 경화
atrioventricular (AV) [**A**-tree-oh-ven-**TRICK**-you-lar]	방실의	S/ R/CF R/	-ar *pertaining to* atri/o- *entrance, atrium* -ventricul- *ventricle*	심실과 심방 모두와 관련된
bradycardia [**BRAY**-dih-kard-ia]	서맥	S/ R/ P/	-ia *condition* -card- *heart* brady- *slow*	심장박동수가 느림

(계속)

용어[발음기호]	의미	구성요소		정의
cardioversion [**KAR**-dee-oh-**VER**-zhun]	심장율동전환	S/ R/CF	**-version** *change* **cardii/o-** *heart*	전기충격 또는 약물에 의한 정상 심장 리듬으로의 회복
catheter [**KATH**-eh-ter] **catheterize (verb)** [**KATH**-eh-teh-**RIZE**] **catheterization (noun)** [**KATH**-eh-ter-ih-**ZAY**-shun]	도관, 카테터 도관삽입하다 도관삽입	 S/ R/ S/	**Greek** *to send down* **-ize** *condition, action* **-catheter-** *catheter* **-ization** *process of inserting*	액체가 체강이나 기관 또는 혈관을 통과할 수 있게 하는 속이 빈 관 도관(카테터)을 삽입하는 것 도관(카테터)의 삽입
coarctation [koh-ark-**TAY**-shun]	축착	S/ R/	**-ation** *process* **coarct-** *press together, narrow*	대동맥의 수축, 협착
congenital [kon-**JEN**-ih-tal]	선천성의	S/ P/ R/	**-al** *pertaining to* **con-** *together, with* **-genit-** *bring forth*	임신기간부터 태어나는 순간까지 일어났던 사건 또는 유전으로 태생 시 발현하는
cor pulmonale [**KOR** pul-moh-**NAH**-lee]	폐심장증	 S/ R/	**cor** Latin *heart* **-ale** *pertaining to* **pulmon-** *lung*	만성 폐질환으로 인해 나타나는 우심부전
cyanosis [sigh-ah-**NO**-sis]	청색증	S/ R/	**-sis** *abnormal condition* **cyan-** *dark blue*	혈액에 산소가 부족하여 피부, 입술, 손톱이 청색으로 변하는 것
defibrillation [dee-fib-rih-**LAY**-shun] **defibrillator** [dee-**FIB**-rih-lay-tor]	세동제거 세동제거기	S/ P/ R/ S/	**-ation** *process* **de-** *from, out of* **-fibrill-** *small fiber* **-ator** *instrument*	생명을 위협하는 심장 부정맥에 대한 정상 심장활동으로의 회복 세동을 제거하기 위한 기구
diastole (noun) [die-**AS**-toe-lee] **diastolic (adj)** [die-as-**TOL**-ik]	확장/이완 이완의	 S/ R/	**Greek** *dilatation* **-ic** *pertaining to* **diastol-** *diastole*	심장의 공간이 혈액으로 차는 동안의 팽창
dysrhythmia (r이 한 개인 것에 주의!) [dis-**RITH**-me-ah]	심장박동장애	S/ P/ R/	**-ia** *condition* **dys-** *bad, difficult* **-rrhythm-** *rhythm*	비정상적인 심장 리듬
exudate [**EKS**-you-date]	삼출물	S/ P/ R/	**-ate** *inflammation* **ex-** *out of* **-sud-** *sweat*	염증 또는 상처의 결과물로써 조직이나 모세혈관에서 삼출되는 액체
fibrillation [fi-brih-**LAY**-shun]	세동	S/ R/	**-ation** *process* **fibrill-** *small fiber*	비통제적인 떨림 또는 심근의 경련
hypertension [**HIGH**-per-**TEN**-shun] **hypotension** [**HIGH**-poh-**TEN**-shun]	고혈압 저혈압	S/ P/ R/ P/	**-ion** *condition, action* **hyper-** *excessive* **-tens-** *pressure* **hypo-** *low*	동맥의 혈압이 계속해서 높은 상태 동맥의 혈압이 계속해서 낮은 상태
hypovolemia [**HIGH**-poh-vo-**LEE**-me-ah] **hypovolemic** [**HIGH**-poh-vo-**LEE**-mik]	혈량저하증 혈량저하-	S/ S/ P/ R/	**-emia** *a blood condition* **-emic** *a condition in the blood* **hypo-** *below* **-vol-** *volume*	감소된 혈액량 감소된 혈액량과 관련된
murmur [**MUR**-mur]	심장잡음		**Latin** *low voice*	판막이 비정상적으로 닫히거나 열릴 때 청진기를 통해 들리는 비정상적인 심음
pacemaker [**PACE**-may-ker]	박동조율기	S/ R/	**-maker** *one who makes* **pace-** *step*	심장의 전기적 활동을 조절하는 장치
palpitation [pal-pih-**TAY**-shun]	두근거림	S/ R/	**-ation** *process* **palpit-** *throb*	환자가 느끼는 심장의 강력하고 빠른 박동

(계속)

용어[발음기호]	의미	구성요소		정의
patent ductus arteriosus (PDA) [**PAY**-tent **DUK**-tus ar-ter- ee-**OH**-sus]	동맥관개존증, 열린동맥관		patent Latin *lie open* ductus Latin *leading* arteriosus Latin *artery*	신생아에서, 대동맥과 폐동맥 사이의 열린 통로
sinoatrial (SA) node [sigh-noh-**AY**-tree-al **NODE**]	동방결절, 굴심방결절	S/ R/CF R/	-al *pertaining to* sin/o- *sinus* -atri- *atrium*	심장 리듬의 심박조율기의 역할을 하는 우심방벽에 위치한 심근섬유의 중심지
sinus rhythm [**SIGH**-nus **RITH**-um]	동리듬, 굴리듬		sinus Latin *channel, cavity* rhythm Greek *to flow*	동방결절에서 나타나는 정상적인 리듬
stent [**STENT**]	스텐트		Charles Stent, English dentist, 19th century	동맥이 열린 채로 유지해 주는 철망관
systole (noun) [**SIS**-toe-lee]	수축		Greek *dilatation*	심근의 수축
systolic (adj) [sis-**TOL**-ik]	수축의	S/ R/	-ic *pertaining to* systol- *systole, contraction*	수축과 관련된
tachycardia [**TAK**-ih-kard-ia]	빈맥	S/ R/ P/	-ia *condition* -card- *heart* tachy- *rapid*	심장박동수가 증가된 상태
tetralogy of Fallot (TOF) [te-**TRA**-loh-jee of fah-**LOW**]	팔로네증후	P/ R/	tetra- *four* -logy *study of* Etienne-Louis Fallot, French physician, 1850~1911	4개의 선천성 심장 결손이 함께 발생한 것
thrombus [**THROM**-bus] **thrombi (pl)** [**THROM**-bee]	혈전		Latin *clot*	심장내벽이나 질병이 있는 혈관에 붙은 덩어리
thrombolytic (adj) [throm-boh-**LIT**-ik]	혈전용해–	S/ R/CF	-lytic *pertaining to destruction* thromb/o- *blood clot*	혈전을 깨부수거나 용해시키는
thrombolysis [throm-**BOH**-lih-sis]	혈전용해	R/	-lysis *dissolve*	혈전을 용해시키는 것
vital signs (VS) [**VI**-tal **SIGNS**]	활력징후		vital Latin *life* signs Latin *mark*	일반적인 건강과 심폐기능을 평가하기 위해 체온, 맥박, 호흡, 혈압을 측정하는 신체검진의 과정

6.2 ▸ 순환계

1 순환계

순환계(circulatory system)라는 용어는 심장과 혈관을 말하며 크게 2가지로 분류한다(그림 6.10).

❶ 폐순환(허파순환, pulmonary circulation)은 산소가 부족한 혈액을 심장에서 폐(허파)로 운반하며 폐에서 가스교환이 일어난다. 가스교환 후 산소가 풍부한 혈액이 심장으로 되돌아온다.

❷ 체순환(온몸순환, systemic circulation)은 심장은 산소가 풍부한 혈액을 온몸으로 공급하며 온몸의 세포에서 가스교환이 이루어진 후 산소가 부족한 혈액이 심장으로 되돌아온다. 심장은 혈액을 폐로 박출한다. 혈액은 심장에서 폐로 순환하게 된다.

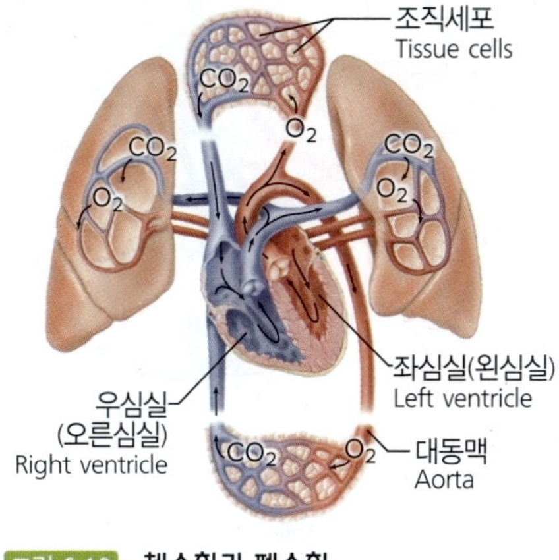

그림 6.10 체순환과 폐순환

1. 순환계 기능

• 운반: 산소, 영양분, 호르몬 그리고 효소를 조직으로 운반하며 산소와 영양소는 혈액에서 세포로 확산된다. 기타 노폐물과 이산화탄소는 세포에서 혈액으로 확산되어 폐, 간, 신장으로 운반되어 배설된다.

• 항상성(homeostasis) 유지: 체순환은 조직이나 기관의 대사에 적절한 혈액을 공급한다.

• 혈압 조절: 적절한 순환 혈액량을 유지하기 위하여 동맥은 확장 혹은 수축한다.

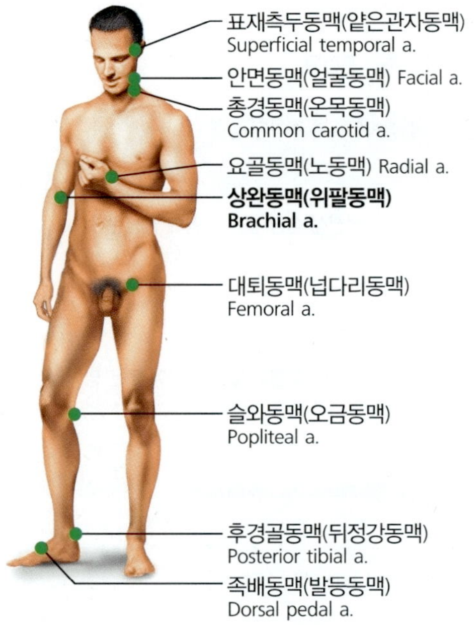

그림 6.11 촉진 가능한 동맥 9곳

2. 동맥맥박

맥박(pulse)은 심장박동수와 박동 리듬을 나타내기 때문에 항상 임상검사에 포함되며(그림 6.11), 가장 쉽게 맥박을 촉진(palpation)할 수 있는 곳은 손목 부위의 요골동맥(노동맥, radial artery)이다.

3. 혈압

혈압(blood pressure)은 좌심실이 수축할 때 동맥벽에 가해지는 압력이다. 혈압계(sphygmomanometer)와 청진기(stethoscope)를 이용하여 주로 상완동맥(위팔동맥, brachial artery)에서 측정한다.

4. 세동맥, 모세혈관, 세정맥

대동맥에서 분지되는 동맥은 심장으로부터 기관(organ)으로 혈액을 공급한다. 동맥은 심장에서 멀어질수록 작아지며(세동맥, arterioles), 세동맥에는 평활근이 많이 분포한다. 세동맥은 수축과 이완을 통해 기관이나 조직의 필요한 관류(perfusion)를 조절하는 일차 조절기이다.

혈액은 세동맥으로부터 모세혈관(capillaries)으로 흐른다(그림 6.12). 적혈구(erythrocyte, red blood cell)는 모세혈관망(모세혈관바닥, capillary beds)을 통과할 수 있다.

세정맥(venules)은 모세혈관으로부터 혈액을 받아들이고 정맥(vein)을 형성한다. 정맥은 혈액의 저장고(reservoirs) 역할을 한다. 총 혈액량의 60~70%는 세정맥과 정맥에 포함되어 있다.

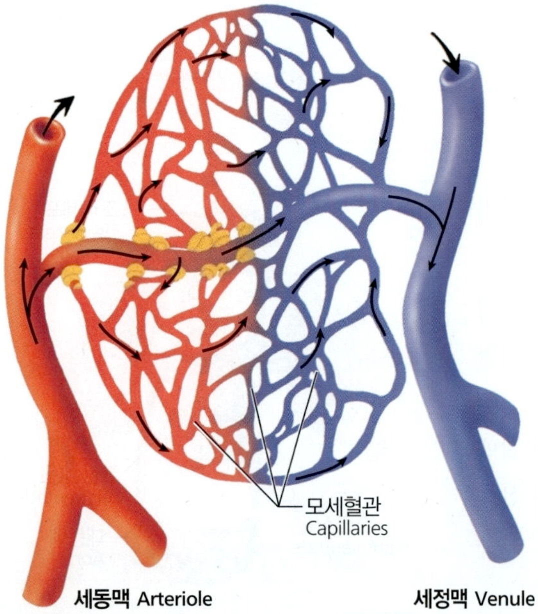

그림 6.12 모세혈관계

5. 정맥순환

정맥은 3가지로 분류할 수 있다.

❶ 표재정맥(얕은정맥, superficial vein): 팔과 손의 피부 아래에서 볼 수 있는 정맥이다.

❷ 심부정맥(깊은정맥, deep vein): 동맥과 평행하게 흐른다.

❸ 정맥동(정맥굴, venous sinuses): 머리와 심장에 있으며, 특별한 기능이 있다.

› 용어구성 및 정의

S=Suffix P=Prefix R=Root R/CF=Combining Form

용어[발음기호]	의미	구성요소		정의
aneurysm [**AN**-yur-izm]	동맥류, 동맥꽈리		Greek *dilation*	동맥 또는 심장 공간에 국한된 팽창
arteriole [ar-**TER**-ee-ole]	세동맥	S/ R/	-ole *small* arteri- *artery*	모세혈관계와 연결된 종말의 작은 동맥
capillary [**KAP**-ih-lair-ee] **capillaries** [**KAP**-ih-lair-eez]	모세혈관	S/ R/	-ary *pertaining to* capill- *hairlike structure*	동맥계와 정맥계 사이의 미세한 혈관
claudication [klaw-dih-**KAY**-shun]	파행, 절뚝거림	S/ R/	-ation *a process* -claudic- *limping*	간헐적 다리 통증과 절뚝거림
edema (noun) [ee-**DEE**-mah] **edematous (adj)** [ee-**DEM**-ah-tus] **pitting edema** [**PIT**-ing ee-**DEE**-mah]	부종 부종의 함몰부종, 오목부종	 S/ R/	Greek *swelling* -tous *pertaining to* edema- *swelling*	세포와 조직에 수분이 과도하게 축적된 것 부종의 영향을 받은 또는 부종과 관련된 해당 부위에 압력을 가하여 생긴 함요부종(오목부종)
embolus [**EM**-boh-lus] **emboli (pl)**	색전		Greek *plug*	혈전 조각, 박테리아, 공기 혹은 이물질이 혈관을 막는 것
palpate (verb) [**PAL**-pate] **palpation (noun)** [pal-**PAY**-shun]	촉진하다 촉진	 S/ R/	Latin *touch, stroke* -ion *action, condition* palpat- *touch, stroke*	손가락과 손을 이용하여 검진하는 것 손가락과 손을 이용한 검진
peripheral [peh-**RIF**-er-al]	말초-, 주변-	S/ R/	-al *pertaining to* Peripher-*outer, part*	말초, 주위
phlebitis [fleh-**BIE**-tis]	정맥염	S/ R/	-itis *inflammation* phleb- *vein*	정맥의 염증
sphygmomanometer [**SFIG**-moh-mah-**NOM**-ih-ter]	혈압계	S/ R/CF R/CF	-meter *instrument to measure* sphygm/o- *pulse* -man/o- *pressure*	동맥 혈압을 측정하는 기구
stethoscope [**STETH**-oh-skope]	청진기	S/ R/CF	-scope *instrument to examine* steth/o- *chest*	호흡음이나 심음을 듣는 기구
thromboembolism [**THROM**-boh-**EM**-boh-lizm]	혈전색전증	S/ R/CF R/	-ism *condition* thromb/o- *clot* -emnol- *plug*	원래의 위치로부터 떠나 혈류를 따라 이동하던 혈전 덩어리에 의해 다른 혈관이 막히는 것
thrombophlebitis [**THROM**-boh-fleh-**BY**-tis]	혈전정맥염	S/ R/CF R/	-itis *inflammation* thromb/o- *clot* -phleb- *vein*	혈전 형성으로 인한 정맥의 염증
thrombus [**THROM**-bus] **thrombosis** [throm-**BOH**-sis]	혈전 혈전증	S/ R/ S/	-us *pertaining to* thromb/o- *clot* -osis *condition*	손상된 혈관이나 심장내벽에 혈액응고(핏덩이)가 붙는 것 혈전을 형성함
vena cava [**VEE**-nah **KAY**-vah] **venae cavae (pl)** [**VEE**-nee **KAY**-vee]	대정맥	R/CF R/	ven/a *vein* cava *cave*	인체의 가장 큰 두 정맥 중 하나 인체의 가장 큰 두 정맥
venule [**VEN**-yule or **VEEN**-yule]	세정맥	S/ R/	-ule *small* ven- *vein*	모세혈관계와 연결된 작은 정맥

예제로 풀어보는

의학용어

혈액, 림프계 및 면역계

The Blood, Lymphatic, and Immune Systems

제 7 장

mikumistock/Shutterstock

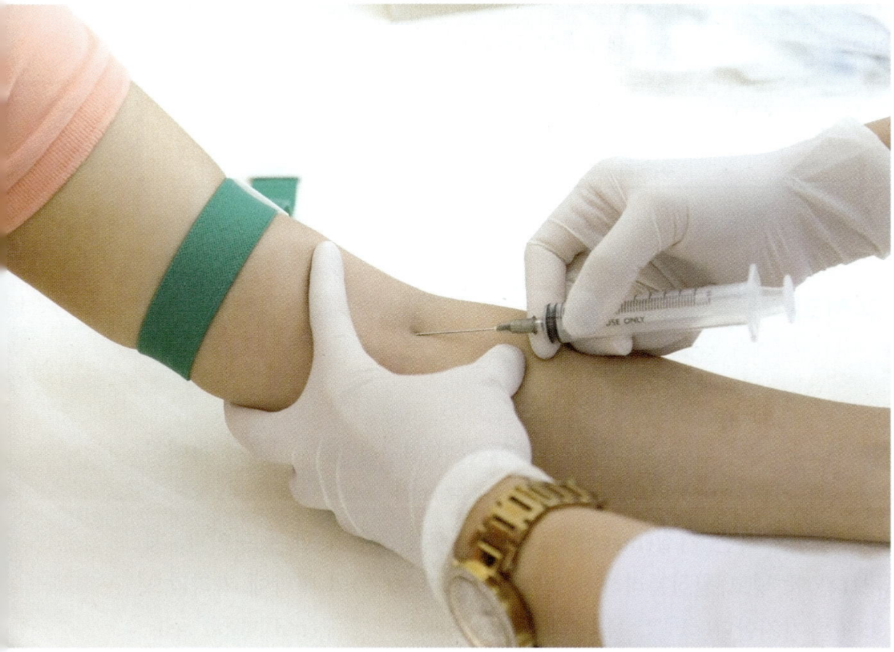

학습 목표

1. 혈액, 림프계 및 면역계와 관련된 용어를 구성요소(어근, 접미사, 접두사, 결합형)에 따라 분석한다.
2. 혈액, 림프계 및 면역계와 관련된 의학용어를 정확하게 쓰고 말한다.
3. 혈액, 림프계 및 면역계와 관련된 약어를 정의한다.
4. 혈액, 림프계 및 면역계의 해부학적 구조와 기능을 설명한다.

약어	풀이	의미	비고
Ab	antibody	항체	
AIDS	acquired immunodeficiency syndrome	후천면역결핍증후군, 에이즈	
CA-MRSA	community-associated methicillin-resistant *Staphylococcus aureus*	지역사회 관련 메티실린 내성 황색포도알균	
CBC	complete blood count	전체혈구계산	
CDC	Centers for Disease Control and Prevention	질병관리본부	
CRE	Carbapenem-resistant Enterobacteriaceae	카바페넴내성장세균	
DIC	disseminated intravascular coagulation	파종혈관내응고	
DIFF	differential white blood cell count	백혈구감별계산	
Hb or Hgb	hemoglobin	혈색소	
Hct	hematocrit	적혈구용적률	
HDN	hemolytic disease of the newborn	신생아용혈질환	
HIV	human immunodeficiency virus	사람면역결핍바이러스	
Ig	immunoglobulin	면역글로불린	
ITP	idiopathic thrombocytopenic purpura	특발혈소판감소자반병	
MCV	mean corpuscular volume	평균적혈구용적	
MRSA	methicillin-resistant *Staphylococcus aureus*	메티실린내성황색포도알균	

(계속)

약어	풀이	의미	비고
PA	pernicious anemia	악성빈혈	
PT	prothrombin time	프로트롬빈시간	
PTT	partial thromboplastin time	부분트롬보플라스틴시간	
RBC	red blood cell	적혈구	
SARS	severe acute respiratory syndrome	중증급성호흡증후군	
SOB	short(ness) of breath	호흡곤란, 숨참	
TOF	tetralogy of Fallot	팔로네증후	
TPA	tissue plasminogen activator	조직플라스미노젠활성제	

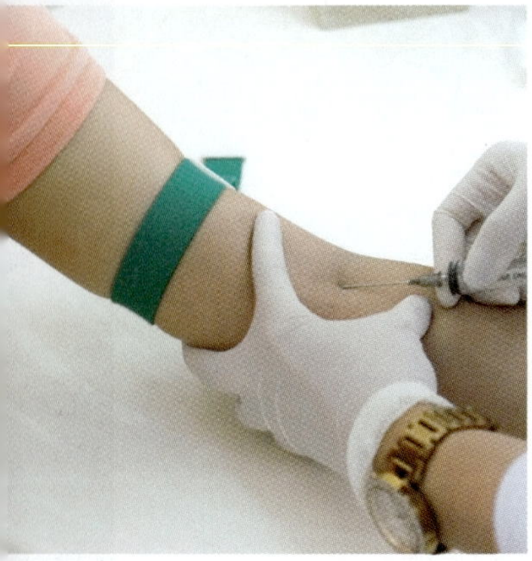

7.1 ▸ 혈액의 구성과 기능

1 혈액의 구성

적혈구, 백혈구 등 혈액세포와 혈액 및 혈액세포와 혈액에 관한 연구를 하는 학문을 혈액학이라 하며, 혈액학 관련 전문가를 혈액학자(hematologist)라고 한다.

혈액은 혈액세포와 바탕질 혹은 기질(matrix)로 구성된 결합조직의 한 유형이다. 채혈한 혈액 표본을 튜브(관)에 넣고 원심분리하면 혈액세포는 튜브(관)의 바닥에 가라앉으며 튜브(관) 용적의 45%를 차지한다(그림 7.1). 혈액세포의 99%는 적혈구(red blood cells,

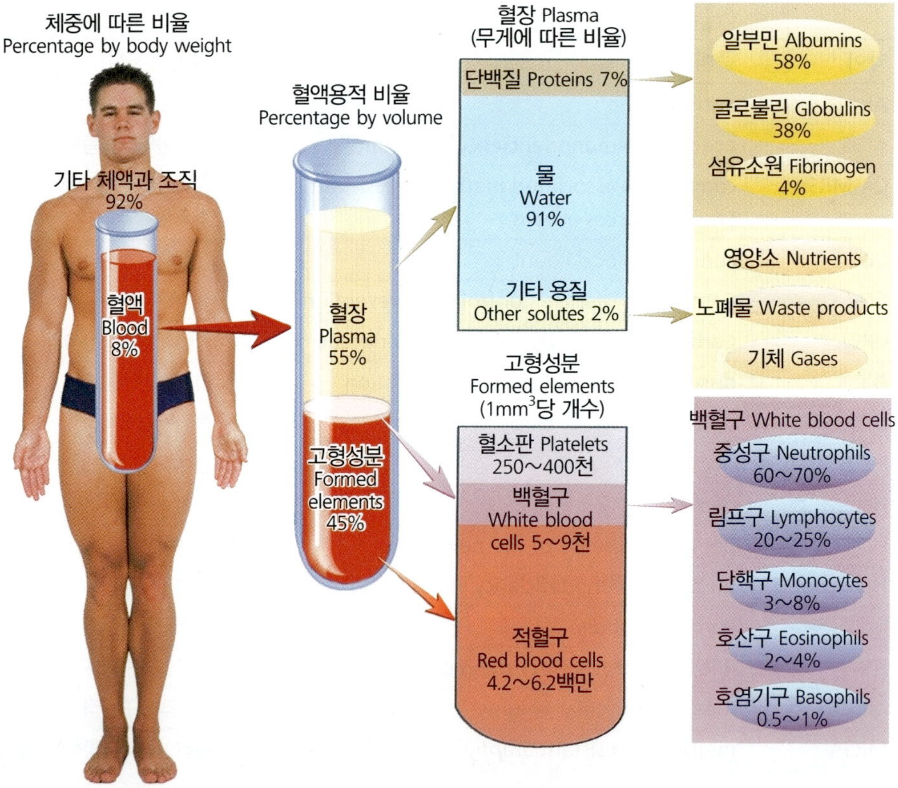

그림 7.1 ▸ 혈액의 구성

RBCs)이고, 나머지 1%는 백혈구(white blood cells, WBCs)와 혈소판(platelets)이다. 전체 혈액량 중 적혈구의 비율을 적혈구용적률(hematocrit, Hct)이라고 한다.

혈장(plasma)은 튜브(관) 혈액표본의 55%를 차지하는 투명하고 노란 액체 성분이며 91%가 물로 구성되어 있다. 혈장은 콜로이드(혼합물, colloid)이며, 대부분은 혈장단백질이다. 영양소, 노폐물, 호르몬 그리고 효소가 포함되어 있다. 혈장에서 핏덩이(blood clot)를 제거하면 혈청(serum)이 남는다. 혈청은 투명하고 노란색의 액체이며 혈액응고과정에 사용된 단백질을 제외한 혈장단백질, 전해질, 항체, 항원 그리고 호르몬이 포함된다.

› 용어구성 및 정의

S=Suffix P=Prefix R=Root R/CF=Combining Form

용어 [발음기호]	의미	구성요소		정의
allergist [**AL**-er-jist]	알레르기 전문 의사	S/ R/ R/	-ist *specialist* all- *other, strange* -erg *work*	알레르기 증상의 진단과 치료를 전공하는 의사
anemia [aj-**NEE**-me-ah]	빈혈	P/ R/	an- *without* -emia *a blood condition*	적혈구의 감소
anemic (adj) [ah-**NEE**-mik]	빈혈의	S/	-emic *pertaining to a condition of the blood*	빈혈과 관련된 또는 빈혈로 고통받는
colloid [**COLL**-oyd]	교질, 콜로이드	S/ R/	-oid *resembling* coll- *glue*	부유하는 입자를 가진 액체
hematocrit (Hct) [he-**MAT**-oh-krit]	적혈구용적률	S/ R/CF	-crit *to separate* hema/o *blood*	혈액 내 적혈구 비율
hematology [he-mah-**TOL**-oh-jee]	혈액학	S/ R/CF	-logy *study of* hemat/o *blood*	혈액 및 혈액질환과 관련된 의학
hematologist [he-mah-**TOL**-oh-jist]	혈액학자	S/	-logist *one who studies, specialist*	혈액학의 전문가
matrix [**MAY**-triks]	기질, 바탕질		Latin *mater mother*	세포를 보호하고 그 주위에 있는 물질로 세포를 만들고 붙어 있게 한다.
nutrient [**NYU**-tree-ent]	영양소		Latin *to nourish*	인체기능을 유지하기 위해 필요한 음식의 구성요소
nutrition [nyu-**TRISH**-un]	영양	S/ R/	-ion *action, condition* nutrit- *nourishment*	인체의 정상 기능을 위해 필요한 액체와 음식성분을 연구하는 학문
nutritionist [nyu-**TRISH**-un-ist]	영양학자	S/	-ist *specialist*	영양학의 전문가
plasma [**PLAZ**-mah]	혈장		Greek *something formed*	혈액성분 중 혈구세포를 제외한 액체
platelet (thrombocyte) [**PLAYT**-let]	혈소판	S/ R/	-let *little, small* plate- *flat*	응고과정에 관여하는 작은 입자
serum [**SEER**-um]	혈청		Latin *whey*	혈액세포와 혈액응고를 제거한 후에 남아 있는 액체
vitamin [**VYE**-tah-min] (**Note:** 중복된 'a'는 생략됨)	비타민	S/ R/	-amin *nitrogen containing substance* vita- *life*	정상 세포기능을 위한 적은 양의 필수 유기물질(원래 모든 비타민은 아민이라고 생각되었다)

2 혈액의 기능

혈액은 인체의 모든 곳을 순환하며 다음과 같은 중요한 기능을 한다.

❶ 인체 항상성(homeostasis)을 유지한다(제2장 참고).

❷ 영양소가 저장되어 있는 소화기관 혹은 기관이나 세포로부터 포도당이나 아미노산 등의 영양소, 비타민, 무기물을 운반한다.

❸ 세포나 조직에서 나오는 노폐물(크레아티닌, 요소, 빌리루빈, 젖산)을 배출하기 위해 간이나 신장으로 운반한다.

❹ 인슐린과 티록신 등의 호르몬(hormone)을 내분비샘에서 표적세포로 운반한다.

❺ 산소와 이산화탄소 등의 가스(gases)를 폐(허파, lung)와 세포로 운반한다.

❻ 미생물(microorganisms)과 독소(toxins) 등의 외부물질로부터 신체를 보호한다. 혈액 세포와 혈액 내의 화학물질은 면역계의 일부분이다.

❼ 혈액응고(forms clots) 과정을 통해 혈액의 손실을 방지한다.

3 적혈구

1. 적혈구의 구조

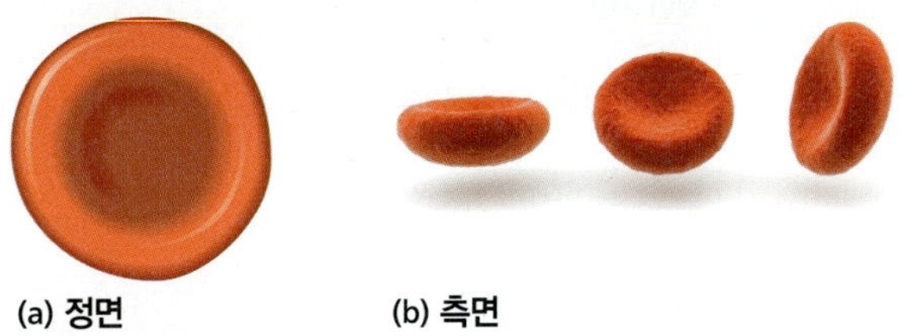

그림 7.2 적혈구

적혈구(erythrocyte; red blood cell, RBCs)는 가장자리가 두껍고, 중앙 부분은 납작한 디스크 형태이다(그림 7.2). 양면이 오목한 구조는 가스교환의 속도를 신속하게 한다. 적혈구의 주성분인 혈색소[헤모글로빈, hemoglobin (Hb)]는 적혈구와 혈액이 붉은색을 띠게 한다. 혈색소는 철을 포함하는 헴(heme)과 단백질 성분인 글로빈(globin)으로 구성된다. 성숙한 적혈구는 핵을 가지고 있지 않다.

2. 적혈구의 기능

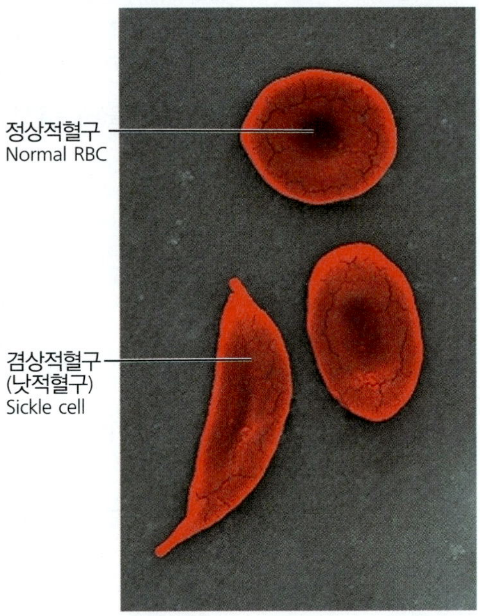

그림 7.3 겸상적혈구빈혈

- 폐에서 산소와 결합하여 온몸에 산소를 운반한다.
- 이산화탄소 배출을 위해 조직 혹은 세포로부터 이산화탄소를 폐로 운반한다.
- 산화질소(nitric oxide)를 운반한다. 산화질소는 혈관의 내피세포에서 만들어지며 평활근(민무늬근육, smooth muscle)을 이완시킨다.
- 용혈빈혈(hemolytic anemia): 독성물질이나 약물, 부적합한 수혈 등으로 적혈구가 파괴된다.
- 재생불량빈혈(골수무형성빈혈, aplastic anemia): 방사선 및 특정한 약물 투여로 골수에서 적혈구를 생성하지 못한다.
- 적혈구증가증(polycythemia): 원인불명으로 골수에서 적혈구가 다량 생산되는 증상을 말한다.

› 용어구성 및 정의

S=Suffix P=Prefix R=Root R/CF=Combining Form

용어[발음기호]	의미	구성요소		정의
agglutinate [ah-**GLUE**-tin-ate]	엉겨 붙다	S/ P/ R/	-ate *composed of, pertaining to* ag-(ad-) *to* -glutin *stick*	덩어리를 형성하기 위해 서로 들러붙다.
erythrocyte [eh-**RITH**-roh-site]	적혈구	S/ R/CF	-cyte *cell* erythr/o- *red*	적혈구
heme [**HEEM**]	헴		Greek *blood*	산소를 운반하는 혈색소의 철분 성분
hemoglobin [**HE**-moh-**GLOW**-bin] **oxyhemoglobin** [**OCK**-see-he-moh-**GLOW**-bin] **hemoglobinopathy** [**HE**-moh-**GLOW**-bin-**OP**-ah-thee]	혈색소, 헤모글로빈 산화혈색소 혈색소병증	R/CF R/ R/ S/ R/CF R/CF	hem/o- *blood* -globin *protein* oxy- *oxygen* -pathy *disease* hem/o- *blood* -globin/o *-protein*	적혈구의 주요 성분인 빨간 색소 단백질 혈색소와 산소의 결합 적혈구에 비정상적인 혈색소의 발생으로 인한 질병
hypoxia [high-**POCK**-see-ah] (**Note:** 중복되는 'o'는 삭제됨) **hypoxic (adj)** [high-**POCK**-sik]	저산소증 저산소의	S/ P/ R/ S/	-ia *condition* hypo- *below, deficient* -ox- *oxygen* -ic *pertaining to*	조직, 가스, 혈액 내 표준 이하의 산소농도 산소 부족의
occult blood [oh-**KULT BLUD**]	잠혈		Occult *latin to hide*	분변에는 혈액이 보이지 않지만 분변잠혈검사에서는 양성을 띠는 상태
pallor [**PAL**-or]	창백		Latin *paleness*	피부가 창백함
polycythemia [**POL**-ee-sigh-**THEE**-me-ah]	적혈구증가증	S/ P/ R/	-hemia *blood condition* poly- *many, much* -cyt- *cell*	골수질환, 적혈구의 과잉 생산

4 백혈구

백혈구(leukocyte, white blood cells, WBCs)는 과립성 백혈구와 무과립성 백혈구로 분류할 수 있다. 과립성 백혈구는 효소를 포함하는 과립세포질(granular cytoplasm)을 가지고 있으며 무과립성 백혈구는 과립을 가지고 있지 않다.

1. 과립(백혈)구

❶ 중성구(neutrophil)(그림 7.4)는 다형핵백혈구(polymorphonuclear leukocyte, PMNLs)이며 총 백혈구의 대략 55~65%를 차지한다. 이 세포는 박테리아, 곰팡이균, 바이러스를 파괴한다.

❷ 호산구(eosinophil)(그림 7.6)는 총 백혈구의 2~4%이며 조직에서 알레르기반응을 일으킨다.

❸ 호염기구(basophil)(그림 7.5)는 총 백혈구의 1% 미만이며, 손상된 조직으로 이동하여 혈류를 증가시키는 히스타민(histamine)과 혈액응고를 방지하는 헤파린(heparin)을 분비한다.

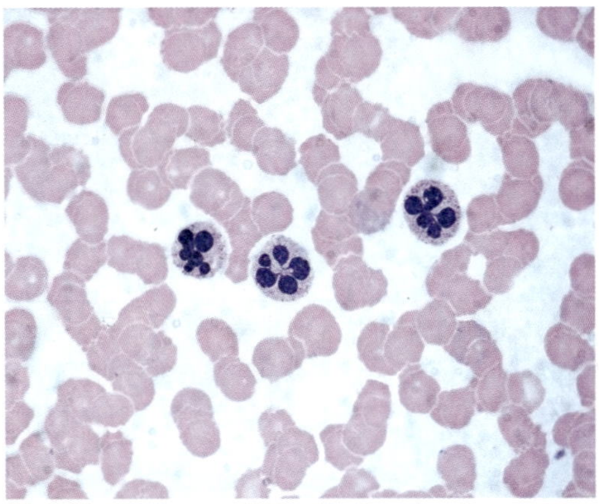

그림 7.4 중성구는 과립구이다.

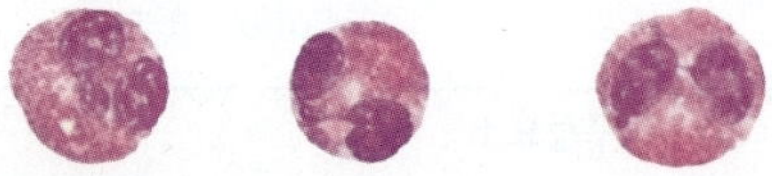

그림 7.5 호산구는 과립구이다.

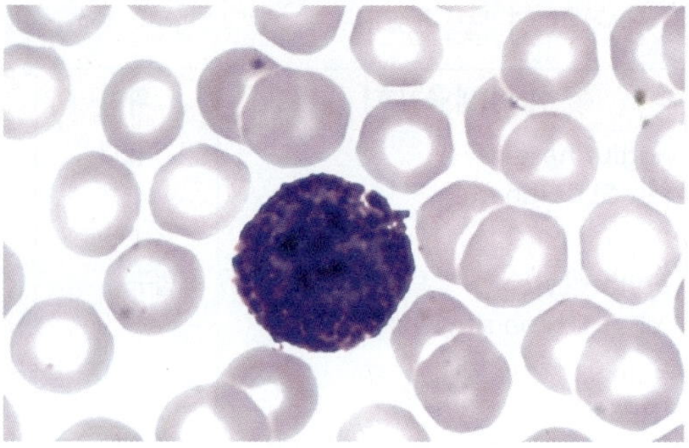

그림 7.6 호염기구는 과립구이다.

2. 무과립구

❶ 단핵구(monocyte)(그림 7.7)는 가장 큰 혈액세포이고 총 백혈구 수의 3~8%를 차지한다. 단핵구가 혈류를 떠나 세포나 조직으로 이동하면 대식세포(큰포식세포, macrophages)라 부르며, 죽은 중성구, 죽은 세포나 조직을 제거한다.

❷ 림프구(lymphocytes)(그림 7.8)는 가장 작은 혈액세포이며 총 백혈구 수의 25~35%를 구성한다. 혈류를 통해 림프절, 편도, 비장, 흉선 등으로 이동하여 면역(immunity)에 관여한다. B림프구(B cell)와 T림프구(T cell)가 있다.

a. B림프구는 혈장세포(plasma cell)로 분화하여 항체 혹은 면역글로불린(immunoglobulins, Ig)을 생산한다.

b. T림프구는 박테리아 같은 외부항원에 결합한 후 파괴한다.

백혈구감별계산(differential white cell count, DIFF)은 혈액 시료에서 각각 다른 백혈구의 비율을 나타낸다.

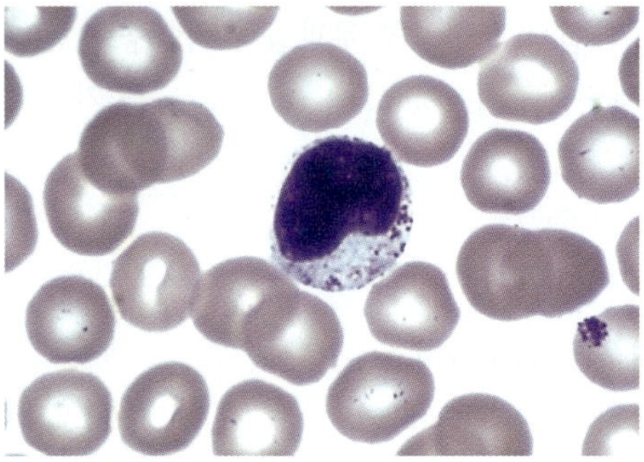

그림 7.7 단핵구는 무과립구이다.

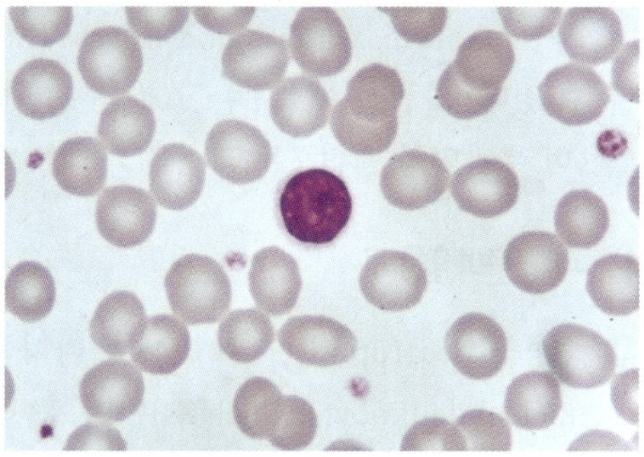

그림 7.8 림프구는 무과립구이다.

용어구성 및 정의

S=Suffix P=Prefix R=Root R/CF=Combining Form

용어[발음기호]	의미	구성요소		정의
agranulocyte [a-**GRAN**-you-loh-site]	무과립(백혈)구	S/ P/ R/CF	-cyte *cell* a- *without, not* -granul/o- *granule*	세포질에 과립이 없는 백혈구
basophil [**BAY**-so-fill]	호염기구	S/ R/CF	-phil *attraction* bas/o- *base*	호염기성 백혈구의 과립은 염색 실험에서 청색을 띤다.

(계속)

용어[발음기호]	의미	구성요소		정의
eosinophil [ee-oh-**SIN**-oh-fill]	호산구	S/ R/CF	-phil *attraction* eosin/o- *dawn*	호산구 과립은 염색 시 붉은 장미색을 띤다.
granulocyte [**GRAN**-you-loh-site]	과립구	S/ R/CF	-cyte *cell* granul/o- *small grain*	세포질에 다양하고 작은 과립들을 가진 백혈구
leukocyte [**LOO**-koh-site] **leukocytosis** [**LOO**-koh-sigh-**TOE**-sis]	백혈구 백혈구증가증	S/ R/CF S/	-cyte *cell* leuk/o- *white* -osis *condition*	백혈구(white blood cell)의 다른 용어 백혈구의 수가 정상보다 증가함
lymphocyte [**LIM**-foh-site]	림프구	R/ R/CF	-cyte *cell* lymph/o- *lymph*	큰 핵을 가진 작은 백혈구
hemolysis [he-**MOL**-ih-sis] **hemolytic** [he-moh-**LIT**-ik]	용혈 용혈의	S/ R/CF S/ R/	-lysis *destruction* hem/o- *blood* -ic *pertaining to* -lyt- *destroy*	적혈구가 파괴되어 혈색소가 분리됨 적혈구의 파괴와 관계된
monocyte [**MON**-oh-site]	단핵구	S/ P/	-cyte *cell* mon/o- *single*	하나의 핵을 가진 큰 백혈구
neutrophil [**NEW**-troh-fill] **neutropenia** [**NEW**-troh-**PEE**-nee-ah] **neutrophilia** [**NEW**-troh-**FILL**-ee-ah]	중성구 중성구 감소 중성구 증가	S/ R/CF S/ S/	-phil *attraction* neutr/o- *neutra* -penia *deficiency* -phila *attraction*	중성구과립은 염색약이 산성이든 염기성이든 보라색을 띤다. 중성구 수의 감소 중성구 수의 증가
polymorphonuclear [**POL**-ee-more-foh-**NEW**-klee-ar]	다형핵, 여러모양핵	S/ P/ R/CF R/	-ar *pertaining to* poly- *many* -morph/o- *shape* -nucle- *nucleus*	분엽(multilobed: 형태가 일정하지 않은 여러 개의 자루) 모양 핵을 가진 백혈구

5 지혈

지혈(hemostasis)은 인체의 항상성을 유지하는 데 중요하다. 출혈이 심각할 경우 순환하는 혈액량과 혈압이 감소된다.

혈소판(platelets, thrombocytes)은 지혈에 중요한 역할을 한다. 혈소판은 골수세포의 작은 파편으로 세포막으로 둘러싸여 있다. 혈소판에는 소량의 과립은 있으나 핵을 가지고 있지 않다. 지혈은 혈관연축(vascular spasm), 혈소판마개 형성(platelet plug formation), 그리고 혈액 응고(blood coagulation)(그림 7.9)의 단계를 거쳐 이루어진다.

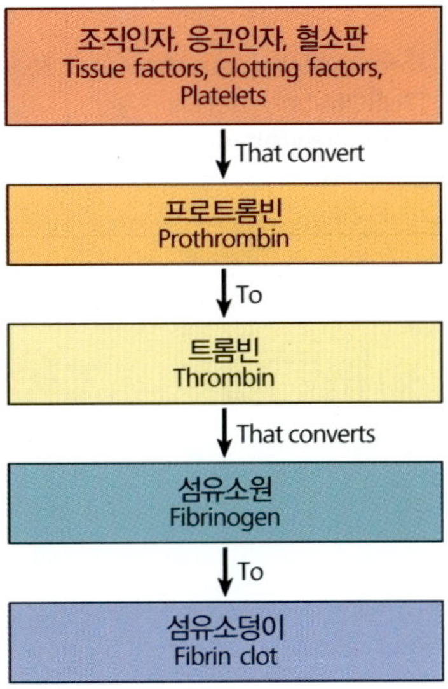

그림 7.9 혈액 응고

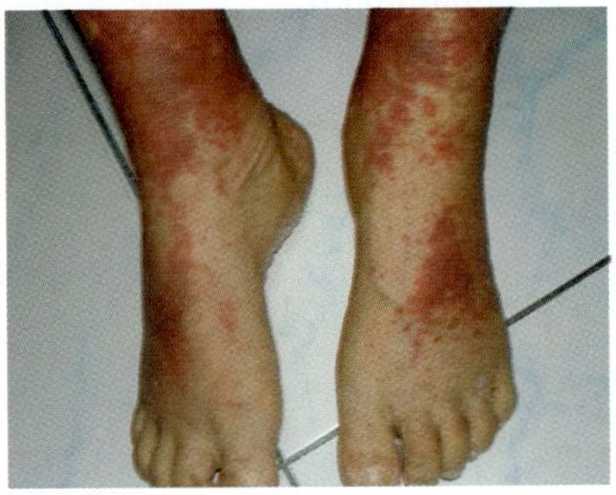

(a) 자반 Purpur

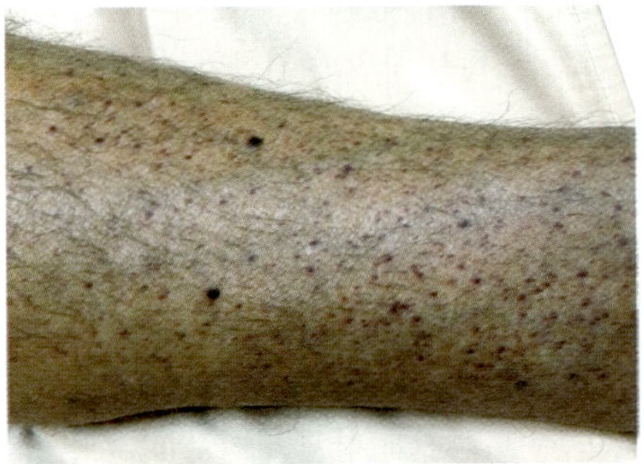

(b) 출혈점 Petechia

그림 7.10 피부 부위 출혈

› 용어구성 및 정의

S=Suffix P=Prefix R=Root R/CF=Combining Form

용어[발음기호]	의미	구성요소		정의
coagulant [koh-**AG**-you-lant]	혈액응고제	S/ R/	-ant *forming, pertaining to* coagul- *clot, clump*	응고유발물질
coagulation [koh-ag-you-**LAY**-shun]	응고작용	S/	-ation *process*	혈액응고과정
anticoagulant [**AN**-tee-koh-**AG**-you-lant]	항응고제	P/	anti- *against*	혈액응고를 방지하는 물질
fibrin [**FIE**-brin]	섬유소		Latin *fiber*	혈액응고 성분인 단백질섬유
fibroblast [**FIE**-broh-blast]	섬유모세포	S/ R/CF	-blast *immature cell* fibr/o- *fiber*	콜라겐 섬유질을 형성하는 세포
hematoma (bruise) [he-mah-**TOE**-mah]	혈종	S/ R/	-oma *mass, tumor* hemat- *blood*	혈관에서 주변 조직으로 유실된 혈액의 덩어리
hemophila [he-moh-**FILL**-ee-ah]	혈우병	S/ R/CF	-philia *attraction* hem/o- *blood*	혈액응고인자 제8번(Factor Ⅷ)의 결핍에 의한 유전 질환
hemostasis [he-moh-**STAY**-sis] **(Note:** Homeostasis는 전혀 다른 의미임**)**	지혈	S/ R/CF	-stasis *control, stop* hem/o- *blood*	출혈을 막거나 조절함
leukemia [loo-**KEE**-mee-ah]	백혈병	S/ R/	-emia *a blood condition* leuk- *white*	혈액 내 백혈구와 전구체가 증가하는 질병
leukemic (adj) [loo-**KEE**-mik]	백혈병의	S/	-emic *pertaining to a blood condtion*	백혈병에 관련된
leukopenia [loo-koh-**PEE**-nee-ah]	백혈병감소증	S/	-penia *deficiency*	백혈구 수의 결핍
pancytopenia [**PAN**-site-oh-**PEE**-nee-ah]	범혈구감소증	S/ P/ R/CF	-penia *deficiency* pan- *all* -cyt/o- *cell*	혈구세포의 결핍
prothrombin [pro-**THROM**-bin]	프로트롬빈	S/ P/ R/	-in *substance* pro- *before* -thromb- *blood clot*	간에서 형성되고 혈액응고기전에서 트롬빈으로 활성화되는 단백질
thrombocyte (platelet) [**THROM**-boh-site]	혈소판	S/ R/CF	-cyte *cell* thromb/o- *blood clot*	혈소판의 다른 용어
thrombocytopenia [**THROM**-boh-site-oh-**PEE**-nee-uh]	혈소판감소증	S/ R/CF	-penia *deficiency* -cyt/o- *cell*	혈소판 결핍

6 혈액형과 수혈

항원(antigen)은 적혈구의 표면에 존재하는 분자이며 항체(antibodies)는 혈장에 존재한다. 혈장의 항체는 특정 항원과 결합할 수 있다. 혈장의 항체가 수혈된 혈액의 적혈구 항원과 결합하는 경우를 응집(agglutination)이라고 한다. 응집반응은 적혈구를 파괴한다(용혈, hemolysis). 적혈구 표면의 항원 종류에 따라 ABO와 Rh 혈액형으로 분류한다.

1. ABO 혈액형

적혈구 표면에 있는 항원A와 항원B의 존재 유무에 따라 A, B, O, AB형으로 구분한다. 그림 7.11은 혈액형별 항원과 항체의 서로 다른 결합반응을 보여준다.

혈액 또는 농축적혈구(packed red blood cell) 수혈은 산소 운반 능력이 떨어진 적혈구를 대체하기 위해 수행된다. 자가헌혈(autologous donation)과 자가 수혈은 수술 등 혈액이

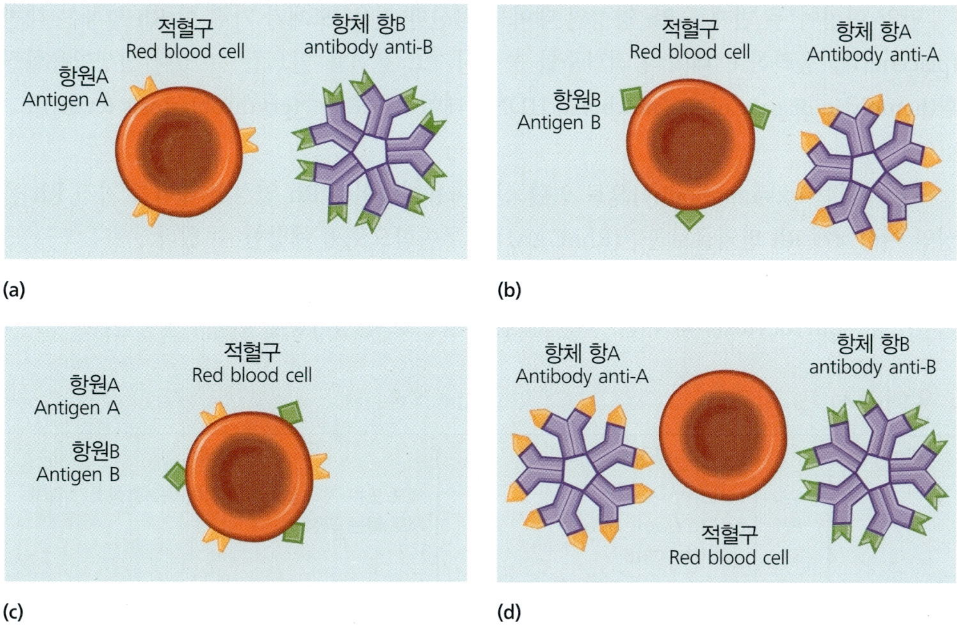

그림 7.11 (a) A형, (b) B형, (c) AB형, (d) O형

필요할 때 자기의 혈액을 수혈한다.

2. Rh 혈액형

적혈구 표면에 Rh 항원이 있으면 그 혈액은 Rh 양성(Rh+)이며 Rh 양성은 매우 흔하다. 적혈구 표면에 Rh 항원이 없다면 그 혈액은 Rh 음성(Rh−)이다.

만약 Rh 음성인 사람이 Rh 양성 혈액을 수혈받는다면 항Rh 항체가 생성되어 적혈구 응집과 용혈을 야기할 수 있다.

Rh 음성인 여성이 Rh 양성인 태아를 임신하여(그림 7.12a), 출산 또는 유산할 경우 태아의 Rh 양성 혈액은 모체의 혈류로 유입될 수 있다. 모체(maternal)가 태아(fetal)의 Rh 양성 혈액에 노출된 경우 모체는 항 Rh 항체를 생성한다(그림 7.12b).

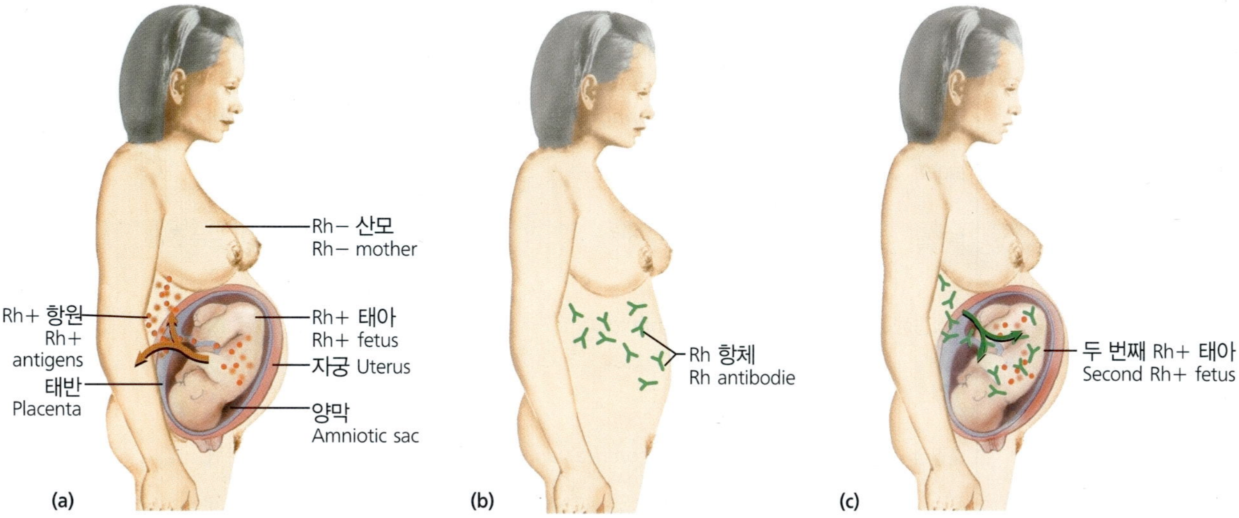

그림 7.12 **신생아용혈질환** (a) 첫 번째 임신, (b) 임신 간기, (c) 두 번째 임신

만약 여성이 두 번째로 Rh 양성인 태아를 임신할 경우, 모체가 가진 항 Rh 항체는 태반(placenta)을 통과하여 태아의 적혈구를 응집시키고 용혈을 일으킬 수 있다[신생아용혈질환(hemolytic disease of the newborn, HDN), 태아적혈모구증(erythroblastosis fetalis)](그림 7.12c).

Rh 부적합(incompatibility)으로 인한 신생아용혈질환은 Rh 양성인 태아를 가진 Rh 음성인 여성에게 Rh 면역글로불린(RhoGAM)을 투여함으로써 예방할 수 있다.

ABO부적합(ABO incompatibility) 혹은 Rh 부적합 혈액의 수혈, 구형적혈구증(공모양적혈구증, spherocytosis)의 유전, 출산 전 감염 등으로 신생아용혈질환이 발생한다.

› 용어구성 및 정의

S=Suffix P=Prefix R=Root R/CF=Combining Form

용어[발음기호]	의미	구성요소		정의
agglutination [ah-glue-tih-**NAY**-shun]	응집	S/ P/ R/	-ation *process* ag- *to (same as ad-)* -glutin- *glue*	세포 또는 기타 입자들이 덩어리를 형성하기 위해 서로 붙는 과정
antibody [**AN**-tee-body] **antibodies (pl)**	항체	P/ R/	anti- *against* -body *substance, body*	항원에 반응하는 단백질
antigen [**AN**-tee-gen]	항원	P/ R/	anti- *against* -gen *produce, create*	면역반응을 일으킬 수 있는 물질
aspiration [**A**s-pih-**RAY**-shun]	흡인	S/ R/	-ion *process* aspirati- *to breathe on*	체강에서 액체 또는 가스를 빨아들여 제거함
autologous [awe-**TOL**-oh-gus]	자가조직의, 자가의	P/ R/	auto- *self, same* -logous *relatio*	기증자와 수여자가 같은 자가수혈
chemotherapy [**KEE**-moh-**THAIR**-ah-pee]	화학요법	R/CF R/	Chem/o- *chemical* Therpy *treatment*	화학적 물질로 치료함
coagulopathy [koh-ag-you-**LOP**-ah-thee] coagulopathies (pl)	응고병증	S/ R/CF	-pathy *disease* coagul/o *clotting*	혈액 응고의 장애
embolus [**EM**-boh-lus]	색전		Greek *plug, stopper*	혈전, 박테리아 덩어리, 공기의 양 또는 혈관을 막을 수 있는 이물질의 조각
erythroblastosis fetalis [eh-**RITH**-roh-blast-**OH**-sis fee-**TAH**-lis]	태아적혈모구증	S/ R/CF R/ S/ R/	-osis *condition* erythr/o- *red* -blast *immature cell* -is *belonging to* fetal- *fetus*	태아 적아구증은 신생아용혈질환이다.
embolism [**EM**-boh-lizm]	색전증		Greek *a plug or patch*	조직파편이나 공기는 혈관을 폐쇄한다.
fetus [**FEE**-tus] **fetal (adj)** [**FEE**-tal]	태아 태아의	 S/ R/	Latin *offspring* -al *pertaing to* fet- *fetus*	임신 후 8주부터 출생까지의 인체 태아와 관련된
incompatible [in-kom-**PAT**-ih-bul] **incompatibility** [in-kom-**PAT**-ih-bil-i-tee]	부적합 부적합성	S/ P/ R/ S/	-ible *can do* in- *not* -compat- *tolerate* -ibility *able to do*	생리학적으로 서로 맞지 않는 물질 부적합한 성질
infusion [in-**FYU**-zhun]	주입	P/ R/	in- *in* -fusion *to pour*	혈액 외 물질의 정맥 주입
petechia [peh-**TEE**-kee-ah] **petechiae (pl)** [peh-**TEE**-kee-ie]	출혈점		Latin *spot on the skin*	피부의 모세혈관 출혈 부위

(계속)

용어[발음기호]	의미	구성요소		정의
purpura [PUR-pyu-rah]	자반(병)		Greek *purple*	초기엔 붉고 점점 자색으로 변하는 피부 출혈
Rhesus factor [REE-sus FAK-tor]	Rh 인자		Greek *mythical king of Thrace*	Rh 양성의 적혈구 표면 항원; Rhesus 원숭이에 의해 처음 확인됨
transfusion [trans-FYU-zhun]	수혈	P/ R/	trans- *across* -fusion *to pour*	기증자에서 수여자로 혈액 또는 혈액 성분의 이동
transplant [TRANZ-plant]	이식	P/ R/	trans- *across* -plant *insert, plant*	하나의 조직 또는 기관을 다른 곳으로 이식을 함
vasopressin (antidiuretic hormone) [vay-soh-PRESS-in]	바소프레신	S/ R/CF R/	-in *chemical compound* vas/o *blood vessel* -press- *close, press*	뇌하수체호르몬, 혈관수축과 소변량을 감소시킨다.

7.2 ▸ 림프계

1 림프계

우리는 언제든지 우리 몸에 침입하고 건강을 위협하는 병원체(pathogen), 암 혹은 분자(오염물질과 알레르기항원)에 노출되어 있다. 인체는 병원체, 오염물질(pollutant)과 알레르기항원(allergens)에 대하여 방어기전을 가지고 있다.

첫째, 물리적 방어기전(physical defense mechanism)으로 피부와 점막, 침, 땀, 눈물이 있다. 콧털, 섬모(cilia)와 점액은 폐를 보호한다.

둘째, 체액방어기전(humoral defense mechanism)은 항체(antibody, Ab)를 이용한다. 이들 항체는 체액에서 발견되며 박테리아, 독성물질 그리고 바이러스에 결합하여 파괴를 유도한다.

셋째, 세포방어기전(cellular defense mechanism)은 림프구(lymphocytes)가 암세포와 이식된 조직 세포를 공격하거나 바이러스 혹은 기생충에 의해 감염된 세포를 파괴하는 방어기전이다.

1. 림프계의 기능

❶ 간질액(사이질액, interstitial fluid)을 흡수하여 혈류로 돌려보낸다.

❷ 병원체(pathogen) 등의 외부물질, 세포 그리고 조직 잔해를 제거한다.

❸ 소장(작은창자, small intestines)에서 지질을 흡수한다.

2. 림프계의 구성요소

림프계(lymphatic system)는 3가지 구성요소를 가진다(그림 7.13).

❶ 혈관의 연결망과 비슷한 림프모세관과 림프관(lymphatic capillaries and vessels)은 연골, 뼈, 적색 골수 그리고 중추신경계를 제외한 대부분 조직의 사이질(interstitial spaces)을 따라 분포한다.

❷ 면역에 관여하는 세포(immune cells)를 생산하는 조직과 기관이 있다.

❸ 무색의 액체인 림프(lymph)는 구성성분이 혈장과 비슷하나 전신을 순환하는 동안 성분이 다양해진다. 림프는 림프모세관과 림프관을 따라 흐른다.

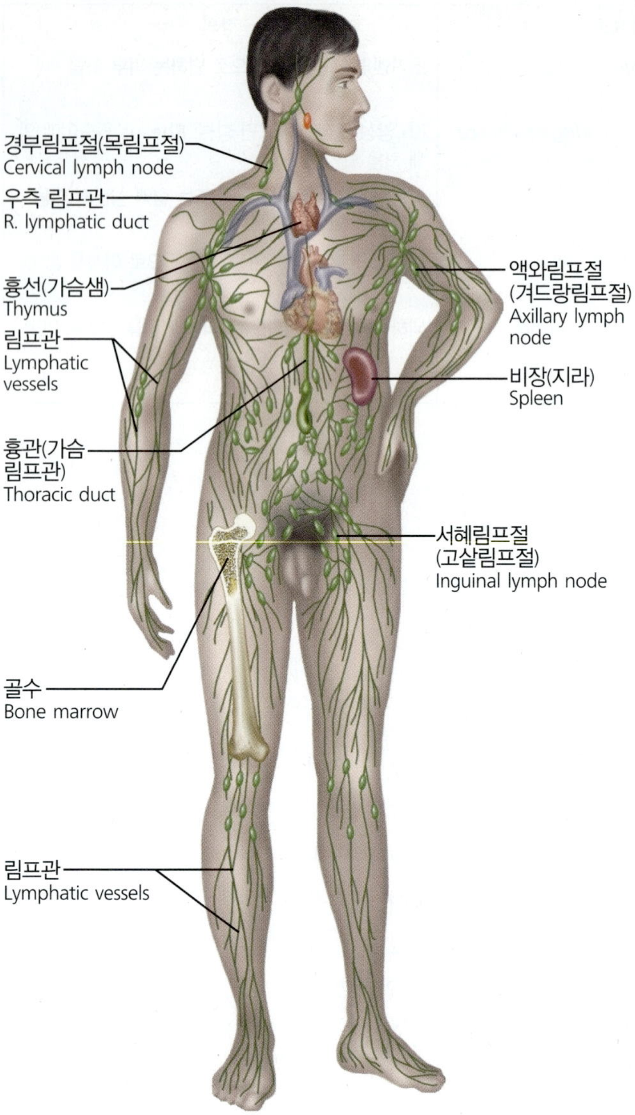

그림 7.13 림프계

3. 림프관

림프관망(림프관그물, lymphatic network)은 모세혈관망(모세혈관그물, blood capillary network) 주변에서 시작하며 끝이 막힌 관이다(그림 7.14). 림프모세관(lymphatic vessels)은 간질액(사이질액)을 림프모세관 안으로 유입시킨다. 간질액에 있던 박테리아, 바이러스, 세포조각 및 암세포는 림프모세관으로 유입될 수 있다. 림프모세관은 모여서 림프집합관(lymphatic collecting vessels)을 형성한다. 림프집합관은 작은 정맥과 비슷하고 림프를 한 방향으로만 흐르게 하는 판막(one-way valve)이 있다.

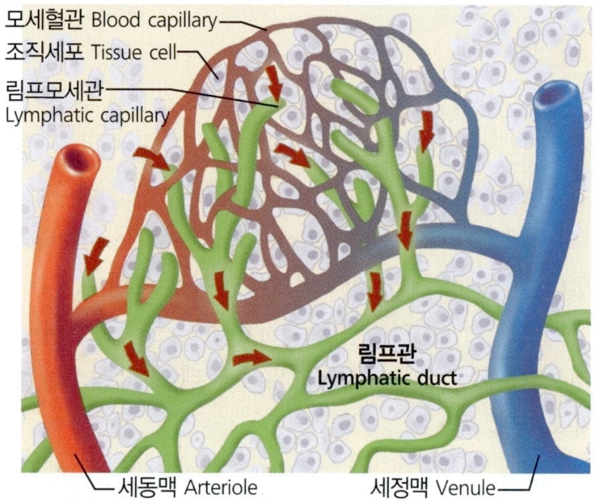

그림 7.14 림프의 흐름

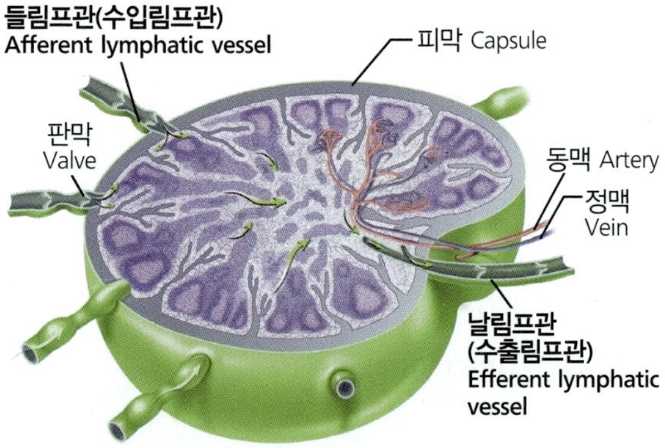

그림 7.15 림프절

4. 림프절

앞서 언급한 림프집합관(lymph collecting vessels)은 림프절(lymph node)로 이어진다(그림 7.15). 온몸에 수백 개의 림프절이 위치한다(그림 7.13). 림프절은 경부(목)과 액와(겨드랑이), 서혜부(고샅부위, groin)에 집중되어 있다. 림프절은 림프의 오염물질을 걸러내고 침입한 병원체를 면역계에 알려주는 기능을 한다.

림프는 림프에 있는 이물질을 감시하기 위해 림프절을 따라 천천히 움직인다. 림프집합관은 더 큰 림프관(lymphatic duct)으로 합쳐진다. 림프관은 쇄골하정맥(빗장밑정맥, subclavian vein)으로 합류된다(그림 7.13).

› 용어구성 및 정의

S=Suffix P=Prefix R=Root R/CF=Combining Form

용어[발음기호]	의미	구성요소		정의
allergen [**AL**-er-jen] (**Note:** 중복된 'g'는 삭제됨)	알레르기항원	S/ R/ R/	-gen *create* all- *other, strange* -erg- *work*	과민반응을 만드는 물질
allergic (adj) [ah-**LER**-jik]	알레르기-	S/	-ic *pertaining to*	알레르기와 관련된
allergy [**AL**-er-jee]	알레르기	S/	-ergy *process of working*	특정한 알레르기항원에 대한 과민증
eferent [**EFF**-eh-rent]	날-, 원심-, 수출-	S/ R/	-ent *end result, pertaining to* effer- *move away from the center*	중심으로부터 멀어지는
afferent [**AFF**-eh-rent]	들-, 구심-, 수입-	R/	affer- *move toward the center*	중심을 향해 움직이는
immune [im-**YUNE**]	면역		Latin *protected from*	감염성 질병으로부터 보호
immunity [im-**YUNE**-ih-tee]	면역	S/ R/	-ity *condition* immun- *immune*	보호되는 상태
immunology [im-you-**NOL**-oh-jee]	면역학	S/ R/CF	-logy *study of* immun/o- *immune*	면역과 알레르기에 관한 학문
immunologist [im-you-**NOL**-oh-jist]	면역학자	S/	-logist *one who studies, specialist*	면역학 의료전문의
immunize (verb) [**IM**-you-nize]	면역이 되게 하다	S/ R/	-ize *affect in a specific way* Immun- *immune*	감염병에 대한 저항력을 갖게 한다.
immunization [**IM**-you-nih-**ZAY**-shun]	예방접종, 면역접종, 면역화	S/	-ization *process of inseting or creating*	면역을 제공하는 약물의 투약
interstitial [in-ter-**STISH**-al]	사이질-	S/ R/	-al *pertaining to* interstiti- *space between cells*	기관이나 조직의 세포 사이의 공간
lymph [**LIMF**]	림프		Latin *clear, spring water*	맑은 액체이며, 림프관에서 정맥순환으로 이동
lymphatic (adj) [lim-**FAT**-ik]	림프관-	S/ R/	-atic *pertaining to* lymph- *lymph*	림프 또는 림프계와 관련된
lymphoid (adj) [**LIM**-foyd]	림프구모양의	S/	-oid *resembling*	림프구 모양의(닮은)
node [**NOHD**]	절		Lating *a knot*	국한된 조직 덩어리
pathogen [**PATH**-oh-jen]	병원체	S/ R/CF	-gen *produce, create, form* path/o- *disease*	병원성 미생물
pollutant [poh-**LOO**-tant]	오염물질	S/ R/	-ant *pertaining to* pollut- *unclean*	환경을 더럽히는 물질
sternocleidomastoid [**STER**-no-kly-doe-**MAS**-toyd]	흉쇄유돌근, 목빗근	S/ R/CF R/CF R/	-oid *pertaing to* sten/o- *breastbone* cleid/o *clavicle* mast *breast*	목의 가쪽에 있는 긴 근육이며 두개골의 귀까지 연결된다.

2 림프조직과 세포

림프절, 편도 및 소장(작은창자)의 일부인 회장(돌창자, ileum)에서 림프구와 다른 세포들이 림프조직을 형성한다.

림프조직은 다양한 세포로 구성되어 있으며 다음과 같다.

- T 림프구(T lymphocytes, T-cells): 'T'는 세포가 성장하고 성숙되는 흉선(가슴샘, thymus)을 의미한다. T림프구는 체내 림프구의 75~85%를 차지한다.
- B 림프구(B lymphocytes, B-cells): B세포들은 골수에서 성숙한다. B 림프구는 전체 림

프구의 15~25%를 차지한다. B 림프구는 특정한 항원에 반응하며 항체(immunoglobulins, Ig)를 만드는 형질세포(plasma cells)로 분화한다. 항체는 이들 항원을 제거하기 위하여 못 움직이게 하거나 중화시킨다. 단핵구로부터 분화한 대식세포는 항원, 조직 파편(부스러기, debris), 박테리아(bacteria) 등 다른 외부물질을 포식한다(식균작용).

3 림프기관

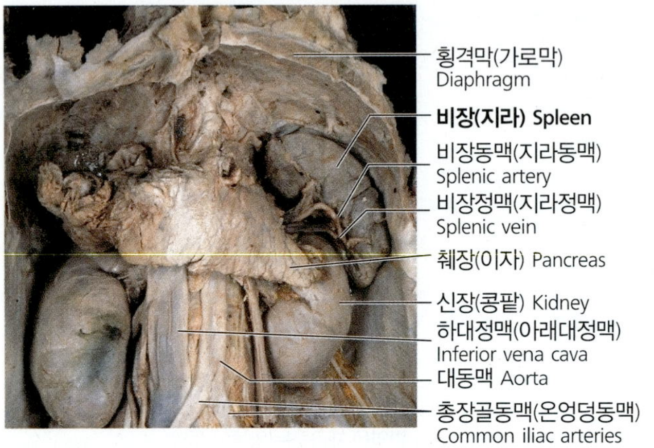

그림 7.16 **비장의 위치**

1. 비장

혈관이 많이 분포하는 비장(지라, spleen)은 가장 큰 림프기관(lymphatic organs)이다. 비장은 좌상복부(LUQ), 횡격막(가로막) 아래, 신장(콩팥, kidney)의 측면에 위치한다(그림 7.16).

비장의 기능은 다음과 같다.

- 박테리아 및 다른 외부물질을 제거한다.
- 혈액 내 항원이 발견되면 면역반응을 시작한다.
- 노쇠하거나 손상된 적혈구와 혈소판을 제거한다.
- 적혈구와 혈소판을 저장한다.

2. 편도와 아데노이드

편도(tonsils)는 목구멍 위쪽에 있는 구인두(입인두, oropharynx)에, 아데노이드(adenoids)는 비인두(코인두, nasopharynx)의 뒤쪽에 위치한다. 편도와 아데노이드는 림프구와 항체를 생성하며 박테리아와 바이러스를 제거한다. 편도와 아데노이드는 감염될 수 있다.

3. 흉선

흉선(가슴샘, thymus)은 가슴 위쪽 중앙에 위치하는 면역계의 작은 기관이다. T림프구는 흉선에서 발달과 성숙이 이루어진 후에 혈류로 이동한다. 신생아 때 흉선이 발달하고(그림 7.17a) 사춘기에 가장 커진다. 이후에는 크기가 줄어들고(그림 7.17b) 결국에는 섬유조직과 지방조직으로 대체된다.

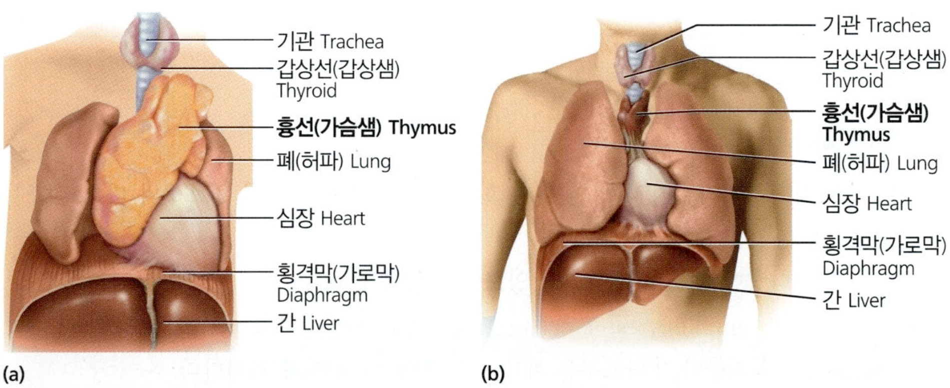

그림 7.17 **흉선** (a) 태아 거대흉선, (b) 성인 흉선

› 용어구성 및 정의

S=Suffix P=Prefix R=Root R/CF=Combining Form

용어	의미	구성요소		정의
adenoid [**ADD**-eh-noyd] **adenoidectomy** [**ADD**-eh-noy-**DEK**-toh-me]	아데노이드 아데노이드절제	S/ R/ S/	-oid *resemble* aden- *gland* -ectomy *surgical excision*	인후 뒤쪽 중앙선에 있는 림프조직의 한 덩어리 아데노이드조직의 외과적 제거
bacterium [bak-**TEER**-ee-um] **bacteria (pl)** [bak-**TEER**-ee-ah]	세균		Greek *a staff*	단세포의 미생물
hypersplenism [high-per-**SPLEN**-izm] (**Note:** 이 용어에서 'e'는 하나)	비장항진증	S/ P/ R/	-ism *condition* hyper- *excessive* -splen- *spleen*	비장의 기능이 항진되어 있을 때는, 비장은 혈구세포를 과다하게 없앤다.
immunoglobulin [**IM**-you-noh-**GLOB**-you-lin]	면역글로불린	S/ R/CF R/	-in *chemical compound, substance* immun/o- *immune* -globul- *globular, protein*	항원에 의해 만들어지는 특정 단백질. 모든 항체는 면역글로불린이다.
inguinal [**IN**-gwin-al]	서혜부-, 고샅-	S/ R/	-al *pertaining to* inguin- *groin*	서혜부(샅)에 관련된
lymphadenectomy [lim-**FAD**-eh-**NECK**-toe-me] **lymphadenitis** [lim-**FAD**-eh-**NEYE**-tis] **lymphadenopathy** [lim-**FAD**-eh-**NOP**-ah-thee]	림프절절제 림프절염 림프절병증	S/ R/ S/ S/ R/CF	-ectomy *surgical excision* lymphaden- *lymph node* -itis *inflammation* -pathy *disease* lymphaden/o- *lymph node*	림프절의 외과적 절제 림프절의 염증 림프절에 장애를 일으키는 질환
lymphangiogram [lim-**FAN**-jee-oh-gram]	림프관조영상	S/ R/CF	-gram *recording* lymphangi/o- *lymphatic vessels*	조영물질 주입에 의한 림프관과 림프절의 방사선 사진
lymphedema [**LIMF**-eh-**DEE**-mah]	림프부종	R/ R/	lymph- *lymph* -edema *edema*	림프장애로 인한 조직 팽창
lymphoma [lim-**FOH**-mah] **Hodgkin** [**HOJ**-kin]	림프종 호지킨	S/ R/	-oma *tumor, mass* lymph- *lymphatic system, lymph* **Thomas** Hodgkin, British physician, 1798~1866	림프조직의 종양 호지킨림프종은 림프절의 만성 비대가 다른 림프절에 차례대로 퍼져 있는 것에 중점을 둔다.
spleen [**SPLEEN**] **splenectomy** [sple-**NECK**-toe-me] **splenomegaly** [sple-noh-**MEG**-ah-lee]	비장, 지라 비장절제 비장비대	 S/ R/ S/ R/CF	Greek *spleen* -ectomy *surgical excision* splen- *spleen* -megaly *enlargement* splen/o- *spleen*	좌상복부에 위치한 혈관 분포가 많은 림프기관 비장의 외과적 제거 증대된 비장
thymus [**THIGH**-mus]	흉선, 가슴샘		Greek *sweetbread*	종격에 위치한 내분비샘
tonsil [**TON**-sill]	편도		Latin *tonsil*	혀 뒤의 인후의 양 옆에 위치한 림프조직의 덩어리

7.3 ▸ 면역계

1 면역계

인체는 외부물질(병원체), 세포(암) 또는 분자(오염원과 알레르기항원)에 대항하는 방어기전을 가지고 있다. 방어기전이 약해지면 감기나 독감, 암세포를 유발하는 바이러스 및 병원체가 인체에 쉽게 침투하게 된다. 면역계(immune system)는 앞에서 언급된 물리적 방어기전, 체액 및 세포방어기전이 있다.

면역반응을 일으킬 수 있는 분자(molecules)를 항원이라 하며 그 구조는 독특하다. 이러한 독특한 구조로 인해 인체는 자기항원과 외부항원을 구별할 수 있다.

2 면역

면역(immunity)은 특정한 감염질환에 저항할 수 있는 보호 기능을 말하며, 크게 2가지 유형으로 분류된다.

❶ 세포면역(cellular immunity)은 림프구(lymphocyte)가 항원이나 감염된 세포를 직접 공격하는 방어기전이다. 림프구의 종류로 T세포가 있다. 대식세포(큰포식세포, macrophage)는 세포성 면역에 관여한다(그림 7.18).

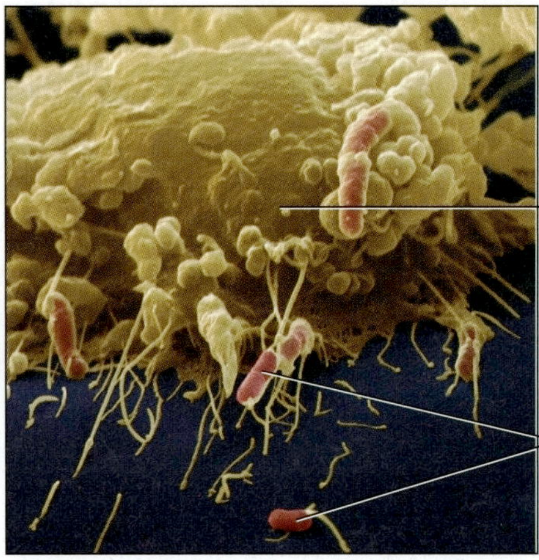

그림 7.18 **대식세포의 세균 포식작용** 대식세포는 위족(거짓발)을 뻗어 세균을 감싼 후에 삼킨다.

❷ 체액면역(humoral immunity)은 형질세포(plasma cell)가 만든 항체를 이용하는 방어기전이다. 형질세포는 B세포에서 분화된다. 항체는 항원을 직접 파괴하지는 않지만 항원과 결합하여 꼬리표를 붙여 놓는다. 항체를 면역글로불린(immunoglobulin)이라고 하며 혈장과 체액에 존재한다.

1. 보체 결합

보체(complement)는 20가지 이상의 단백질이다. 면역글로불린은 항원과 결합한 후 보체와 결합하여 항원 제거를 유도한다.

2. 예방접종

예방접종(immunization)은 인체를 감염에 노출시키지 않고 면역계를 자극하여 방어능력을 획득하는 방법이다. 죽었거나 독성이 약화된(attenuated) 미생물 혹은 비활성화된 독소의 항원 성분으로 구성된 백신(vaccine)을 투여한다. 백신접종(vaccination)은 인구 집단의 건강을 유지하는 데 중요한 방법이다. 예를 들어, 천연두 예방접종으로 천연두를 박멸할 수 있었지만 만약 예방접종을 하지 않는다면 천연두는 다시 창궐할 것이다. 같은 이유로 아동에게 예방접종이 권장된다.

› 용어구성 및 정의

S=Suffix P=Prefix R=Root R/CF=Combining Form

용어[발음기호]	의미		구성요소	정의
anaphylaxis [**AN**-ah-fih-**LAK**-sis] **anaphylactic (adj)** [**AN**-ah-fih-**LAK**-tik]	급성중증과민증	P/ R/ S/ R/	**ana-** *excessive* **-phylaxis** *protection* **-tic** *pertaining to* **-phylac-** *protect*	즉각적인 심한 알레르기반응 아나필락시스와 관련된
asthma [**AZ**-mah] **asthmatic (adj)** [az-**MAT**-ik]	천식 천식의	 S/ R/	**Greek** *asthma* **-atic** *pertaining to* **asthm-** *asthma*	기도가 좁거나 막힘으로 인해 나타나는 호흡곤란 천식과 관련된
complement [**KOM**-pleh-ment]	보체, 도움체		**Latin** *that which completes*	혈청에 있는 단백질이며, 항체가 박테리아 혹은 기타 세포를 파괴하도록 한다.
histamine [**HISS**-tah-mean] **antihistamine** [**AN**-tih-**HISS**-tah-mean]	히스타민 항히스타민제	R/ R/ P/	**hist-** *derived from histidine* **-amine** *nitrogen-containing substance* **anti-** *against*	외상 또는 면역반응의 결과로 조직에서 분비되는 물질 히스타민의 길항작용으로 인한 알레르기 증상 완화에 사용되는 약물
humoral immunity [**HYU**-mor-al im-**YUNE**-ih-tee]	체액 면역	S/ R/ S/ R/	**-al** *pertaining to* **humor-** *fluid* **-ity** *condition* **immun-** *immune*	혈액 내 항체에 의한 방어 기전
hypersensitivity [**HIGH**-per-sen-sih-**TIV**-ih-tee]	과민성	S/ P/ R/	**-ity** *condition* **hyper-** *excessive* **-sensitiv-** *feeling*	알레르기항원(알레르겐)에 대한 비정상적으로 과도한 반응
immunodeficiency [**IM**-you-noh-dee-**FISH**-en-see] **immunosuppression** [**IM**-you-noh-suh-**PRESH**-un]	면역 결핍 면역 억제	S/ R/CF R/ S/ R/	**-ency** *quality, state of* **immun/o-** *immune response* **-defici-** *failure, lacking* **-ion** *action, condition* **-suppress-** *press under*	면역계의 기능상실 외부물질에 의한 면역기능 억제
incubation [in-kyu-**BAY**-shun]	배양, 잠복	S/ R/	**-ation** *process* **incub-** *lie on, hatch*	감염이 발병할 때까지의 과정
Kaposi sarcoma [**K**ah-**POH**-see sar-**KOH**-mah]	카포시육종		**Moritz Kaposi**, Hungarian, dermatologist, 1837~1902	AIDS 환자들에 자주 보이는 피부암
urticaria [ur-tee-**KARE**-ee-ah]	두드러기		**Latin** *nettle*	가려운 발진, 혹은 두드러기
vaccinate (verb) [**VAK**-sin-ate] **vaccination** [vak-sin-**NAY**-shun] **vaccine** [**VAK**-sin]	예방접종하다 예방접종 백신	S/ R/ S/	**-ate** *pertaining to, composed of* **vaccin-** *vaccine, giving a vaccine* **-ation** *process* **Latin** *related to a cow*	백신을 투여하다. 백신 투여 면역생성을 위한 준비

3 감염

미생물(균, microorganism, microbes)은 공기, 물, 땅속, 우리 몸 표면 등에 존재하며 정상균무리(normal flora)라고 한다. 이들 미생물은 피부, 코, 기도, 입안 및 소화기관에도 발견된다. 뇌와 심혈관계에는 미생물이 존재하지 않는다(sterile). 만약 정상균무리 외의 세균, 바이러스, 진균 및 기생충 등의 미생물(병원체)이 인체 내부로 침투하면 감염병(infectious disease)을 유발한다.

1. 세균감염

세균은 단세포생물이며 세포분열로 증식한다. 흔히 볼 수 있는 세균을 다음에 몇 가지 소개한다.

- 포도알균(*Staphylococcus*): 상처 부위, 관절 혹은 복막감염
- 사슬알균(*Streptococcus*): 목감기
- 폐렴알균(*pneumococcus*): 폐렴
- 대장균(coliform bacteria): 요도감염

메티실린내성황색포도알균(methicillin-resistant *Staphylococcus aureus*, MRSA)은 포도알균 감염 치료에 주로 쓰이는 항생제에 내성이 있는 균이다. MRSA 감염은 주로 병원에서 발생하지만 최근에는 지역사회 보건기관에서도 감염이 발생하고 있다(community associated methicillin-resistant *Staphylococcus aureus*, CA-MRSA). 클린다마이신(clindamycin) 항생제는 장의 균(gut flora)을 파괴하고, 클로스트리듐디피실레(*Clostridium difficile, C. diff*)는 심한 설사와 복통은 유발하며 치료하기 어려울 수 있고 심하면 사망할 수도 있다.

카바페넴내성장세균(carbapenem-resistant Enterobacteriaceae, CRE)은 치명적인 '슈퍼버그(superbug)'이며 카바페넴 항생제는 다른 항생제에 반응이 없을 경우 마지막 수단으로 고려되고 있다.

2. 바이러스감염

바이러스는 광학현미경에서 보이지 않고 전자현미경(microscope)에서만 볼 수 있는 가장 작은 미생물이다. 바이러스는 기침과 재채기, 청결하지 않은 손을 통해 사람에서 사람으로 전파된다.

바이러스는 홍역(rubeola), 풍진(rubella), 수두(varicella) 그리고 볼거리(mumps)와 같은 특정 소아기 질병을 일으킨다. 바이러스는 상기도감염과 중증급성호흡증후군(severe acute respiratory syndrome, SARS)이나 조류인플루엔자(bird flu) 등의 질병을 유발한다.

3. 곰팡이감염

병원성 곰팡이균은 피부감염을 일으킨다. 항생제를 장기복용하는 사람들(항암치료, 면역억제제 복용, 당뇨병, AIDS)은 기회감염곰팡이(opportunistic fungi)에 노출되기 쉽다.

4. 기생충감염

기생충은 살아 있는 생물에 기생해 살면서 숙주의 영양분을 빼앗아가는 미생물이다. 많은

시골 지역에서 기생충은 풍토병(endemic)이다. 말라리아(malaria)는 기생충감염이며 모기에 물린 사람에게서 다른 사람에게로 전파된다.

› 용어구성 및 정의

S=Suffix P=Prefix R=Root R/CF=Combining Form

용어[발음기호]	의미	구성요소		정의
broad-spectrum [broad-**SPECK**-trum]	광범위		**Broad** Latin *wide* **Spectrum** Latin *image*	다양한 미생물에 대항하여 광범위하게 사용하는 항생제
Clostridium difficile [klah-**STRID**-ee-um-**DIFF**-ih-seal]	클로스트리듐 디피실레	S/ R/	-ium *structure* clostrid- *spindle*	항생제 작용에 의한 설사를 유발하는 포자 형성 그람 양성균
contagious [kon-**TAY**-jus]	접촉전염-	S/ P/ R/	-ious *pertaining to* con- *with, together* -tag- *touch*	사람에서 사람으로 전파되는 감염
endemic [en-**DEM**-ik]	풍토병	S/ P/ R/	-ic *pertaining to* en- *in* -dem- *the people*	지역에 항상 존재하는 질병
epidemic [ep-ih-**DEM**-ik]	유행, 유행병	P/	epi- *above, upon*	질환이나 건강행위와 관련하여 지역에서 폭발적으로 발생하는
pandemic [pan-**DEM**-ik]	범유행-, 세계적 유행-	P/	pan- *all*	광범위한 지역의 인구를 공격하는
flora [**FLO**-rah]	균무리		Latin *flower*	건강한 동물의 외부와 내부에 존재하는 미생물
infect (verb) [in-**FEKT**]	감염시키다		Latin *invade internally*	미생물에 의한 유기체(개체) 침투
infection (noun) [in-**FEK**-shun]	감염	S/ R/	-ion *condition, action* infect- *internal invasion*	병원성 미생물에 의한 인체 침투
infectious (adj) [in-**FEK**-shus]	감염성의	S/	-ious *pertaining to*	사람에게 전파되거나 혹은 질병을 일으킬 수 있는
microbe [**MY**-krohb]	미생물	P/ R/	micro- *small* -be *life*	미생물
microorganism [**MY**-kroh-**OR**-gan-izm]	미생물	S/ R/	-ism *process* -organ- *organ, instrument*	너무 작아서 맨눈으로 보기 힘든 미생물
microscope [**MY**-kroh-skope]	현미경	P/ S/	micro- *small* -scope *instrument for viewing*	맨눈으로 상세한 정보를 확인할 수 없는 작은 것을 보기 위한 도구
microscopic [**MY**-kroh-**SKOP**-ik]	현미경으로 봐야 보이는	S/	-ic *pertaining to*	현미경의 도움이 있어야 볼 수 있는
microscopy [my-**CROSS**-koh-pee]	현미경검사	S/	-scopy *to examine, to view*	현미경을 통한 작은 물체의 관찰

예제로 풀어보는

의학용어

호흡계

The Respiratory System

제 8 장

Rick Brady/McGraw-Hill Education

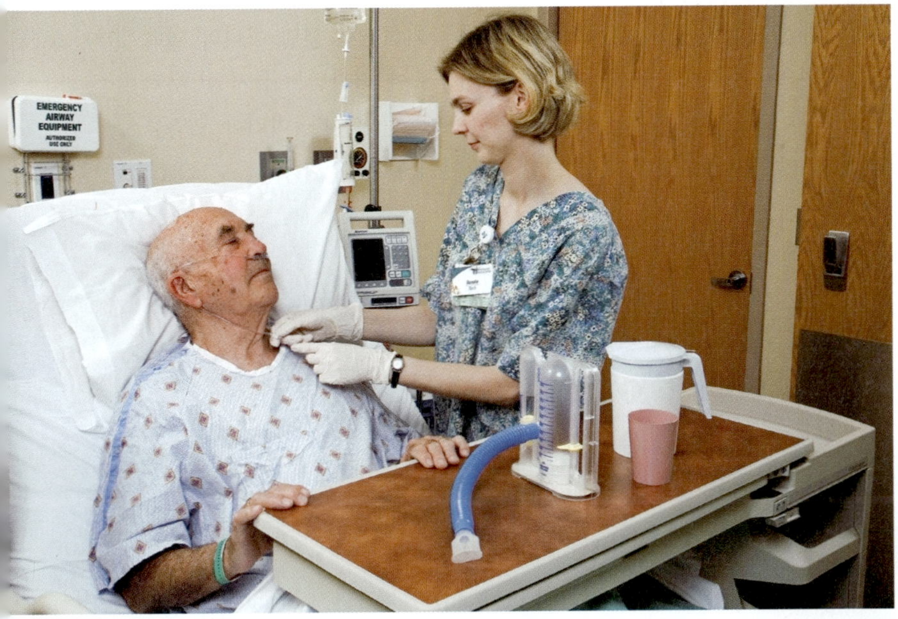

학습 목표

1. 호흡계와 관련된 용어를 구성요소(어근, 접미사, 접두사, 결합형)에 따라 분석한다.
2. 호흡계와 관련된 의학용어를 정확하게 쓰고 말한다.
3. 호흡계와 관련된 약어를 정의한다.
4. 호흡계의 해부학적 구조와 기능을 설명한다.

약어	풀이	의미	비고
ABG	arterial blood gas	동맥혈기체	
AP	anteroposterior	전후, 앞뒤	
ARDS	acute respiratory distress syndrome	급성호흡곤란증후군	
ARDS	adult respiratory distress syndrome	성인호흡곤란증후군	
CAO	chronic airway obstruction	만성기도폐쇄	
CF	cystic fibrosis	낭성섬유증	
COPD	chronic obstructive pulmonary disease	만성폐쇄폐질환	
CPAP	continuous positive airway pressure	지속기도양압	
CXR	chest X-ray	흉부 X선	
FEV1	forced expiratory volume in 1 second	1초 강제호기량	
FVC	forced vital capacity	강제폐활량	
NRDS	neonatal respiratory distress syndrome	신생아호흡곤란증후군	
PA	posteroanterior	후전, 뒤앞	
PDT	postural drainage therapy	체위배액요법	
PEEP	positive end expiratory pressure	호기말양압	
PEFR	peak expiratory flow rate	최고호기유속	
PFTs	pulmonary function tests	폐기능검사	
URI	upper respiratory infection	상기도감염	

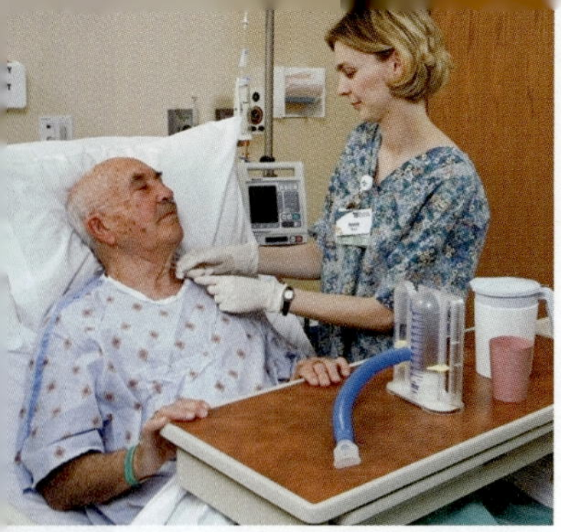

8.1 ▸ 호흡계

1 개요

인간과 동물은 산소를 마시고 이산화탄소를 배출하는 반면, 식물과 나무는 이산화탄소를 마시고 산소를 내뿜는다. 언뜻 매우 완벽한 계획처럼 보이지만 안타깝게도 지속적으로 석탄, 석유, 천연가스 등을 태워서 대기 중의 이산화탄소 양이 증가하였을 뿐만 아니라 벌목에 의해 숲이 줄어들어 자연의 균형이 깨지고 있다. 또한, 공기 중에 떠다니는 유기 및 무기 화학물질과 고체물질의 작은 입자가 호흡을 통해 우리의 몸으로 들어온다. 이러한 오염물질은 호흡기에 손상을 주어 암, 뇌 손상 및 기형아 출산의 원인이 될 수 있다.

1. 호기

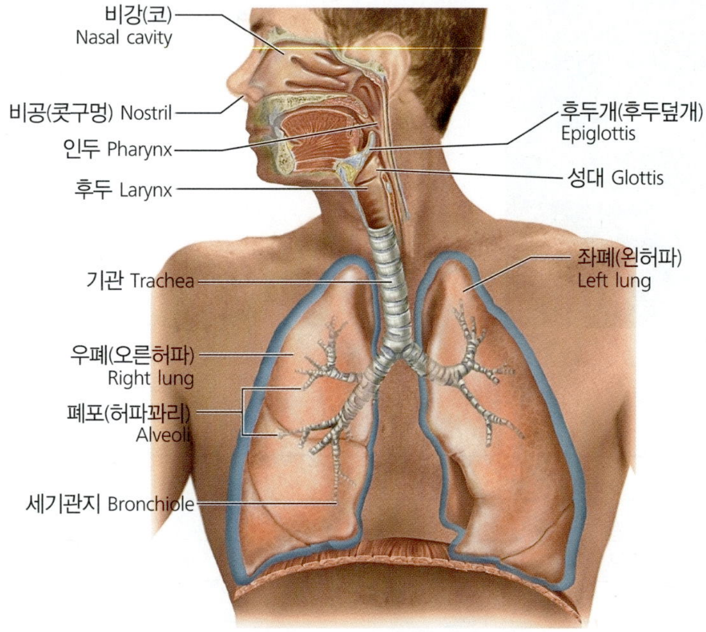

그림 8.1 호흡계 구조

기도(숨길, respiratory tract)(그림 8.1)는 6가지 요소와 연결되어 있다.

❶ 코(nose)

❷ 인두(pharynx)

❸ 후두(larynx)

❹ 기관(trachea)

❺ 기관지(bronchi)와 세기관지(bronchioles)

❻ 폐포(허파꽈리, alveoli)

호흡(respiration)에는 2가지 구성요소가 있다.

- 공기와 공기 중의 가스 이동이 폐 안[흡기(들숨, inspiration)]과 폐 바깥[호기(날숨, expiration)]으로 이동하는 환기(ventilation)
- 공기와 혈액 사이, 혈액과 간질액 사이의 가스교환

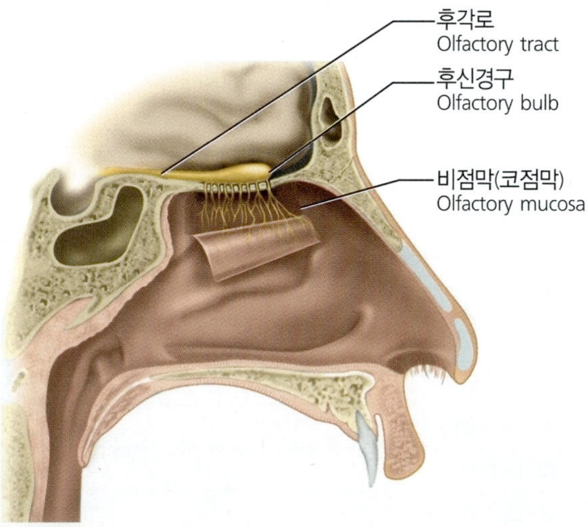

그림 8.2 코의 후각 영역

2. 호흡계의 기능

호흡계는 중요한 기능을 담당한다.

❶ 가스교환: 신체의 모든 세포는 산소를 필요로 하고 이산화탄소를 생성한다. 호흡계는 공기 중의 산소를 혈액으로 들어오게 하고 혈액 중의 이산화탄소를 공기로 내보내는 기능을 한다.

❷ 혈중 pH 조절기능: 혈중 이산화탄소 농도 변화를 조절한다.

❸ 보호: 호흡계는 이물질과 미생물로부터 신체를 보호한다.

❹ 소리 생성: 공기가 성대를 가로질러 이동하면서 목소리를 생성한다.

❺ 후각: 상피조직의 1/4 영역에 있는 12만 개의 후각 수용체는 비강(코안) 영역의 최상단인 후각 영역(olfactory region)(그림 8.2)에 위치해 있다. 각 세포는 얇은 점액막 안쪽에서 비강 내로 돌출한 섬모라는 10~20개의 모발형 구조를 갖는다.

후각 영역은 코의 제일 윗부분에 있어서 냄새의 감각을 자극하기 위해 숨을 깊이 들이마셔야 한다. 개는 코에 40억 개의 수용체세포를 가지고 있어서 마약, 폭발물, 또는 인간의 체취 등 냄새 맡는 훈련을 할 수 있다.

› 용어구성 및 정의

S=Suffix P=Prefix R=Root R/CF=Combining Form

용어[발음기호]	의미	구성요소		정의
alveolus [al-**VEE**-oh-lus] **alveoli (pl)** [al-**VEE**-oh-lee]	폐포, 허파꽈리		Latin *hollow sac*	가스교환이 발생하는 호흡기 말단 부위
alveolar (adj) [al-**VEE**-oh-lar]	폐포의	S/ R/	-ar *pertaining to* alveol *–air sac*	폐포에 관련된
bronchus [**BRONG**-kuss] **bronchi (pl)** [**BRONG**-key]	기관지(복수형)		Greek *windpipe*	기관의 두 분지 중 하나
bronchiole [**BRONG**-key-ole]	세기관지	S/ R/CF	-ole *small* bronch/i- *bronchus*	기관지의 점점 더 작은 하위
cilium [**SILL**-ee-um] **cilia (pl)** [**SILL**-ee-ah]	섬모		Latin *eyelash*	세포 표면에서 나온 털 모양의 운동성 돌기
expiration [**EKS**-pih-**RAY**-shun] (**Note:** 접두사 ex에서 이미 S 발음이 나므로 어근인 spirt의 s는 삭제됨)	호기, 날숨	S/ P/ R/	-ion *action, condition, process of* ex-*out* -spirat- *breathe*	숨을 내쉬는 것
inspiration [in-spih-**RAY**-shun] (**Note:** expiration의 반대)	흡기, 들숨	S/ P/ R/	-ion *action, condition, process of* in- *into* -spirat- *breathe*	숨을 들이마시는 것
pharynx [**FAH**-rinks]	인두		Greek *throat*	후두를 향한 코의 뒤쪽관
pharyngeal (adj) [fah-**RIN**-jee-al]	인두의	S/ R/	-eal *pertaining to* pharyng- *pharynx*	인두에 관련한
pulmonary [**PULL**-moh-**NAR**-ee]	폐의	S/ R/	-ary *pertaining to* pulmon- *lung*	폐에 관련된
pulmonology [**PULL**-moh-**NOL**-oh-jee]	호흡기학	S/ R/CF	-logy *study of* pulmon/o- *lung*	폐의 연구 또는 폐질환전문의료
pulmonologist [**PULL**-moh-**NOL**-oh-jist]	호흡기전문의	S/	-logist *one who studies, specialist*	폐의 질환을 치료하는 의료전문가
rale [**RAHL**] **rales (pl)** [**RAHLS**]	수포음, 거품소리		French *rattle*	폐에 액체를 통해 공기거품이 생길 때 청진기를 통해 들리는 딱딱거리는 소리
respiration [**RES**-pih-**RAY**-shun]	호흡	S/ P/ R/	-ation *a process, formed from* re- *again* -spir- *to breathe*	호흡의 과정; 산소와 이산화탄소를 교환하는 데 사용되는 생명유지의 기본과정
respirator [**RES**-pih-**RAY**-tor]	호흡기	S/	-ator *person or thing that does something*	인공호흡기(ventilator)의 다른 이름
respiratory (adj) [**RES**-pih-rah-tor-ee]	호흡의	S/	-atory *pertaining to, produced by*	호흡에 관련한

(계속)

용어[발음기호]	의미	구성요소		정의
sputum [SPYU-tum]	가래		Latin *to spit*	기침 및 호흡질환을 가진 사람이 기침할 때 나오는 물질
trachea [TRAY-kee-ah]	기관		Greek *windpipe*	후두에서부터 기관지에 이르는 공기관
trachealis (adj) [tray-kee-AY-lis]	기관의	S/ R/	-alis *pertaining to* trache- *trachea*	기도에 관련한

8.2 ▸ 상부 호흡기관

1 코

코를 통해 호흡할 때 공기는 비강(코안, nasal cavity)을 통해 콧구멍(nostrils, nares)으로 이동한다. 콧구멍 내부의 털이 몸에 들어가는 큰 입자를 막아서 콧구멍을 보호한다.

비중격(코사이벽, nasal septum)은 비강을 오른쪽과 왼쪽 구획으로 나눈다. 구개(입천장, palate)가 코(그림 8.3)의 바닥을 형성한다. 부비동 정면(코곁굴 정면, paranasal frontal)과 상악동(위턱굴, maxillary sinuses)(제4장 참고)은 코 안쪽으로 열려 있다.

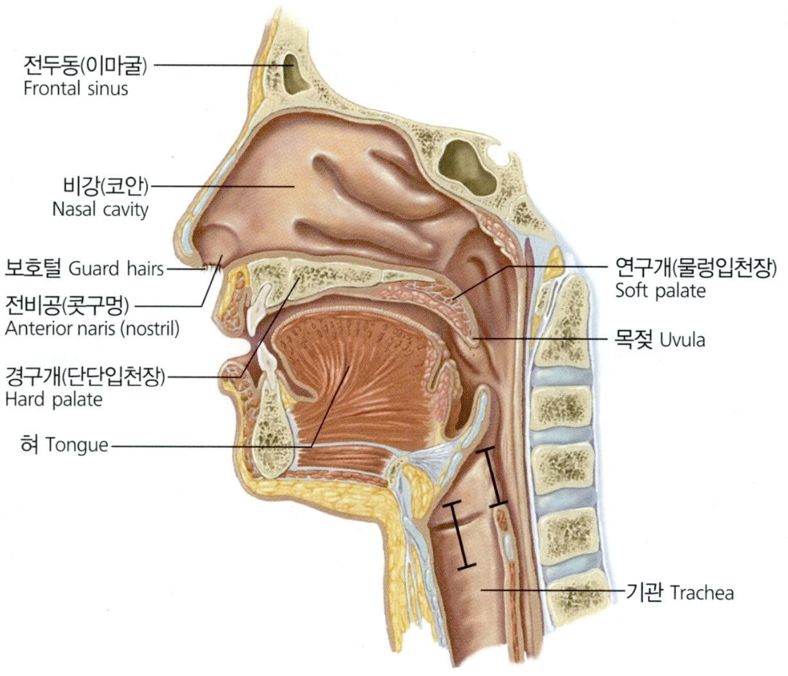

그림 8.3 ▸ 상부 호흡기관

1. 코의 기능

코는 여러 가지 방법으로 호흡계에서 중요한 역할을 수행한다.

❶ 공기가 몸 안으로 또는 밖으로 나가는 통로이다.

❷ 공기정화: 코털과 점액(코 점막에서 분비)은 먼지와 고체 오염물질의 입자를 걸러낸다.

❸ 공기보습: 코 점막(nasal mucosa)과 누관(눈물관)을 통해 비강으로 배출되는 눈물에서 습기가 분비된다(제11장 참고). 이 습기가 공기에 수분을 보충한다.

❹ 따뜻한 공기: 점막 내벽 아래 비강을 통해 흐르는 혈액은 공기를 따뜻하게 한다. 이것은 더 약한 하부 호흡 통로가 추위로 인해 손상되는 것을 방지할 수 있다.

❺ 후각: 후각 영역은 4,000가지 냄새를 인식한다.

› 용어구성 및 정의

S=Suffix P=Prefix R=Root R/CF=Combining Form

용어[발음기호]	의미		구성요소	정의
cautery [**KAW**-ter-ee]	소작, 지짐	 S/	Greek *branding iron* -ize *action*	흉터에 대한 시술, 화상, 또는 조직을 자름
cauterize [**KAW**-ter-ize]	소작하다	R/	cauter- *to burn*	소작을 적용
cauterization [**KAW**-ter-eye-**ZAY**-shun]	소작술	S/	ation *a process*	소작술
coryza (rhinitis) [koh-**RYE**-zah]	코감기, 비염		Greek *catarrh*	코점막의 급성염증
decongestant [dee-con-**JESS**-tant]	충혈제거제	S/ P/ R/	-ant *pertaining to* de- *take away, remove* -congest- *accumulation of fluid*	코와 부비동의 부종 및 유체를 감소시키는 약
epistaxis [ep-ih-**STAK**-sis]	비출혈, 코피	S/ P/ R/	-is *pertaining to* epi- *above, upon* -stax- *fall in drops*	코피
naris [**NAH**-ris] **nares (pl)** [**NAH**-rees]	비공, 콧구멍		Latin *nostril*	콧구멍
nasal [**NAY**-zal]		S/ R/	-al *pertaining to* nas- *nose*	코와 관련된
palate [**PAL**-at]	입천장		Latin *palate*	입의 천장, 코의 바닥
paranasal [**PAR**-ah-**NAY**-zal]	부비, 코곁-	S/ P/ R/	-al *pertaining to* para- *adjacent to* -nas- *nose*	코에 인접한
polyp [**POL**-ip]	폴립		Latin *many feet*	외부 주입 조직의 질량
rhinitis (coryza) [rye-**NIE**-tis]	비염	S/ R/	-itis *inflammation* rhin- *nose*	코점막의 급성 염증
septum [**SEP**-tum] **septa (pl)** [**SEP**-tah]	중격, 사이벽		Latin *partition*	두 개의 공동 또는 조직덩어리를 분리하는 얇은 벽
sinus [**SIGH**-nus]	부비동		Latin *cavity*	뼈 또는 다른 조직에 있는 구멍 또는 빈 공간
sinusitis [sigh-nu-**SIGH**-tis]	부비동염	R/ S/	sinus- *sinus* -itis *inflammation*	부비동의 점막의 염증

2 인두

인두(pharynx)는 구강으로 들어오는 공기, 음식, 음료를 받아들이는 근육깔때기이다. 그것은 3개의 구역으로 나뉜다(그림 8.4).

❶ 비인두(코인두, nasopharynx): 코의 뒷부분과 연구개(물렁입천장, soft palate)와 목젖

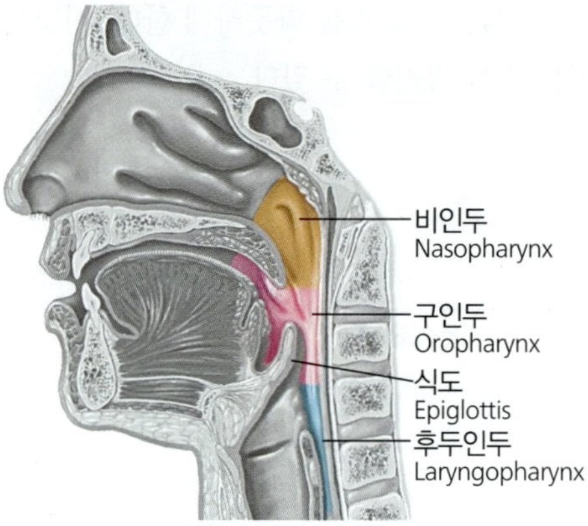

그림 8.4 인두 위치

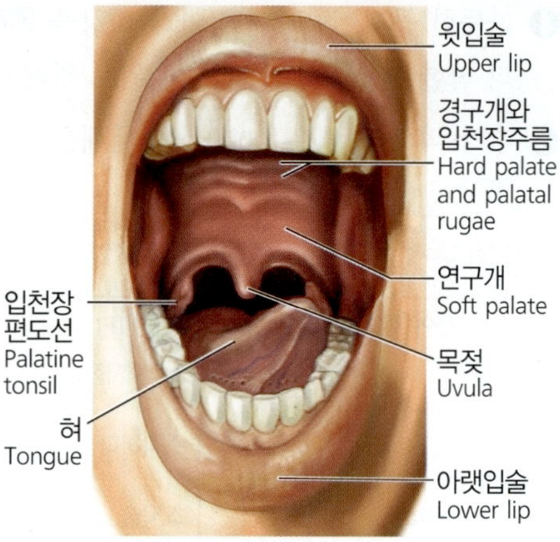

그림 8.5 입 뒤쪽의 부드러운 조직

(uvula) 위에 위치한다(그림 8.5) 후방 표면은 인두 편도(pharyngeal; adenoid)가 포함되어 있으며, 이곳은 오직 공기만 통과할 수 있다.

❷ 구입두(입인두, oropharynx): 입 뒤쪽, 그리고 입천장 아래와 후두(덮)개(epiglottis) 위에 위치한다. 그것은 팔라티누스 언덕(palatine)이라 불리는 편도(tonsils)와 혀편도(lingual tonsils)를 포함하고 있다. 공기, 음식, 음료는 이곳을 통과한다.

❸ 후두인두(laryngopharynx): 후두개의 끝 아래 위치하고 있다. 식도로 향하는 경로이므로 오직 후두인두를 통해서만 음식과 음료가 통과한다.

› 용어구성 및 정의

S=Suffix P=Prefix R=Root R/CF=Combining Form

용어[발음기호]	의미	구성요소		정의
adenoid [**ADD**-eh-noyd]	아데노이드	S/ R/	-oid *resembling* aden- *gland*	목 뒤쪽의 중간선에서 림프조직 덩어리
apnea [**AP**-nee-ah]	무호흡	P/ R/	a- *without* -pnea *breathe*	일시적인 호흡결핍
hypoxemia [high-pock-**SEE**-me-ah] **hypoxia (noun)** [high-**POCK**-see-ah] **hypoxic (adj)** [high-**POCK**-sik]	저산소혈증 저산소증 저산소의	S/ P/ R/ S/ S/	-emia *conditionoftheblood* hyp- *below* -ox- *oxygen* -ia *condition* -ic *pertainingto*	동맥혈액에서 낮은 산소 수준 조직, 가스, 또는 혈액의 산소가 정상 수준 이하로 감소 산소결핍
laryngopharynx [lah-**RIN**-go-**FAH**-rinks]	후두인두	R/CF R/	laryng/o- *larynx* -pharynx *pharynx, throat*	후두를 포함 후두개 아래 인두 부위
nasopharynx [**NAY**-zoh-**FAH**-rinks] **nasopharyngeal (adj)** [**NAY**-zoh-fah-**RIN**-jee-al]	비인두 비인두의	R/CF R/ S/ R/	nas/o- *nose* -pharynx *pharynx, throat* -eal *pertainingto* -pharyng- *pharynx, throat*	코의 뒤쪽과 연구개 위의 인두 부위 비인두와 관련된
oropharynx [**OR**-oh-fah-rinks] **oropharyngeal (adj)** [**OR**-oh-fah-**RIN**-jee-al]	구인두 구인두의	R/CF R/ S/ R/	or/o- *mouth* -pharynx *pharynx, throat* -eal *pertainingto* -pharyng- *pharynx, throat*	부드러운 미각과 후두개의 끝 사이의 입의 뒤쪽 부위 구강인두와 관련된
pharyngitis [fair-in-**JIE**-tis]	인두염	S/ R/	-itis *inflammation* pharyng- *pharynx, throat*	인두의 염증
polysomnography [**POLL**-ee-som-**NOG**-rah-fee]	수면다원검사	S/ P/ R/CF	-graphy *processofrecording* poly- *many* -somn/o- *sleep*	수면상태에서 혈액 중 뇌파, 근육긴장, 안구운동, 산소 수준을 테스트하여 모니터링

(계속)

용어[발음기호]	의미	구성요소		정의
tonsil [TON-sill]	편도		Latin *tonsil*	혀 뒤쪽 목 양쪽에 림프조직덩어리
tonsillitis [ton-sih-**LIE**-tis] (Note: l이 두 개)	편도염	S/ R/	-itis *inflammation* tonsill- *tonsil*	편도의 염증
tonsillectomy [ton-sih-**LEK**-toh-me]	편도절제술	S/	-ectomy *surgicalexcision*	편도 제거 수술

3 후두

흡입한 공기는 인두(pharynx)에서 후두(larynx)로 이동한다. 구강인두(oropharynx)에서 후두 쪽의 상부 개구부를 성(대)문(glottis)이라고 한다. 숟가락 모양의 후두(덮)개(epiglottis)는 성문을 보호한다. 음식을 삼킬 때 혀는 성문을 닫기 위해 후두개를 아래로 밀어내고 그 뒤에 식도(esophagus)로 음식을 밀어낸다(그림 8.6). 갑상연골(방패연골, thyroid cartilage) 또는 아담의 사과(Adam's apple)는 후두의 전방 및 측면벽을 형성한다. 후두 내부에 있는 수평 인대(horizontal ligaments) 두 쌍인 성대(vocal cords)(그림 8.7, 8.8)에서 그사이를 통과하는 공기가 측벽을 가로지르면서 소리를 만든다.

1. 후두의 기능

후두는 2가지 주요 역할이 있다.

❶ 기도(trachea)(그림 8.8)로 출입하는 공기의 이동을 위해 열린 통로를 유지한다.

❷ 성대(vocal cords)를 통해 소리를 만든다.

소리 생성(sound production)은 공기가 성대를 지나 진동하면서 소리를 만들어 내는 것이다. 공기가 성대를 지나 이동하는 힘이 소리의 크기를 결정한다. 성대 근육이 팽팽한 정도를 다양하게 하여 서로 가깝게 끌어당긴다(그림 8.7). 고음은 긴장된 성대에서, 낮은 음역의 소리는 더 느슨한 성대에서 생성된다. 남성의 성대는 여성의 성대보다 더 길고 두껍다. 남성의 성대는 더 천천히 진동하고 더 낮은 음역대의 소리를 생성

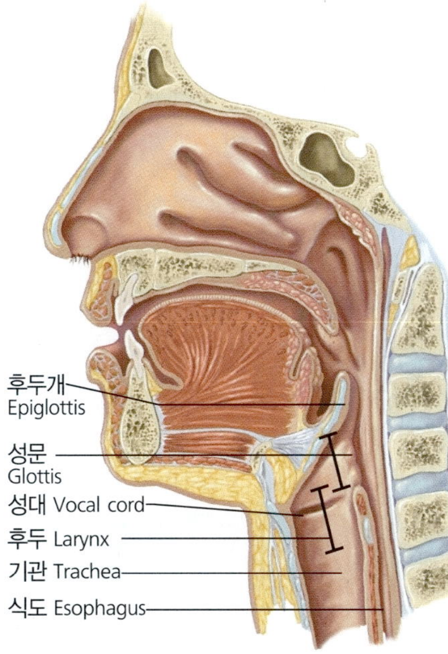

그림 8.6 후두의 위치

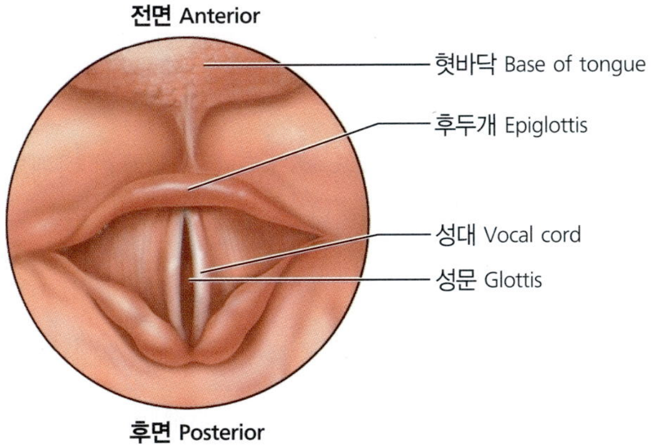

그림 8.7 **성대** 소리를 내기 위해 성대를 당겨 닫고 팽팽하게 한다.

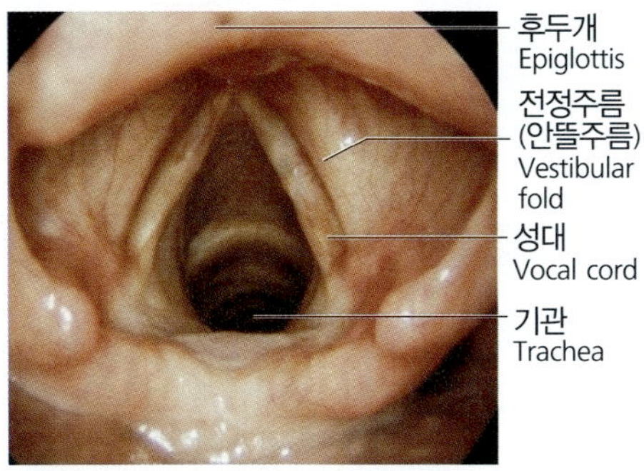

그림 8.8 후두경을 사용해서 본 후두

한다. 후두에 의해 생성된 본래의 소리는 인두, 혀, 치아, 입술의 움직임에 의해 단어로 변환된다.

› 용어구성 및 정의

S=Suffix P=Prefix R=Root R/CF=Combining Form

용어[발음기호]	의미	구성요소		정의
croup [KROOP]	크룹, 상기도막힘(증)		Old English *to cry out loud*	짖는 기침(barkingcough)이 특징인 어린이 상부기도의 감염
epiglottis [ep-ih-**GLOT**-is]	후두개, 후두덮개	P/ R/	epi- *above* -glottis *mouth of windpipe*	삼키는 동안 후두를 차단하는 연골의 잎 모양판
epiglottitis [ep-ih-glot-**EYE**-tis]	후두개염	S/	-itis *inflammation*	후두개의 염증
glottis [**GLOT**-is]	성문	R/	-glott- *mouth of windpipe* Greek *opening of larynx*	구강인두에서 후두 안으로 개방
intubation [**IN**-tyu-**BAY**-shun]	삽관(법)	S/ P/ R/	-ation *a process* in- *in* -tub- *tube*	기관에 튜브의 삽입
laryngotracheobronchitis [lah-**RING**-oh-**TRAY**-kee-oh-brong-**KIE**-tis]	후두 기관 기관지염(폐쇄성후두염, 크룹)	S/ R/CF R/CF R/	-itis *inflammation* laryng/o- *larynx* -trache/o- *trache a* -bronch- *bronchus*	후두, 기관 및 기관지의 염증
larynx [**LAH**-rinks]	후두		Greek *larynx*	소리 생산의 장기
laryngeal (adj) [lah-**RIN**-jee-al]	후두의	S/ R/	-eal *pertaining to* laryng- *larynx*	후두와 관련된
laryngitis [lah-rin-**JEYE**-tis]	후두염	S/ R/CF	-itis *inflammation* laryng/o- *larynx*	후두의 염증
laryngoscope [lah-**RING**-oh-skope]	후두경	S/	-scope *instrument for viewing*	조명과 카메라와 함께 중공관 시각화 또는 후두에서 작동하는 데 사용
papilla [pah-**PILL**-ah] **papillae (pl)** [pah-**PILL**-ee]	유두		Latin *small pimple*	모든 작은 돌기
papilloma [pap-ih-**LOH**-mah]	유두종	S/ R/CF	-oma *tumor, mass* papill/o- *pimple*	상피세포의 양성돌기
stridor [**STRY**-door]	협착음, 그렁거림		Latin *a harsh, creaking sound*	후두 또는 기관의 호흡 방해가 있을 때 만들어지는 고음의 소음
vocal [**VOH**-kal]	음성의	S/ R/	-al *pertaining to* voc- *voice*	음성과 관련된

8.3 ▸ 하부 호흡기관

1 기관

흡입한 공기는 기관(trachea; windpipe)으로 이동한다. 기관은 후두(larynx)로부터 아래로 두 개의 주요 기관지(bronchi)(그림 8.9)로 분할된 단단한 관이다. 이것은 오른쪽과 왼쪽 폐로 가는 공기통로 역할을 한다.

2 폐(허파)

두 폐(허파, lungs)는 호흡의 주요 기관이며, 흉강(가슴안, thoracic cavity)에 위치해 있다. 각각의 폐는 부드럽고 스펀지 같으며, 원뿔모양의 기관이다. 폐의 기저(바닥, base)는 횡격막(가로막, diaphragm) 위에 위치하며 폐첨(허파꼭대기, apex) 부분은 쇄골(빗장뼈, clavicle) 위와 뒤에 위치한다. 늑골 표면(costal surface)은 바깥쪽으로 볼록하며 흉곽(갈비우리, rib cage)을 누른다. 늑골의 내부 오목한 면은 종격동(가슴부위, mediastinum)을 누른다.

우측 폐는 상엽, 중엽, 하엽의 세 엽(lobes)으로 되어 있다. 좌측 폐는 상엽과 하엽으로 되어 있다(그림 8.9a). 각각의 엽은 (균)열(틈새, fissures)에 의해 서로 분리된다.

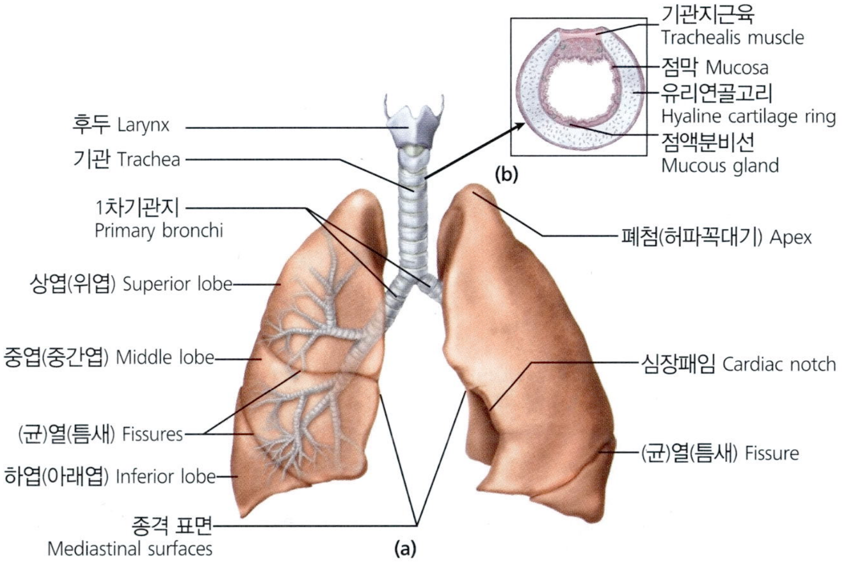

그림 8.9 **하부 호흡기관** (a) 전체 구조, (b) C자형 기관연골

3 기관지 분지

기관지 분지는 거꾸로 된 나무 구조와 같다. 기관지는 가슴에 공기를 전도한다. 그것은 기관(trachea), 기관지(bronchi) 및 기관지관(bronchial tubes)으로 구성되어 있다. 흡입된 공기는 호흡기관을 따라 아래로 계속 내려간다. 주요 기관지는 각 엽의 2차(엽성, lobar) 기관지로 나뉘어 있다. 각 2차 기관지(secondary bronchus)는 각 엽(lobe)의 분엽(그림 8.10)을 공급하는 3차 기관지[tertiary (third) bronchi]로 나뉘어 있다. 이런 분할은 나뭇가지와 같은 공기통로를 만든다.

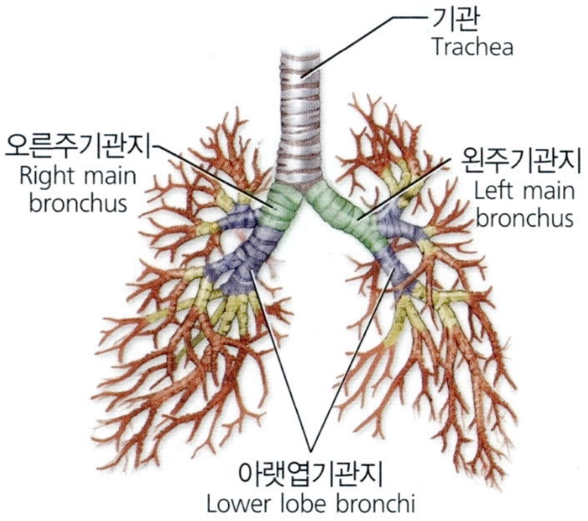

그림 8.10 **세기관지분지의 라텍스캐스트**

1. 세기관지와 폐포

3차 기관지는 세기관지(bronchioles)로 분할된다. 이것은 몇 개의 얇은 폐포(alveoli)로 분할된다. 각각의 폐포는 호흡기 막에 둘러싸인 얇은 벽으로 된 낭(sac)이다. 이 막은 주변을 둘러싼 폐동맥 모세혈관망(모세혈관그물)으로 가스교환을 허용한다.

2. 흉막

흉막(가슴막, pleura)은 양쪽 폐의 표면을 덮는 이중 장막이다. 이 두 층 사이의 공간을 흉강(가슴막안, pleural cavity)이라 부른다. 이것은 윤활제 유체의 얇은 막을 포함한다. 이 윤활제는 최소한의 마찰로 확장(흡기, inspiration)과 수축(호기, expiration)을 가능하게 한다.

› 용어구성 및 정의

S=Suffix P=Prefix R=Root R/CF=Combining Form

용어[발음기호]	의미	구성요소		정의
diaphragm [**DIE**-ah-fram]	횡격막, 가로막		Greek *diaphragm*	복강 및 흉강의 분리된 근육막
diaphragmatic (adj) [**DIE**-ah-frag-**MAT**-ik]		S/ R/CF	-tic *pertaining to* diaphragm/a- *diaphragm*	횡격막과 관련된
fissure [**FISH**-ur] **fissures (pl)**	(균)열, 틈새	S/ R/	-ure *process, result of* fiss- *split*	깊은 고랑 또는 분열
lobe [**LOBE**]	엽		Greek *lobe*	기관 또는 다른 부분의 세분
lobar (adj) [**LOW**-bar]	엽의, 엽성	S/ R/	-ar *pertaining to* lob- *lobe*	엽과 관련된
lobectomy [low-**BECK**-toe-me]	엽절제술	S/	-ectomy *surgical excision*	엽의 외과적 제거
mediastinum [**ME**-dee-ass-**TIE**-num]	종격, 가슴세로칸	S/ P/ R/	-um *structure* media- *middle* -stin- *partition*	심장, 대동맥, 대정맥, 식도 및 기관을 포함하는 폐 사이의 부분
mediastinal (adj) [**ME**-dee-ass-**TIE**-nal]	종격(동)의	S/	-al *pertaining to*	종격(동)에 관련된
pleura [**PLUR**-ah] **pleurae (pl)** [**PLUR**-ee]	흉막		Greek rib	흉강의 폐와 갈비뼈 내벽을 덮는 막
pleural (adj) [**PLUR**-al]	흉막의	S/ R/	-al *pertaining to* pleur- *pleura*	흉막에 관련된
pleurisy [**PLUR**-ih-see]	흉막염	S/	-isy *inflammation*	흉막의 염증
segment [**SEG**-ment]	분절		Latin *to cut*	기관 또는 구조의 부위

4 호흡기 메커니즘

휴식 시 성인은 분당 10~15회의 호흡을 하며, 흡기(들숨, inspiration)하는 동안 약 500 mL의 공기를 흡입(inhales)하고 호기(날숨, expiration) 시 그 정도를 내뱉는다(exhales)(그림 8.11). 이 과정은 폐포(허파꽈리)의 안과 밖으로 공기를 받아들임으로써 산소를 혈류로 들어오게 하고 이산화탄소는 밖으로 배출한다.

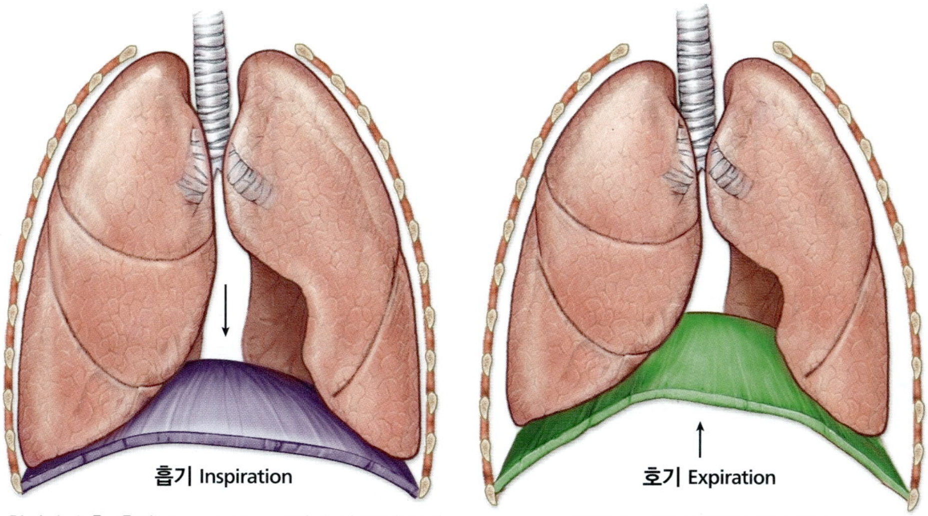

횡격막 수축; 흉강(Thoracic Cavity)의 수직 크기 증가

(a)

횡격막 이완; 흉강의 크기 감소

(b)

그림 8.11 흡기와 호기

› 용어구성 및 정의

S=Suffix P=Prefix R=Root R/CF=Combining Form

용어[발음기호]	의미	구성요소		정의
adenocarcinoma [**ADD**-eh-noh-kar-sih-**NOH**-mah]	선암	S/ R/CF R/	-oma *tumor* aden/o- *gland* -carcin- *cancer*	선(샘)의 상피세포에서 발생하는 암
anthracosis [an-thra-**KOH**-sis]	분증	S/ R/	-osis *condition* anthrac- *coal*	석탄먼지의 흡입에 의한 폐질환
anthrax [**AN**-thraks]	탄저병		Greek *carbuncle*	탄저균에 의한 심각한 악성 전염병
asbestosis [as-bes-**TOE**-sis]	석면증	S/ R/	-osis *condition* asbest- *asbestos*	석면입자의 흡입으로 인한 폐질환
aspiration [as-pih-**RAY**-shun]	흡인	S/ R/	-ion *process* aspirat- *to breathe on*	체강에서 유체 또는 가스를 흡인하여 제거
asthma [**AZ**-mah]	천식		Greek *asthma*	축소되거나 막힌 기도 때문에 호흡이 곤란한 상황
asthmatic (adj) [az-**MAT**-ik]	천식의	S/ R/	-atic *pertaining to* asthm- *asthma*	천식으로 인한 고통 또는 천식과 관련된
atelectasis [at-el-**ECK**-tah-sis]	무기폐	S/ R/	-ectasis *dilation* atel- *incomplete*	폐의 일부 허탈
auscultation [aws-kul-**TAY**-shun]	청진	S/ R/	-ation *a process* auscult- *listen to*	청진기로 몸에서 들리는 소리를 진단하는 방법
bradypnea (tachypnea*의 반대*) [brad-ip-**NEE**-ah]	호흡완만, 느린 호흡	P/ R/	brady- *slow* -pnea *breathe*	느린 호흡
bronchiectasis [brong-key-**ECK**-tah-sis]	기관지확장증	S/ R/CF	-ectasis *dilation* bronch/i- *bronchus*	염증성 질환 및 폐쇄에 따른 기관지의 만성 팽창
bronchiolitis [brong-key-oh-**LYE**-tis]	세기관지염	S/ R/CF	-itis *inflammation* bronchiol/o *bronchus*	작은 세기관지의 염증
bronchitis [brong-**KI**-tis]	기관지염	S/ R/	-itis *inflammation* bronch- *bronchus*	기관지의 염증

(계속)

용어[발음기호]	의미	구성요소		정의
bronchoconstriction [**BRONG**-koh-kon-**STRIK**-shun]	기관지수축	S/ R/CF R/	-ion *action, condition* bronch/o- *bronchus* -constrict- *to narrow*	기관지의 직경 감소
bronchodilator [**BRONG**-koh-die-**LAY**-tor]	기관지확장제	S/ R/CF R/	-or *one who does, that which does something* bronch/o- *bronchus* -dilat- *expand, open up*	기관지의 직경을 증가시키는 물질
bronchogenic [**BRONG**-koh-**JEN**-ik]	기관지성의	S/ R/CF	-genic *creation* bronch/o- *bronchus*	기관지에서 발생
bronchopneumonia [**BRONG**-koh-new-**MOH**-nee-ah]	기관지폐렴	S/ R/CF R/	-ia *condition* bronch/o- *bronchus* -pneumon- *air, lung*	폐 실질조직에 확산되는 작은 세기관지의 벽의 급성 염증
bronchoscopy [brong-**KOS**-koh-pee] **bronchoscope** [**BRONG**-koh-skope]	기관지내시경술 기관지내시경	S/ R/CF S/	-scopy *to examine, view* bronch/o *bronchus* -scope*instrument for viewing*	내시경으로 기관지의 내부검사 기관지내시경술에 사용되는 내시경
bulla [**BULL**-ah] **bullae (pl)** [**BULL**-ee]	기포		Latin *bubble*	거품 같은 팽창된 구조
cannula [**KAN**-you-lah]	삽입관		Latin *reed*	유체 또는 기체 통로로서 혈관 또는 공동에 삽입하는 튜브
cyanosis [sigh-ah-**NO**-sis] **cyanotic (adj)** [sigh-ah-**NOT**-ik]	청색증 청색증의	S/ R/ S/ R/CF	-osis *condition* cyan- *dark blue* -tic *pertaining to* cyan/o *dark blue*	혈액 내 낮은 산소 수준으로 피부나 입술, 조상(nailbed)이 푸르게 변색됨 청색증으로 표시되거나 그에 관련한
cystic fibrosis [**SIS**-tikfie-**BRO**-sis]	낭성섬유증	S/ R/ S/ R/	-ic *pertaining to* cyst- *cyst* -osis *abnormal condition* fibr- *fiber*	과도한 점성이 기관지를 포함하여 통로를 폐쇄하는 유전질환
dyspnea [disp-**NEE**-ah]	호흡곤란	P/ R/	dys- *bad,difficult* -pnea *breathe*	호흡곤란
emphysema [em-fih-**SEE**-mah]	폐기종, 폐공기증	P/ R/	em- *in, into* -physema *blowing*	호흡세기관지와 폐포의 팽창
empyema [**EM**-pie-**EE**-mah]	농흉	S/ P/ R/	-ema *quality of, quantity of* em- *in, into* -py- *pus*	체강 내, 특히 흉강 내 고름
endotracheal [en-doh-**TRAY**-kee-al]	기관내의	S/ P/ R/	-al *pertaining to* endo- *inside* -trache- *trachea*	기관 내부에 관련된
eupnea [yoop-**NEE**-ah]	정상호흡	P/ R/	eu- *normal, good* -pnea *breathe*	정상호흡
exhale [**EKS**-hail]	내쉬다	P/ R/	ex- *out* -hale *breathe*	숨을 내쉬다
expectorate [ek-**SPEK**-toh-rate]	기침하여 뱉다; 가래를 뱉다; 침을 뱉다	S/ P/ R/	-ate *pertaining to* ex- *out* -pector- *chest*	기침을 하거나 호흡기관에서 점액을 뱉어냄
hemoptysis [he-**MOP**-tih-sis]	객혈	R/CF S/	hem/o- *blood* -ptysis *spit*	피묻은 가래
hemothorax [he-moh-**THOR**-ax]	혈흉	R/CF R/	hem/o- *blood* -thorax *chest*	흉강 내에 고인 혈액
hypercapnia [**HIGH**-per-**KAP**-nee-ah]	고이산화탄소혈증	S/ P/ R/	-ia *condition* hyper- *excessive* -capn- *carbon dioxide*	동맥 혈류 내 이산화탄소의 비정상적인 상승

(계속)

용어[발음기호]	의미	구성요소		정의
hyperpnea [high-perp-**NEE**-ah]	과다호흡, 호흡항진	P/ R/	hyper- *excessive* -pnea *breathe*	정상보다 더 깊고 더 빠른호흡
hypersecretion [**HIGH**-per-seh-**KREE**-shun]	과다분비	S/ P/ R/	-ion *action, condition* hyper- *excessive* -secret- *secrete*	점액(또는 효소 또는 폐기물)의 과도한 분비
immunization [im-you-nih-**ZAY**-shun]	예방접종	S/ R/	-ation *process* immuniz- *make immune*	면역을 제공하는 약을 투여
inhale [**IN**-hail]	흡입하다	P/ R/	in- *in* -hale *breathe*	들이마시다
mediastinoscopy [**ME**-dee-ass-tih-**NOS**-koh-pee]	종격내시경(법)	S/ R/CF	-scopy *to examine, view* mediastin/o *mediastinum*	내시경을 이용한 종격 검사
mucolytic [**MYU**-koh-**LIT**-ik]	점액용해제	S/ R/CF R/	-ic *pertaining to* muc/o- *mucus* -lyt- *dissolve*	점액을 용해 또는 액화할 수 있는 약
nebulizer [**NEB**-you-liz-er]	분무기	S/ R/	-izer *line of action, affects in a particular way* nebul- *cloud*	액상 약물을 분사하는 장치
parenchyma [pah-**REN**-ki-mah]	실질		Greek *to pour in*	결합조직구조에 의해 지원되는 선 또는 기관(폐)의 특정한 기능적 세포
phlegm [**FLEM**]	담		Greek flame	호흡기에서 뱉어내는 비정상적인 양의 점액
pneumoconiosis [new-moh-koh-nee-**OH**-sis] **pneumoconioses (pl)** [new-moh-koh-nee-**OH**-seez]	진폐증	S/ R/CF R/	-osis *condition* pneum/o- *lung, air* -coni- *dust*	다른 먼지의 흡입에 의한 섬유성 폐 질환
pneumonectomy [**NEW**-moh-**NECK**-toe-me]	폐절제(술), 허파절제(술)	S/ R/	-ectomy *surgical excision* pneumon- *lung, air*	폐의 수술적 제거
pneumonia [new-**MOH**-nee-ah] **pneumonitis (pneumonia)** [new-moh-**NI**-tis]	폐렴 폐렴	S/ R/ S/	-ia *condition* pneumon- *lung, air* -itis *inflammation*	폐 실질조직의 염증(조직)
pneumothorax [new-moh-**THOR**-ax]	기흉	R/CF R/	pneum/o- *air, lung* -thorax *chest*	흉강 내 공기
resection [ree-**SEK**-shun] **resect (verb)** [ree-**SEKT**]	절제술 절제하다	S/ P/ R/	-ion *action, condition* re- *back* -sect- *cut off*	기관 또는 구조의 특정 부분을 제거
rhonchus [**RONG**-kuss] **rhonchi (pl)** [**RONG**-key]	삑삑거림, 건성수포음		Greek *snoring*	폐청진 시 천명음이 들림; 수축하는 내강을 통해 통과하는 공기에 의해 만들어진 소리
sarcoidosis [sar-koy-**DOH**-sis] **(Note:** 두 개의 접미사)	유육종증, 사코이드증	S/ S/ R/	-osis *condition* -oid- *resembling* sarc- *flesh*	폐와 다른 장기의 육아종성 병변; 원인 불명
silicosis [sil-ih-**KOH**-sis]	규폐증	S/ R/	-osis *condition* silic- *silicon, glass*	이산화규소 입자의 흡인으로 인한 섬유성 폐질환
spirometer [spy-**ROM**-eh-ter] **spirometry** [spy-**ROM**-eh-tree]	폐활량계	S/ R/CF S/	-meter *measure* spir/o- *to breathe* -metry *process of measuring*	호흡기 볼륨을 측정하는 데 사용하는 도구 폐활량계의 사용

(계속)

용어[발음기호]	의미	구성요소		정의
tachypnea (bradypnea의 반대) [tak-ip-**NEE**-ah]	빈호흡, 빠른 호흡	P/ R/	tachy- *rapid* -pnea *breathe*	빠른 호흡
thoracentesis (pleural tap) [**THOR**-ah-sen-**TEE**-si]	흉강천자, 가슴천자	S/ R/	-centesis *to puncture* thora- *chest*	유체 또는 공기를 빼내기 위해 흉강에 바늘을 삽입
thoracotomy [thor-ah-**KOT**-oh-me]	개흉술, 가슴절개술	S/ R/CF	-tomy *surgical incision* thorac/o *chest*	가슴벽을 통해 절개
tomography [toe-**MOG**-rah-fee]	단층촬영술	S/ R/CF	-graphy *process of recording* tom/o- *cut, slice, layer*	조직의 선택된 부위의 방사선으로 촬영된 이미지
tracheostomy [tray-kee-**OST**-oh-me] **tracheotomy** [tray-kee-**OT**-oh-me]	기관절개술	S/ R/CF S/	-stomy *new opening* trache/o- *trachea* -tomy *surgical incision*	호흡을 돕기 위해 기관지에 튜브를 삽입 기관 안으로 절개하는 기관절개술
transthoracic [tranz-thor-**ASS**-ik]	가슴을 경유	S/ P/ R/	-ic *pertaining to* trans- *across* -thorac- *chest*	흉벽을 통해 지나감
tuberculosis [too-**BER**-kyu-**LOW**-sis]	결핵	S/ R/	-osis *condition* tubercul- *nodule, swelling, tuberculosis*	모든 기관이나 조직을 감염시킬 수 있는 감염성 질환
ultrasonography [**UL**-trah-soh-**NOG**-rah-fee]	초음파촬영(술)	S/ P/ R/CF	-graphy *process of recording* ultra- *beyond* -son/o- *sound*	음파를 사용하여 깊은 구조의 묘사
ventilation [ven-tih-**LAY**-shun] **ventilator** [**VEN**-tih-lay-tor]	환기 산소호흡기, 인공호흡	S/ R/ S/	-ation *a process* ventil- *wind* -ator *person or thing that does something*	폐의 안팎으로 가스의 운동 환자를 위한 호흡 장치
viscosity [viss-**KOS**-ih-tee] **viscous (adj)** [**VISS**-kus] (viscus: 내부의 모든 기관)	점도 점성이 있는	S/ R/	-ity *condition* viscos- *viscous, sticky*	유체 흐름의 저항 흐름에 저항하는 점착액

소화계

The Digestive System

제 9 장

Rick Brady/McGraw-Hill Education

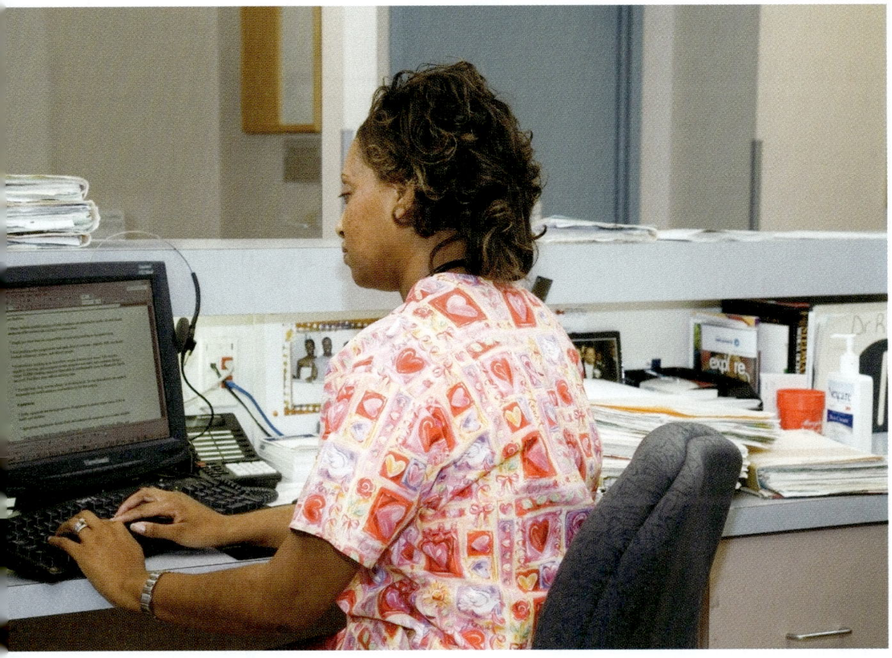

학습 목표

1. 소화계와 관련된 용어를 구성요소(어근, 접미사, 접두사, 결합형)에 따라 분석한다.
2. 소화계와 관련된 의학용어를 정확하게 쓰고 말한다.
3. 소화계와 관련된 약어를 정의한다.
4. 소화계의 해부학적 구조와 기능을 설명한다.

약어	풀이	의미	비고
BM	bowel movement	장운동	
CF	cystic fibrosis	낭성섬유증	
ED	emergency department	응급실	
ERCP	endoscopic retrograde cholangiopancreatography	내시경역행담췌관조영	
GB	gallbladder	담낭(쓸개)	
GERD	Gastroesophageal reflux disease	위식도역류병	
H2-blocker	histamine-2 receptor antagonist	H_2 수용체 길항제	
HAV	hepatitis A virus	A형간염바이러스	
HBV	hepatitis B virus	B형간염바이러스	
HCl	hydrochloric acid	염산	
HCV	hepatitis C virus	C형 간염바이러스	
HSV-1	Herpes simplex virus type 1	1형 단순포진바이러스	
IBS	irritable bowel syndrome	과민대장증후군	
PPI	proton pump inhibitor	양성자펌프억제제	

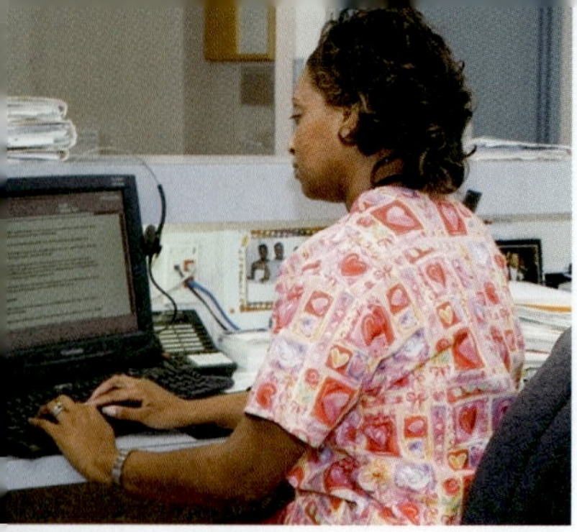

9.1 ▸ 소화계

1 소화관과 부속기관

인체의 모든 세포는 세포막을 투과하여 흡수될 수 있는 형태로 지속적인 영양 공급이 되어야 한다. 소화계(digestive system)는 음식물 속의 영양소(nutrient)를 분해하여 혈액과 림프관을 통해 세포로 운반한다.

소화계는 소화관, 소화기관으로 구성되고, 입에서 항문까지 이어져 있으며, 부속기관은 소화를 돕는 관들에 연결된다. 위장(관)병학(gastroenterology)은 소화계를 연구하는 학문이다.

소화관(alimentary canal)(그림 9.1):

- 입(mouth)
- 인두(pharynx)
- 식도(esophagus)
- 위(stomach)
- 소장(작은창자, small intestine)
- 대장(큰창자, large intestine)

소화 부속기관(accessory organs of digestive):

- 치아(teeth)
- 혀(tongue)
- 타액선(침샘, salivary gland)
- 간(liver)
- 담낭(쓸개, gallbladder)
- 췌장(이자, pancreas)

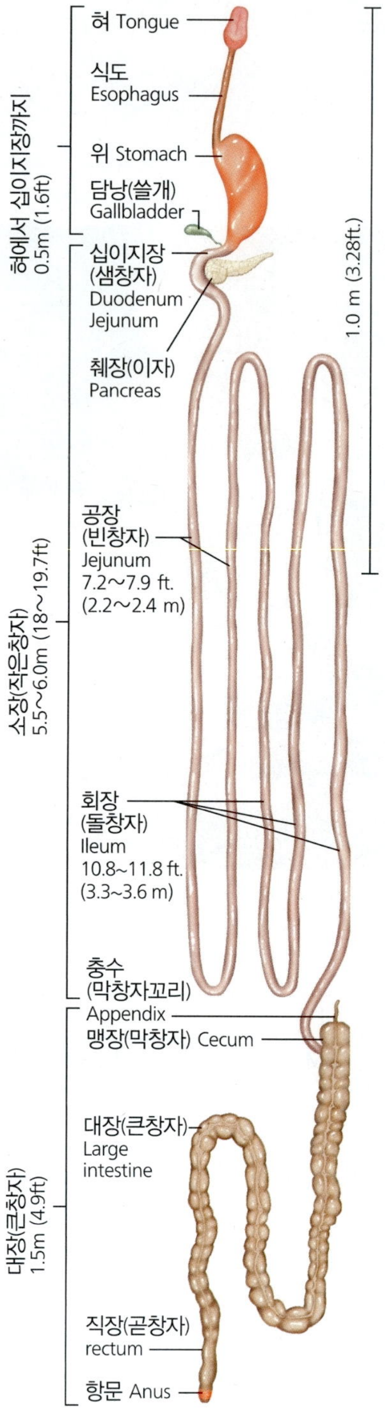

그림 9.1 ▸ 소화관

› 용어구성 및 정의

S=Suffix P=Prefix R=Root R/CF=Combining Form

용어[발음기호]	의미	구성요소		정의
alimentary [al-ih-**MEN**-tar-ee]	영양의, 소화의	S/ R/	-ary *pertaining to* aliment- *nourishment, food*	소화관과 관련된
alimentary canal [kah-**NAL**]	소화관		canal, Latin *a duct or channel*	소화관

(계속)

용어[발음기호]	의미	구성요소		정의
anus [**A**-nus]	항문		Latin *a ring*	대변을 배출하는 마지막 소화관 구멍
anal (adj) [**A**-nal]	항문의	S/ R/	-al *pertaining to* an- *anus*	항문과 관련된
bariatrics [bar-ee-**AT**-rik]	비만치료(학), 비만학	S/ R/	-atric *treatment* bari- *weight*	비만치료
digestion [die-**JESS**-chun]	소화	S/ R/	-ion *action* digest- *to break down food*	세포 대사물질에 적합한 요소로 음식물을 분해
digestive (adj) [die-**JEST**-iv]	소화의	S/	-ive *nature of, quality of*	소화와 관련된
esophagus [ee-**SOF**-ah-gus]	식도		Greek *gullet*	인두와 위를 연결하는 관
gastric (adj) [**GAS**-trik]	위의	S/ R/	-ic *pertaining to* gastr- *stomach*	위와 관련된
gastroenterology [**GAS**-troh-en-ter-**OL**-oh-gee]	위장(관)병학	S/ R/CF R/CF	-logy *study of* gastr/o- *stomach* -enter/o- *intestine*	위와 장 관련 의학 전문 분야
gastroenterologist [**GAS**-troh-en-ter-**OL**-oh-jist]	위장(관)병학자	S/	-logist *one who studies, specialist*	위장병학 전문의
gastrointestinal [**GAS**-troh-in-**TESS**-tin-al]	위장의	S/ R/CF R/	-al *pertaining to* gastr/o- *stomach* intestin- *gut, intestine*	위, 장과 관련된
intestine [in-**TESS**-tin]	장, 창자		Latin *intestine, gut*	위부터 항문까지의 소화관
intestinal (adj) [in-**TESS**-tin-al]	장의	S/ R/	-al *pertaining to* intestin- *gut, intestine*	장과 관련된
laparoscopy [lap-ah-**ROS**-koh-pee]	복강경검사, 배안보개검사	S/ R/CF	-scopy *to view, to examine* lapar/o- *abdomen in general*	내시경을 이용한 복부내장검사
laparoscope [**LAP**-ah-roh-skope]	복강경	S/	-scope *instrument for viewing*	복부내장을 보는 데 사용하는 도구
laparoscopic (adj) [**LAP**-ah-roh-**SKOP**-ik]	복강경의	S/	-ic *pertaining to*	복강경과 관련된
nutrient [**NYU**-tree-ent]	영양소		Latin *to nourish*	정상적인 신체기능을 위한 음식물에 있는 물질
nutritive (adj) [**NYU**-trih-tiv]	영양의	S/ R/	-ive *nature of, pertaining to* nutrit- *nourishment*	영양을 제공하는
nutrition [nyu-**TRISH**-un]	영양	S/	-ion- *action, condition*	음식을 통해 영양소를 얻는 과정
nutritionist [nyu-**TRISH**-un-ist]	영양학자	S/	-ist *specialist in*	영양학에서 공인된 전문가

2 소화계의 활동과 기능

소화계의 활동과 기능은 5가지 구성요소로 되어 있다.

❶ 추진력(propulsion): 입에서부터 항문까지 음식물의 기계적 움직임(그림 9.2). 일반적으로 24~36시간 걸린다.

❷ 소화(digestion): 세포로 전달되고 흡수될 수 있는 형태로 음식물을 분해한다. 두 가지 과정으로 이루어진다.

- 기계적 소화(mechanical digestion)는 화학적 합성의 변화 없이 작은 조각으로 깨뜨리는 것이다. 저작(씹기, mastication, chewing)은 음식물을 더 작은 조각으로 부수어

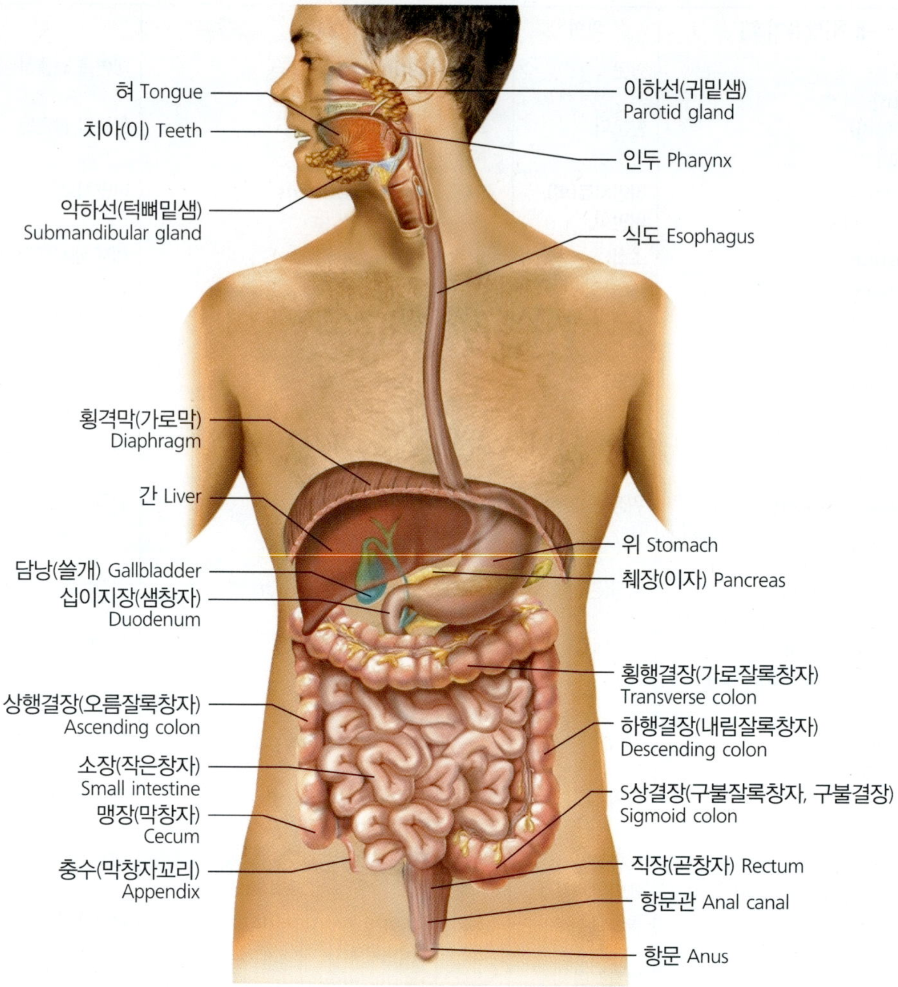

그림 9.2 **소화계**

소화효소가 작용할 수 있는 표면을 넓게 만드는 것이다. 연하(삼킴, deglutition, swallowing)는 음식물 덩어리(bolus, mass 또는 lump)를 입에서부터 식도로 이동시키는 것이다. 연동(꿈틀운동, peristalsis)은 대부분 소화관을 통해 음식물이 이동하는 것이다.

• 화학적 소화(chemical digestion)는 음식의 큰 분자를 잘게 분해하고(이하선, 위, 소장, 췌장에서 만들어지는) 소화효소에 의해 더 단순한 화학물질로 소화하는 것이다. 소화효소는 크게 3가지가 있다.

– 녹말분해효소(아밀라아제, amylase): 탄수화물을 소화시킴
– 지방분해효소(리파아제, lipase): 지방을 소화시킴
– 단백질분해효소(프로테아제, protease): 단백질을 소화시킴

❸ 분비(secretion): 음식물을 윤활하게 하고, 액화시키며, 소화시키는 동시에 소화관 내막을 윤활하게 유지하는 점액과 같은 분비물이 나온다.

❹ 흡수(absorption): 소화관 밖으로 영양소 분자(nutrient molecules)가 소화관 내벽의 상피세포를 통해 혈액이나 림프로 이동하여 체세포로 이동하는 것이다.

❺ 배설(elimination): 소화되지 않는 음식잔여물을 제거하는 과정이다.

› 용어구성 및 정의

S=Suffix P=Prefix R=Root R/CF=Combining Form

용어[발음기호]	의미	구성요소		정의
amylase [**AM**-ih-laze]	녹말분해효소, 아밀라아제	S/ R/	-ase *enzyme* amyl- *starch*	탄수화물을 분해하는 효소
bolus [**BOH**-lus]	작은 조각		Greek *lump*	물질의 하나의 작은 덩어리
diglution [dee-glue-**TISH**-un]	연하, 삼킴	S/ R/	-ion *action, condition* deglutit- *to swallow*	삼키는 행위
elimination [ee-lim-ih-**NAY**-shun]	배설	S/ R/	-ation *process* elimin- *throw away*	소화관에서 잔여물을 내보냄
enzyme [**EN**-zime]	효소	P/ R/	en- *in* -zyme *fermenting*	다른 물질로 변화하는 것을 유도하는 단백질
lipase [**LIE**-paze]	지방분해효소, 리파아제	S/ R/	-ase *enzyme* lip- *fat*	지방을 분해하는 효소
masticate (verb) [**MAS**-tih-kate] mastication (noun) [mas-tih-**KAY**-shun]	저작하다, 씹다 저작, 씹기	S/ R/ S/	-ate *pertaining to, composed of* mastic- *chew* -ation *process*	씹다 씹는 과정
peristalsis [per-ih-**STAL**-sis]	연동, 꿈틀운동	P/ R/	peri- *around* -stalsis *constrict*	소화관을 따라 음식물이 이동하기 위해 장벽이 교대로 수축과 이완하는 파동
protease [**PRO**-tee-aze]	단백질분해효소, 프로테아제	S/ R/CF	-ase *enzyme* prot/e- *protein*	단백질을 분해하는 효소

9.2 ▸ 입, 인두, 식도

1 입과 저작

입(mouth)은 소화관의 입구이다(그림 9.3). 입은 저작(mastication, chewing)을 통한 기계적 소화와 침(saliva) 속의 효소(enzyme)를 통한 화학적 소화가 일어나는 첫 번째 장소이다.

입의 윗부분은 구개(입천장, palate)라고 부르며 앞쪽의 2/3부분은 뼈로 된 경구개(단단입천장, hard palate)라고 부른다. 뒷부분의 1/3은 근육으로 되어 있으며, 연구개(물렁입천장, soft palate)라고 부른다. 연구개에 있는 돌기나 조직을 목젖(uvula)이라고 부르는데, 음

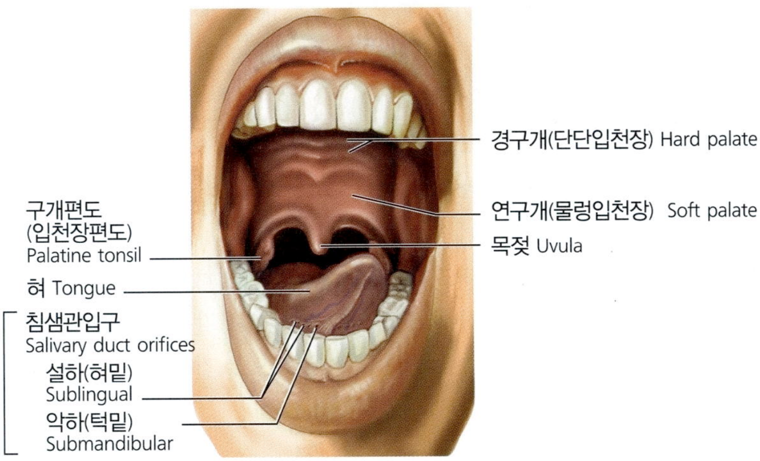

그림 9.3 입의 구조

식을 삼킬 때 비인두(코인두; 상부인두, nasopharynx, upper pharynx)를 닫는다.

저작하는 동안 혀(tongue)는 입안에서 음식물을 움직이고 볼, 입술, 잇몸이 음식물을 고정하도록 돕는다. 혀에서 작고, 거칠고 융기한 부분을 유두(papillae)라고 부르며 음식의 화학적 성질에 반응하여 다양한 미각을 제공하는 약 4,000개의 미뢰(맛봉오리, taste buds)를 포함하고 있다(그림 9.4). 미뢰세포는 교체되기 전까지 7~10일 정도 생존한다.

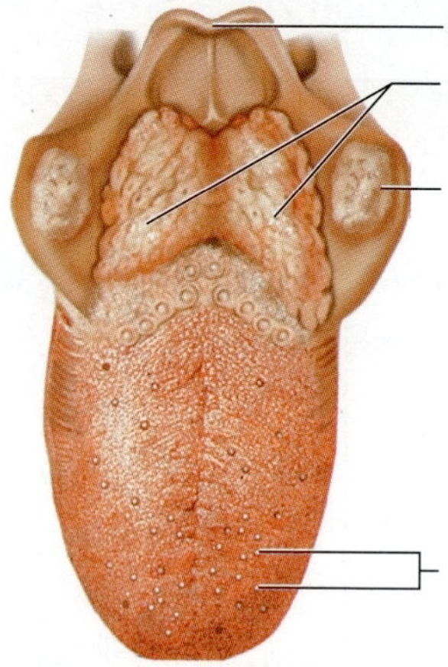

그림 9.4 혀의 구조

1. 성인 치아

일반적으로 성인은 상악골(위턱뼈, maxilla)에 16개, 하악골(아래턱뼈, mandible)에 16개로, 총 32개의 치아가 있다(그림 9.3). 치아는 단단한 상아질(dentine, dentin)로 구성되며, 뼈보다도 더 단단한 사기질(에나멜; 법랑질, enamel)에 싸여 있다. 상아질은 혈관, 신경, 결합조직을 포함하는 중앙의 치수강(치수공간, pulp cavity)을 둘러싸고 있다. 혈관과 신경은 턱에서부터 치근관(뿌리관, tubular root canals)을 통해 턱에서 치수강에 도달한다.

2. 타액선

타액선(침샘, salivary gland)은 침을 분비한다. 두 개의 이하선(귀밑샘, parotid gland), 두 개의 악하선(턱밑샘, submandibular gland), 두 개의 설하선(혀밑샘, sublingual gland)(그림 9.5) 및 혀와 볼의 점막에 흩어져 있는 수많은 작은 침샘은 매일 1쿼트(1 quart) 이상의 많은 양의 침을 분비한다.

타액(침, saliva)은 95%가 물이며 주기능은 녹말과 지방의 소화를 시작하고 음식물을 매끄럽게 만들어 삼키기 쉽게 만드는 것이다. 닭고기 한 조각과 약간의 채소를 먹고 있다고 가정해보자. 저작으로 닭고기는 치아에 의해 작은 조각으로 찢어지고 갈리며, 지방은 타액의 지방분해효소에 의해 소화되기 시작한다. 채소 또한 작은 조각으로 갈리고, 녹말은 타액의 녹말분해효소에 의해 소화되기 시작한다.

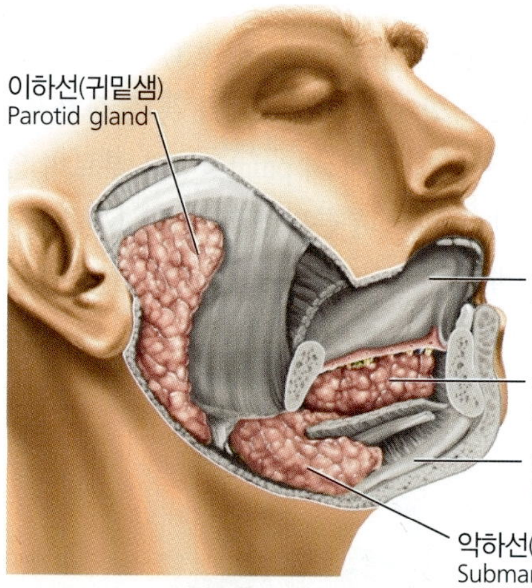

그림 9.5 타액선

› 용어구성 및 정의

S=Suffix P=Prefix R=Root R/CF=Combining Form

용어[발음기호]	의미	구성요소		정의
dentine (dentin) [**DEN**-tin]	상아질	S/ R/	-ine *pertaining to, substance* dent- *tooth*	치아의 에나멜질(법랑질) 아래 위치한 조밀한 상아빛의 물질
dentist [**DEN**-tist]	치과의사	S/ R/	-ist *specialist* dent- *tooth*	구강-안면계의 해부학, 생리학, 병리학 분야의 자격을 갖춘 의사
enamel [ee-**NAM**-el]	사기질, 법랑질, 에나멜질		French *enamel*	치아를 둘러싸고 있는 단단한 물질
mouth [**MOWTH**]	입		Old English *mouth*	공동 또는 관의 외부 개구
nasopharynx [**NAY**-zoh-**FAIR**-inks]	비인두, 코인두	R/CF R/	nas/o- *nose* -pharynx *throat*	코의 후방부와 연구개 위의 인두 부위
oral [**OR**-al]	입의	S/ R/	-al *pertaining to* or- *(os) mouth*	입에 관련되는
palate [**PAL**-at]	구개, 입천장		Latin *palate*	입의 천장
papilla [pah-**PILL**-ah] **papillae (pl)** [pah-**PILL**-ee]	유두		Latin *small pimple*	작게 돌출된 것
parotid [pah-**ROT**-id]	이하선, 귀밑샘	S/ P/ R/	-id *having a particular quality* par- *beside* -ot- *ear*	귀밑에 있는 침샘
pulp [**PULP**]	치수, 속질		Latin *flesh*	치아의 중앙에 있는 공동의 결합조직
saliva (noun) [sa-**LIE**-vah]	침		Latin *spit*	이하선에서 입안으로 분비
salivary (adj) [**SAL**-ih-var-ee]	침의	S/ R/	-ary *pertaining to* saliv- *saliva*	침과 관련된
sublingual [sub-**LING**-wal]	설하의, 혀밑의	S/ P/ R/	-al *pertaining to* sub- *underneath* -lingu- *tongue*	혀 아래(underneath)
submandibular [sub-man-**DIB**-you-lar]	악하의, 아래턱밑의	S/ P/ R/	-ar *pertaining to* sub- *underneath* -mandibul- *mandible*	하악골 아래
tongue [**TUNG**]	혀		Latin *tongue*	입안의 움직이는 근육덩어리: 미뢰가 나옴
uvula [**YOU**-vyu-lah]	목젖		Latin *grape*	연구개에 달린 돌기부

2 식도

섭취했던 닭고기와 채소는 이제 치아에 의해 작은 조각으로 잘리고 갈린다. 이 조각들은 침에 의해 부분적으로 소화가 되고 윤활되며, 구개(입천장)의 뼈부분인 경구개와 혀 사이로 굴러 들어간다. 음식물 덩어리는 구인두(입인두; 목구멍의 윗부분)(그림 9.6)에서 식도(esophagus)로 삼켜져 내려갈 준비가 된다.

음식물 덩어리는 인두의 끝부분에서부터 식도로 들어간다. 식도에서는 연동운동 또는 식도 벽 근육의 수축으로 아래쪽으로 덩어리를 이동시킨다(그림 9.7). 식도의 아래에서는 이 덩어리가 위로 들어갈 수 있게 들문조임근(분문괄약근, cardiac sphincter)이 이완된다.

식도(그림 9.8)는 약 25 cm (9~10 inch) 길이의 관이다. 식도는 식도열공(식도구멍, hiatus)에 있는 횡격막(가로막)을 관통하여 흉강에서 복강으로 이어진다(그림 9.9).

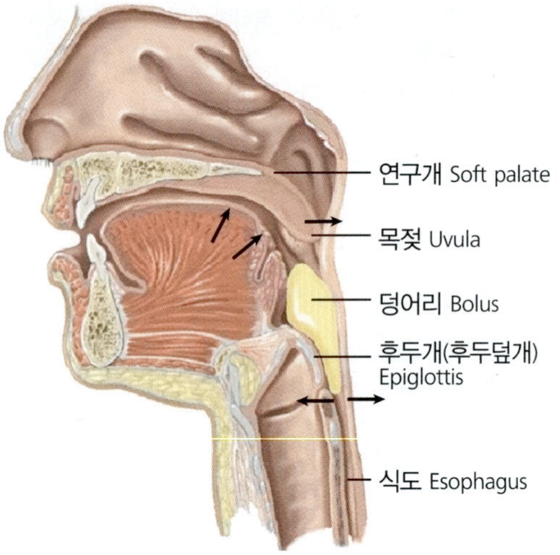

그림 9.6 **연하(Swallowing)** 음식물 덩어리가 구인두에 위치해 있다.

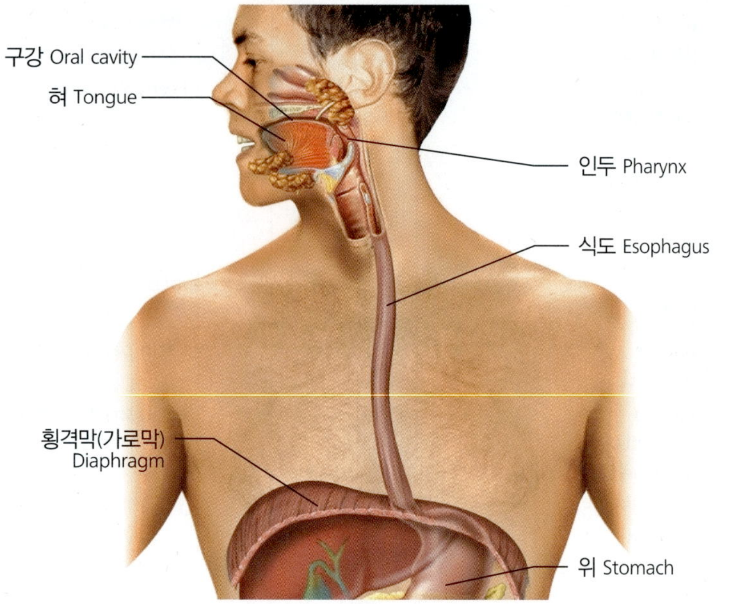

그림 9.8 **식도**

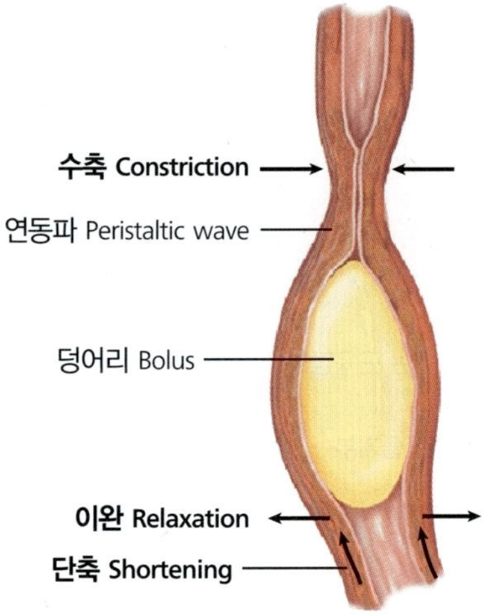

그림 9.7 **연하(Swallowing)** 음식물 덩어리가 식도에 위치해 있다.

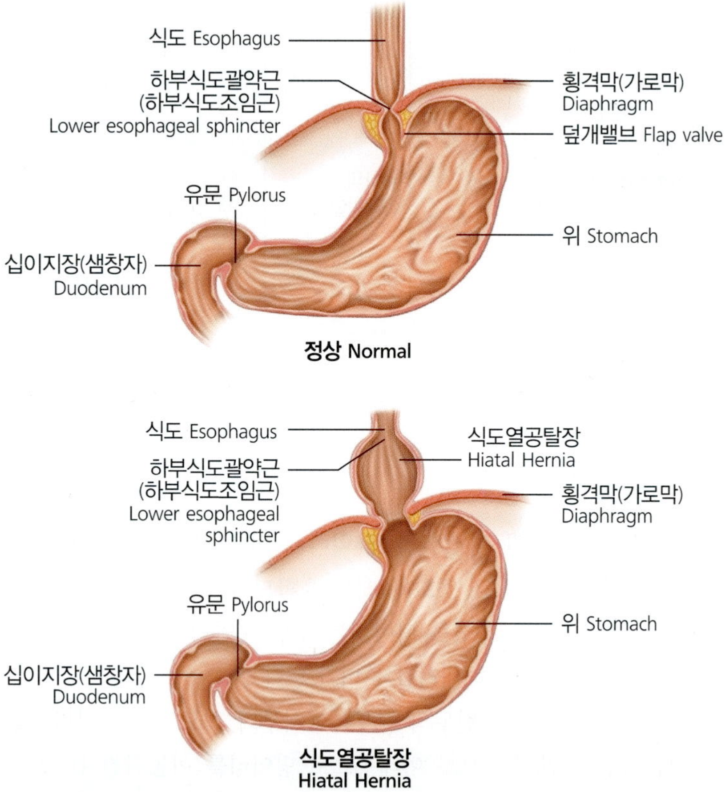

그림 9.9 **식도열공탈장**

› 용어구성 및 정의

S=Suffix P=Prefix R=Root R/CF=Combining Form

용어[발음기호]	의미	구성요소		정의
asymptomatic [**A**-simp-toe-**MAT**-ik] **symptomatic** (symptoms과 함께) [simp-toe-**MAT**-ik]	증상 없는, 무증상 증상이 있는	S/ P/ R/	-ic *pertaining to* a- *without* symptomat- *symptom*	환자가 표현하는 증상이나 이상증상이 없는 것 질병의 증상과 관련이 있는
dysphagia [dis-**FAY**-jee-ah]	연하곤란, 삼킴곤란	P/ R/	dys- *difficulty* -phagia *swallowing*	삼킬 때 어려움
emesis [**EM**-eh-sis] **hematemesis** [he-mah-**TEM**-eh-sis]	쿠토 토혈, 혈액구토	 R/ R/	Greek *to vomit* hemat- *blood* -emesis *to vomit*	토함 붉은 피를 토함
esophagus [ee-**SOF**-ah-gus] **esophagal (adj)** [ee-**SOF**-ah-**JEE**-al] **esophagitis** [ee-**SOF**-ah-**JI**-tis]	식도 식도의 식도염	 S/ R/ S/	Greek *gullet* -eal *pertaining to* esophag- *esophagus* -itis *inflammation*	인두와 위를 연결하는 관 식도와 관련이 있는 식도 내막의 염증
hernia [**HER**-nee-ah] **herniorrhaphy** [**HER**-nee-**OR**-ah-fee]	탈장, 헤르니아 탈장교정, 탈장 봉합술	 S/ R/CF	Latin *rupture* -rrhaphy *suture* herni/o- *hernia*	정상적으로 포함하고 있는 조직을 뚫고 튀어나옴 탈장의 보정
hiatus (noun) [high-**AY**-tus] **hiatal (adj)** [high-**AY**-tal]	열공, 구멍, 틈새 열공의, 구멍의, 틈새의	 S/ R/	Latin *an aperture* -al *pertaining to* hiat- *opening*	조직을 통해 열림 열공과 관련이 있는
reflux [**REE**-fluks]	역류	P/ R/	re- *back* -flux *flow*	거꾸로 흐름
sphincter [**SFINK**-ter]	괄약근, 조임근		Greek *a band*	구멍을 둘러싼 근육의 띠. 수축할 때 구멍을 조여서 닫음
varix [**VAIR**-iks] **varices (pl)** [**VAIR**-ih-seez] **varicose (adj)** [**VAIR**-ih-kose]	정맥류 정맥류의	 S/ R/	Latin *dilated vein* -ose *full of* varic- *varicosity; dilated, tortuous vein*	팽창하여 구불구불한 정맥 정맥류의 영향을 받거나 정맥류의 특성이 있는

9.3 ▸ 소화—위와 소장

1 소화: 위

위의 연동수축은 다양한 음식물 덩어리를 혼합하고 덩어리를 유문(날문, pylorus; 장으로 이어지는 위의 개구부)(그림 9.10) 쪽으로 밀어내어 유미즙(chyme)이라고 부르는 반소화된 음식의 혼합물을 만든다.

위벽이 분비하는 세포들(그림 9.11):

❶ 점액(mucus): 음식을 매끄럽게 하고 위벽을 보호한다.

❷ 염산(hydrochloric acid, HCl): 육류의 결합조직과 채소의 세

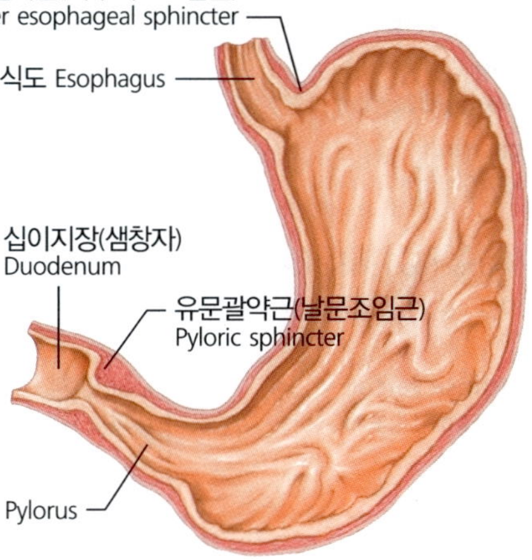

그림 9.10 위

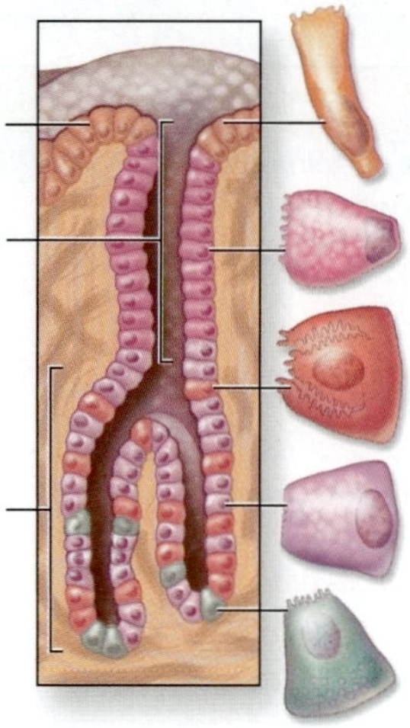

그림 9.11 위세포와 위세포 분비물

포벽을 부순다(섭취했던 닭고기와 채소를 생각해보자).

❸ 펩신(pepsin; 활동효소): 닭고기와 식물성 단백질을 소화시킨다.

❹ 내인(인)자(intrinsic factor): 소장에서의 비타민 B_{12} 흡수를 위해 필수적인 내인성 인자

❺ 가스트린(gastrin; 화학물질): 염산(HCl)과 펩시노겐 생산을 자극하고 위의 연동 수축을 촉진한다.

닭고기와 채소 같은 일반적인 식사는 유미즙의 형태로 위를 빠져나가는 데 3~4시간이 걸린다. 연동운동(꿈틀운동, peristalsis)은 유문괄약근(날문조임근, pyloric sphincter)을 통해 십이지장(샘창자, duodenum; 소장의 첫 번째 부분)으로 유미즙을 한 번에 2~3 mL 분출한다(그림 9.10).

› 용어구성 및 정의

S=Suffix P=Prefix R=Root R/CF=Combining Form

용어[발음기호]	의미	구성요소		정의
chyme [KYME]	유미즙, 미즙		Greek *juice*	반유동액, 위에서 십이지장으로 지나가며 부분적으로 소화된 음식
duodenum [du-oh-**DEE**-num] **duodenal (adj)** [du-oh-**DEE**-nal]	십이지장 십이지장의	S/ R/ S/	-um *structure* duoden- *twelve* -al *pertaining to*	소장의 첫 번째 부분; 대략적으로 손가락 12마디[약 25 cm (9~10 inch)] 길이 십이지장과 관련이 있는
gastrin [**GAS**-trin]	가스트린	S/ R/	-in *substance, chemical compound* gastr- *stomach*	염산 분비를 자극하고 위 운동성을 증가시키며 위에서 분비되는 호르몬
hydrochloric acid (HCl) [high-droh-**KLOR**-ik **ASS**-id]	염산	S/ R/CF R/	-ic *pertaining to* hydr/o- *water* -chlor- *green*	위액의 산
intrinsic factor [in-**TRIN**-sik **FAK**-tor]	내인(인)자, 내재성 요인	S/ R/ R/	-ic *pertaining to* intrins- *on the inside* factor *maker*	비타민 B_{12}의 흡수가 발생하게 함

(계속)

용어[발음기호]	의미	구성요소		정의
mucose (noun) [**MYU**-kus] **mucous (adj)** [**MYU**-kus] **mucin** [**MYU**-sin]	점액 점액의 무신, 점액소		Latin *slime*	점막세포의 끈적이는 분비물 점액과 관련이 있는 점액의 단백질 성분
pepsin [**PEP**-sin] **pepsinogen** [pep-**SIN**-oh-jen]	펩신 펩시노겐	 S/ R/CF	Greek *to digest* -gen *produce* pepsin/o- *pepsin*	위에서 생성되는 단백질 분해 효소 위산에 의해 펩신으로 전환됨
pylorus [pie-**LOR**-us] **pyloric (adj)** [pie-**LOR**-ik]	날문, 유문 유문의	S/ R/ S/	-us *pertaining to* pylor- *gate, pylorus* -ic *pertaining to*	위의 출구 유문과 관련이 있는

2 소장

소장(작은창자, small intestine)은 지름이 작아 소장이라 불리며 화학적 소화과정을 완성한다. 소장은 거의 모든 영양분을 흡수(absorption)한다. 소장은 위의 유문에서부터 대장의 시작부분까지이며 다음과 같이 3부분으로 나뉜다(그림 9.12).

❶ 십이지장(샘창자, duodenum)은 소장의 앞 약 25 cm (9~10 inch) 부분이다. 위로부터 유미즙을 받으며 췌장액과 담즙을 받는다.

❷ 공장(빈창자, jejunum)은 소장 길이의 40% 정도를 차지한다. 화학적 소화와 영양분 흡수가 이루어지는 주요 영역이다.

❸ 회장(돌창자, ileum)은 소장 길이의 55%를 구성한다. 대장으로 들어가는 것을 조절하는 괄약근(조임근, sphincter)인 회맹판막(돌막창자판막, ileocecal valve)에서 끝난다.

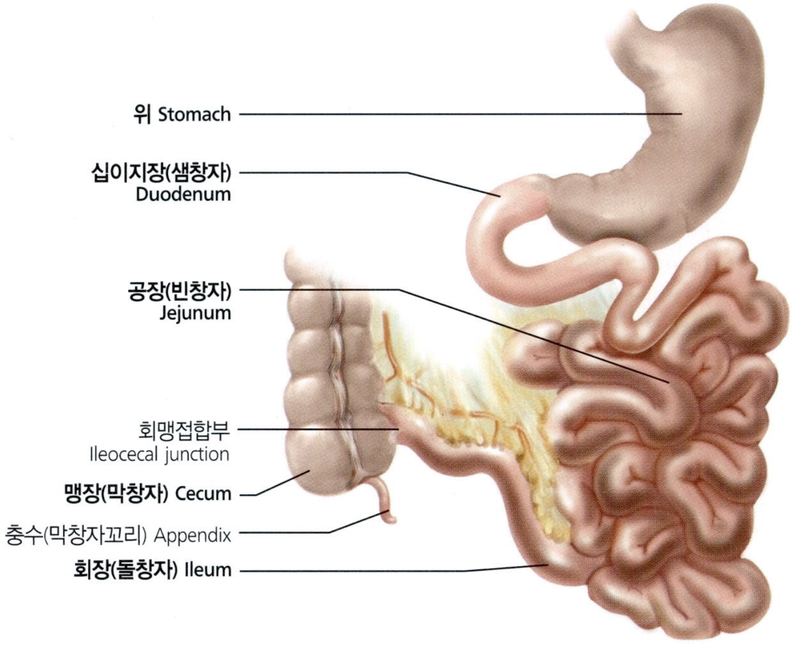

그림 9.12 소장

1. 소장에서의 소화

음식물은 유미즙 형태로 위에서 나간 후 소장에서 3~5시간 동안 머무른다. 앞에서 언급했던 닭고기와 채소를 섭취한 후 4~6시간이 지나면 음식물은 소장을 통과하고 대장으로 이동할 준비를 한다. 소장에서는 단백질, 탄수화물, 지방이 효소에 의해 분해되고 혈류로 흡수된다.

› 용어구성 및 정의

S=Suffix P=Prefix R=Root R/CF=Combining Form

용어[발음기호]	의미	구성요소		정의
absorption [ab-**SORP**-shun]	흡수	S/ R/	-ion *action, condition* absorpt- *to swallow*	위장관에서 세포에 의해 영양소와 물 섭취
anorexia [an-oh-**RECK**-see-ah]	식욕부진	S/ P/ R/	-ia *condition* an- *without* -orex- *appetite*	식욕 없음; 음식에 대한 혐오감
cecum (noun) [**SEE**-kum]	맹장, 막창자		Latin *blind*	대장의 첫 번째 부분인 감춰진 주머니
cecal (adj) [**SEE**-kal]	맹장의, 막창자의	S/ R/	-al *pertaining to* cec- *cecum*	맹장과 관련이 있는
celiac [**SEE**-lee-ack]	배(복강)의	S/ R/	-ac *pertaining to* celi- *abdomen*	복강과 관련이 있는
celiac disease [**SEE**-lee-ack diz-**EEZ**]	셀리악병, 소아지방병증	P/ R/	dis- *apart* -ease *normal function*	글루텐에 민감하여 발생하는 질환(소아지방병증)
dyspepsia [dis-**PEP**-see-ah]	소화불량	S/ P/ R/	-ia *condition* dys- *difficult, bad* -peps- *digestion*	"위의 불편감", 속쓰림, 오심과 가스
gastritis [gas-**TRY**-tis]	위염	S/ R/	-itis *inflammation* gastr- *stomach*	위내벽의 염증
gastroenteritis [**GAS**-troh-en-ter-**I**-tis]	위장염	S/ R/CF R/	-itis *inflammation* gastr/o- *stomach* -enter- *intestine*	위와 장의 염증
gastroesophageal [**GAS**-troh-ee-sof-ah-**JEE**-al]	위식도의	S/ R/CF R/CF	-al *pertaining to* gastr/o- *stomach* -esophag/e- *esophagus*	위와 식도와 관련이 있는
gastroscope [**GAS**-troh-skope]	위내시경	S/ R/CF	-scope *instrument for viewing* gastr/o- *stomach*	위 내부를 검사하기 위한 내시경
gastroscopy [gas-**TROS**-koh-pee]	위내시경검사법	S/	-scopy *to examine, to view*	내시경에 의한 위의 검사
Giardia [jee-**AR**-dee-ah]	편모충		Alfred Giard, 1846~1908 French biologist	소장에 영향을 주는 기생충
gluten [**GLU**-ten]	글루텐		Latin *glue*	밀, 보리, 호밀에서 발견된 불용성 단백질
ileum [**ILL**-ee-um]	회장	S/ R/	-um *structure* ile- *ileum*	소장의 세 번째 부분
ileocecal [**ILL**-ee-oh-**SEE**-cal]	회맹장부의	S/ R/CF R/	-al *pertaining to* ile/o- *ileum* cec- *cecum*	회장과 맹장의 교차점
ileus [**ILL**-ee-us]	장폐색증		Greek *intestinal colic*	동적이거나 기계적인 소장 폐색
indigestion [in-dih-**JESS**-chun]	소화불량	S/ P/ R/	-ion *action, condition* in- *in, not* -digest- *to break down*	음식물의 소화곤란으로 인해 나타나는 증상들
intussusception [**IN**-tuss-sus-**SEP**-shun]	장중첩증, 창자중첩증	S/ P/ R/	-ion *action* intus- *within* -suscept- *to take up*	폐색에 의해 장의 한 부분이 다른 부분으로 미끄러져 들어감

(계속)

용어[발음기호]	의미	구성요소		정의
jejunum (noun) [je-**JEW**-num]	공장		Latin *empty*	공장과 회장 사이의 소장 부분
jejunal (adj) [je-**JEW**-nal]	공장의, 빈창자의	S/ R/	-al *pertaining to* jejun- *jejunum*	공장과 관련이 있는
peptic [**PEP**-tik]	소화의, 펩신의	S/ R/	-ic *pertaining to* pept- *digest*	위와 십이지장과 관련이 있는
perforation [per-foh-**RAY**-shun]	천공, 뚫림	S/ R/	-ion *action, condition* perforat- *bore through*	조직의 벽을 통과하는 구멍
stricture [**STRICK**-shur]	협착		Latin *draw tight*	관이 좁아짐

9.4 ▸ 소화—간, 담낭과 췌장

1 간

간(liver)은 가장 큰 장기이다. 횡격막(가로막) 바로 아래의 오른쪽 다섯 번째 갈비뼈 아래에 위치해 있는 복잡한 구조를 가진 기관이다(그림 9.13). 복합적인 기관으로서의 간은 다음과 같은 다양한 기능이 있다.

- 담즙(쓸개즙, bile)의 생산과 분비(배출)
- 혈류에서 빌리루빈(bilirubin; 담적색소, rust-colored a pigment) 제거
- 당원(글리코겐, glycogen) 형태로 당 저장
- 응고에 필요한 혈액단백질의 생산(제7장 참고)

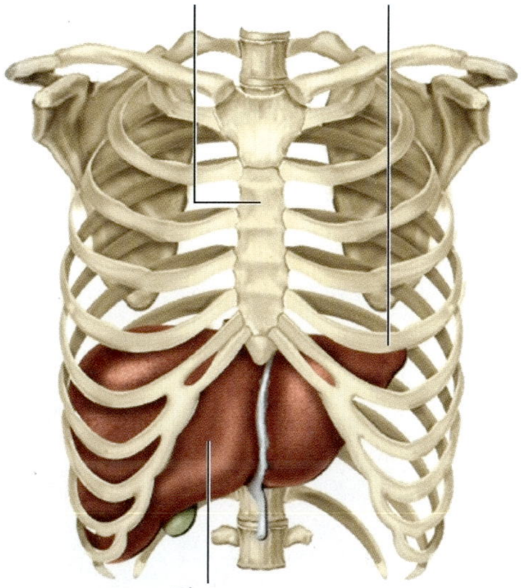

그림 9.13 간의 위치

용어구성 및 정의

S=Suffix P=Prefix R=Root R/CF=Combining Form

용어[발음기호]	의미	구성요소		정의
bile [**BILE**]	담즙, 쓸개즙		Latin *bile*	간에서 분비되어 십이지장으로 가는 액체
bile acid [**BILE AH**-sids]	담즙산			콜레스테롤에서 합성된 스테로이드
biliary (adj) [**BILL**-ee-air-ee]	담즙의	S/ R/CF	-ary *pertaining to* bil/i- *bile*	담즙이나 담관과 관련이 있는
bilirubin [bill-ee-**RU**-bin]	빌리루빈	S/ R/CF	-rubin *rust colored* bil/i- *bile*	헤모글로빈으로부터 간에서 만들어진 담즙색소
cirrhosis [sir-**ROE**-sis]	경화	S/ R/	-osis *condition* cirrh- *yellow*	광범위한 섬유성 간질환
glycogen [**GLYE**-koh-gen]	글리코겐	S/ R/CF	-gen *produce, create* glyc/o- *sugar, glycogen*	간, 골격근에 저장되는 신체의 중요한 탄수화물 저장물
hepatic [hep-**AT**-ik]	간의	S/ R/	-ic *pertaining to* hepat- *liver*	간과 관련이 있는
hepatitis [hep-ah-**TIE**-tis]	간염	S/	-itis *inflammation*	간의 염증

(계속)

용어[발음기호]	의미	구성요소		정의
jaundice [JAWN-dis]	황달		French *yellow*	빌리루빈을 포함한 담즙색소로 조직을 노랗게 물들임
liver [LIV-er]	간		Old English *liver*	복부의 오른쪽 윗부분에 위치해 있는 신체의 가장 큰 기관
pedal [PEED-al]	발의	S/ R/	-al *pertaining to* ped- *foot*	발과 관련이 있는
provisional diagnosis (preliminary diagnosis) [pro-VIZH-un-al die-ag-NO-sis]	임시진단, 잠정진단	S/ R/ P/ R/	-al *pertaining to* provision- *provide* dia- *complete* -gnosis *knowledge of an abnormal condition*	추가 검사나 테스트가 진행 중인 임시진단

2 담낭, 담관

간의 아랫부분에는 간에서 생산된 담즙을 저장하고 분비하는 담낭[쓸개, gallbladder (GB)]이 있다. 담낭에서 나오는 담낭관(쓸개주머니관, cystic duct)은 간관(hepatic duct)과 결합하여 총담관(온쓸개관, common bile duct)을 형성한다. 담즙을 간에서 십이지장으로 이동시키는 이 관을 담도(쓸개길, biliary tract)라고 부른다(그림 9.14a, b).

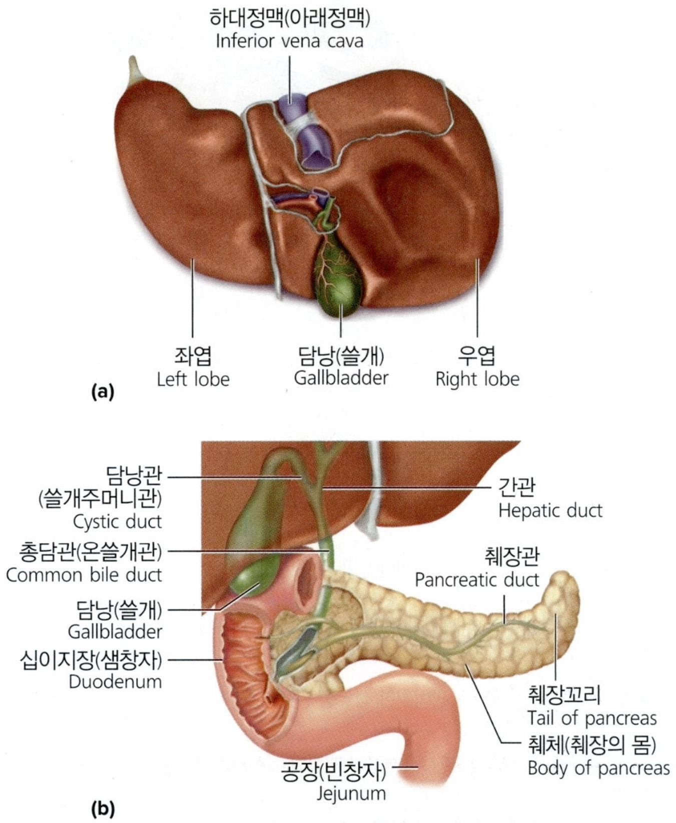

그림 9.14 (a) 간의 밑면, (b) 담낭, 췌장, 담관의 해부학적 구조

3 췌장

췌장(이자, pancreas)은 해면질의 외분비(exocrine)선이다. 외분비선은 체액을 분비한다. 실제로 한선(땀샘), 유선(젖샘), 기타 소화효소 분비선과 같은 많은 외분비선이 체내에 있다. 췌장의 대부분이 소화액을 분비하지만, 췌장소도세포(췌장섬세포, pancreatic islet cells)는 인슐린(insulin)과 글루카곤(glucagon) 호르몬을 분비한다(제12장 참고).

췌장은 췌장관을 통해 분비되는 췌장소화액을 생산한다. 췌장관은 췌장의 상단 또는 머리 부분을 둘러싸고 있는 십이지장으로 열리기 직전에 총담관과 연결된다(그림 9.14b). 췌장액과 담즙은 십이지장으로 들어간다.

다른 췌장세포는 혈류로 바로 들어가는 인슐린과 글루카곤을 분비한다. 이러한 부분은 내분비(endocrine; 호르몬을 분비하는)선이다.

췌장액(pancreatic juice)은 위에서 나오는 산성 유미즙을 중화하는 데 도움이 되는 알칼리성 전해질을 함유하고, 전분, 지방, 단백질을 분해하는 효소를 포함하고 있다.

› 용어구성 및 정의

S=Suffix P=Prefix R=Root R/CF=Combining Form

용어[발음기호]	의미	구성요소		정의
cholecystits [**KOH**-leh-sis-**TIE**-tis]	담낭염, 쓸개염	S/ R/CF R/	-itis *inflammation* chol/e- *bile* -cyst- *bladder*	담낭의 염증
cholecystectomy [**KOH**-leh-sis-**TECK**-toe-me]	담낭절제술, 쓸개돌절제술	S/	-ectomy *surgical excision*	담낭의 외과적 제거
choledocholithiasis [koh-leh-**DOH**-koh-lih-**THIGH**-ah-sis]	총담관결석증, 온쓸개관돌증	S/ R/CF R/	-iasis *condition* choledoch/o- *common bile duct* -lith- *stone*	총담관에 있는 담석의 존재
cholelithiasis [**KOH**-leh-lih-**THIGH**-ah-sis]	담석증, 쓸개돌증	S/ R/CF R/CF	-iasis *condition* chol/e- *bile* -lith/o- *stone*	담석(gallstones)을 가지고 있는 상태
cholelithotomy [**KOH**-leh-lih-**THOT**-oh-me]	담석제거술, 쓸개돌제거술	S/	-tomy *surgical incision*	담석의 외과적 제거
endocrine [**EN**-doh-krin]	내분비	P/ R/	endo- *within, inside* -crine *secrete*	내부 또는 호르몬물질을 생산하여 혈류로 분비하는 샘
exocrine [**EK**-soh-krin]	외분비	P/	exo- *outward, outside*	외부관을 통해 외부로 물질을 분비하는 샘
gallstone [**GAWL**-stone]	담석, 쓸개돌	R/ R/	gall- *bitter* -stone *pebble*	담낭과 총담관에서 만들어질 수 있는 콜레스테롤, 칼슘, 빌리루빈의 단단한 덩어리
gallbladder [**GAWL**-blad-er]	담낭, 쓸개		bladder, Old English *receptacle*	간의 하부에 위치한 담즙을 저장하는 저장소
glucagon [**GLU**-kah-gon]	글루카곤	R/ R/	gluc- *glucose, sugar* -agon *to fight*	신체에 저장되어 있는 포도당을 움직이게 하는 호르몬
insulin [**IN**-syu-lin]	인슐린	S/ R/	-in *chemical compound* insul- *island*	혈당 수치를 억제하고 당을 세포 내로 이동시키는 췌장 호르몬
pancreas [**PAN**-kree-as]	췌장, 이자		Greek *sweetbread*	머리 부분이 십이지장의 곡선 안으로 들어가 있는 소엽으로 이루어진 샘
pancreatic (adj) [pan-kree-**AT**-ik]	췌장의	S/ R/	-ic *pertaining to* pancreat- *pancreas*	췌장과 관련이 있는
pancreatitis [**PAN**-kree-ah-**TIE**-tis]	췌장염, 이자염	S/	-itis *inflammation*	췌장의 염증

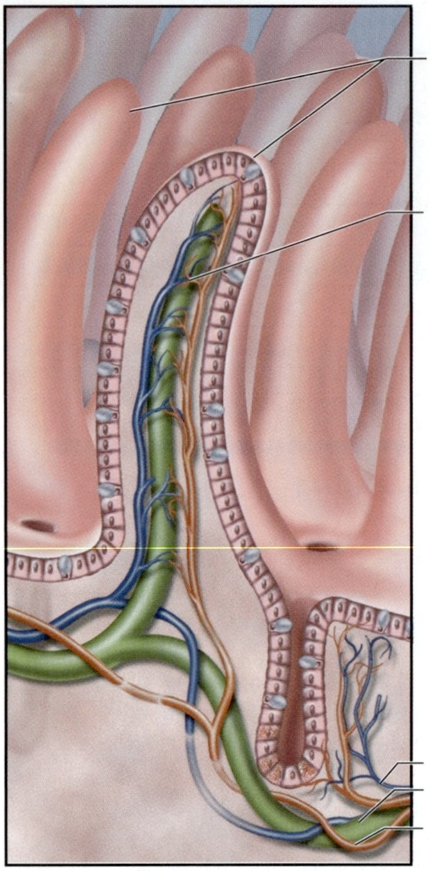

그림 9.15 **장의 융모**

9.5 ▸ 흡수와 흡수장애

1 화학적 소화, 흡수 및 운반

1. 탄수화물

소장에서 전분(녹말, starches) 같은 탄수화물은 포도당과 과당과 같은 단당(simple sugar)으로 분해되어 내벽세포에 의해 흡수되고 융모(villi)(그림 9.15)의 모세혈관으로 운반된다. 가장 일반적으로 섭취하는 탄수화물은 빵, 청량음료, 쿠키, 케이크, 도넛, 시럽, 잼, 감자, 쌀이다. 단당은 융모의 모세혈관에서 문맥(간문맥, portal vein)을 통해 간으로 운반되고, 간에서 비포도당이 포도당으로 전환된다. 포도당은 모든 세포의 주요 에너지원이다. 탄수화물의 저장 형태인 당원(글리코겐, glycogen)은 간과 골격근에 있다. 근육의 글리코겐은 아주 격렬하고 지구력 필요한 운동을 하는 동안 포도당을 공급한다.

› 용어구성 및 정의

S=Suffix P=Prefix R=Root R/CF=Combining Form

용어[발음기호]	의미	구성요소		정의
celiac disease [**SEE**-lee-ack diz-**EEZ**]	셀리악병, 소아 지방병증	S/ R/ P/ R/	-ac *pertaining to* celi- *abdomen* dis- *apart* -ease *normal function*	글루텐 민감성에 의한 질병
diarrhea [die-ah-**REE**-ah]	설사	P/ R/	dia- *complete* -rrhea *flow, discharge*	비정상적으로 빈번하고 묽은 대변
endoscopy [en-**DOS**-koh-pee] **endoscope** [**EN**-doh-skope]	내시경검사 내시경	P/ S/ R/	endo- *inside, within* -scopy *to examine, view* -scope *instrument for viewing*	내시경 사용 구멍의 안쪽이나 관 형태의 장기를 검사하는 도구
flatulence [**FLAT**-you-lents] **flatus** [**FLAY**-tus]	고창, 위창자에 공기 참, 속이 부글거림 위장(관)가스 방귀	S/ R/	-ence *forming* flatul- *excessive gas, flatus* Latin *blowing*	위와 장에 있는 초과된 많은 양의 가스가 있음 항문을 통해 가스나 공기가 배출
glycogen [**GLYE**-koh-jen]	당원, 글리코겐	S/ R/CF	-gen *to produce* glyc/o- sugar/glucose	신체의 첫 번째 탄수화물 수용체로, 간과 골격근에 저장
malabsorption [mal-ab-**SORP**-shun]	흡수장애	S/ P/ R/	-ion *action, condition* mal- *bad, difficult* -absorpt- *swallow, take in*	위장에서 영양의 흡수가 불충분한
portal vein [**POR**-tal **VANE**]	문맥, 간문맥		portal, Latin *gate* vein, Latin *vein*	장에서 간으로 혈액을 옮기는 정맥

(계속)

용어[발음기호]	의미	구성요소		정의
starch [STARCH]	전분, 녹말		Anglo-Saxon *stiffen*	포도당의 여러 단위로 구성된 탄수화물 복합체
villus [VILL-us] villi (pl) [VILL-eye]	융모		Latin *shaggy hair*	가늘고 머리카락처럼 튀어나오고, 특히 장관 점막에 있는 것

2. 단백질

단백질(proteins)은 십이지장과 소장에서 10~20%만 소화된다. 소장의 세포에서 만들어지는 효소와 췌장효소인 트립신이 나머지 단백질을 아미노산(amino acids)으로 분해한다.

아미노산은 혈액을 통해 운반되며 몸 전체의 세포로 이동되어 새로운 조직을 만드는 데 사용된다.

3. 지질

지질(lipids, fats)은 십이지장과 소장에 큰 덩어리 형태로 들어간다. 담즙염에 의해 유화(emulsified)되어 더 작은 덩어리가 되고, 췌장 지방분해효소(리파아제, lipase)가 이를 유리지방산(free fatty acids)과 모노글리세라이드(monoglycerides)의 아주 작은 덩어리로 소화시킬 수 있다.

이 작은 덩어리들은 융모 안에 있는 유미관[lacteals(림프관, lymphatic vessels)]에 의해 흡수되어 림프계로 이동한다. 덩어리들은 이제 유미(chyle)라고 불리는 우유 같은 지방질인 림프액으로 구성되어 마침내 흉관에 도착하여 혈류로 이동한다(제7장 참고). 유미는 지방조직에 축적된다. 지용성 비타민 A, D, E, K는 지질과 함께 흡수된다.

4. 물

물(water)은 열량이 없으며 체중의 약 60%를 구성한다(약 38 L). 소장이 신체 수분의 92%를 흡수하며 융모 안의 모세혈관을 통해 혈류로 들어간다. 수용성비타민 C와 B의 결합체는 B_{12}를 제외하고 물과 함께 흡수된다.

인간은 음식 없이 6~8주를 살 수 있지만, 물 없이는 고작 며칠밖에 버틸 수 없다.

5. 무기질

무기질(minerals)은 소장 전체에서 흡수된다. 철분과 칼슘은 신체의 필요에 따라 흡수된다. 다른 무기질은 필요와 관계없이 흡수되며 나머지는 신장에서 배설된다.

주요 무기질은 나트륨(Na), 칼륨(K), 칼슘(Ca), 마그네슘(Mg)이다.

› 용어구성 및 정의

S=Suffix P=Prefix R=Root R/CF=Combining Form

용어[발음기호]	의미	구성요소		정의
amino acid [ah-**ME**-no **ASS**-id]	아미노산	R/CF	amin/o- *nitrogen containing* acid, Latin *sour*	단백질의 기본 단위
chyle [KYLE]	유미, 암죽		Greek *juice*	소장에서 지방이 소화 및 흡수되어 생성되는 우유 같은 액체

(계속)

용어[발음기호]	의미	구성요소		정의
Crohn disease [**KRONE** diz-**EEZ**]	크론병		Burrill Crohn, New York gastroenterologist 1884~1983	소장의 말단 부분이 두꺼워지고 좁아짐
dysentery [**DISS**-en-tare-ee]	이질	P/ R/	dys- *bad, difficult* -entery *condition of the small intestine*	설사, 장 경련, 발열, 탈수를 동반하는 질병
emulsify [ee-**MUL**-sih-fye] **emulsion (noun)** [ee-**MUL**-shun]	유화하다 유화액	S/ R/ S/	-ify *to become* emuls- *suspend in a liquid* -ion *condition, action*	용액(유액)에 떠 있게 하기 위해 아주 작은 덩어리로 분해 용액에 떠 있는 작은 덩어리들을 포함하는 시스템
gastroenteritis [**GAS**-troh-en-ter-**EYE**-tis]	위장염	S/ R/ R/CF	-itis *inflammation* -enter- *intestine* gastr/o *stomach*	위와 소장의 염증
lacteal [**LAK**-tee-al]	유미관, 암죽관	S/ R/CF	-eal *pertaining to* lact- *milk*	소장으로부터 유미를 가지고 있는 림프관
lactose [**LAK**-toes] **lactase** [**LAK**-tase]	유당, 젖당 젖당분해효소, 락타아제	 S/ R/	Latin *milk sugar* -ase *enzyme* lact- *milk*	우유에 있는 이당류 유당을 포도당으로 분해하는 효소
lipase [**LIE**-paze]	지방분해효소, 리파아제	S/ R/	-ase *enzyme* lip- *fat*	지방을 분해하는 효소
lipid [**LIP**-id]	지질		Greek *fat*	모든 형태의 지방복합체의 일반용어; 예) 콜레스테롤, 트리글리세라이드, 지방산
mineral [**MIN**-er-al]	무기질	S/ R/	-al *pertaining to* miner- *mines*	지질(earth's crust)에서 발견되는 무기질(inorganic compound)의 혼합물

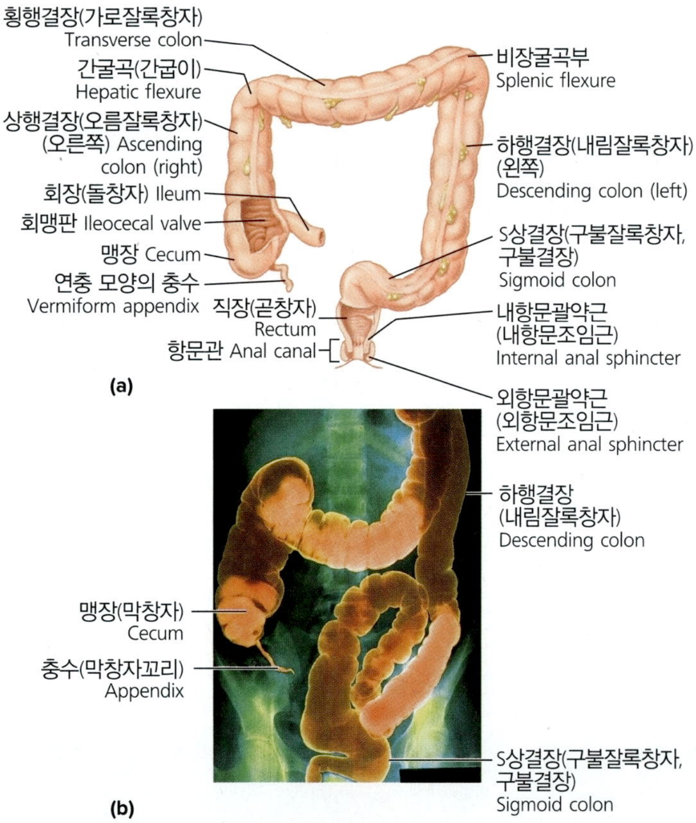

그림 9.16 **대장** (a) 표면의 해부학적 구조, (b) 바륨관장 후 대장의 X선 검사

9.6 ▸ 대장과 배설

1 대장의 구조와 기능

1. 대장의 구조

대장(큰창자, large intestine)은 소장보다 지름이 훨씬 크기 때문에 대장이라 불린다. 복강(배안)에서 대장은 소장의 주위를 둘러싸고 있다.

소장과 대장의 접합부는 회맹괄약근(돌막창자조임근, ileocecal sphincter)이라 불리는 링 모양의 평활근(민무늬근육) 고리가 한 방향으로 된 밸브를 형성한다. 이것은 유미가 대장으로 들어가는 것을 허용하고 대장 안의 내용물이 회장으로 역류하는 것을 방지한다.

맹장(막창자, cecum)은 대장의 시작부분에 위치해 있다. 복부의 오른쪽 아랫부분에 있는 주머니 모양이다. 충수(막창자꼬리, vermiform appendix)는 맹장에서부터 아래쪽으로 돌출되어 있다(그림 9.16). 충수의 기능은 알려져 있지 않다.

상행결장(오름잘록창자, ascending colon)은 맹장에서 시작하여 간 아래까지 뻗어 있다. 여기서 간의 굴곡(flexure)부에서 급격히 꺾여 횡행결장(가로잘록창자, transverse colon)이 된다. 복부의 왼쪽 부분, 비장 굴곡부 근처에서 횡행결장이 아래로 내려가며 하행결장(내림잘록창자, descending colon)을 이룬다. 골반의 가장자리에서 하행결장이 S자 모양의 굴곡을 형성하고 이를 S상결장(구불잘록창자, 구불결장, sigmoid colon)이라고 부른다. 이것은 골반 안까지 내려가 직장(곧창자, rectum)이 되고 항문관(anal canal)이 된다.

직장(rectum)은 세 개의 가로주름이 있다. 직장판막(곧창자판막, rectal valve)은 위장(관)가스(장내가스, 방귀, flatus)가 지나갈 때 대변(feces)이 유지될 수 있게 한다.

항문관(그림 9.17)은 대장의 마지막 2.5~5 cm (1~2 inch) 부위이며 항문(anus)에 의해 밖으로 열린다. 장벽의 평활근으로 구성된 내항문괄약근과 수의적으로 조절할 수 있는 골격근으로 구성된 외항문괄약근이 항문의 출구를 보호한다.

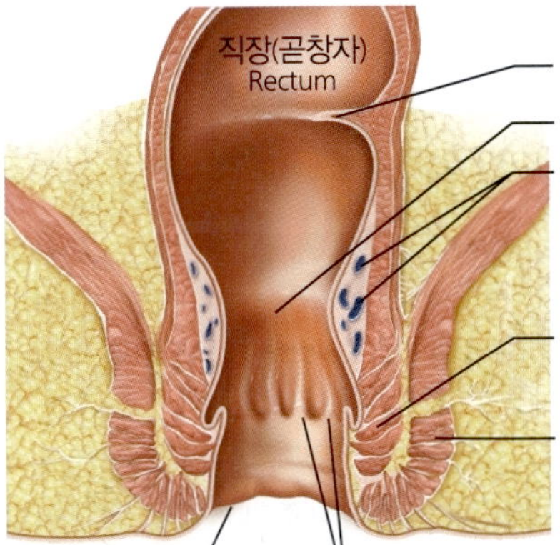

그림 9.17 **항문관**

2. 대장의 기능

대장은 다음과 같은 주요 기능을 한다.

- 수분과 전해질을 흡수(absorption)한다. 대장은 소장으로부터 매일 유미즙을 1 L (1,000 mL) 이상 받는다. 수분과 전해질을 재흡수하여 유미즙의 양을 100~150 mL의 대변으로 줄여 배변(defecation)한다.
- 점액을 분비하여 장벽을 보호하고 대변 조각들을 결합시킨다.
- 소장의 소화효소에서 빠져나와 남아 있는 음식물 찌꺼기를 소화(digestion; 대장에 존재하는 박테리아에 의해)시킨다.
- 하루에 몇 번씩 연동운동을 통해 대장에서 직장으로 덩어리를 움직이게 한다.
- 소화되지 않거나 흡수되지 않은 물질을 배설(elimination)한다.

› 용어구성 및 정의

S=Suffix P=Prefix R=Root R/CF=Combining Form

용어[발음기호]	의미		구성요소	정의
anus [**A**-nus]	항문		**Latin** *ring*	대변이 배출되는 소화관의 말단개구부
anal (adj) [**A**-nal]	항문의	S/ R/CF	**-al** *pertaining to* **an/o-** *anus*	항문과 관련이 있는
anorectal junction [**A**-no-**RECK**-tal **JUNK**-shun]	항문직장 경계, 항문곧창자 경계	R/ S/ R/	**-rect-** *rectum* **-ion** *condition, action* **junct-** *joining together*	항문과 직장 사이의 교차점
appendix [ah-**PEN**-dicks]	충수, 막창자꼬리		**Latin** *appendage*	맹장주머니로부터 나온 막혀 있는 작은 돌기
appendicitis [ah-pen-dih-**SIGH**-tis]	충수염	S/ R/	**-itis** *inflammation* **appendic-** *appendix*	충수의 염증
appendectomy [ah-pen-**DEK**-toe-me] **(Note:** -ectomy의 'ec' 앞에 'ic'를 제거**)**	충수절제술	S/	**-ectomy** *surgical excision*	충수의 외과적 제거
bowel [**BOUGH**-el]	장, 창자		**Latin** *sausage*	장의 다른 이름
colon [**KOH**-lon]	결장, 잘록창자		**Greek** *colon*	맹장에서 직장까지 이어지는 대장
colic (adj) [**KOL**-ik]	산통의, 배앓이, 급통증의	S/ R/	**-ic** *pertaining to* **col-** *colon*	발작적이고 경련성인 복통
colitis [koh-**LIE**-tis]	결장염, 대장염	S/	**-itis** *inflammation*	결장의 염증
diverticulum [die-ver-**TICK**-you-lum]	게실, 곁주머니	S/	**-um** *tissue, structure*	열려 있는 주머니 모양 또는 관형 구조물(예: 장)로부터 나온 주머니
diverticula (pl) [di-ver-**TICK**-you-lah]		R/	**diverticul-** *byroad*	
diverticulosis [**DIE**-ver-tick-you-**LOW**-sis]	게실증, 곁주머니증	S/	**-osis** *condition*	대장 벽에 있는 여러 개의 주머니
diverticulitis [**DIE**-ver-tick-you-**LIE**-tis]	게실염, 곁주머니염	S/	**-itis** *inflammation*	게실의 염증
feces [**FEE**-seez]	대변		**Latin** *dregs*	장에서 배설되는 소화되지 않고 버려지는 물질
fecal (adj) [**FEE**-kal]	대변의	S/ R/	**-al** *pertaining to* **fec-** *feces*	대변과 관련이 있는
defecation [def-eh-**KAY**-shun]	배변, 불순물 제거	S/ P/	**-ation** *process* **de-** *removal*	직장과 항문으로부터 대변의 배출
fissure [**FISH**-ur]	틈, 열창		**Latin** *slit*	깊은 골, 갈라진 틈
fistula [**FIS**-tyu-lah]	누공, 루, 샛길		**Latin** *pipe, tube*	비정상적인 통로
flexure [**FLEK**-shur]	굴곡, 만곡, 굽이		**Latin** *bend*	구조물의 구부러짐
hemorrhoid [**HEM**-oh-royd] **hemorrhoids (pl)**	치질	S/ R/CF	**-rrhoid** *flow* **hem/o-** *blood*	통증 있는 항문부종을 일으키는 확장된 직장정맥
hemorrhoidectomy [**HEM**-oh-royd-**EK**-toh-me] **(Note:** 두 개의 접미사**)**	치핵절제술	S/	**-ectomy** *surgical excision*	치핵의 외과적 절제

(계속)

용어[발음기호]	의미		구성요소	정의
ileum [**ILL**-ee-um] **ileocecal sphincter** [**ILL**-ee-oh-**SEE**-cal **SFINK**-ter]	회장, 돌창자 회맹괄약근, 돌막창자조임근	 S/ R/CF R/	Latin *roll up, twist* -al *pertaining to* ile/o- *ileum* -cec- *cecum* sphincter, Greek *band*	소장의 세 번째 부분 회장과 맹장의 교차점을 둘러싼 근육의 무리
melena [mel-**EN**-ah]	흑색변		Greek *black*	흑색의 타르빛을 띠는 변이 나오는 것
occult blood [oh-**KULT BLUD**] **hemoccult test** [**HEEM**-o-kult **TEST**]	잠혈, 숨은 혈액 잠혈검사		occult, Latin *to hide*	대변에서는 피가 보이지 않으나 잠혈검사에서 양성인 것 잠혈검사의 다른 이름
peritoneum [per-ih-toe-**NEE**-um] **peritoneal (adj)** [**PER**-ih-toe-**NEE**-al] **peritonitis** [**PER**-ih-toe-**NIE**-tis]	복막, 배막 복막의, 배막의 복막염, 배막염	S/ R/CF S/ S/	-um *tissue* periton/e- *stretch over* -al *pertaining to* -itis *inflammation*	복강을 둘러싸고 있는 막 복막과 관련이 있는 복막의 염증
polyp [**POL**-ip] **polyposis** [pol-ih-**POH**-sis] **polypectomy** [pol-ip-**ECK**-toh-mee]	폴립, 용종 폴립증, 용종증 용종절제술	 S/ R/ S/	Latin *foot* -osis *condition* polyp- *polyp* -ectomy *surgical excision*	장의 내강에 튀어나온 조직 덩어리 여러 개의 용종이 있는 상태 용종의 제거
proctitis [prok-**TIE**-tis] **protologist** [prok-**TOL**-oh-jist]	직장염, 곧창자염 직장전문의	S/ R/ S/ R/CF	-itis *inflammation* proct- *anus, rectum* -logist *specialist* proct/o- *anus, rectum*	직장 내벽의 염증 항문과 직장 질환에 대한 외과적 전문의
rectum [**RECK**-tum] **rectal (adj)** [**RECK**-tal]	직장, 곧창자 직장의, 곧창자의	 S/ R/	Latin *straight* -al *pertaining to* rect- *rectum*	S상결장에서 항문관까지 장의 마지막 부분 직장과 관련이 있는
sigmoid [**SIG**-moyd]	S상결장, 구불잘록창자, 구불결장		Greek *letter "S"*	S자 모양을 한 결장

예제로 풀어보는

의학용어

신경계와 정신건강

The Nervous System and Mental Health

제 10 장

Rick Brady/McGraw-Hill Education

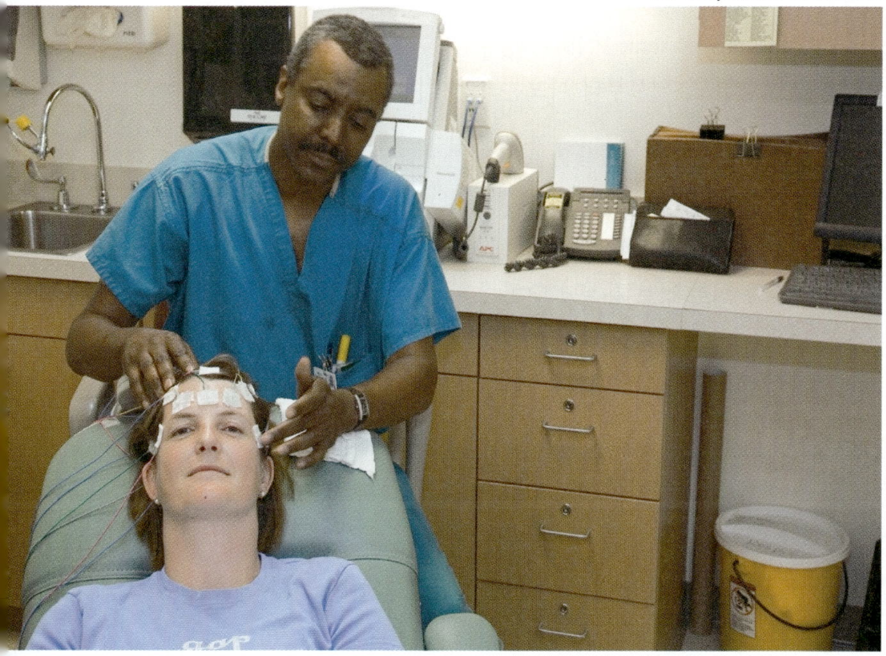

학습 목표

1. 신경계와 정신건강에 관련된 용어를 구성요소(어근, 접미사, 접두사, 결합형)에 따라 분석한다.
2. 신경계와 정신건강에 관련된 의학용어를 정확하게 쓰고 말한다.
3. 신경계와 정신건강에 관련된 약어를 정의한다.
4. 신경계의 해부학적 구조와 기능을 설명한다.
5. 일반적인 정신건강 장애의 다양한 유형을 설명한다.

약어	풀이	의미	비고
ANS	autonomic nervous system	자율신경계(통)	
CSF	cerebrospinal fluid	뇌척수액	
EEG	electroencephalogram	뇌파도	
PNS	peripheral nervous system	말초신경계(통)	

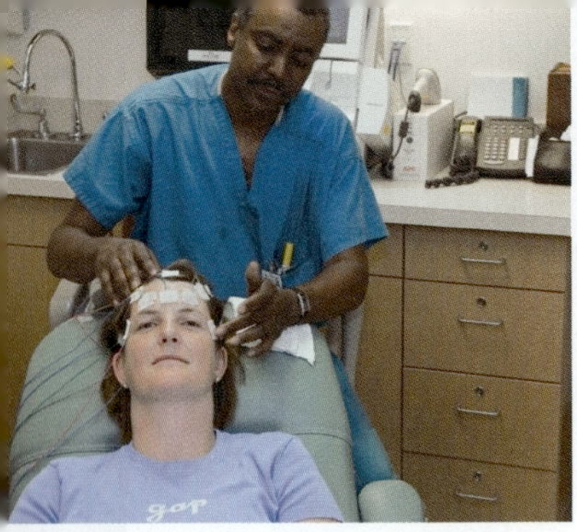

10.1 ▸ 신경계 구조와 기능

1 신경계 구조

신경계(그림 10.1)는 2개의 해부학적 구조로 나뉜다.

1. 중추신경계(central nervous system, CNS)는 뇌와 척수를 포함한다.
2. 말초신경계(peripheral nervous system, PNS)는 중추신경계를 제외한 모든 신경원(신경세포, 뉴런)과 신경을 포함하고, 뇌로부터 나오는 12쌍의 뇌신경과 척수로부터 나오는 31쌍의 척수신경으로 구성된다.

   말초신경계는 다음과 같이 나뉜다.

❶ 감각신경[구심신경(들신경), afferent nerve]으로 이루어진 감각 영역(sensory division)은 감각기관으로부터 척수와 뇌로 정보를 전달한다.

❷ 운동신경[원심신경(날신경), efferent nerve]으로 이루어진 운동 영역(motor division)은 척수와 뇌로부터 근육과 기관으로 정보를 전달한다.

a. 내장 운동 영역(visceral motor division)은 자율신경계(autonomic nervous system, ANS)가 담당한다. 이것은 신호를 선(분비샘, gland)과 심장과 평활근(민무늬근육, smooth muscle)으로 전달한다. 자율신경계는 불수의적으로 작용하며, 2가지로 나뉜다.

- 교감신경계(sympathetic division)는 심박수와 호흡수를 높여 뇌와 근육에 산소 공급을 증가시킴으로써 신체의 활동을 자극한다.
- 부교감신경계(parasympathetic division)는 신체를 안정시키고, 심장 박동을 느리게 하지만 소화를 촉진한다.

b. 체성운동영역(몸운동영역, somatic motor division)은 골격근(뼈대근육, skeletal muscle)에 신호를 전달하고 수의적 운동을 조절한다.

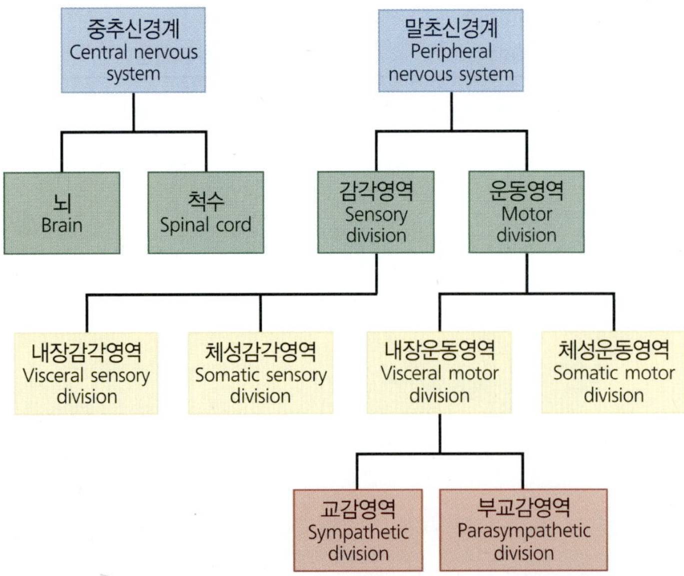

그림 10.1 ▸ 신경계의 구성

› 용어구성 및 정의

S=Suffix P=Prefix R=Root R/CF=Combining Form

용어[발음기호]	의미		구성요소	정의
afferent [**AFF**-eh-rent] (**Note:** 또는 sensory; efferent와 반대)	구심(들)		Latin *to bring to*	중심부로 가는(예: 척수와 뇌로 자극을 전달하는 신경섬유)
efferent [**EFF**-eh-ren] (**Note:** 또는 motor; afferent와 반대)	원심(날)		Latin *to bring away from*	중심부로부터 멀어지는(예: 척수와 뇌로부터 멀리 자극을 전달하는 신경섬유)
electroencephalogram (EEG) [ee-**LEK**-troh-en-**SEF**-ah-low-gram]	뇌파도	S/ R/CF R/CF	-gram *recording* electr/o- *electricity* -encephal/o- *brain*	뇌의 전기적 활동 기록
electroencephalograph [ee-**LEK**-troh-en-**SEF**-ah-low-graf]	뇌파기	S/	-graph *to write, record*	뇌의 전기적 활동을 기록하는 장치
electroencephalography [ee-**LEK**-troh-en-**SEF**-ah-**LOG**-rah-fee]	뇌파검사	S/	-graphy *process of recording*	뇌의 전기적 활동을 기록하는 과정
electroneurodiagnostic (adj) [ee-**LEK**-troh-**NYUR**-oh-die-ag-**NOS**-tik]	전자신경진단(학)의	S/ R/CF R/CF R/	-ic *pertaining to* electr/o- *electricity* -neur/o- *nerve* -diagnost- *decision*	신경계 질환의 진단에서 전기 사용과 관련된
epilepsy [**EP**-ih-**LEP**-see]	뇌전증		Greek *seizure*	발작성의 과도한 신경 방출로 인한 만성 뇌장애
epileptic (adj) [**EP**-ih-**LEP**-tik; **SEE**-zhur] (**Note:** 뇌전증 증상인 발작(seizure)	뇌전증의	S/ R/	-ic *pertaining to* epilept- *seizure*	뇌전증과 관련된 또는 고통받는
motor [**MOH**-tor]	운동		Latin *to move*	근육을 수축하거나 분비샘이 분비되도록 자극을 보내는 신경계의 구조
nerve [**NERV**]	신경		Latin *nerve*	결합조직으로 연결된 신경섬유 다발
nervous system [**NER**-vus **SIS**-tem]	신경계	S/ R/	-ous *pertaining to* nerv- *nerve* system, Greek *an organized whole*	전체적인 통합된 신경조직
neurology [nyu-**ROL**-oh-jee]	신경학	S/ R/CF	-logy *study of* neur/o- *nerve*	신경계 질환을 다루는 의학의 특수 분야
neurologist [nyu-**ROL**-oh-jist]	신경과 의사	S/	-logist *one who studies, specialist*	신경계 질환을 다루는 의학전문가
neurologic (adj) [**NYU**-roh-**LOJ**-ik]	신경학의	S/ R/	-ic *pertaining to* -log- *to study*	신경계와 관련된
neurosurgeon [**NYU**-roh-**SUR**-jun]	신경외과의	S/ R/	-eon *one who does* -surg- *operate*	신경계의 수술을 하는 사람
neurosurgery [**NYU**-roh-**SUR**-jer-ee]	신경외과	S/	-ery *process of*	신경계를 외과적으로 수술하는 분야
parasympathetic [par-ah-sim-pah-**THET**-ik] (**Note:** 두 개의 접두어 포함)	부교감신경의	S/ P/ P/ R/	-ic *pertaining to* para- *beside* -sym- *together* -pathet- *suffering*	자율신경계의 일부; 교감신경계와 반대 작용을 한다.
sensory [**SEN**-soh-ree]	감각	S/ R/	-ory *having the function of* sens- *feel*	감각과 관련되는; 뇌로 자극을 전달하는 신경계의 구조
somatic [soh-**MAT**-ik]	몸의	S/ R/	-ic *pertaining to* somat- *body*	일반적인 신체와 관련되거나 골격근과 관련된 말초신경계의 일부
sympathetic [sim-pah-**THET**-ik]	교감신경의	S/ P/ R/	-ic *pertaining to* sym- *together* -pathet- *suffering*	불수의적으로 작용하는 자율신경계의 일부

(계속)

용어[발음기호]	의미	구성요소		정의
visceral (adj) [**VISS**-er-al]	내장의	S/ R/	-al *pertaining to* viscer- *internal organs*	내부기관과 관련된
viscus [**VISS**-kus] **viscera (pl)** [**VISS**-er-ah]	내장		Latin *an internal organ*	단일 내부기관

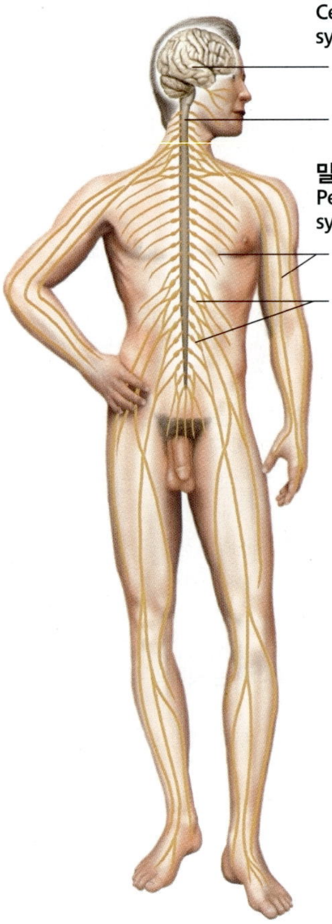

그림 10.2 **신경계**

2 신경계의 기능

신경계(그림 10.2)와 신체의 모든 세포 사이 최적의 소통을 위해서는 다음의 5가지 기능이 항상 원활하게 작동해야 한다.

1. 감각 정보 입력(sensory input). 감각 정보는 의식적·무의식적으로 몸 전체에 있는 수용체로부터 뇌로 전달된다. 신체가 주변 환경과 상호작용할 때 받는 외부 자극은 의식할 수 있다. 신체 내부에서는 혈중 산소와 이산화탄소의 양 또는 체온과 같은 체내 조건을 계속해서 무의식적으로 조절하고 있다.
2. 운동 정보 출력(motor output). 뇌로부터 나오는 운동 정보는 골격근을 수축하도록 자극하여 움직일 수 있게 만든다. 또한, 신경계는 알아서 땀, 침, 소화 효소의 분비를 조절한다.
3. 정보의 통합(evaluation and integration). 정보의 통합은 뇌와 척수로 들어온 감각 정보를 처리하고, 반응하고, 기억하는 것이다.
4. 항상성(homeostasis). 항상성은 신경계가 신체 내부의 감각 정보를 받고 반응하여 유지된다. 예를 들어, 신경계는 심장을 자극하여 혈액 공급을 원활하게 하여 세포에서 나온 노폐물의 산화와 제거가 확실히 일어나게 한다.
5. 정신 활동(mental activity). 뇌는 정신 활동을 통해서 생각하고, 느끼고, 이해하고, 반응하고, 기억하게 된다.

3 신경계의 세포

신경원(신경세포, 뉴런, neuron)은 자극을 받고, 자극을 다른 신경세포나 수용체로 전달한다. 신경원은 세포체(cell body)와 축삭(axon)과 수상돌기(가지돌기, dendrite)로 불리는 두 유형의 돌기로 구성된다(그림 10.3).

수상돌기는 짧고 복잡한 가지 모양으로 세포체에 연결되어 있으며, 자극을 세포체로 전달한다. 하나의 축삭, 즉 신경섬유는 세포체로부터 나오며, 수초(말이집, myelin sheath)로 둘러싸여 있으며 자극을 세포체로부터 멀리 전달한다. 축삭은 길이가 몇 mm에서 1 m까지 다양하다.

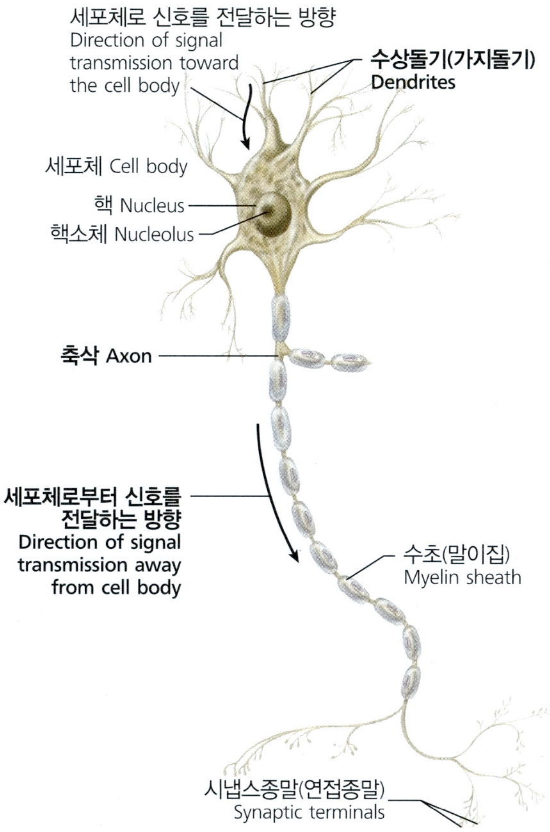

그림 10.3 신경원(신경세포, 뉴런)

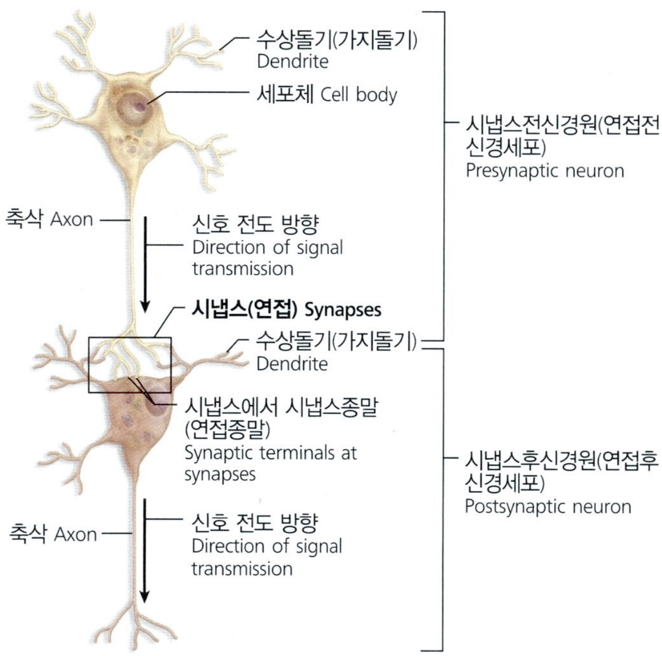

그림 10.4 시냅스(연접)

축삭 다발은 흰색으로 보이고 뇌와 척수의 백질(white matter)을 형성한다. 신경원의 세포체, 수상돌기, 시냅스(연접, synapse)는 회색으로 나타나고 회백질(gray matter)을 생성한다. 축삭은 다른 신경원의 수상돌기 또는 근육이나 선세포의 수용체와 이룬 시냅스에서 끝난다(그림 10.4). 신경전달물질(neurotransmitter)은 시냅스를 가로질러 근육이나 선세포 또는 다른 신경원을 자극하거나 억제한다. 신경전달물질의 예로는 노르에피네프린(norepinephrine, NE), 세로토닌(serotonin), 도파민(dopamine)이 있다.

여러 개의 세포체가 모여 신경절을 형성하고, 여러 개의 세포체와 축삭이 모여 신경을 형성한다.

신경(아)교세포(glial cell, neuroglia)는 1조 개의 신경원보다 50배 많다.

혈액뇌장벽(blood-brain barrier)은 신경교세포와 모세혈관벽으로 이루어져 이물질, 독소, 병균이 혈류를 떠나 뇌세포에 영향을 미치는 것을 막아주는 물리적인 장벽이다.

용어구성 및 정의

S=Suffix P=Prefix R=Root R/CF=Combining Form

용어[발음기호]	의미	구성요소		정의
autonomic [awe-toh-**NOM**-ik]	자율성	S/ P/ R/	-ic *pertaining to* auto- *self* -nom- *law*	말초신경계의 자율 내장 운동 영역
axon [**ACK**-son]	축삭		Greek *axis*	신경 자극을 세포체로부터 멀리 전달하는 돌기

(계속)

용어[발음기호]	의미	구성요소		정의
dendrite [DEN-dright]	수상돌기, 가지돌기		Greek *looking like a tree*	신경 자극을 받는 세포체에서 나온 돌기
dopamine [DOH-pah-meen]	도파민		Precursor of norepinephrine	뇌의 특정 부분에 있는 신경전달물질
glia [GLEE-ah]	(아)교세포		Greek *glue*	구조물을 고정하는 결합조직
glial (adj) [GLEE-al]	(아)교세포의	S/ R/	-al *pertaining to* -glia *glue*	신경(아)교세포와 관련된
neuroglia [nyu-roh-GLEE-ah]	신경(아)교세포	R/CF	neur/o- *nerve*	신경조직을 고정하는 결합조직
myelin [MY-eh-lin]	수초, 말이집	S/ R/	-in *substance, chemical compound* myel- *spinal cord*	신경 축삭 주위를 덮고 있는 물질
neuron [NYUR-on]	신경세포, 신경원, 뉴런		Greek *nerve*	신경세포의 기능적 용어; 축삭과 수상돌기가 있는 세포체로 구성됨
neurotransmitter [NYUR-oh-trans-MIT-er] (Note: 전달(transmit)은 단어 그 자체이므로, 접두사 trans는 전체 단어의 중간에 있음.)	신경전달물질	S/ R/CF P/ R/	-er *agent* neur/o- *nerve* -trans- *across* -mitt- *send*	한 신경세포에서 다음 신경세포로 신호를 전달하기 위한 화학 물질
synapse [SIN-aps]	시냅스, 연접	P/ R/	syn- *together* -apse *clasp*	두 개의 신경세포 또는 신경섬유와 표적 세포 사이의 접합부로, 세포 사이에 전기적 자극이 전달되는 부위

10.2 ▸ 뇌와 뇌신경

1 뇌

성인 뇌의 무게는 1.4 kg(3 lb) 정도이다. 뇌의 크기와 무게는 지능이 아니라 신체 크기에 비례한다. 뇌는 대뇌(cerebrum), 뇌간(뇌줄기, brain stem), 소뇌(cerebellum)의 3주요 영역으로 구분된다.

1. 대뇌

대뇌(cerebrum)는 뇌의 약 80%를 차지한다. 대뇌는 서로 대칭인 두 개의 대뇌 반구(cerebral hemisphere)로 되어 있다. 이 반구들은 깊은 세로방향의 갈라진 틈으로 나뉘어 있고, 이것의 맨 아래에는 신경섬유로 이뤄진 연결다리인 뇌량(뇌들보, corpus callosum)으로 이어져 있다.

대뇌의 표면의 수많은 이랑(gyrus)은 고랑(sulcus)이라고 불리는 열(틈새, fissure)로 나누어져 있다(그림 10.5). 대뇌 반구는 대뇌피질(대뇌겉질, cerebral cortex)이라고 불리는 얇은 회백질 층으로 덮여 있다. 대뇌피질은 이랑과 고랑으로 주름져 있고, 신경계의 모든 신경원의 70%를 포함하고 있다. 대뇌피질 아래에는 백질 덩어리가 있는데, 이곳에서의 유수신경섬유 다발은 대뇌 피질의 신경원과 다른 신경계를 연결한다.

2. 대뇌의 영역별 기능

각 대뇌 반구는 4개의 엽으로 나뉜다.

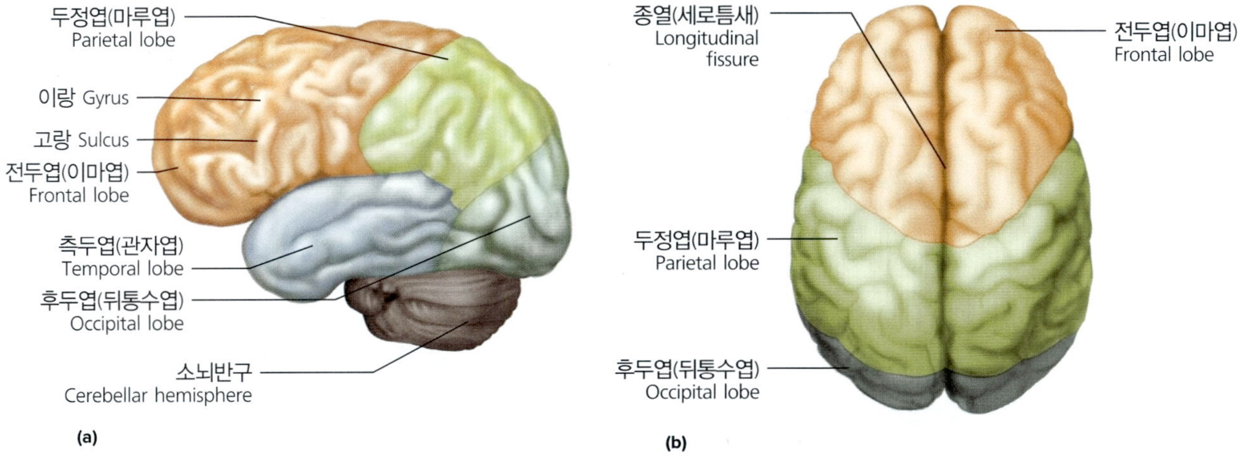

그림 10.5 뇌

❶ 전두엽(이마엽, frontal lobe). 전두엽은 이마 뒤에 위치하고, 반구의 앞쪽을 형성한다. 전두엽은 지적 능력, 계획, 문제 해결, 수의적 근육 운동을 조절한다.

❷ 두정엽(마루엽, parietal lobe). 두정엽은 전두엽의 뒤에 있다. 두정엽은 음성언어와 같은 감각 정보를 전달받고 해석한다.

❸ 측두엽(관자엽, temporal lobe). 측두엽은 전두엽과 두정엽 아래에 있다. 측두엽은 감각적인 경험을 해석한다.

❹ 후두엽(뒤통수엽, occipital lobe). 후두엽은 반구의 뒤쪽을 형성한다. 후두엽은 시각적 이미지와 문자를 해석한다.

각의 대뇌 반구 안쪽에는 뇌척수액(cerebrospinal fluid, CSF)이 들어있는 심실(ventricle)이라고 불리는 공간이 있다. 뇌척수액은 심실을 통해 뇌와 척수 주위를 순환하며, 뇌와 척수를 보호하고 영양을 공급한다.

대뇌 반구와 심실 아래에는 시상과 시상하부가 있다.

- 시상(thalamus). 시상은 모든 감각 자극을 전달받아 해석을 위해 피질의 적절한 영역으로 보낸다.
- 시상하부(hypothalamus). 시상하부는 혈압, 체온, 수분, 전해질 균형을 조절한다(그림 10.6).

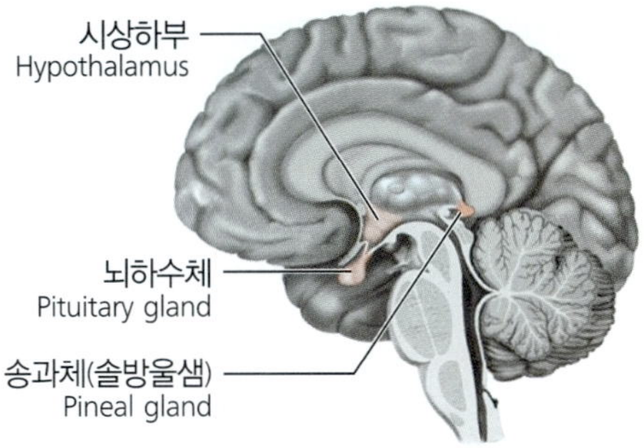

그림 10.6 시상하부, 뇌하수체, 송과체

3. 뇌간과 소뇌

뇌간(뇌줄기, brain stem)은 말초신경에서 온 감각 자극을 뇌 중심부로 전달한다. 또한, 뇌간은 심혈관 및 호흡 활동을 조절한다.

소뇌(cerebellum)는 뇌의 가장 뒤쪽에 위치하며, 몸의 자세와 균형을 유지하기 위하여 골격근의 움직임을 조절한다.

› 용어구성 및 정의

S=Suffix P=Prefix R=Root R/CF=Combining Form

용어[발음기호]	의미		구성요소	정의
cerebellum [ser-eh-**BELL**-um]	소뇌	S/ R/	-um *structure* cerebell- *little brain*	중뇌와 대뇌 반구 사이에 있는 뇌의 가장 뒤쪽 영역
cerebrospinal (adj) [**SER**-ee-broh-**SPY**-nal] **cerebrospinal fluid (CSF)**	뇌척수의 뇌척수액	S/ R/CF R/	-al *pertaining to* cerebr/o- *brain* -spin- *spinal cord*	뇌와 척수와 관련된 뇌의 뇌실에서 만들어지는 액체; 뇌와 척수를 둘러싸고 있음
cerebrum [**SER**-ee-brum] **cerebral (adj)** [**SER**-ee-bral]	대뇌 대뇌의	 S/ R/	Latin *brain* -al *pertaining to* cerebr- *cerebrum*	대뇌 반구 뇌의 대뇌 반구와 관련된
corpus callosum [**KOR**-pus kah-**LOW**-sum]	뇌량(뇌들보)	R/ S/ R/	corpus *body* -um *structure* callos- *thickening*	양쪽의 대뇌 반구를 연결하는 신경섬유의 다리
frontal lobe [**FRUNT**-al **LOBE**]	전두엽, 이마엽	S/ R/	-al *pertaining to* front- *front of*	대뇌 반구의 앞쪽 영역
gyrus [**JI**-rus] **gyri (pl)** [**JI**-ree]	이랑		Greek *circle*	대뇌 반구의 표면으로 둥글게 돌출된 부분
hypothalamus [high-poh-**THAL**-ah-muss] **hypothalamic (adj)** [high-poh-thah-**LAM**-ik]	시상하부 시상하부의	P/ S/ S/ R/	hypo- *below* -us *pertaining to* -ic *pertaining to* -thalam- *thalamus*	제3 뇌실의 벽과 바닥에 위치하는 내분비선 시상하부와 관련된
occipital lobe [ock-**SIP**-it-al **LOBE**]	후두엽, 뒤통수엽	S/ R/	-al *pertaining to* occipit- *back of head*	대뇌 반구의 뒤쪽 영역
parietal lobe [pah-**RYE**-eh-tal **LOBE**]	두정엽, 마루엽	S/ R/	-al *pertaining to* pariet- *wall*	두정골의 아래에 있는 뇌의 영역
sulcus [**SUL**-cuss] **sulci (pl)** [**SUL**-sigh]	고랑		Latin *furrow, ditch*	뇌이랑을 분리하는 대뇌 반구의 표면에 있는 홈
temporal lobe [**TEM**-pore-al **LOBE**]	측두엽, 관자엽	S/ R/	-al *pertaining to* tempor- *time, temple*	대뇌 반구의 뒤쪽 2/3영역
thalamus [**THAL**-ah-mus]	시상		Greek *inner room*	각 대뇌 반구의 뇌실 아래에 있는 회백질 덩어리

2 뇌신경, 척수, 수막

1. 뇌신경

뇌는 뇌신경과 척수를 통해 신체의 나머지 부분과 소통한다. 뇌신경(cranial nerves)은 말초신경계 일부이다. 뇌신경은 뇌의 아래쪽에서 시작되고, 이름과 숫자(로마숫자)로 구분된다

(그림 10.7).

Oh	(olfactory-I) 후각신경
once	(optic-II) 시(각)신경
one	(oculomotor-III) 동안신경(눈돌림신경)
takes	(trochlear-IV) 활차신경(도르래신경)
the	(trigeminal-V) 삼차신경
anatomy	(abducens-VI) 외전신경(갓돌림신경)
final	(facial-VII) 안면신경(얼굴신경)
very	(vestibulocochlear-VIII) 전정와우신경(안뜰달팽이신경)
good	(glossopharyngeal-IX) 설인신경(혀인두신경)
vacations	(vagus-X) 미주신경
are	(accessory-XI) 부신경(더부신경)
heavenly	(hypoglossal-XII) 설하신경(혀밑신경)

그림 10.7 **뇌신경**

뇌신경은 흉부와 복부를 담당하는 미주신경을 제외하고는 머리와 목 부위에 감각과 운동 기능을 제공한다.

2. 척수

척수(spinal cord)는 척추의 척추관 안에서 보호받고 있다. 척수는 31개의 분절로 나뉘고, 각 분절은 한 쌍의 척수신경(spinal nerve)을 만든다. 척수신경은 뇌와 말초신경계 사이의 주요 연결고리이며, 감각과 운동 자극의 전달 통로이다.

척수는 4개의 영역으로 나뉜다(그림 10.8).

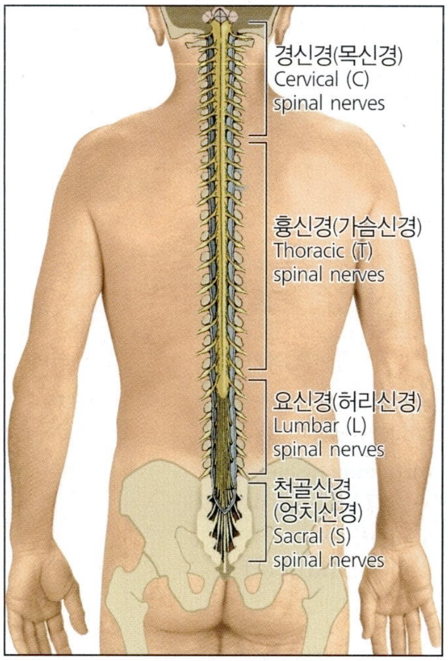

그림 10.8 **척수 영역**

❶ 경부(목부위, cervical region): 경수는 뇌간과 연결되어 있다. 경수는 8쌍의 경신경(목신경, cervical spinal nerve; C1~C8)을 통해 목, 어깨, 상지(위팔)를 조절하는 운동신경원(motor neuron)을 포함하고 있다.

❷ 흉부(가슴부위, thoracic region): 흉수는 12쌍의 흉신경(가슴신경, thoracic spinal nerve; T1~T12)을 통해 흉곽(가슴우리), 늑골(갈비뼈), 척추의 움직임과 자세를 유지하게 만드는 등 근육을 조절하는 운동 신경원을 가지고 있다.

❸ 요부(허리부위, lumbar region): 요수는 5쌍의 요신경(허리신경, lumbar nerve; L1~L5)을 통해 둔부(hip)와 하지(다리)의 전면을 조절한다.

❹ 천골부(엉치부위, sacral region): 천수는 척추 아래쪽의 작은 뼈에서 5개의 천골신경(엉치신경, sacral nerve; S1~S5)과 1개의 미골신경(꼬리신경, coccygeal nerve)을 통해 하지의 후면과 엉덩이(buttock), 생식기를 조절한다.

3. 수막

뇌와 척수는 두개골(머리뼈)과 척추에 의해 보호받고 있으며, 뇌척수액이 완충 역할을 하고 수막(meninges)으로 덮여 있다(그림 10.9). 수막은 3개의 층으로 이루어져 있다.

❶ 경막(dura mater): 경막은 두개골의 내부 표면에 부착된 단단한 결합조직의 가장 바깥 층이다. 척추관 안에서 경막은 경막외공간(경막바깥공간, epidural space)에 의해 둘로 분리된다. 경막외 공간은 분만 시나 허리 통증의 치료를 위해 진통제(analgesia)를 투여하기 위한 경막외주사의 통로가 된다.

❷ 지주막(거미막, arachnoid mater): 지주막은 뇌와 척수에 위를 덮고 있는 얇은 그물망이다. 뇌척수액은 연막과 지주막 사이의 지주막하공간(거미막밑공간, subarachnoid space)에 있다. 지주막하공간은 뇌척수액 검사나 척추마취(spinal anesthesia) 약물을 넣기 위해 바늘이 삽입되는 공간이다.

❸ 연막(pia mater): 연막은 뇌와 척수의 표면에 부착된 수막의 가장 안쪽 층이다. 연막은 뇌와 척수의 바깥쪽 세포에 영양을 공급하는 신경과 혈관이 있다.

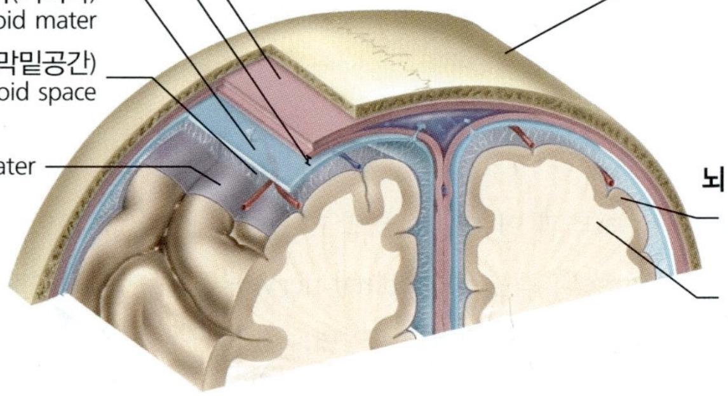

그림 10.9 뇌의 수막

› 용어구성 및 정의

S=Suffix P=Prefix R=Root R/CF=Combining Form

용어[발음기호]	의미	구성요소		정의
acoustic [ah-**KYU**-stik]	청각의		Greek *hearing*	청각과 관련된
Alzheimer disease [**AWLZ**-high-mer diz-**EEZ**]	알츠하이머병		Dr. Alois Alzheimer, German physician, 1864~1915	치매의 가장 일반적인 형태
amyotrophic [a-my-oh-**TROH**-fik]	근위축의	S/ P/ R/CF R/	-ic *pertaining to* a- *without* -my/o- *muscle* -troph- *nourishment, development*	근육 위축과 관련된
analgesia [an-al-**JEE**-zee-ah]	진통	S/ P/ R/	-ia *condition* an- *without* -alges- *sensation of pain*	통증을 감소시킨 상태

(계속)

용어[발음기호]	의미	구성요소		정의
analgesia [an-al-**JEE**-zee-ah]	진통	S/ P/ R/	-ia *condition* an- *without* -alges- *sensation of pain*	통증이 감소된 상태
analgesic (adj) [an-al-**JEE**-zik]	진통제	S/	-ic *pertaining to*	진통을 일으키는 물질
anesthesia [an-es-**THEE**-zee-ah]	마취	S/ P/ R/CF	-ia *condition* an- *without* -esthes- *feeling*	감각의 완전한 상실
aneurysm [**AN**-yur-izm]	동맥류		Greek *dilation*	동맥 또는 심실의 작게 팽창된 부위
arachnoid mater [ah-**RACK**-noyd **MAY**-ter]	지주막(거미막)	S/ R/ R/	-oid *resembling* arachn- *cobweb, spider* mater *mother*	3개의 수막 중 거미줄 모양의 중간층
arteriography [ar-teer-ee-**OG**-rah-fee]	동맥조영술	S/ R/CF	-graphy *recording* arteri/o- *artery*	조영제 주입 후 동맥을 보는 X선 촬영법
autism [**AWE**-tizm]	자폐(증)		Greek *self*	사회 및 의사소통 능력이 심하게 비정상적인 장애
autistic [awe-**TIS**-tik]	자폐적인	S/ R/	-tic *pertaining to* autis- *autism*	자폐와 관련된
Bell palsy [**BELL PAWL**-zee]	얼굴마비, 벨마비		Charles Bell, Scottish -surgeon, 1774~1842	얼굴 한쪽의 마비
bovinespongiform encephalopathy (BSE) [**BO**-vine **SPON**-jee-form en-sef-ah-**LOP**-ah-thee]	소해면양뇌증	S/ R/ S/ R/CF S/ R/CF	-ine *pertaining to* bov- *cattle* -form *appearance of* spong/i- *sponge* -pathy *disease* encephal/o- *head*	크로이츠펠트-야코프병을 일으키는 인간에게 전염될 수 있는 소의 질병(광우병)
carotid endarterectomy [kah-**ROT**-id **END**-ar-ter-**EK**-toe-me]	경동맥내막절제	 S/ P/ R/	carotid, Greek *large neck artery* -ectomy *surgical excision* end- *inside* -arter- *artery*	경동맥의 병든 내벽을 제거하여 매끄러운 내벽으로 만들어 혈류를 회복시키는 수술
cognition [kog-**NIH**-shun]	인지		Latin *knowledge*	사고, 학습, 기억을 통한 지식의 습득 과정
compression [kom-**PRESH**-un]	압박	S/ P/ R/	-ion *action, condition* com- *together* -press- *squeeze*	밀도를 높이고 구조의 넓이를 줄이기 위한 압착
concussion [kon-**KUSH**-un]	뇌진탕	S/ R/	-ion *action, condition* concuss- *shake or jar violently*	가벼운 뇌손상
confusion [kon-**FEW**-zhun]	혼동	S/ R/	-ion *condition, action* confus- *bewildered*	환경적 자극이 적절하게 처리되지 않는 정신 상태
contrecoup [**KON**-treh-koo]	맞충격 (대응충격)		French *counterblow*	접촉된 지점의 바로 반대편 뇌손상
contusion [kon-**TOO**-zhun]	타박상	S/ R/	-ion *action, condition* contus- *bruise*	뇌를 포함하여 조직으로의 출혈(멍)
coup [**KOO**]	타격		French *a blow*	접촉된 지점의 두개골 바로 아래 뇌손상
Creutzfeldt-Jakob disease (CJD) [**KROITS**-felt **YAK**-op **DIZ**-eez]	크로이츠펠트- 야코프병		Hans Creutzfeldt, 1885~1964, and Alfons Jakob, 1884~1931, German psychiatrists	전염성 프리온에 의해 발생하는 진행성의 치료가 불가능한 신경계 질환
delirium [de-**LIR**-ee-um]	섬망	S/ R/	-um *structure* deliri- *disorientation, confusion*	초조와 지남력 상실을 동반하여 의식이 갑자기 변화된 상태

(계속)

용어[발음기호]	의미	구성요소		정의
dementia [dee-**MEN**-she-ah]	치매	S/ P/ R/	-ia *condition* de- *removal, without* -ment- *mind*	만성, 진행성, 비가역적인 인지 및 지적 기능의 상실
demyelination [dee-**MY**-eh-lin-**A**-shun]	탈수초, 말이집탈락	S/ P/ R/	-ation *process* de- *without* -myelin- *myelin*	신경섬유의 수초의 탈락 과정
dura mater [**DYU**-rah **MAY**-ter] (**Note:** 두 단어 모두 독립형 어근이다.)	경막	R/ R/	dura *hard* mater *mother*	단단한 섬유조직인 바깥쪽 수막
empathy [**EM**-pah-thee]	공감	P/ R/	em- *into* -pathy *emotion, disease*	다른 사람의 느낌, 감정, 반응에 대해 자신도 그렇게 느낄 수 있는 능력
sympathy [**SIM**-pah-thee]	동정	P/ R/	sym- *together* -pathy *emotion, disease*	다른 사람의 정신적·정서적 상태에 대해 감사와 걱정을 할 수 있는 것
encephalitis [en-**SEF**-ah-**LIE**-tis]	뇌염	S/ R/	-itis *inflammation* encephal- *brain*	뇌세포와 조직의 염증
epidural [ep-ih-**DYU**-ral]	경막외의, 경막바깥의	S/ P/ R/	-al *pertaining to* epi- *above* -dur- *dura*	경막 위의
epidural space	경막외공간, 경막바깥공간			경막과 척추관 벽 사이의 공간
exacerbation [ek-zas-er-**BAY**-shun] (반대어 **remission**)	악화	S/ R/	-ion *condition, action* exacerbat- *increase, aggravate*	질병의 중증도가 증가하는 시기
fibromyalgia [fie-broh-my-**AL**-jee-ah]	섬유근육통	S/ R/CF R/	-algia *pain* fibr/o- *fiber* -my- *muscle*	근육 섬유의 통증
grand mal [**GRAHN MAL**]	대발작	R/ R/	grand *big* mal *bad*	전신 강직-간대 발작의 이전 이름
herniation [her-nee-**AY**-shun]	탈출(증)	S/ R/	-ation *process* herni- *rupture*	정상 위치로부터 해부학적 구성물이 벗어남
hernia (noun) [**HER**-nee-ah]	탈장, 탈출			정상적으로 그것을 포함하고 있는 조직을 통과한 구성물의 탈출
herniate (verb) [**HER**-nee-ate]	탈장되다	S/	-ate *composed of*	
intermittent [**IN**-ter-**MIT**-ent]	간헐적인	S/ P/ R/	-ent *end result* inter- *between* -mitt- *send*	중단과 다시 시작을 번갈아 하는
meninges [meh-**NIN**-jeez]	수막		Greek *membrane*	뇌와 척수를 덮고 있는 3개의 층
meningitis [men-in-**JIE**-tis]	수막염	S/ R/	-itis *inflammation* mening- *meninges*	수막의 염증
meningococcal [meh-nin-goh-**KOK**-al]	수막알균성의	S/ R/CF R/	-al *pertaining to* mening/o- *meninges* -cocc- *round bacterium*	수막알균 박테리아와 관련된
migraine [**MY**-grain]	편두통	P/ R/	mi- *derived from hemi, half* -graine *head pain*	한쪽 머리에 국한되는 발작적인 심한 두통
modify [**MOD**-ih-fie]	변형하는		Latin *to limit*	어떤 것의 형태 또는 질을 변경하는
myelitis [**MY**-eh-**LIE**-tis]	척수염	S/ R/	-itis *inflammation* myel- *spinal cord*	척수의 염증
narcolepsy [**NAR**-koh-lep-see]	기면병	S/ R/CF	-lepsy *seizure* narc/o- *stupor*	비자발적으로 빠져드는 잠

(계속)

용어[발음기호]	의미	구성요소		정의
neuroma [nyu-**ROH**-mah]	신경종	S/ R/	-oma *tumor* neur- *nerve*	신경계 세포에서 발생하는 종양
neuropathy [nyu-**ROP**-ah-thee] **mononeuropathy** [**MON**-oh-nyu-**ROP**-ah-thee] **polyneuropathy** [**POL**-ee-nyu-**ROP**-ah-thee]	신경병 단일신경병 다발신경병	S/ R/CF P/ P/	-pathy *disease* neur/o- *nerve* mono- *one* poly- *many*	신경계의 질병 단일 신경과 관련된 질병 여러 신경과 관련된 질병
paralyze (verb) [**PAR**-ah-lyze] **paralysis (noun)** [pah-**RAL**-ih-sis] **paralytic (adj)** [par-ah-**LYT**-ik]	마비시키다 마비 마비의	P/ R/ R/ S/ R/	para- *beside, abnormal* -lyze *destroy* -lysis *destruction* -ic *pertaining to* -lyt- *destroy*	움직이지 못하게 하는 것 자발적인 움직임의 상실 마비를 겪는
paresis [par-**EE**-sis] **hemiparesis** [**HEM**-ee-pah-**REE**-sis]	불완전마비 반신불완전마비	 P/ R/	Greek *weakness* hemi- *half* -paresis *weakness*	부분적인 마비(쇠약) 신체의 편측(한쪽) 약화
paresthesia [par-es-**THEE**-ze-ah] **paresthesias (pl)** (**Note:** 발음을 용이하게 하기 위해 *para*에서 'r' 뒤의 'a'를 생략함)	감각이상	S/ P/ R/	-ia *condition* par(a)- *abnormal* -esthes- *sensation*	비정상적인 감각(예: 저림, 화끈거림, 따끔거림)
Parkinson disease [**PAR**-kin-son diz-**EEZ**]	파킨슨병		James Parkinson, British physician, 1755~1824	근육의 강직, 떨림, 표정 없는 얼굴을 특징적으로 보이는 질환
petit mal [peh-**TEE MAL**]	소발작	R/ R/	petit *small* mal *bad*	소발작(absence seizure)의 이전 이름
pia mater [**PEE**-ah **MAY**-ter] (stand-alone roots)	연막	R/ R/	pia *delicate* mater *mother*	수막의 섬세한 안쪽 층
poliomyelitis [**POE**-lee-oh-**MY**-eh-lie-tis] (**Note:** 축약 polio) **postpolio syndrome (PPS)** [post-**POE**-lee-oh **SIN**-drome]	회색질척수염 소아마비 후 증후군	S/ R/ R/ P/ R/ P/ R/	-itis *inflammation* polio- *gray matter* -myel- *spinal cord* post- *after* -polio *gray matter* syn- *together* -drome *running*	척수 회색질의 염증으로 사지 마비와 호흡 근육 마비가 오는 것 이전에 소아마비에 걸린 사람의 진행성 근쇠약
postictal (adj) [post-**IK**-tal] **ictal (adj)** [**IK**-tal[]	발작 후 발작의	S/ P/ R/ S/	-al *pertaining to* post- *after* -ict- *seizure* -al *pertaining to*	발작 후 일시적인 신경학적 결손 뇌졸중이나 뇌전증과 관련되거나 그에 의해 야기된 상태
prion [**PREE**-on]	프리온		Latin *protein*	작은 감염성 단백질 입자
remission [ree-**MISH**-un] (반대어 **exacerbation**)	완화	S/ P/ R/	-ion *condition, action* re- *back* -miss- *send*	질병의 증상이 약화되거나 없어지는 시기
sclerosis [skleh-**ROH**-sis]	경화(증)	S/ R/CF	-sis *abnormal condition* scler/o- *hardness*	조직이 두꺼워지고 딱딱해짐; 신경계에서, 섬유질 및 아교 결합 조직에 의한 신경 조직의 경화
sedative [**SED**-ah-tiv] **sedation** [seh-**DAY**-shun]	진정제 진정	S/ R/ S/	-ive *pertaining to, quality of* sedat- *to calm* -ion *condition, action*	신경 흥분을 잠재우는 물질 가라앉은 상태
senile [**SEE**-nile]	노인의, 노인성	S/ R/	-ile *pertaining to* sen- *old age*	노년기의 특성

(계속)

용어[발음기호]	의미	구성요소		정의
stroke [**STROHK**] (CVA와 동일어)	뇌졸중		Old English *to strike*	대뇌 순환 장애로 인한 응급 상황
subarachnoid space [sub-ah-**RACK**-noyd **SPASE**]	지주막하공간, 거미막밑공간	S/ P/ R/	-oid *resembling* sub- *under* -arachn -cobweb, *spider*	연막과 지주막 사이의 공간
subduralspace [sub-**DYU**-ral **SPASE**]	경막하공간, 경막밑공간	S/ P/ R/	-al *pertaining to* sub- *below* -dur- *dura, hard*	수막의 지주막과 경막 사이의 공간
syncope [**SIN**-koh-pee]	실신		Greek *cutting short*	뇌혈류의 감소로 인한 일시적인 의식과 자세 유지의 상실
syringomyelia [sih-**RING**-oh-my-**EE**-lee-ah]	척수공동증	S R/CF R/	-ia *condition* syring/o- *tube, pipe* -myel- *spinal cord*	감각이상과 근육 약화를 유발하는 척수의 비정상적인 긴 공동
tic [**TIK**]	틱		French *tic*	갑작스럽고 비자발적이고 반복적인 근육 수축
tic douloureux [**TIK** duh-luh-**RUE**]	동통틱, 돌발삼차신경통		douloureux French *painful* *tic*	삼차신경통(trigeminal neuralgia)의 동의어
tonic [**TON**-ik] **tonic-clonic seizure** [**TON**-ik-**KLON**-ik **SEE**-zhur]	강직 강직간대발작	S/ R/ R/ S/ R/	-ic *pertaining to* ton- *pressure, tension* clon- *tumult* -ure *process* seiz- *to grab*	근육 수축 상태 과도한 근육 강직(tonic)과 경련성 근육 수축(clonic)이 교대로 나타나는 발작
Tourette syndrome [tur-**ET SIN**-drome]	뚜렛증후군		Gilles de la Tourette, French neurologist, 1857~1904	불수의적 움직임과 소리를 반복적으로 나타내는 장애
trauma [**TRAW**-mah] **traumatic** [traw-**MAT**-ik]	외상 외상의	 S/ R/	Greek *wound* -tic *pertaining to* trauma- *injury*	신체적 또는 정신적 상해 외상에 의해 야기되는 또는 외상과 관련되는
trauma [**TRAW**-mah] **traumatic** [traw-**MAT**-ik]	외상 외상의	 S/ R/	Greek *wound* -tic *pertaining to* trauma- *injury*	신체적 또는 정신적 손상 외상과 관련된
tremor [**TREM**-or]	떨림		Latin *to shake*	손, 사지, 목, 턱의 작게 떨리는 비자발적이고 반복적인 움직임
trigeminal [try-**GEM**-in-al] **neuralgia** [nyu-**RAL**-jee-ah]	삼차신경의 신경통	S/ P/ R/ S/ R/	-al *pertaining to* tri- *three* -gemin- *double* -algia *pain* neur- *nerve*	얼굴로 가는 3개의 분지를 가진 제5 뇌신경 삼차신경통; 삼차신경에 의해 생기는 안면 근육 통증

10.3 ▸ 정신건강

1 정신건강

세계보건기구(World Health Organization, WHO)는 정신건강(mental health)을 "한 개인이 자신의 능력을 실현하며, 일상적인 삶의 스트레스에 대처하여 생산적으로 일할 수 있고 자신이 속한 지역 사회에 이바지할 수 있는 안녕 상태"라고 정의하였다.

정신건강 장애(mental health disorder)에는 다양한 유형이 있으며 이 장에서는 정신병 및 정신분열병(조현병), 기분장애, 불안장애, 성격장애, 약물 남용 및 약물 의존을 다룰 것이다.

2 정신병과 정신분열병

정신병(psychosis)은 개인이 현실과의 접촉을 상실한 비정상적인 정신 상태이다.

정신분열병(조현병, schizophrenia)은 개인이 현실과의 접촉을 잃는 정신병의 한 형태이다. 정신분열병을 가진 사람들은 "이중인격"을 가지고 있지는 않지만, 지각은 현실과 동떨어져 있고, 하는 말은 의미와 일치하지 않으며, 행동도 사고 과정과 맞지 않는다. 그들은 자극이 없는 사물을 인식한다(환각, hallucination). 또한, 사실과 반대되는 잘못된 믿음에 시달린다(망상, delusion). 망상은 타인에 대한 불신과 의심이 만연한 편집증(paranoid)이 될 수도 있다. 이들의 말은 체계적이지 않고 앞뒤가 맞지 않을 수 있으며, 말을 할 수 없거나 말하기를 꺼릴 수 있다(무언증, mute)(그림 10.10).

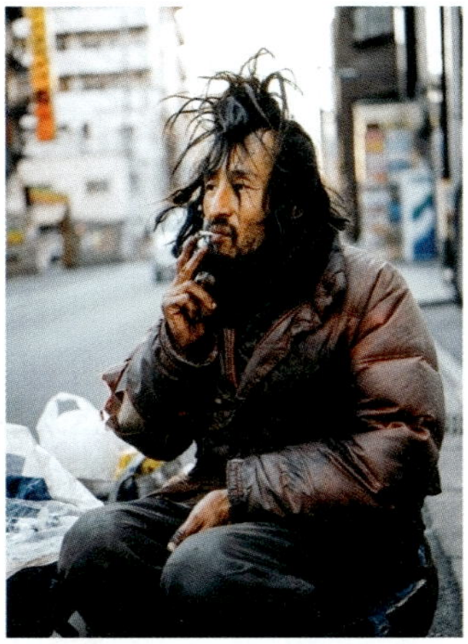

그림 10.10 정신분열병을 보이는 노숙자

용어구성 및 정의

S=Suffix P=Prefix R=Root R/CF=Combining Form

용어[발음기호]	의미	구성요소		정의
affect [AFF-ekt]	정동		Latin *state of mind*	감정, 정서, 사고의 외적 표현
congruent [KON-gru-ent]	일치하는	S/ P/ R/	-ent *end result* con- *with* -gru- *to move*	일치 또는 동의하는
delusion [dee-LOO-zhun]	망상	S/ R/	-ion *condition* delus- *deceive*	반대되는 확실한 증거에도 불구하고 고정되고 고집스러운 잘못된 신념
hallucination [hah-loo-sih-NAY-shun]	환각	S/ R/	-ation *condition* hallucin- *imagination*	존재하지 않는 대상 또는 사건에 대한 인지
homicide [HOM-ih-side] homicidal [hom-ih-SIDE-al]	살인 살인의	S/ R/CF S/	-cide *to kill* hom/i *man* -cidal *pertaining to*	한 인간이 다른 인간을 죽이는 것 살인할 경향이 있는
mute [MYUT]	무언(증)		Latin *silent*	말할 수 없거나 말하기를 꺼리는
paranoia [par-ah-NOY-ah] paranoid [PAR-ah-noyd]	편집병 편집의	P/ R/ S/	para- *abnormal* -noia *to think* -oid *resembling*	피해 망상의 존재 피해 망상을 가지는
psychiatry [sigh-KIGH-ah-tree] psychiatrist [sigh-KIGH-ah-trist]	정신의학 정신과의사	S/ R/ S/	iatry- *treatment* psych- *mind* -iatrist *one who treats*	정신 장애의 진단 및 치료 정신의학 면허를 가진 정신과 전문의
psychology [sigh-KOL-oh-jee] psychologist [sigh-KOL-oh-jist]	심리학 심리학자	S/ R/CF S/	-logy *study of* psych/o- *mind* -logist *one who treats*	인간의 마음과 행동을 다루는 과학 분야 심리학 자격증을 소지한 전문가
psychosis [sigh-KOH-sis] psychotic [sigh-KOT-ik]	정신병 정신병의	S/ R/ S/ R/CF	-osis *condition* psych- *mind* -tic *pertaining to* psych/o- *mind*	현실과의 접촉을 상실한 장애 정신병의 영향을 받는
schizophrenia [skitz-oh-FREE-nee-ah] schizophrenic [skitz-oh-FREN-ik]	조현병 (정신분열병) 조현병의	S/ R/CF R/ S/	-ia *condition* schiz/o- *to split* -phren- *mind* -ic *pertaining to*	현실감이 결여된 지각 및 행동 장애 조현병을 겪는

3 기분장애

단극성장애(unipolar disorder)라고도 하는 주요우울증(major depression)(그림 10.11)은 사람이 적어도 2주 동안 매우 슬프고 자포자기와 절망적일 때 나타난다. 미래에 대해 슬픔과 절망밖에 보이지 않아 더는 살고 싶지 않을 수도 있다. 적당한 운동은 우울증을 47%까지 감소시키는 것으로 나타났으며 약물은 증상을 완화한다.

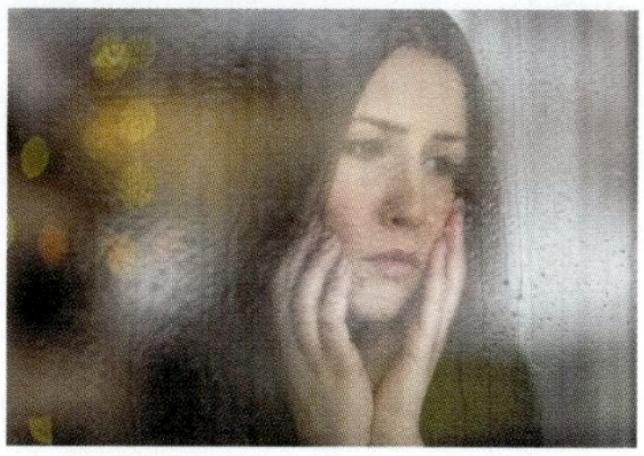

그림 10.11 창문에 비친 우울한 여성

4 불안장애

불안장애(anxiety disorder)는 가장 일반적인 정신 장애 중 하나이다. 불안장애 환자는 이유 없는 불안과 두려움이 너무 심하고 지속적이어서 개인의 일상적인 삶이 어려운 것이 특징이다.

› 용어구성 및 정의

S=Suffix P=Prefix R=Root R/CF=Combining Form

용어[발음기호]	의미	구성요소		정의
acrophobia [ak-roh-**FOH**-be-ah]	고소공포증	S/ R/CF	-phobia *fear* acr/o- *peak, highest point*	높은 곳에 대한 병적인 공포
agoraphobia [ah-gor-ah-**FOH**-be-ah]	광장공포증	S/ R/CF	-phobia *fear* agor/a- *marketplace*	공공장소에서 갇힐 것에 대한 병적인 공포
anxiety [ang-**ZI**-eh-tee]	불안		Greek *distress, anxiety*	두려움으로 인한 괴로움
biofeedback [bi-oh-**FEED**-back] (**Note:** 접두사나 접미사가 없음)	바이오피드백, 생체되먹임	R/CF R/ R/	bi/o- *life* -feed- *to give food, nourish* -back *back, return*	자극에 대한 반응을 스스로 통제할 수 있도록 훈련하는 기술
bipolar disorder [bi-**POH**-lar dis-**OR**-der]	양극성 장애	S/ P/ R/	-ar *pertaining to* bi- *two* -pol- *pole*	우울증과 조증이 교대로 나타나는 기분장애
claustrophobia [klaw-stroh-**FOH**-be-ah]	폐소공포증	S/ R/CF	-phobia *fear* claustr/o- *confined space*	좁은 공간에서 갇힐 것에 대한 병적인 공포
cognitive [**KOG**-nih-tiv]	인지적인	S/ R/	-ive *quality of* cognit- *thinking*	생각하고 배우는 정신적 활동과 관련된
cognitive behavioral therapy (CBT) [**KOG**-nih-tiv be-**HAYV**-yur-al **THAIR**-ah-pee] (**Note:** Behavioral에는 두 개의 접미사가 있음)	인지행동요법	S/ R/ S/ S/ R/ R/	-ive *quality of* cognit- *thinking* -al *pertaining to* -ior- *pertaining to* behav- *mental activity* therapy *medical treatment*	행동에서 사고와 태도를 강조하는 심리치료
cognitive processing therapy (CPT) [**KOG**-nih-tiv **PROS**-es-ing **THAIR**-ah-pee]	인지처리치료	S/ R/ S/ P/ R/	-ive *quality of* cognit- *thinking* -ing *doing* pro- *before* -cess- *going forward*	삶의 다른 영역에서 트라우마의 영향을 다루는 기술을 만들기 위한 심리 요법
compulsion [kom-**PULL**-shun] **compulsive (adj)** [kom-**PULL**-siv]	강박행위 강박행위의	S/ R/ S/	-ion *action, condition* compuls- *drive, compel* -ive *nature of, quality of*	반복적인 행동을 하려는 제어할 수 없는 충동 강박감에 사로잡힌
depression [de-**PRESH**-un]	우울	S/ R/	-ion *condition, process* depress- *press down*	깊은 슬픔과 절망감에 빠진 정신장애

(계속)

용어[발음기호]	의미	구성요소		정의
electroconvulsive therapy [ee-LEK-troh-kon-VUL-siv THAIR-ah-pee]	전기경련요법	S/ R/CF P/ R/	-ive quality of electr/o- electricity -con- with -vuls- tear, pull	뇌로 전류를 보내 경련을 유발하여 오래 치료되지 않은 우울증, 조증 및 기타 장애를 치료하기 위한 요법
hypochondriac [high-poh-KON-dree-ack]	건강염려증 (환자)	S/ P/ R/	-iac pertaining to hypo- below -chondr- cartilage	증상에 대한 의미를 과장하는 사람
hypochondriasis [HIGH-poh-kon-DRY-ah-sis]	건강염려(증)	S/	-iasis condition, state of	경미한 증상을 심각한 질병으로 인식
insomnia [n-SOM-nee-ah]	불면증	S/ P/ R/	-ia condition in- not -somn- sleep	수면의 어려움
mania [MAY-nee-ah]	조증		Greek frenzy	과잉행동, 과민함, 빠른 말이 동반된 기분장애
manic [MAN-ik]	조증의	S/ R/	-ic pertaining to man- mania	조증의 특징을 갖거나 관련된
manic-depressive disorder [MAN-ik-de-PRESS-iv dis-OR-der]	조울증	S/ R/	-ive quality of depress- press down	양극성 장애에 대한 옛명칭
obsession [ob-SESH-un]	강박사고	S/ R/	-ion action, condition obsess- besieged by thoughts	지속적이고 반복적이며 통제가 되지 않는 생각이나 충동
obsessive (adj) [ob-SES-iv]	강박의	S/	-ive nature of, quality of	강박적 사고 또는 충동과 관련된
phobia [FOH-be-ah]	공포증		Greek fear	병적인 두려움 또는 공포
posttraumatic [post-traw-MAT-ik]	외상후	S/ P/ R/	-ic pertaining to post- after -traumat- wound	외상에 의해 발생하는
psychosomatic [sigh-koh-soh-MAT-ik]	정신신체의	S/ R/CF R/	-tic pertaining to psych/o- mind -soma- body	일반적으로 정신 장애로 인해 발생하는 신체 장애와 관련된
unipolar disorder [you-nih-POLE-ar dis-OR-der]	단극성 장애	S/ P/ R/	-ar pertaining to uni- one -pol- pole (at the pole of depression)	우울(증)

5 성격장애

성격(personality)은 개인의 독특하고 일정한 사고, 감정 및 행동 패턴을 말한다. 이러한 패턴이 각각 다른 상황에 대한 반응에서 융통성이 없게 경직되면, 다른 사람을 대하는 (즉, 사회적으로 기능하는) 개인의 능력에 장애가 나타나게 된다. 성격장애(personality disorder)에는 경계성격장애(borderline personality disorder, BPD), 반사회성격장애(antisocial personality disorder), 분열(schizoid) 및 편집성격장애(paranoid personality disorder)가 있다.

1. 해리장애

해리장애(dissociative disorder)는 현재의 기억이나 의식에서 과거의 경험이 분리되는 것이다. 뚜렷하게 분리된 성격으로 성장 발달하면 해리정체성장애(dissociative identity disorder, DID)가 된다. 이것은 이전에 다중인격장애(multiple personality disorder, MPD)라고

하였다. 각각 고유한 기억과 행동을 가진 둘 이상의 별개의 성격이 동시에 같은 사람에게 존재하는 것이다. 이러한 장애의 근본 원인은 일반적으로 극심한 외상으로부터 탈출하려는 욕구에서 비롯되며, 대부분은 어린 시절의 성적, 정서적 또는 신체적 학대로부터 탈출하려는 욕구이다. 치료는 정신치료(psychotherapy)로 이루어진다.

2. 충동조절장애

충동조절장애(impulse control disorder)는 타인에게 피해가 되는 행동을 수행하려는 충동을 자제하지 못하는 것이다. 충동조절장애에는 도둑질이 특징인 절도벽(kleptomania), 발모벽(trichotillomania, TTM), 방화벽(pyromania) 등이 있다.

6 물질 남용과 화학적 의존

물질 남용(substance abuse)은 약물 사용으로 인한 심각한 문제나 고통이 있음에도 불구하고 알코올이나 불법 약물을 포함한 향정신성 약물을 계속 사용하는 것을 말한다. 이러한 지속적인 사용은 의존증후군(dependence syndrome)으로 이어질 수 있다. 의존증후군은 약물 복용에 대한 강한 욕구, 자신과 타인에게 해로운 결과를 가져옴에도 불구하고 지속적인 약물 사용, 매일 우선하여 약물 사용, 내성의 증가 등이 포함된다. 내성(tolerance)은 신체가 지속해서 물질에 적응하고 원래의 효과를 얻기 위해 점점 더 많은 양을 요구하는 과정이다.

› 용어구성 및 정의

S=Suffix P=Prefix R=Root R/CF=Combining Form

용어[발음기호]	의미		구성요소	정의
addict [**ADD**-ikt] **addiction** [ah-**DIK**-shun]	중독자, 탐닉자 중독, 탐닉	P/ R/ S/	ad- *toward* -dict *surrender* -ion *condition, action*	물질이나 행위에 대한 심리적 또는 신체적 의존성을 가진 사람 물질이나 행위에 대한 습관적인 심리적, 생리적 의존
antisocial personality disorder [**AN**-tee-**SOH**-shal per-son-**AL**-ih-tee dis-**OR**-der]	반사회적 성격장애	S/ P/ R/ S/ S/ R/	-al *pertaining to* anti- *against* -soci- *partner, ally, community* -ity *condition, state* -al- *pertaining to* person- *person*	거짓말, 속임수, 도둑질을 하며 그러한 행동에 대한 죄의식이 없는 사람들의 장애
dissociative identity disorder [di-**SO**-see-ah-tiv eye-**DEN**-tih-tee dis-**OR**-der]	해리정체성장애	S/ P/ R/	-ative *quality of* dis- *apart, away from* -soci- *partner, ally, community*	개인의 성격 중 일부가 나머지로부터 분리되고, 다중 인격에 이르게 되는 정신 장애
kleptomania [klep-toe-**MAY**-nee-ah]	절도벽	S/ R/CF	-mania *frenzy* klept/o- *to steal*	도벽에 대한 욕구가 조절되지 않는 것
narcissism [**NAR**-sih-sizm] **narcissistic (adj)** [**NAR**-sih-**SIS**-tik]	자기애 자기애의	 S/ S/ R/	Greek mythical character, Narcissus, who was in love with his own reflection in water -ism *a process* -istic *pertaining to* narciss- self-*love*	자기사랑; 모든 일을 자신과 관련지어 해석하는 사람 모든 것이 자신과 관련되는
pathologic gambling [path-oh-**LOJ**-ik **GAM**-bling]	병적도박	S/ R/CF R/	-ic *pertaining to* path/o- *disease* -log- *study of*	병적이고, 지속적이며, 통제할 수 없는 파괴적인 도박
psychopath [**SIGH**-koh-path]	정신병질자	S/ R/CF	-path *disease* psych/o- *mind*	반사회적 성격장애를 가진 사람

(계속)

용어[발음기호]	의미	구성요소		정의
pyromania [pie-roh-**MAY**-nee-ah]	방화벽	S/ R/CF	-mania *frenzy* pyr/o- *fire*	화재를 저지르는 것에 대한 병적인 충동
schizoid [**SKITZ**-oyd]	분열성	S/ R/	-oid *resemble* schiz- *split*	위축되고 사회적으로 고립된
self-mutilation [self-myu-tih-**LAY**-shun]	자해	S/ R/ R/	-ation *process* self- *own individual* -mutil- *to maim*	자신의 신체를 다치게 하거나 외모를 손상시킴
sociopath [**SO**-see-oh-path]	사회병증	S/ R/CF	-path *disease* soci/o- *partner, ally, community*	반사회적 성격장애를 가진 사람

예제로 풀어보는

의학용어

제 77 장

감각계(눈과 귀)

Special Senses of the Eye and Ear

Rick Brady/McGraw-Hill Education

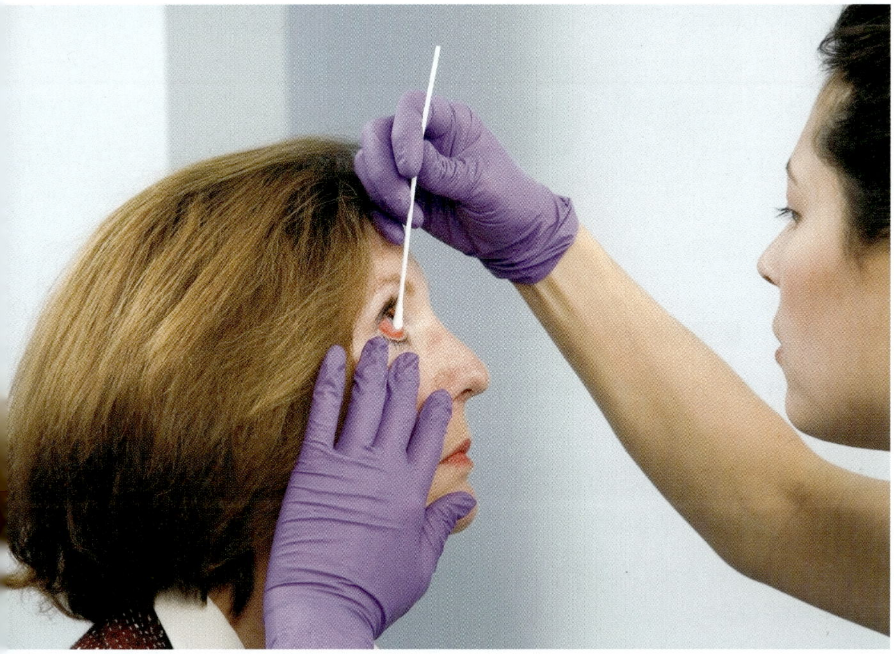

학습 목표

1. 감각계(눈과 귀)와 관련된 용어를 구성요소(어근, 접미사, 접두사, 결합형)에 따라 분석한다.
2. 감각계(눈과 귀)와 관련된 의학용어를 정확하게 쓰고 말한다.
3. 감각계(눈과 귀)와 관련된 약어를 정의한다.
4. 감각계(눈과 귀)의 해부학적 구조와 기능을 설명한다.

약어	풀이	의미	비고
ABR	auditory brain stem response	청각 뇌간 반응	
AOM	acute otitis media	급성 중이염	
AU	auris uterqu	양쪽 귀	
BOM	bilateral otitis media	양측 중이염	
CAT	computed axial tomography	컴퓨터단층촬영	
ECOG	electrocochleography	전기달팽이관검사	
ENG	electronystagmography	전기안진검사	
LASIK	laser-assisted in situ keratomileusis	레이저보조원위절강술	
MRI	magnetic resonance imaging	자기공명영상	
OME	otitis media with effusion	이음형성을 동반한 중이염	
URI	upper respiratory infection	상기도 감염	
VNG	videonystagmography	비디오안진검사	

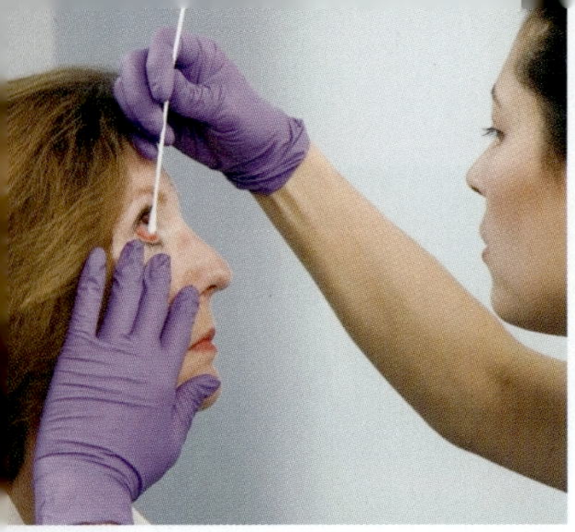

11.1 ▸ 눈의 부속 구조

빛은 빠른 속도로 눈에 도달하는데, 초당 186,000마일 또는 시속 671백만 마일의 속도로 이동한다. 눈앞에 도달하기 전에 이 빛은 중요한 기능을 가진 외부 부속 구조를 통과하며, 이 구조들은 눈의 노출된 전면 표면을 지지하고 보호하는 역할을 한다.

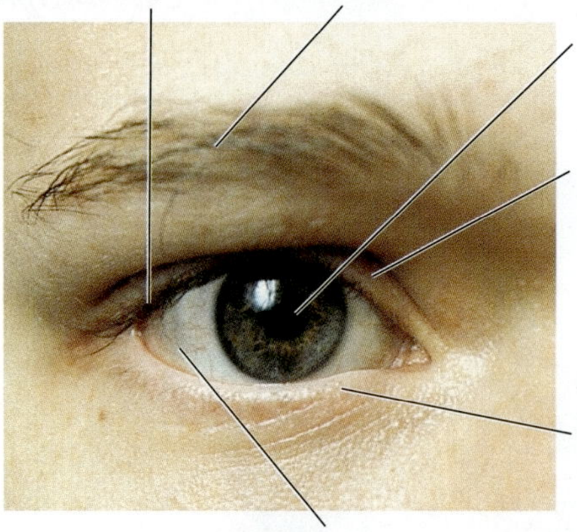

그림 11.1 눈의 바깥 구조

눈썹(eyebrow)(그림 11.1)은 눈에 땀이 들어가는 것을 막아주며, 어떤 자극에 대한 반응으로 느낌을 비언어적으로 표현하는 데 기능한다.

안검(눈꺼풀, eyelid)은 눈을 이물질로부터 보호한다. 눈의 표면으로 눈물을 움직이도록 해서 안검이 깜빡이며 이물질을 밀어내기도 한다. 수면 중에는 시각 자극을 차단하기 위해 눈을 감는다. 안검은 몸의 가장 얇은 피부층이다.

속눈썹(eyelash)은 이물질로부터 눈을 보호하는 강한 털이다. 이것들은 안검 가장자리에 있는 모근(털뿌리)으로부터 나온다.

결막(conjunctiva)은 양쪽 안검 내부를 덮는 투명한 점막이다. 이것은 결막 위를 자유롭게 움직이며 눈의 전면을 덮지만, 중앙 부분(각막, cornea)은 덮지 않는다. 결막에는 안구(eyeball)를 축축하게 유지하는 얇은 점액막(복합 단백질인 뮤신)을 분비하는 많은 술잔세포(goblet cell)가 있다. 이것은 작은 혈관들이 많이 있으며, 통증에 대한 신경 말단으로 풍부하게 공급되어 아주 민감하게 반응한다.

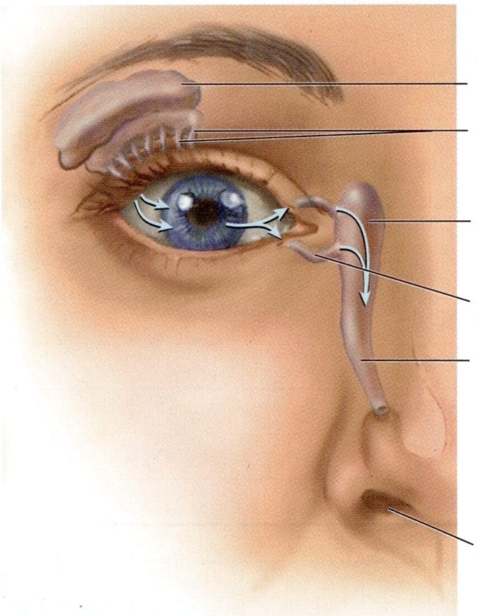

그림 11.2 눈물 분비기관

눈물기관(lacrimal apparatus)은 안와(눈확, orbit)의 상측 꼭지에 위치한 누선[눈물샘, lacrimal (tear) gland]으로 이루어져 있다. 이 선은 눈물을 분비하며, 짧은 관을 통해 눈물을 결막(conjunctiva) 표면으로 운반한다. 결막 위를 씻어 내린 후, 눈물은 눈의 내측 모퉁이에서 누낭(눈물주머니, lacrimal sac)에 유입된다. 그런 다음 눈물은 비강(코안)으로 들어가는 비루관(코눈물관, nasolacrimal duct)으로 흐르며, 거기서 코로 들어간다.

눈물의 기능은 다음과 같다.

- 눈의 표면을 청소하고 윤활한다.
- 결막에 영양과 산소를 공급한다.
- 항균(세균을 죽이는) 효소를 통해 감염을 예방한다.

› 용어구성 및 정의

S=Suffix P=Prefix R=Root R/CF=Combining Form

용어[발음기호]	의미	구성요소		정의
antibiotic [**AN**-tih-bye-**OT**-ik]	항생제	S/ P/ R/	-tic *pertaining to* anti- *against* -bio- *life*	박테리아나 다른 미생물들을 파괴하거나 성장을 저해할 수 있는 물질
blephalitis [blef-ah-**RYE**-tis]	안검염	S/ R/	-itis *inflammation* blephar- *eyelid*	안검의 염증
blepharoptosis [**BLEF**-ah-**ROP**-toe-sis]	안검하수증	S/ R/CF	-ptosis *drooping* blephar/o- *eyelid*	상안검의 하수증
blephaloplasty [**BLEF**-ah-roh-plas-tee]	안검성형술	S/	-plasty *surgical repair*	안검의 수술적 교정
conjunctiva [kon-junk-**TIE**-vah]	결막		Latin *inner lining of eyelids*	안검의 안쪽면
conjucnctival (adj) [kon-junk-**TIE**-val]	결막의	S/ R/	-al *pertaining to* conjunctiv- *conjunctiva*	결막과 관련된
conjunctivitis "pink eye" [kon-junk-tih-**VI**-tis]	유행성 결막염 "유행성 눈병"	S/	-itis *inflammation* Lay term for conjunctivitis	결막의 염증, 결막염
conjunctivitis	결막염	S/ R/	-itis *inflammation* conjunctiv- *conjunctiva*	결막의 염증
contagious [kon-**TAY**-jus]	전염성		Latin *touch closely*	감염은 사람에서 사람으로, 또는 사람에서 접촉면으로, 그런 다음 사람으로 전해질 수 있다.
contaminate [kon-**TAM**-in-ate]	전염시키다	S/ P/ R/	-ate *composed of, pertaining to* con- *together* -tamin- *touch*	감염체가 어떤 표면에 존재하도록 한다.
contamination [**KON**-tam-ih-**NAY**-shun]	전염	S/	-ation *process*	감염체가 어떤 표면에 존재하는 것
cornea [**KOR**-nee-ah]	각막		Latin *web, tunic*	중앙에 위치한 홍채와 동공을 덮고 있는 투명한 바깥면
corneal (adj) [**KOR**-nee-al]	각막의	S/ R/	-al *pertaining to* corne- *cornea*	
hordeolum (stye) [hor-**DEE**-oh-lum]	맥립종 (다래끼)		Latin *stye in the eye*	눈썹 모낭에 난 농양
lacrimal [**LAK**-rim-al]	누선(눈물샘)	S/ R/	-al *pertaining to* lacrim- *tear*	눈물과 눈물기관의
nasolacrimal duct [**NAY**-zoh-**LAK**-rim-al **DUKT**]	비루관(코눈물관)	R/CF R/	nas/o- *nose* duct *to lead*	누낭에서 코로 연결되는 통로
ophthalmology [off-thal-**MALL**-oh-jee]	안과학	S/ R/CF	-logy *study of* ophthalm/o- *eye*	안과질환의 진단과 치료
ophthalmologist [off-thal-**MALL**-oh-jist]	안과의사	S/	-logist *one who studies, specialist*	안과학의 의학전문가
ophthalmic (adj) [off-**THAL**-mik]	눈의	S/ R/	-ic *pertaining to* ophthalm- *eye*	눈과 관련된
orbit [**OR**-bit]	안저		Latin *circle*	안구가 위치한 골 구조(bony socket)
orbital (adj) [**OR**-bit-al]	안저의	S/ R/	-al *pertaining to* orbit- *orbit*	안저와
periorbital [per-ee-**OR**-bit-al]	눈 주위	P/	peri- *around*	안저 주위 조직의
paresis [par-**EE**-sis]	부분마비		Greek *paralysis*	부분마비
photophobia [foh-toe-**FOH**-bee-ah]	수명	S/ R/CF R/	-ia *condition* phot/o- *light* -phob- *fear*	안통을 유발하는 빛에 대한 비정상적인 감각
photophobic (adj) [foh-toe-**FOH**-bik]	수명의	S/	-ic *pertaining to*	빛공포증과 관련된 또는 빛공포증을 겪는

(계속)

용어[발음기호]	의미	구성요소		정의
ptosis [**TOE**-sis]	하수증		Greek *drooping*	상안검이나 기관의 늘어짐
purulent [**PURE**-you-lent]	화농성	S/ R/	-ulent *abounding in* pur- *pus*	많은 고름을 포함하는 또는 많은 고름이 보이는

1 외안근

인간은 얼굴에 두 개의 눈을 가지고 있으며, 코 양옆에 하나씩 위치하여 앞으로 향한다. 이 눈의 배치는 우리에게 아주 좋은 삼차원 인지력[입체시(입체보기, stereopsis)]과 손−눈 협조 능력을 제공한다. 입체 시각은 두 눈의 정확한 정렬에 의존한다.

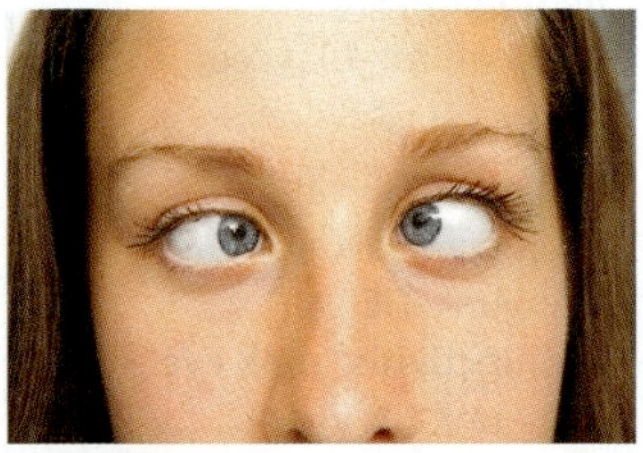
그림 11.3 사시

눈마다 안구의 내벽과 눈의 외부 표면에 부착된 조정된 눈 외부 근육 6개는 눈을 올바르게 정렬시키고 눈을 모든 방향으로 움직이게 한다.

한쪽 눈의 근육 불균형이 있는 경우 정렬이 깨지고 사팔눈(그림 11.3), 일명 “사시(strabismus)” 상태가 발생한다. 이는 시력 치료나 수술을 통해 치유할 수 있다.

내사시(esotropia)는 눈이 코쪽으로 돌아간 상태이다. 선천성 또는 유아기 내사시의 경우 양쪽 눈이 모두 코 쪽을 바라보며, 오른쪽 눈은 왼쪽을, 왼쪽 눈은 오른쪽을 바라본다(그림 11.4). 이 상태의 아이들은 수술이 필요하다.

조절성 내사시(accomodative esotropia)는 한쪽 눈이 코쪽으로 돌아간 상태로, 일반적으로 2세 정도의 아이들에서 1~2% 정도에서 관찰된다. 한쪽 눈에 조절성 내사시가 있다면 더 강한 눈에 안경을 착용하고 더 약한 눈에 패치를 하면 문제를 교정하는 데 도움이 될 것이다.

외사시(exotropia)는 눈이 바깥쪽으로 돌아간 상태로, 2세에서 4세 정도의 아이들에서 관찰된다. 종종 시력 치료에 잘 반응하며, 검안사(눈측정사, optometrist)에게서 눈운동과 안경을 포함한 시력 치료를 받는 것이 포함된다. 눈 근육 수술은 좋은 안구 정렬을 구축할 수 있다.

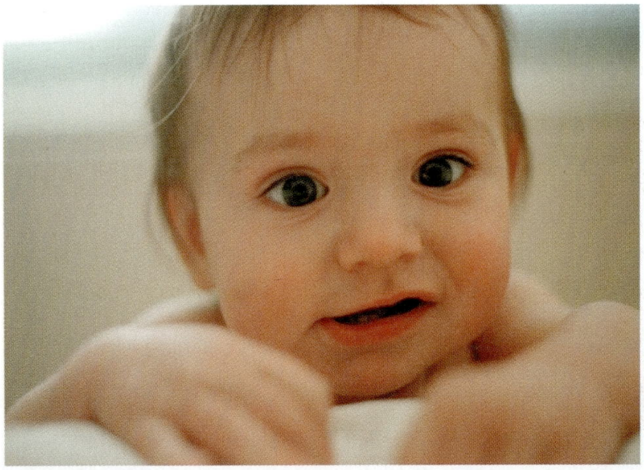
그림 11.4 양쪽 눈의 선천성 내사시

게으른 눈이라고도 하는 약시(amblyopia)는 한쪽 눈의 시력이 다른 눈의 시력보다 잘 발달하지 않을 때 어린이에게 발생한다. 이는 눈과 뇌가 해당 눈에 대해 협력하지 않기 때문에 발생한다. 이는 더 강한 눈에 안대를 하여 더 약한 눈의 시력을 발달시키는 것으로 치료된다.

안진(눈떨림, nystagmus)은 빠르고 제어할 수 없는 눈의 움직임을 설명하는 용어로, 측면으로(수평적 안진), 위아래로(수직적 안진) 또는 회전적으로(회전 안진) 나타날 수 있다. 이 상태는 선천적이거나 두부 손상, 내이 기관이상(이 장의 귀 부분 참고), 뇌졸중 또는 과다한 알코올, 진정제 또는 항간질약과 같은 약물로 인해 발생될 수 있다(제10장 참고). 치유 방법은 없지만 일부 사례는 자발적으로 개선될 수 있다.

› 용어구성 및 정의

S=Suffix P=Prefix R=Root R/CF=Combining Form

용어[발음기호]	의미		구성요소	정의
accommodation (noun) [ah-kom-oh-**DAY**-shun]	조절, 적응	S/ P/	-ion *action* ac- *toward*	어떤 것을 필요에 맞게 적응시키는 활동; 이 경우는 눈의 렌즈가 조절하는 것
accommodate (verb) [ah-**KOM**-oh-date]	조절하다	R/ S/	-commodat- *adjust* -ate *pertaining to, composed of*	요구에 맞게 적응하는 것
accommodative (adj) [ah-kom-oh-**DAY**-tiv]	조절하는	S/	-ive *pertaining to*	조절, 적응과 관련된
amblyopia [am-blee-**OH**-pee-ah]	약시	R/ S/	ambly- *dull* -opia *sight*	시각이 뇌로 전달되는 경로가 발달되지 못했거나 불완전하게 발달된 것
esopropia [es-oh-**TROH**-pee-ah]	내사시	S/ P/	-ia *condition* eso- *inward*	코쪽으로 눈이 몰려있는 것
exotropia [ek-soh-**TROH**-pee-ah]	외사시	R/ P/	-trop- *turn* exo- *outward*	눈이 바깥쪽으로 돌아가 있는 것
extrinsic [eks-**TRIN**-sik]	외부의		Latin *on the outer side*	눈 구조의 외부에 위치해 있는 근육
intrinsic [in-**TRIN**-sik]	내부의, 본질적인		Latin *on the inner side*	눈 구조의 내부에 위치해 있는 근육
nystagmus [nis-**TAG**-muss]	안진		Greek *nodding*	빠르고, 조절할 수 없는 동공의 움직임
ocular [**OCK**-you-lar]	동공의	S/ R/	-ar *pertaining to* ocul- *eye*	눈과 관련된
optometrist [op-**TOM**-eh-trist]	검안사	S/ R/CF	-metrist *skilled in measurement* opt/o- *vision*	안과질환을 치료하거나 약을 치료하지는 못하나 시력을 측정하는 데 숙련된 사람
opotometry [op-**TOM**-eh-tree]	검안과	S/	-metry *process of measuring*	시력을 측정하는 전문직
rotary [**ROW**-tah-ree]	회전		Latin *to revolve*	회전성 움직임
stereopsis [ster-ee-**OP**-sis]	입체시	S/ R/	-opsis *vision* stere- *three-dimensional*	삼차원시력
strabismus [strah-**BIZ**-mus]	사시	S/ R/	-ismus *take action* strab- *squint*	눈이 정상 위치에서 돌아가 있는 것

11.2 ▸ 안구와 보기

1 안구

안구의 기능은 지속적으로 다음과 같다.

❶ 망막에 도달할 수 있도록 들어오는 빛의 양을 조절한다.

❷ 가깝거나 먼 물체에 초점을 맞춘다.

❸ 해당 물체의 이미지를 생성하고 즉시 뇌로 전송한다.

이 장 이전에 보여진 것처럼 안구(eyeball)의 앞부분은 결막으로 덮여 있다. 이 얇은 조직층은 안검 내부를 덮으며 안구 위를 휘어 공막(sclera)(그림 11.5)에 도달한다. 공막은 눈의 견고한 흰색 외부층이다.

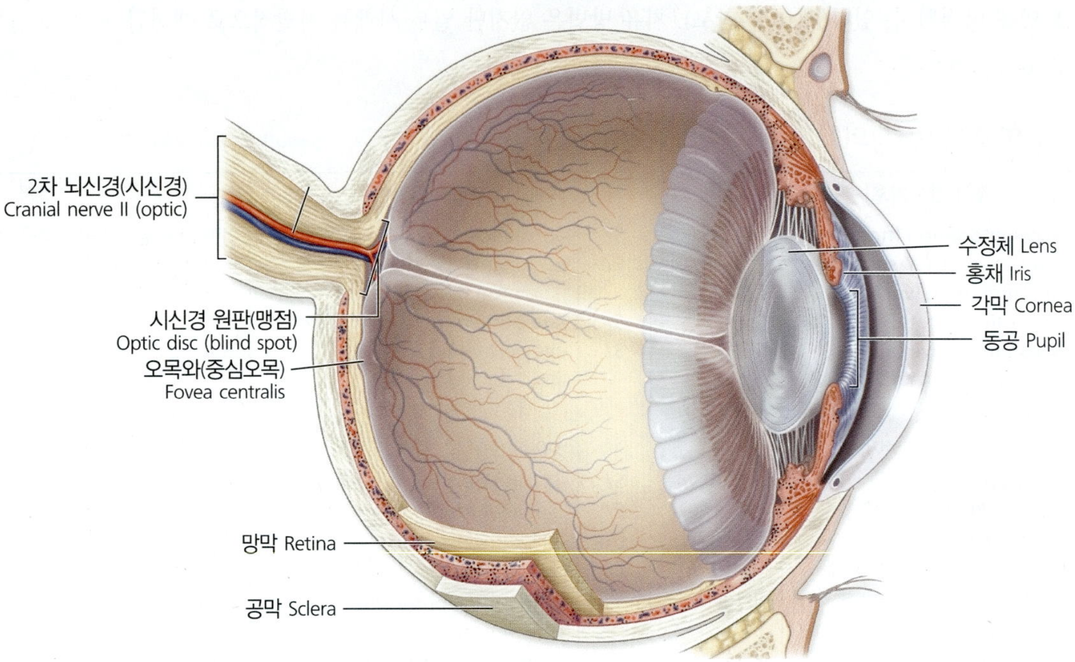

그림 11.5 안구의 구조

눈의 앞 중앙에는 투명한 돔 모양의 막인 각막(cornea)이 있다. 각막은 혈액 공급이 없으며, 눈물과 뒤에 있는 전안방(anterior chamber)의 액체에서 영양을 얻는다.

광선이 눈에 닿을 때 각막을 통과한다. 그 볼록한 곡면 때문에 각막 가장자리를 타격하는 광선은 그 중심으로 향하도록 굴절된다. 광선은 그런 다음 동공(pupil)을 통과하여 눈의 앞부분에 있는 색상 영역(홍채, iris)의 중심에 있는 검은색 개구부로 가게 된다.

홍채는 눈으로 들어오는 빛의 양을 조절한다. 예를 들어, 밤에 야외에서 어두운 곳에 있을 때 홍채는 눈으로 더 많은 빛이 들어오도록 개방(확장, dilates)된다. 밝은 햇빛이나 밝게 조명된 방에서 있을 때는 홍채가 닫혀서(수축, constricts) 눈으로 들어오는 빛을 줄인다.

동공을 통과한 후 광선은 투명한 수정체(lens)를 통과한다. 이 수정체는 두껍거나 얇아져서 광선을 굴절시키고 눈의 뒷부분에 있는 망막(retina)에 초점을 맞출 수 있다. 조절은 초점을 변경하는 과정이며, 광굴절은 광선을 굴절(refraction)시키는 과정이다.

수정체에는 혈관[비혈관성(무혈관성, avascular)]이나 신경이 없으며, 나이가 들면서 탄력성을 잃어버린다. 이 줄어든 탄력성으로 인해 40대에 도달하면 가까운 물체에 초점을 맞추기 어려워질 수 있다. 이를 노안(presbyopia)이라고 한다.

› 용어구성 및 정의

S=Suffix P=Prefix R=Root R/CF=Combining Form

용어[발음기호]	의미	구성요소		정의
avascular [a-**VAS**-cue-lar]	무혈관성	S/ P/ R/	-ar *pertaining to* a- *without* -vascul- *blood vessel*	혈액 공급이 없는
constrict (verb) [kon-**STRIKT**]	수축하다	P/ R/	con- *with, together* -strict *narrow*	좁게 되거나, 좁게 만드는
constriction (noun) [kon-**STRIK**-shun]	수축	S/	-ion *action, condition*	어떤 구조가 좁아진 부분

(계속)

용어[발음기호]	의미	구성요소		정의
dilate (verb) [**DIE**-late]	이완하다		**Latin** *dilate*	이완되다 또는 이완시키다.
dilation (noun) [die-**LAY**-shun]	이완	S/ R/	**-ion** *action, condition* **dilat-** *dilate*	어떤 구조나 구멍을 늘리거나 크게 만드는 것
iris [**EYE**-ris]	홍채		**Greek** *diaphragm of the eye*	눈에서 가운데 동공이 있는 색깔이 있는 부분
lens [**LENZ**]	수정체		**Latin** *lentil shape*	홍채의 뒤쪽에 있으며 투명한 굴절성 구조
prebyopia [prez-bee-**OH**-pee-ah]	노안	S/ R/	**-opia** *sight* **presby-** *old man*	중년기와 노년기에 생기며 가까운 것을 보는 데 어려움을 겪는 것
pupil [**PYU**-pill]	동공		**Latin** *pupil*	수정체에 빛을 닿게 하는 홍채의 중앙에 있는 구멍
pupillary (adj) [**PYU**-pill-ah-ree] (**Note:** ll로 바뀐 것에 주목)	동공의	S/ R/	**-ary** *pertaining to* **pupill-** *pupil*	동공과 관련된
refract (verb) [ree-**FRAKT**]	굴절시키다		**Latin** *break up*	광선의 방향을 바꾸거나 구부리다.
refraction (noun) [ree-**FRAKT**-shun]	굴절	S/ R/	**-ion** *condition* **refract-** *bend*	광선이 구부러지는 것
retina [**RET**-ih-nah]	망막		**Latin** *net*	안구에서 빛에 민감한 가장 안쪽에 있는 층
retina (adj) [**RET**-ih-nal]	망막의	S/ R/	**-al** *pertaining to* **retin-** *retina*	망막과 관련된
sclera [**SKLAIR**-ah]	공막		**Greek** *hard*	안구를 덮고 있는 섬유질의 외막으로 눈의 흰 부분
sclera (adj) [**SKLAIR**-al]	공막의	S/ R/	**-al** *pertaining to* **scler-** *hardness, white of eye*	공막과 관련된
scleritis [sklair-**RI**-tis]	공막염	S/	**-itis** *inflammation*	공막의 염증

1. 망막

망막(retina)은 우표 크기와 같으며 10개의 세포층으로 이루어져 있다. 눈의 뒷부분에 위치해 있으며(그림 11.6a), 광선들의 최종 목적지다. 망막에는 1억 3천만 개의 간상세포(막대세포, rod cell)(그림 11.6b)가 있으며, 이는 색상이 아닌 빛만 인식하며 주로 어두운 조명에서 작동한다. 망막에는 650만 개의 빛과 색을 감지하는 원추세포(원뿔세포, cone cell)(그림 11.6b)가 있으며, 정확한 시력(선명도, visual acuity)을 가지고 있다. 다른 원추세포는 빨간색, 파란색 및 초록색 빛에 반응한다. 색상의 지각은 이 세 가지 원추세포에서 나오는 다양한 색상 혼합의 강도에 기반한다.

일부 사람들은 이 세 가지 원추 유형 중 하나 이상의 유전적 반응 부족으로 인해 색맹이 나타날 수 있다. 이러한 색맹의 가장 일반적인 형태는 적–녹색 색맹이다. 여기서 적-녹색 색상과 관련된 색조를 구별할 수 없다.

간상세포와 원추세포는 광선들의 에너지를 전기 자극으로 변환한다. 시(각)신경(optic nerve)은 100만 개가 넘는 신경섬유들의 묶음으로 이러한 신호를 뇌 뒷부분에 있는 시각피질로 전달한다. 시신경이 망막을 떠날 때의 영역을 시신경원반(시신경유두, optic disc)이라고 한다. 간상세포와 원추세포가 없기 때문에 시신경원반은 상을 형성할 수 없다. 그 결과, 이것을 "맹점"이라고 부른다.

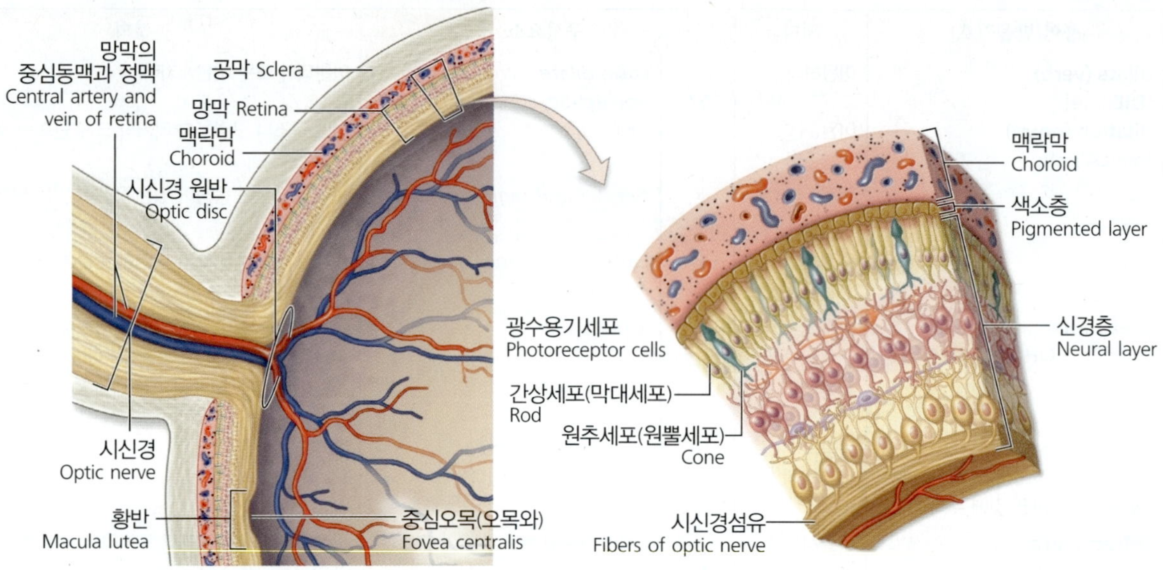

(a) (b)

그림 11.6 망막의 구조

망막의 뒷부분에 시신경원반 옆에는 황색 원형 영역인 황반(macula lutea)이 있다(그림 11.6a). 황반의 오목와(중심오목, fovea centralis)에는 4,000개의 작은 원추세포가 있지만 간상세포는 없다. 각 원추세포는 자신만의 신경 섬유를 가지고 있으며, 이로 인해 황반 영역은 가장 선명한 시각을 제공한다. 이 글을 읽을 때, 단어들은 정확하게 당신의 황반 중심에 초점이 맞추어진다.

망막의 민감한 빛 감지하는 광수용기(빛수용기, photoreceptor) 세포층 뒤에는 맥락막(choroid)이라고 불리는 혈관층이 있다. 이 층은 홍채와 그 근육과 함께 포함된 것을 "포도막(uvea)"이라고 한다.

› 용어구성 및 정의

S=Suffix P=Prefix R=Root R/CF=Combining Form

용어[발음기호]	의미	구성요소		정의
choroid [**KOR**-oid]	맥락막		Greek *membrane*	망막과 포도막의 구역
fovea centralis [**FOH**-vee-ah sen-**TRAH**-lis]	오목와, 중심오목	 S/ R/	fovea Latin *a pit* -is *pertaining to* central- *center*	황반의 가운데 있는 작은 구멍으로 가장 시각의 명확성이 가장 높은 곳
macula lutea [**MACK**-you-lah **LOO**-tee-ah]	황반		macula Latin *small spot* lutea Latin *yellow*	망막의 뒤에 위치한 노랑반점으로 와(fovea)를 포함한다.
optic [**OP**-tik]	시(눈)		Greek *eye*	눈 또는 시각과 관련된
optical (adj) [**OP**-tih-kal]	시각의	S/ R/	-al *pertaining to* optic- *eye*	눈 또는 시각과 관련된
photoreceptor [foh-toe-ree-**SEP**-tor]	광수용체 (빛감지체)	S/ R/CF R/	-or *that which does something* phot/o- *light* -recept- *receive*	광수용체세포는 빛을 받아들여 이를 전기자극으로 변환시킨다.

(계속)

용어[발음기호]	의미	구성요소		정의
uvea [**YOU**-vee-ah]	포도막		Latin *vascular layer*	안구를 싸는 중간층으로 홍채, 모양체, 맥락막을 포함한다.
uveitis [you-vee-**EYE**-tis]	포도막염	S/ R/	-itis *inflammation* uve- *uvea*	포도막의 염증
visual acuity [**VIH**-zhoo-wal ah-**KYU**-ih-tee]	시력, 시각의 명확성		acuity Latin *sharpen*	시각이 선명하고 깨끗함

2 굴절

시신경은 각 시신경공(시신경구멍, optic foramen)을 통해 안구를 떠난다. 빛은 초당 186,000마일의 속도로 이동하며, 눈에 닿더라도 이 속도는 변하지 않는다. 각막 중심에 닿는 광선들은 눈을 통과하여 직진하고, 중심에서 멀어진 선들은 중심으로 휘어진다. 이러한 빛 선들은 수정체에 닿아 다시 굴절되며, 정상적인 시력에서는 상이 망막에 선명하게 초점이 맞는다(그림 11.7).

원시(hyperopia) 시력을 가진 사람들은 원시성을 가지고 있다고 한다(그림 11.8). 안구가 짧아져 눈에 가까운 물체들이 망막 뒤에 초점을 맞추게 되어 시력이 흐려진다. 볼록(convex) 렌즈는 이 문제를 수정하는 데 도움을 준다.

근시(myopia) 시력을 가진 사람들은 근시성을 가지고 있다고 한다(그림 11.9). 안구가 길어져 먼 물체들이 망막 앞에 초점을 맞추게 되어 시력이 흐려진다. 오목(concave) 렌즈는 이 문제를 수정하는 데 도움을 준다.

이 장에서 앞서 언급한 노안(presbyopia)에서는 수정체가 유연성을 잃어 가까운 시야에 초점을 맞추기 어려워진다. 이것은 일반적으로 40대에 도달할 때 발생한다. 볼록형의 이중 초점 렌즈 또는 트랜지션 렌즈는 이 문제를 수정하는 데 도움을 준다.

난시(astigmatism)의 경우, 각막의 불균등한 곡률로 인해 초점이 불균등하게 맞추어지고 이미지가 흐려진다. 이 문제는 두 축 중 한 축에서 빛을 더 많이 굴절시키는 원주형 렌즈로 수정할 수 있다.

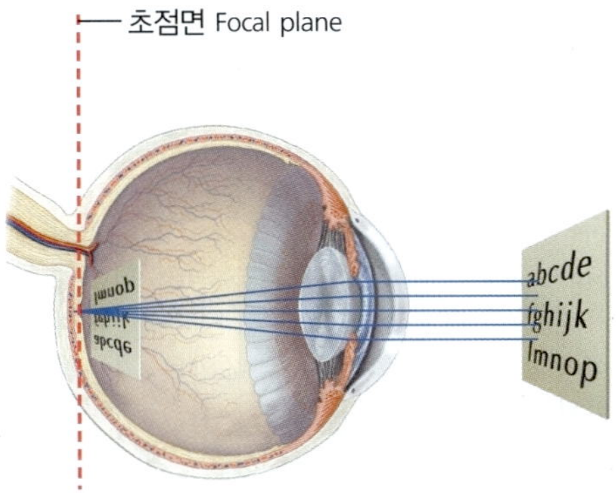

그림 11.7 정상 시력

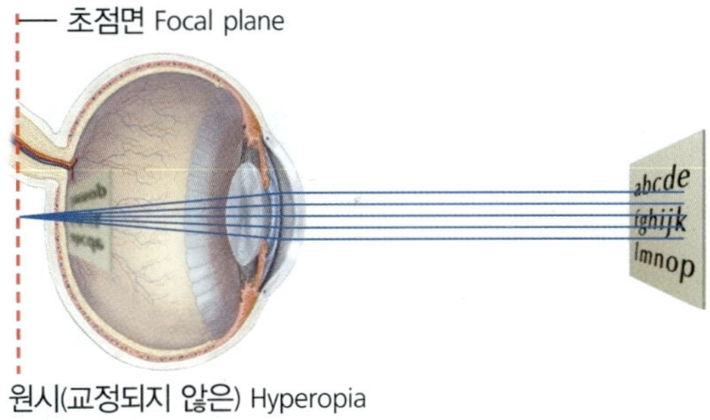

그림 11.8 원시

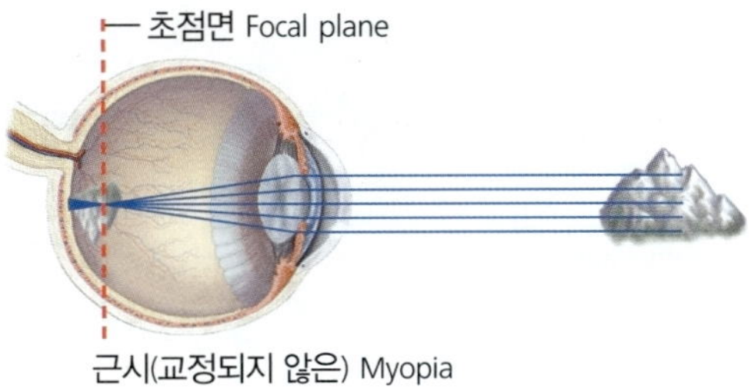

그림 11.9 근시

› 용어구성 및 정의

S=Suffix P=Prefix R=Root R/CF=Combining Form

용어[발음기호]	의미	구성요소		정의
astigmatism [ah-**STIG**-maht-izm]	난시	S/ P/ R/	-ism *process* a- *without* -stigmat- *focus*	눈으로 들어가는 빛을 다른 단층면들에 집중시킬 수 없는 것
concave [kon-**KAVE**]	오목		Latin concavus *arched*	표면이 움푹 파인 것
convex [kon-**VEKS**]	볼록		Latin convexus *vaulted*	바깥쪽으로 완만하게 곡선으로 구부러진 표면
foramen [fo-**RAY**-men] **foramina (pl)** [fo-**RAM**-ih-nah]	구멍, 소공		Latin *hole*	어떤 구조를 통과하는 구멍
hyperopia [high-per-**OH**-pee-ah]	원시	P/ S/	hyper- *beyond* -opia *sight*	먼 물체는 볼 수 있으나 가까운 물체는 볼 수 없는 상태
in situ [**IN SIGH**-tyu]	제자리에		Latin *in its original place*	원래의 위치에
keratomileusis [**KER**-ah-**TOE**-mill-oo-sis]	각막성형술	R/CF R/	kerat/o- *cornea* -mileusis *lathe*	각막을 자르고 모양을 잡는 것
keratotomy [**KER**-ah-**TOT**-oh-mee]	각막절개술	S/ R/CF	-tomy *surgical incision* kerat/o- *cornea*	각막을 절개하는 것
myopia [my-**OH**-pee-ah]	근시	R/ S/	myop- *to blink* -opia *sight*	가까운 물체를 볼 수 있으나 먼 물체들은 볼 수 없는 상태
radial (adj) [**RAY**-dee-al]	방사상의	S/ R/	-al *pertaining to* radi- *radius*	어떤 주어진 중심으로부터 모든 방향으로 발산되는

11.3 ▸ 귀와 청각

귀에는 세 가지 주요 부위가 있다(그림 11.10).

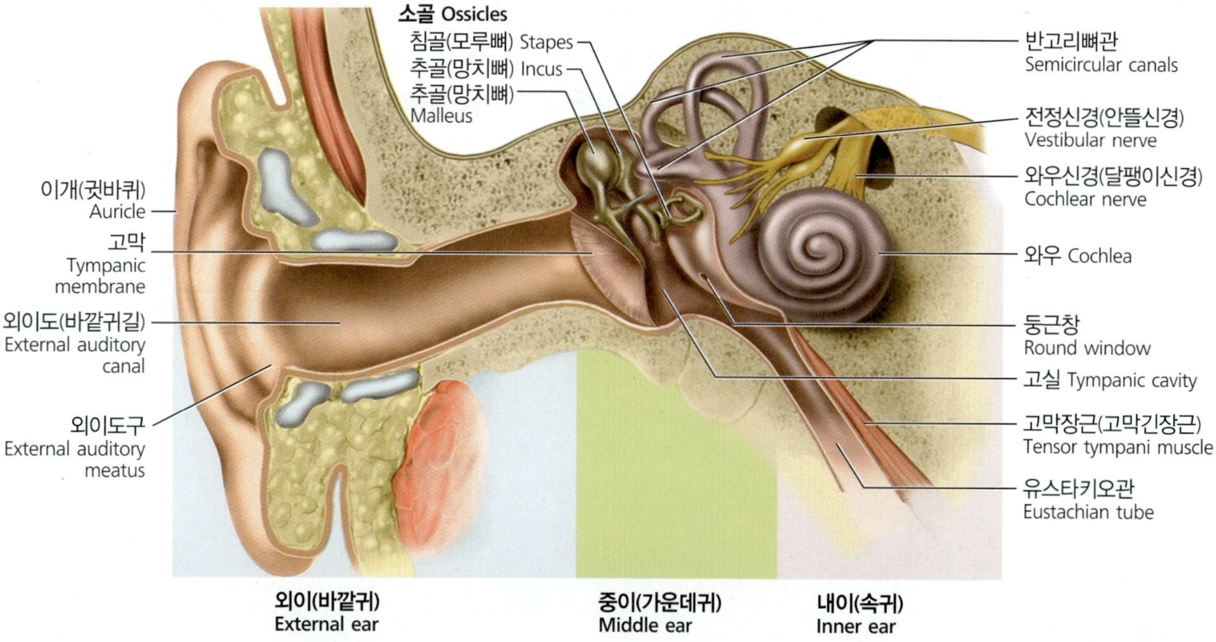

그림 11.10 귀의 해부학적 구조

❶ 외이(바깥귀, external ear)
❷ 중이(가운데귀, middle ear)
❸ 내이(속귀, inner ear)

1 외이

외이(바깥귀, external ear)는 그 기능을 효과적으로 유지하기 위한 여러 구조로 이루어져 있다. 이개(귓바퀴, auricle, pinna)는 날개 모양의 구조로 음파가 외이도(바깥귀길, external auditory canal) 입구를 통해 이관(귀길, ear canal)으로 가도록 유도한다. 외이도는 매우 얇은 고막(tympanic membrane)에서 끝난다(그림 11.11). 고막을 검사할 때는 고막을 곧게 펼치기 위해 귓속을 위쪽과 바깥쪽으로 당겨야 한다.

입구와 이도는 많은 변형된 한선(땀샘)인 귀지샘(ceruminous gland)을 포함한 피부로 덮여 있으며, 이 샘들은 귀지(cerumen)를 분비한다.

작은 구슬과 같은 이물질이 이관으로 들어가거나 귀지가 이관에 이상을 일으키면 청력 손실이 발생할 수 있다.

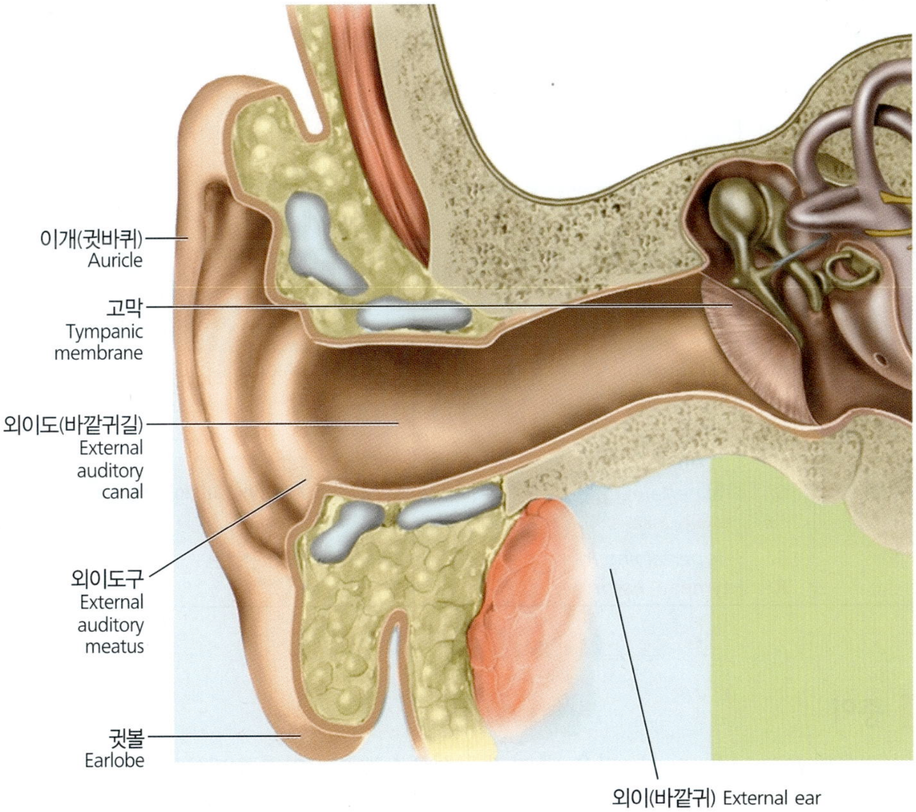

그림 11.11 외이

› 용어구성 및 정의

S=Suffix P=Prefix R=Root R/CF=Combining Form

용어[발음기호]	의미		구성요소	정의
auditory (adj) [**AW**-dih-tor-ee]	청각의		Latin *hearing*	청력이나 청력기관에 관련된
auricle [**AW**-ri-kul] (**Note:** pinna과 동의어)	이개, 귓바퀴		Latin *ear*	조개 모양의 외이
cerumen [seh-**ROO**-men] **ceruminous (adj)** [seh-**ROO**-mih-nus]	귀지 귀지의	 S/ R/	Latin *wax* -ous *pertaining to* cerumin- *cerumen*	외이의 샘에서 나오는 왁스분비물 귀지와 관련된
curette [kyu-**RET**] **curettage** [kyu-reh-**TAHZH**] (**Note:** 큐렛의 마지막의 'e'는 접두사 -age가 모음으로 시작하기 때문에, 삭제된다)	큐렛 소파술	S/ R/ S/	-ette *little* cur- *cleanse, cure* -age *pertaining to*	귀지나 귀에서 생겨나는 것을 제거하거나 긁어내기 위해 사용하는 국자 모양의 도구 큐렛을 사용하는 것
impacted [im-**PAK**-ted]	꽉 채워진		Latin *driven in*	외이도를 막는 귀지가 움직일 수 없이 꽉 막혀 있는
irrigation [ih-rih-**GAY**-shun]	세척	S/ R/	-ation *process* irrig- *to water*	물을 사용하는 것 (예: 외이도로부터 귀지를 제거하기 위해 물을 사용하는 것)
meatus [me-**AY**-tus] **meatal (adj)** [me-**AY**-tal]	길, 구, 구멍 구의		Latin *go through*	통로나 경로 또는 통로의 외부 입구
otoscope [**OH**-toe-skope] **otoscopy** [oh-**TOS**-koh-pee] **otoscopic (adj)** [oh-toe-**SKOP**-ik]	이경 이경검사 이경검사의	S/ R/CF S/ S/	-scope *instrument for viewing* ot/o- *ear* -scopy *to examine* -ic *pertaining to*	귀를 검사하는 도구 귀검사 이경검사와 관련된
pinna [**PIN**-ah] **pinnae (pl)** [**PIN**-ee]	귓바퀴		Latin *wing*	이개의 또 다른 이름
topical [**TOP**-ih-kal]	국소	S/ R/	-al *pertaining to* topic- *local*	국소 효과를 얻기 위해 피부에 바르는 약물
tympanic [tim-**PAN**-ik]	고막의	S/ R/	-ic *pertaining to* tympan- *eardrum*	고막 또는 고실과 관련된

2 중이

중이(가운데귀, middle ear)는 다음 네 가지 구성요소로 이루어져 있다(그림 11.12).

❶ 고막(tympanic membrane, eardrum)은 외이도의 내측 끝에 위치하며 소리 파동이 이에 부딪힐 때 자유롭게 진동한다. 고막은 민감한 통증 신경 공급이 있어 통증에 매우 민감하다. 이경을 통해 검사하면 투명하며 빛을 반사한다(그림 11.13).

❷ 고실(tympanic cavity)은 바로 고막 내막 뒤에 위치한다. 공기가 이 강을 통해 들어가며 이 공간은 뒤에 있는 골의 유돌 벌집과 연속된다. 이 공간에는 작은 뼈인 소골(ossicle)들이 들어있다.

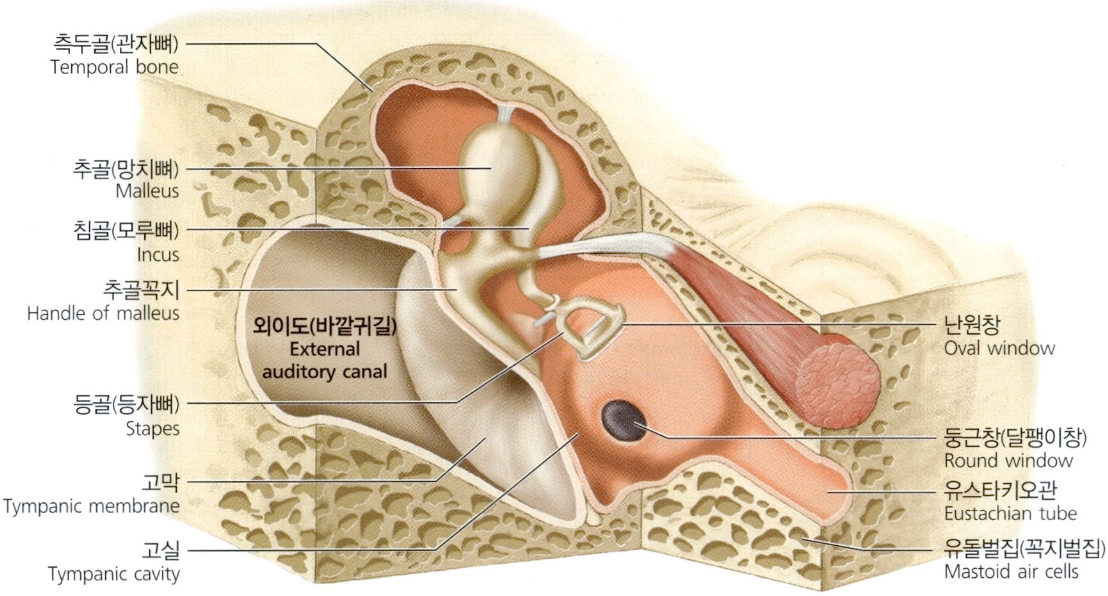

그림 11.12 중이

❸ 고막뼈인 추골(망치뼈, malleus), 침골(모루뼈, incus), 등골(등자뼈, stape)은 소리를 증폭시키는 역할을 하며 작은 인대로 고실 벽에 연결된다. 추골은 고막에 연결되어 소리 파동이 부딪혔을 때 고막과 함께 진동한다. 추골은 또한 침골에 연결되어 진동을 전달하며, 등골은 진동을 귀속 윈도에 연결되어 내이에 진동을 전달한다.

❹ 유스타키오 청력관[eustachian (auditory) tube]은 중이를 비인두(목)와 연결한다. 인두편도(인두편도선) 근처에 열린다(그림 11.14). 5세 미만의 어린이의 경우, 이 관은 완전히 발달되지 않은 상태이다. 이는 짧고 수평적이며, 목의 판막 모양의 덮개는 그것을 보호하는 판이 아직 발달하지 않은 상태이다.

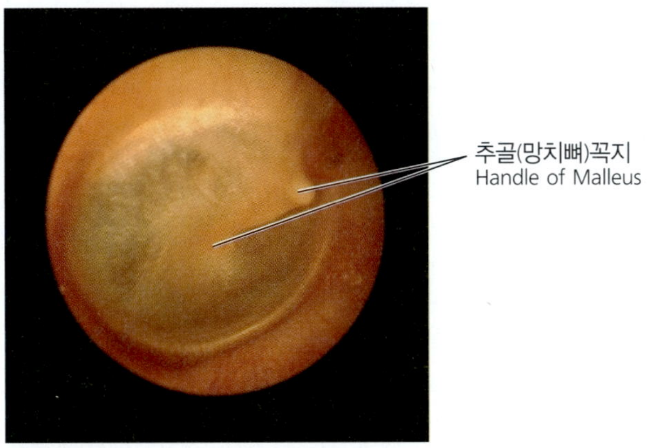

그림 11.13 이경으로 본 정상 고막

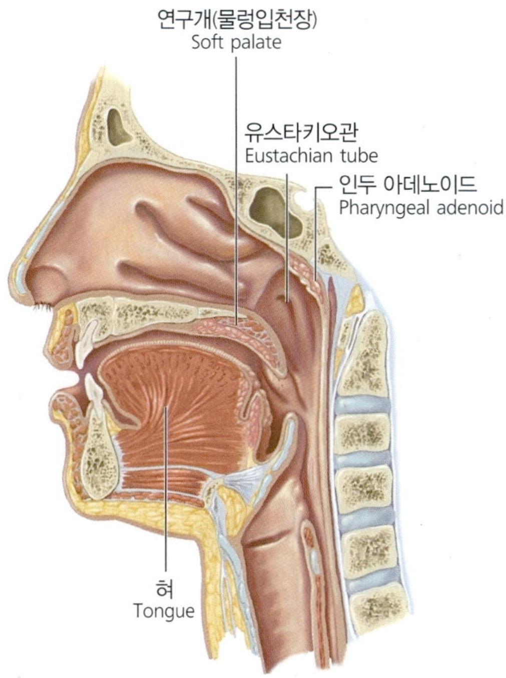

그림 11.14 코인두(목구멍)

› 용어구성 및 정의

S=Suffix P=Prefix R=Root R/CF=Combining Form

용어[발음기호]	의미	구성요소	정의
adenoid [**ADD**-eh-noyd]	아데노이드	S/ -oid *resembling* R/ aden- *gland*	목구멍의 뒤쪽, 중앙에 위치한 림프조직덩어리
cholesteatoma [koh-less-tee-ah-**TOE**- mah]	진주종	S/ -oma *tumor, mass* R/CF chol/e- *bile* R/ -steat- *fat*	중이에서 생기는 노랗고 왁스와 같은 종양
coryza [koh-**RYE**-zah] (**Note:** acute rhinitis의 동의어)	코감기, 급성 비염	Greek *catarrh*	코점막의 바이러스성 염증
Eustachian tube [you-**STAY**-shun **TYUB**] (**Note:** auditory tube의 동의어)	유스타키오관	Bartolomeo Eustachio, Italian anatomist, 1524~1574	중이를 코인두와 연결시키는 관
incus [**IN**-cuss]	침골, 모루뼈	Latin *anvil*	모루 모양의 중이 속에 있는 3개의 이소골 중의 중간 뼈
malleus [**MAL**-ee-us]	추골, 망치뼈	Latin *hammer*	망치 모양의 중이 속에 있는 3개의 이소골 중 바깥쪽 뼈
mastoid [**MASS**-toyd]	유양돌기	S/ -oid *resembling* R/ mast- *breast*	귀 바로 뒤의 작은 뼈 돌출부
myringotomy [mir-in-**GOT**-oh-me]	고막절개술	S/ -tomy *surgical incision* R/CF myring/o- *tympanic membrane*	고막절개
nasopharynx [**NAY**-zoh-fair-inks] **nasopharyngeal (adj)** [**NAY**-zoh-fair-**RIN**-jee-al]	코인두 코인두의	R/CF nas/o- *nose* R/ -pharynx *throat* S/ -eal *pertaining to* R/ -pharyng- *pharynx*	코 뒤쪽과 연구개 위에 있는 인두 부분 코인두의
ossicle [**OSS**-ih-kel]	이소골	S/ -cle *small* R/CF oss/i- *bone*	작은 뼈 , 특히 중이에 있는 3개의 작은 뼈와 관련된
otosclerosis [oh-toe-sklair-**OH**-sis]	귀경화증	S/ -sis *abnormal condition* R/CF ot/o- *ear* R/CF -scler/o- *hard*	청력 상실을 유발하는 등골과 난원창의 접합 부분이 단단해지는 것
perforated [**PER**-foh-ray-ted] **perforation** [per-foh-**RAY**-shun]	구멍이 뚫린 천공, 관통	Latin *to bore through* S/ -ion *action* R/ perforat- *bore through*	하나 이상의 구멍이 뚫린 벽 구조를 관통하는 구멍
prosthesis [**PROS**-thee-sis]	인공삽입물, 보형물	Greek *addition*	신체의 일부분이 없거나 병에 걸렸을 때 이용하는 인공대체물
stapes [**STAY**-peez]	등골, 등자뼈	Latin *stirrup*	등자 모양의 중이에 있는 3개의 이소골 중의 안쪽에 있는 뼈
tympanostomy [tim-pan-**OS**-toe-me]	고막절개술	S/ -stomy *new opening* R/CF tympan/o- *eardrum*	중이에서 배액을 돕기 위해 고막에 수술로 만드는 구멍

3 청각을 위한 내이

내이는 복잡하고 정교한 통로의 미로(labyrinth)(그림 11.15)이다. 미로의 일부인 와우(달팽이, cochlea)에 있는 통로들은 진동을 신경 축으로 변환하여 뇌가 이를 다양한 소리로 해석할 수 있도록 한다.

난원창막은 중이와 내이의 전정(안뜰, vestibule)을 분리한다. 고막(그림 11.16의 ①)으로부터 활골 ②이 움직여 내이의 전실막을 움직이며 와우 내부의 액체 내에서 압력파를 생성한다(그림 11.16의 ③). 압력파는 와우 내부의 전정막(vestibular membrane)과 기저막

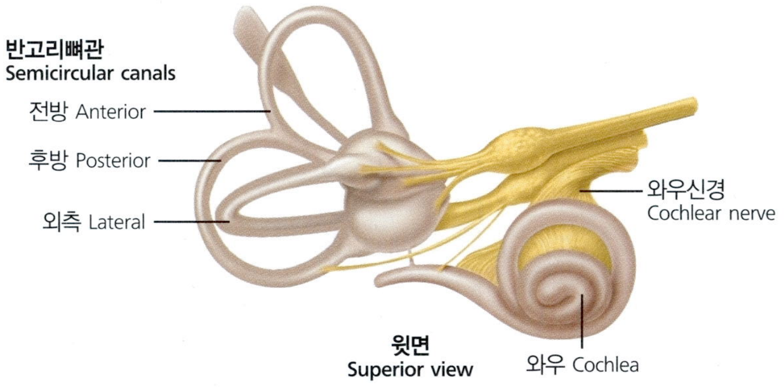

그림 11.15 내이의 미로

(basilar membrane)을 진동시켜(그림 11.16의 ④) 기저막에 부착된 미세한 털세포(hair cell)를 흔들게 한다(그림 11.16의 ⑤). 털세포는 이 동작을 신경자극으로 변환하여 와우신경(달팽이신경, cochlear nerve)을 통해 뇌로 전달한다. 와우 내부의 과잉 압력파는 둥근 창으로 통해 내이를 빠져나간다(그림 11.16의 ⑥).

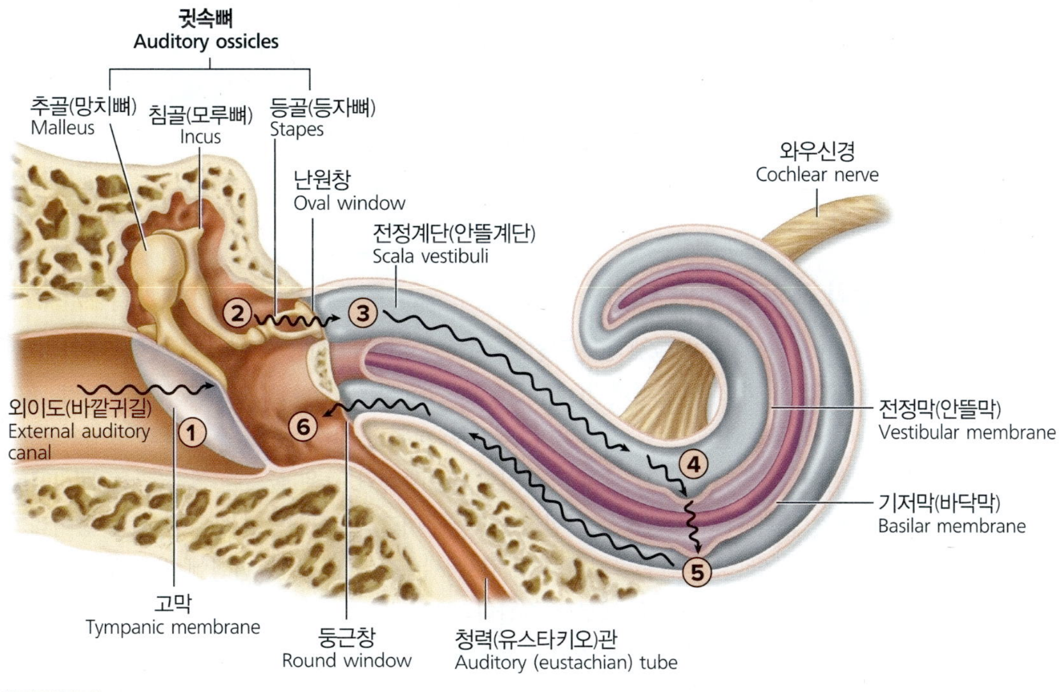

그림 11.16 청력과정 모형

› 용어구성 및 정의

S=Suffix P=Prefix R=Root R/CF=Combining Form

용어[발음기호]	의미	구성요소		정의
audiometer [aw-dee-**OM**-eh-ter] **audiometric (adj)** [**AW**-dee-oh-**MET**-rik]	청력계 청력계의	S/ R/CF S/	-meter *measure* audi/o- *hearing* -metric *pertaining to measurement*	청력을 측정하는 도구 청력 측정의
basilar [**BAS**-ih-lar]	바닥, 기저	S/ R/	-ar *pertaining to* basil- *base, support*	구조의 바닥과 관련된
cochlea [**KOK**-lee-ah] **cochlear (adj)** [**KOK**-lee-ar]	와우, 달팽이 와우의		Latin *snail shell*	복잡한 통로들의 조합으로 내이를 설명하기 위해 사용
conductive hearing loss [kon-**DUK**-tiv]	전도성 난청		Latin *to lead*	외이나 중이에서 생기는 난청
implant [im-**PLANT**]	이식, 이식물		Latin *to plant*	조직 내로 물질을 삽입하는 것 또는 조직 속으로 삽입되는 물질
labyrinth [**LAB**-ih-rinth] **labyrinthitis** [**LAB**-ih-rin-**THI**-tis]	미로 미로염, 내이염	 S/ R/	Greek *labyrinth* -itis *inflammation* labyrinth *-inner ear*	내이 내이의 염증
Rinne test [**RIN**-eh **TEST**]	리네검사		Friedrich Rinne, German otologist, 1819 ~1868	전도성 난청을 위한 검사
sensorineural hearing loss [**SEN**-sor-ih-**NYUR**-al]	감각신경성 난청	S/ R/CF R/	-al *pertaining to* sensor/i- *sensory* -neur- *nerve*	내이나 청신경에서 생기는 난청
Weber test [**VA**-ber **TEST**]	웨버검사		Ernst Weber, German physiologist, 1794~1878	감각신경성 난청검사

4 평형과 균형을 위한 내이

내이(속귀, inner ear)에는 실제 균형감을 유지하는 역할을 하는 기관들이 있다. 내이의 전정(vestibule)과 세 개의 반고리뼈관(semicircular canal)(그림 11.17, 11.18)은 개인의 균형을 유지한다. 이들은 실제 균형 기관이다. 액체로 채워진 전정 안에는 두 개의 털세포로 덮인 낮은 고립된 영역과 젤리 같은 물질이 있다. 이 젤라틴 같은 물질은 이석(귀돌, otoliths)이라고 하며 칼슘과 단백질 결정을 포함하고 있다. 머리의 위치는 이 젤라틴 같은 덩어리가 털 세포에 가하는 압력의 양을 변경시킨다. 털세포는 수평 및 수직 변화에 반응하고 머리가 기울어진 방식과 관련된 자극을 뇌로 전송한다.

세 개의 액체로 채워진 반원관 각각은 확장된 끝을 팽대(ampulla)라고 한다. 팽대 안에는 털세포의 덩어리가 있으며 이것은 팽대능선(팽대부릉, crista ampullaris)이라고 불린다(그림 11.19). 이것은 머리의 회전 운동을 감지하며 털세포를 왜곡시켜 연결된 신경세포를 자극한다. 신경 자극은 전정신경을 통해 뇌로 이동한다. 뇌에서 신경 자극은 평형(equilibrium)과 균형을 유지하기 위해 근육으로 전달된다.

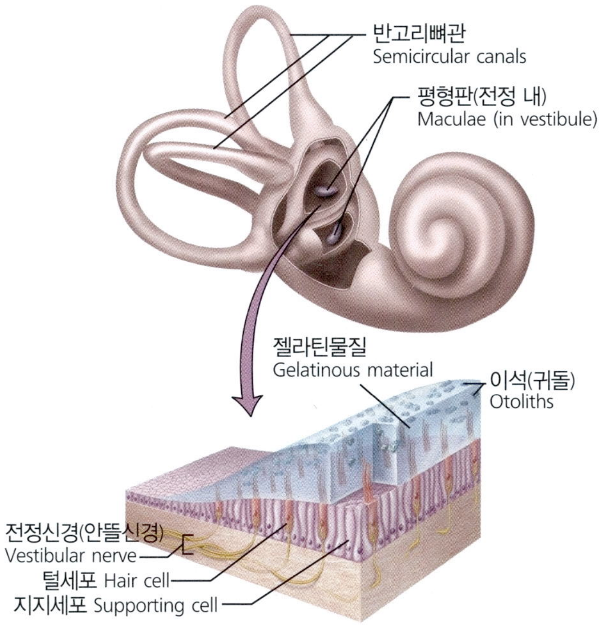

그림 11.17 중이의 전정

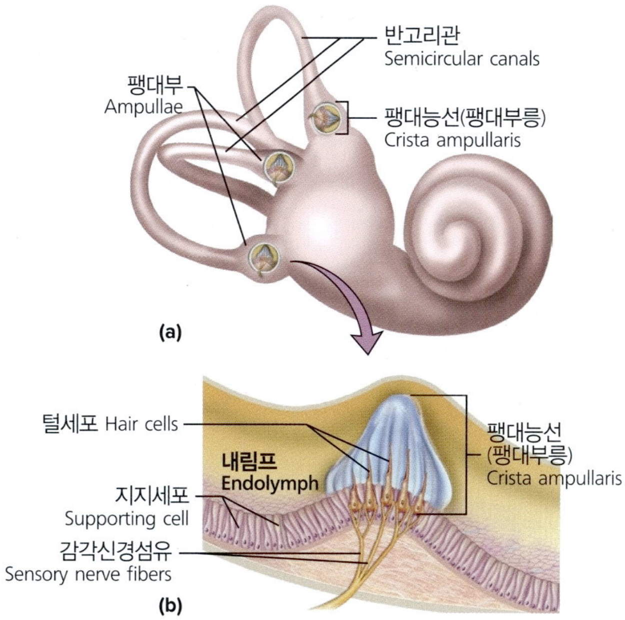

그림 11.18 반고리뼈관

› 용어구성 및 정의

S=Suffix P=Prefix R=Root R/CF=Combining Form

용어[발음기호]	의미		구성요소	정의
ampulla [am-**PULL**-ah]	팽대		Latin *two-handled bottle*	관의 이완된 부분
crista ampullaris [**KRIS**-tah am-**PULL**-air-is]	팽대능선, 팽대부릉	R/ S/ R/	crista *crest* -aris *pertaining to* ampull- *bottle-shaped*	반고리뼈관의 팽대에 있는 털세포더미와 젤라틴물질
euqilibrium [ee-kwi-**LIB**-ree-um]	평형	P/ R/	equi- *equal* -librium *balance*	균형이 잡힌 상태
Meniere disease [men-**YEAR** diz-**EEZ**]	메니에르병		Prosper Ménière, French physician, 1799~1862	이명, 현기증, 난청이 급성으로 발생하는 내이의 질환
otolith [**OH**-toe-lith]	이석	R/CF R/	ot/o- *ear* -lith *stone*	내이의 전정에 있는 칼슘 입자
paroxysmal [par-ock-**SIZ**-mal]	발작성	S/ R/	-al *pertaining to* paroxysm- *sudden, sharp attack*	급격히 발작적으로 일어나는
tinnitus [**TIN**-ih-tus]	이명		Latin *jingle*	귀에서 지속적으로 울리는, 휘파람 같은, 딸각거리는, 폭발하는 소음
vertigo [**VER**-tih-go]	현기증		Latin *dizziness*	도는 듯한 감각
vertibule [**VES**-tih-byul]	전정		Latin *entrance chamber*	관의 입구에 있는 공간
vestibular (adj) [ves-**TIB**-you-lar]	전정의	S/ R/	-ar *pertaining to* vestibul- *vestibule*	전정의

예제로 풀어보는

의학용어

제 12 장

내분비계

The Endocrine System

Rick Brady/McGraw-Hill Education

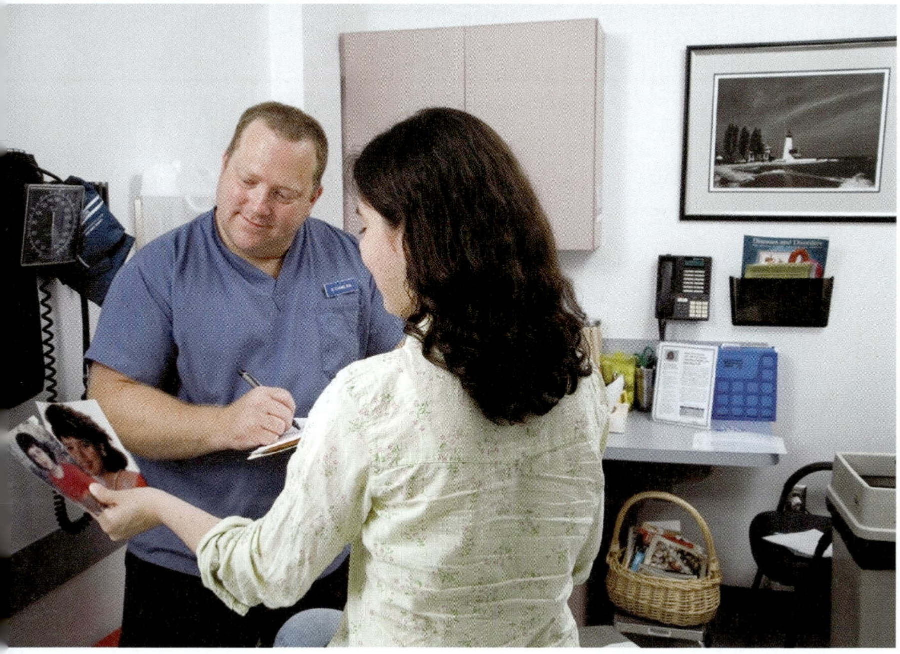

학습 목표

1. 내분비계와 관련된 용어를 구성요소(어근, 접미사, 접두사, 결합형)에 따라 분석한다.
2. 내분비계와 관련된 의학용어를 정확하게 쓰고 말한다.
3. 내분비계와 관련된 약어를 정의한다.
4. 내분비계의 해부학적 구조와 기능을 설명한다.

약어	풀이	의미	비고
ADH	antidiuretic hormone	항이뇨호르몬	
BST	blood sugar test	혈당검사	
BUN	blood urea nitrogen	혈액요소질소(신장기능검사 중 하나)	
DKA	diabetic ketoacidosis	당뇨병케톤산증	
DM	diabetes mellitus	당뇨, 당뇨병	
FBS	fasting blood sugar	공복혈당	
IDDM	insulin-dependent diabetes mellitus	인슐린의존당뇨병(제1형당뇨병)	
MRI	magnetic resonance imaging	자기공명 영상	
NIDDM	non-insulin-dependent diabetes mellitus	인슐린비의존당뇨병(제2형 당뇨병)	
SIADH	syndrome of inappropriate antidiuretic hormone	부적절항이뇨호르몬분비증후군	
T_3	triiodothyronine	트라이아이오도타이로닌	
T_4	tetraiodothyronine (thyroxine)	테트라아이오도타이로닌(타이록신)	
TFT	thyroid function test	갑상선기능검사	

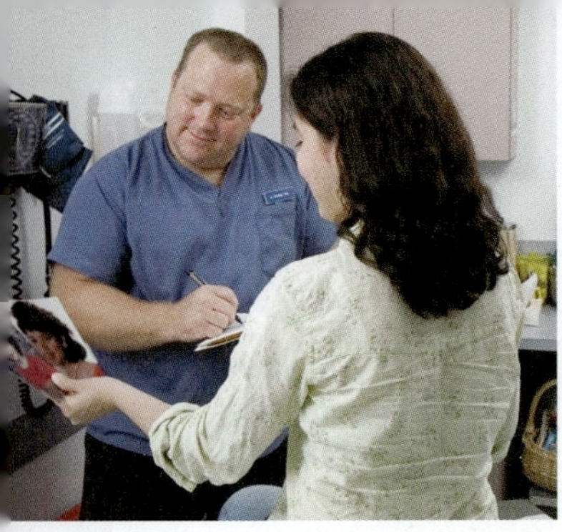

12.1 ▸ 내분비계의 구조와 기능

내분비계는 분비관 없이 호르몬 형태로 직접 혈류로 방출되어 메시지를 전달해 신체 기능을 조절, 통합하는 등 인체의 항상성을 유지하는 역할을 담당한다. 호르몬은 혈류가 있는 모든 곳에 분포되어 있지만 오로지 특정 호르몬에 수용체가 있는 표적 장기에만 영향을 미친다. 호르몬의 주된 역할은 표적세포의 대사를 담당한다. 내분비계는 그림 12.1과 같은 여러 기관과 조직으로 이루어져 있다.

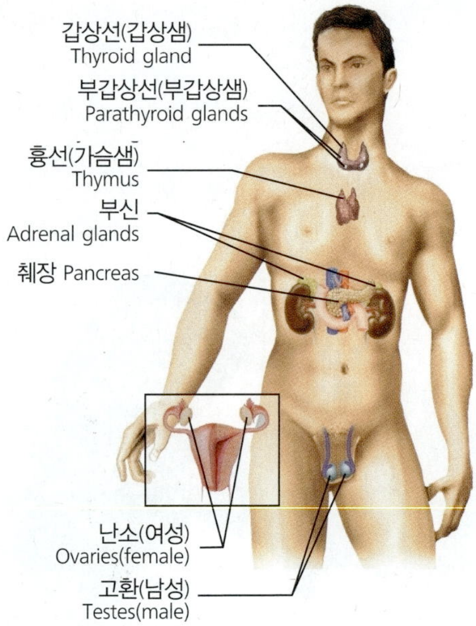

그림 12.1 ▸ 주요 내분비선

1 시상하부

시상하부(hypothalamus)는 뇌하수체 위에 위치하며, 시상하부와 뇌하수체 사이의 혈관을 통해 내분비계와 뇌를 연결한다(그림 12.2). 시상하부 호르몬은 이 혈관을 통해 뇌하수체 전엽으로 분비되어 작용하며 주로 뇌하수체 전엽의 호르몬 분비를 조절한다. 그 외에도 항이뇨호르몬(antidiuretic hormone, ADH)과 옥시토신(oxytocin)을 직접 생산하고, 뇌하수체 후엽에서 분비될 때 관여한다.

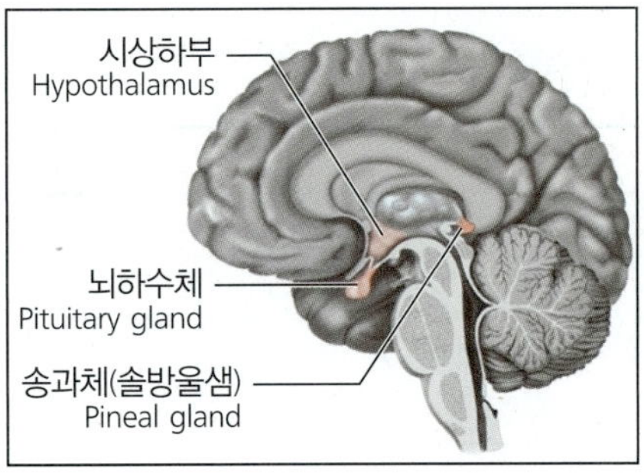

그림 12.2 ▸ 시상하부, 뇌하수체, 송과체

2 뇌하수체

뇌하수체(pituitary gland)는 hypophysis라고도 하며, 뇌의 기저부를 이루는 접형골(나비뼈, sphenoid bone)의 터키안장(sella turcica)에 위치한다. 시상하부 바로 아래에 있으며, 혈관과 신경조직을 포함한 줄기로 시상하부와 연결되어 있고 전엽(anterior lobe)과 후엽(posterior lobe)으로 나누며 각각의 호르몬을 분비, 기능하고 있다(그림 12.3). 뇌하수체 전엽에서 분비되는 6가지의 호르몬과 기능은 다음과 같다.

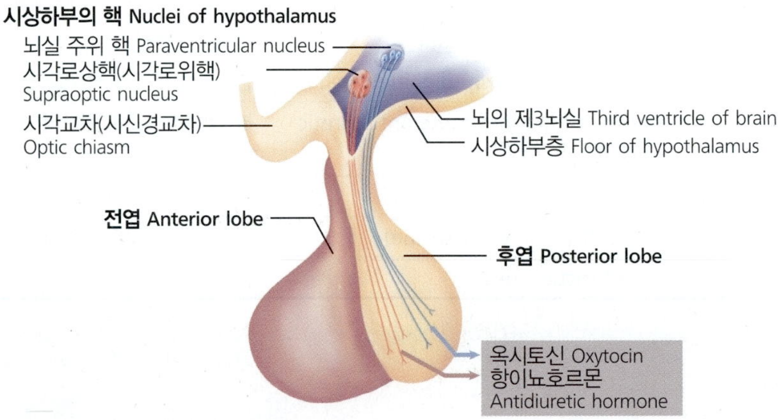

그림 12.3 ▸ 뇌하수체 후엽의 호르몬

부위	분비호르몬			기능
	명칭	약어	정의	
전엽	growth hormone	GH	성장호르몬	골조직에 작용하여 세포의 성장을 자극
	thyroid-stimulating hormone	TSH	갑상선자극호르몬	갑상선의 성장과 주 호르몬인 타이록신의 생산을 자극
	adrenocorticotropic hormone	ACTH	부신피질자극호르몬	하이드로코티손(코티솔)과 코티손을 포함한 corticosteroid 호르몬(스테로이드)을 생성하도록 부신을 자극
	follicle-stimulating hormone	FSH	난포자극호르몬	표적기관인 여성의 난소에서 난자의 생성을, 남성의 고환에서 정자의 생성을 자극
	luteinizing hormone	LH	황체호르몬	난소호르몬(estrogen, progesterone)의 분비 자극, 배란을 촉진하고, 고환에서 testosterone 분비 자극
	prolactin	PRL	프로락틴(유즙분비 호르몬)	출산 후에 유선에서 유즙의 생성을 촉진
후엽	antidiuretic hormone(vasopressin)	ADH	항이뇨호르몬	콩팥 세뇨관에서 수분 재흡수를 자극해 소변 배출을 감소
	oxytocin	OT	옥시토신(자궁수축호르몬)	분만할 때 자궁 수축을 자극하고, 수유시에는 유두를 통하여 유즙 방출을 촉진

1. 송과체

송과체(솔방울샘, pineal glands)는 뇌의 제3뇌실 천장 뒤쪽에 솔방울처럼 돌출되어 있다(그림 12.2). 송과체는 낮에는 좋은 기분과 관련 있는 호르몬인 세로토닌을 분비하고, 밤에는 멜라토닌으로 전환해서 수면(sleep)과 각성(wake) 주기에 관여한다.

2. 갑상선

갑상선(갑상샘, thyroid gland)은 5 cm 정도 넓이의 나비 모양으로 후두 바로 아래, 목의 전면 중앙의 갑상연골(방패연골, "Adam's apple") 바로 아래에 위치하며, 좌우 2개의 엽(lobe)과 이를 연결하는 협부(갑상샘잘록, isthmus)로 이루어져 있다(그림 12.4). 갑상선 내의 세포에서는 갑상선 호르몬인 T_3과 T_4를 분비하며, 이중 T_4는 타이록신(thyroxine)이라고도 한다. T_3와 T_4의 역할은 다음과 같다.

- 거의 모든 신체 조직에서 단백질의 생산을 자극한다.
- 세포의 산소 소비량을 증가시킨다.
- 신체 모든 세포의 대사율을 조절한다.

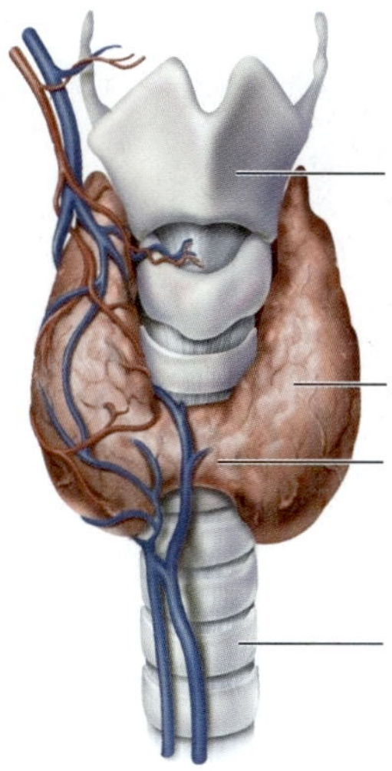

그림 12.4 갑상선의 해부학적 구조

갑상선호르몬의 분비가 증가하면 그레이브스병(Grave's disease)과 같은 갑상선(샘)항진(hyperthyroidism)이 발생하고, 분비가 감소하면 점액부종(myxedema)과 같은 갑상선(샘)저하(hypothyroidism)가 발생한다.

갑상선은 또한 칼시토닌(calcitonin) 호르몬을 생산하여 뼈의 칼슘 침착과 뼈의 형성을 촉진한다.

3. 부갑상선

부갑상선(부갑상샘, parathyroid gland)은 갑상선의 뒷면에 아래 위로 2쌍씩 4개가 있으며, 부갑상선호르몬(parathyroid hormone, PTH)을 분비한다. PTH는 혈청 칼슘과 인(phosphate)을 조절하며, 뼈에서 혈액으로 칼슘 흡수를 촉진하고 혈중 칼슘 수치를 증가시켜, 혈액에서 뼈로의 칼슘 침착을 촉진하여 혈중 칼슘농도를 저하시키는 칼시토닌과 길항작용을 한다(제4장 참고).

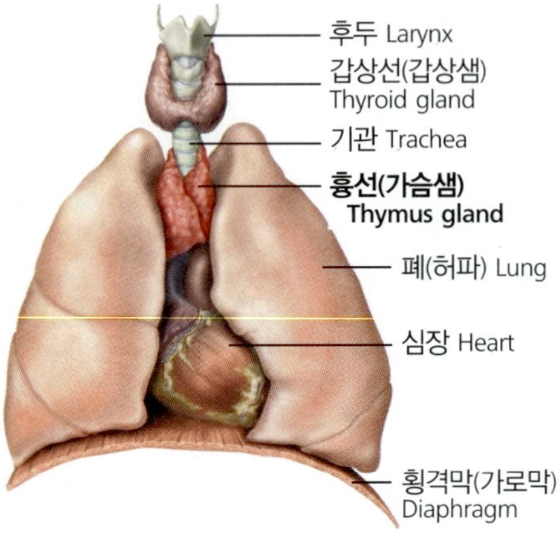

그림 12.5 흉선의 위치

4. 흉선

흉선(가슴샘, thymus gland)은 종격동(세로칸, mediastinum)에 위치하며(그림 12.5), 어린 시절에는 크기가 커졌다가 나이가 들면서 점차로 작아져 노년에는 거의 섬유조직이 된다. 흉선 호르몬은 T 림프구의 생성을 자극한다(제7장 참고).

5. 부신

부신(adrenal glands)은 양쪽 신장 위에 붙어 있으며, 바깥층인 피질(겉질 adrenal cortex)과 안층인 수질(속질, adrenal medulla)로 나누는데, 각각의 호르몬을 분비하고 있다. 그 중 피질에서는 합성 스테로이드 호르몬인 3종류의 부신피질호르몬(adrenocortical hormones)을 분비하고 있다(그림 12.6).

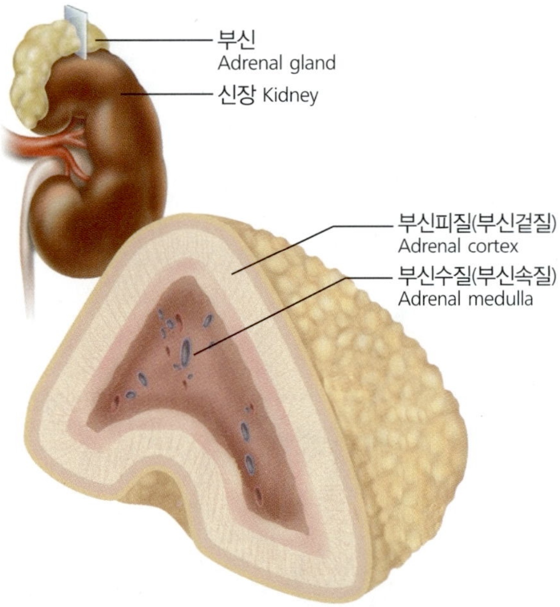

그림 12.6 부신

❶ 당류코르티코이드(glucocorticoids): 대부분 하이드로코티손(cortisol)이며, 혈당 수준을 조절하고 특히 스트레스에 반응한다. 또한 항염증(antiinflammatory) 효과가 있어 소염제로도 처방된다. 만성적으로 이 호르몬이 과잉분비된 상태를 쿠싱증후군(Cushing syndrome)이라고 한다.

❷ 염류코르티코이드(mineralocorticoids): 알도스테론(aldosterone)이라 하며, 신장에서 나트륨과 수분 재흡수, 그리고 칼륨 배출을 촉진한다.

❸ 성호르몬(sex steroids): 소량의 안드로젠이 분비되어 테스토스테론(제14장 참고)과 에스트로젠(제15장 참고)으로 전환된다.

안층인 부신수질(부신속질, adrenal medulla)에서는 카테콜아민(catecholamines)이 분비되며, 에피네프린(아드레날린, adrenaline)과 노르에피네프린(노르아드레날린, noradrenaline)을 포함한다. 이들 호르몬은 신체적 활동을 준비하고, 위기 시 "도피(flight)와 투쟁(fight)" 반응을 담당한다.

› 용어구성 및 정의

S=Suffix P=Prefix R=Root R/CF=Combining Form

용어[발음기호]	의미	구성요소		정의
acromegaly [ak-roe-**MEG**-ah-lee]	말단비대증	R/CF S/	-acr/o- *peak, highest point* -megaly *enlargement*	성장판이 닫힌 후에 성장호르몬의 과도한 분비로 머리, 얼굴, 손, 발이 비대되는 질환
diabetes insipidus (DI) [dye-ah-**BEE**-teez in-**SIP**-ih-dus]	요붕증			항이뇨호르몬의 불충분한 생성의 결과로 많은 양의 희석된 소변이 배설됨
exocrine [**EK**-soh-krin]	외분비	P/ R/CF	exo- *outward* -crine *secrete*	분비관을 통하여 표적기관으로 분비물을 보냄
exophthalmos [ek-sof-**THAL**-mos]	안구돌출	P/ R/	ex- *out* -ophthalmos *eye*	안구의 한쪽 또는 양쪽이 비정상적으로 튀어나온 것
endocrine [**EN**-doh-krin] endocrinology [**EN**-doh-krih-**NOL**-oh-jee] endocrinologis [**EN**-doh-krih-**NOL**-oh-jist]	내분비 내분비과, 내분비의학 내분비의학자, 내분비 전문의	P/ R/CF S/ S/	endo- *within* -crine *secrete* -logy *study of* -logist *one who studies, specialist*	호르몬을 생산하는 분비선 호르몬의 작용을 연구하는 의학전문분야 내분비 분야의 의학전문가
goiter [**GOY**-ter]	갑상선종		Latin *throat*	갑상선의 양성 비대
hormone [**HOR**-mohn]	호르몬		Greek *to set in motion*	혈액을 통해 조직이나 기관에 운반되는 화학물질
hypercalcemia [**HIGH**-per-kal-**SEE**-me-ah]	저칼슘혈증	S/ P/ R/	-emia *a blood condition* hyper- *above* -calc- *calcium*	혈중 칼슘농도의 저하
idiopathic [id-ih-oh-**PATH**-ik]	특발성, 원인불명의,	S/ R/CF R/	-ic *pertaining to* idi/o- *unknown* -path- *disease*	원인을 알 수 없는 질병
tetany [**TET**-ah-nee]	강직		Greek *convulsive tension*	저칼슘혈증으로 인한 근육의 과도한 경련, 경직상태
thyrotoxicosis [**THIGH**-roe-toks-ih-**KOH**-sis]	갑상선중독증	S/ R/CF R/CF	-sis *condition* -thyr/o- *thyroid* -toxic/o- *poison*	갑상선 호르몬의 과잉 생성에 의한 장애

3 췌장

췌장(이자, pancreas)의 위치와 구조에 대해서는 제9장에서 설명하였다. 췌장은 소화효소(외분비 기능)와 호르몬(내분비 기능) 분비 기능을 모두 담당하고 있다. 그 중 췌장의 랑게르한스섬(islets of Langerhans)에서 당 대사작용을 하는 호르몬이 분비된다(그림 12.7).

❶ 알파세포(alpha cells): 글루카곤(glucagon)을 분비하고, 혈액 내 당이 낮을 때 혈당을 상승시킨다.

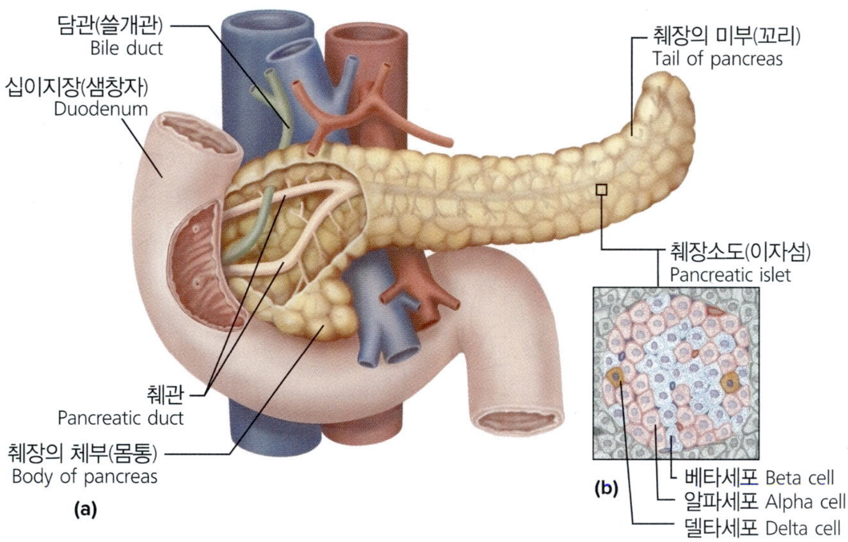

그림 12.7 췌장 (a) 췌장의 해부학적 구조, (b) 알파, 베타, 델타세포

❷ 베타세포(beta cells): 인슐린(insulin)을 분비하고, 혈액 내 당이 높을 때 혈당을 저하시킨다. 인슐린의 주된 작용은 근육과 지방의 포도당 흡수와 이용 촉진, 그리고 혈당이 올라가면 간이나 근육에 포도당을 글리코겐으로 저장하는 역할을 한다.

4 췌장 호르몬 장애

1. 당뇨병

당뇨병(diabetes mellitus, DM)은 인슐린 분비가 부족하거나 인슐린 기능 부전에 의한 고혈당(hyperglycemia) 상태이다. 당뇨는 섭취한 음식의 에너지를 사용하는 신체 능력에 영향을 미치며, 탄수화물, 지방, 단백질의 정상 대사를 방해한다. 또한 당뇨는 세계에서 가장 많이 발생하는 대사성 질환으로, 실명, 신부전(renal failure), 발 괴사의 주된 원인이 된다. 당뇨병의 유형은 다음과 같다.

❶ 제1형 당뇨병: 인슐린의존당뇨병(insulin-dependent diabetes mellitus, IDDM)
당뇨의 10~15%를 차지하며, 주로 30세 미만의 사람들에게 발생한다. 주로 자가항체가 췌장의 인슐린 생산세포를 파괴해서 증상이 나타난다.

❷ 제2형 당뇨병: 인슐린비의존당뇨병(non-insulin-dependent diabetes mellitus, NIDDM)
당뇨의 85~90%를 차지한다. 중년기 이후에 비만 등이 원인이 되어 인슐린 분비 감소나 인슐린에 대한 저항성(insulin resistance)이 증가하여 조직에서 당의 흡수가 감소되어 발생한다.

❸ 임신당뇨병(gestational diabetes)
임부의 약 5% 정도에서 발생하며, 대부분 출산 후에는 좋아진다. 그러나 약 30% 정도가 10년 이내 제2형 당뇨로 진행되기도 한다.

2. 당뇨의 합병증

❶ 저혈당

저혈당(hypoglycemia)은 혈당이 70 mg/dL 이하일 때 발생한다. 뇌의 대사는 일차적으로 포도당에 의존하므로 뇌는 저혈당에 매우 취약하다. 증상으로는 떨림(shakiness), 불안(anxiety), 혼돈(confusion), 진전(tremor), 경련(seizures)이 나타나며, 교정되지 않을 경우, 의식상실(loss of consciousness)이 발생한다. 저혈당 발생 시 치료로는 오렌지, 사과, 포도주스, 또는 가당 음료와 같은 탄수화물을 10~20 g 정도 투여하면 곧 혈당이 정상 수준으로 회복될 수 있다.

❷ 고혈당

고혈당(hyperglycemia)의 일반적인 증상은 다뇨(polyuria), 다식(polyphagia), 다갈(polydipsia)과 체중 감소이다. 혈당이 상승하면 망막의 모세혈관 내피세포, 신장의 사구체(제13장 참고)와 같은 미세혈관 손상과 말초신경의 신경원(신경세포, 뉴런, neuron, 제10장 참고)이 손상된다. 조절되지 않은 상태로 고혈당이 장기화 되면 당뇨 환자의 85%가 당뇨병망막병증(diabetic retinopathy)으로 진행되며; 30% 정도가 당뇨병신(장)병증(diabetic nephropathy)이 생기고, 말기단계로 악화되어 만성신부전(chronic renal failure)이 된다. 당뇨병신경병증(diabetic neuropathy)은 감각 장애를 유발하여 둔감(numbness), 저린감(tingling), 그리고 손과 발에 이상감각(paresthesias, 비정상적인 피부 감각) 증상이 나타난다.

고혈당은 대혈관에도 영향을 미쳐 혈관내피 손상으로 인한 죽상경화증의 원인이 된다. 그 결과, 관상동맥질환이 발생하며, 또한 족부 궤양과 괴사, 절단(amputation)의 가장 흔한 원인이기도 하다. 감염위험이 증가하며 순환 장애로 상처치유를 지연시킨다. 또한, 조절되지 않은 고혈당은 당뇨성 혼수상태를 초래하므로 매우 위험할 수 있다. 이런 고혈당으로 초래되는 합병증은 철저한 혈당 조절로 예방할 수 있다.

❸ 당뇨병케톤산증

탈수(dehydration), 대사산증(metabolic acidosis), 케톤체 형성을 동반하는 고혈당 상태이다. 주로 제1형 당뇨병에서 볼 수 있고 급성 감염, 부적절한 인슐린 치료 결과 나타난다. 당뇨병케톤산증(diabetic ketoacidosis, DKA)은 호흡 시 아세톤 냄새가 나며, 혼수상태로 빠질 수 있는 내과적 응급상황이다.

3. 당뇨병의 치료

당뇨병 치료의 기본 원칙은 고혈당과 저혈당이 발생하지 않도록 하는 것이며 치료 방법은 다음과 같다.

❶ 식이요법과 운동: 체중을 감소시켜 적정체중을 유지해야 한다. 특히 과체중인 제2형 당뇨 환자에게 운동과 식이 조절은 필수적이다.

❷ 투약 요법: 식이조절, 운동과 같은 생활방식 변화로도 혈당이 조절되지 않으면 처방에 따라 경구용 혈당강하제나 인슐린(insulin)을 투여할 수 있다.

❸ 환자 교육: 당뇨 환자는 질병의 진행 과정, 자가혈당 측정법, 치료 방법, 주의사항 등에 대해 잘 알고 있어야 한다.

› 용어구성 및 정의

S=Suffix P=Prefix R=Root R/CF=Combining Form

용어[발음기호]	의미	구성요소		정의
amputation [am-pyu-**TAY**-shun]	절단	S/ R/	-ation *a process* amput- *to prune, lop off*	사지 또는 사지의 일부분, 유방, 그 외의 신체 일부를 제거하는 과정
glycogenolysis [**GLYE**-koh-jen-oh-**LYE**-sis]	글리코겐(당원) 분해	S/ R/CF R/CF	-lysis *separate, dissolve* glyc/o- *glycogen* -gen/o- *create*	글리코겐을 포도당으로 전환
hyperglycemia [**HIGH**-per-gly-**SEE**-me-ah]	고혈당(증)	S/ P/ R/	-emia *a blood condition* hyper- *above* -glyc- *glucose*	혈액에 당이 과도한 상태
hypoglycemia [**HIGH**-poh-gly-**SEE**-me-ah]	저혈당(증)	S/ P/ R/	-emia *a blood condition* hypo- *below, deficient* -glyc- *glucose*	혈액에 당이 부족한 상태
metabolic acidosis [met-ah-**BOL**-ik ass-ih-**DOE**-sis]	대사성 산증	S/ R/ S/ R/	-ic *pertaining to* metabol- *change* -osis *condition* acid- *acid*	대사장애의 결과 혈액과 신체 조직의 pH가 감소한 상태

(계속)

용어[발음기호]	의미	구성요소		정의
paresthesia [par-es-**THEE**-ze-ah]	감각이상	S/ P/ R/	-ia *condition* par- *abnormal* -esthes- *sensation*	이상감각; 얼얼한, 화끈거리는, 따끔따끔한
polydipsia [pol-ee-**DIP**-see-ah]	다음, 다갈	S/ P/ R/	-ia *condition* poly- *many, excessive* -dips- *thirst*	과도한 갈증 상태
polyphagia [pol-ee-**FAY**-jee-ah]	다식	S/ P/ R/	-ia *condition* poly- *many, excessive* -phag- *eat*	과도하게 음식을 섭취함
polyuria [pol-ee-**YOU**-ree-ah]	다뇨	S/ P/ R/	-ia *condition* poly- *many, excessive* -ur- *urine*	과도하게 소변이 생성됨

비뇨계

The Urinary System

제 13 장

Rick Brady/McGraw-Hill Education

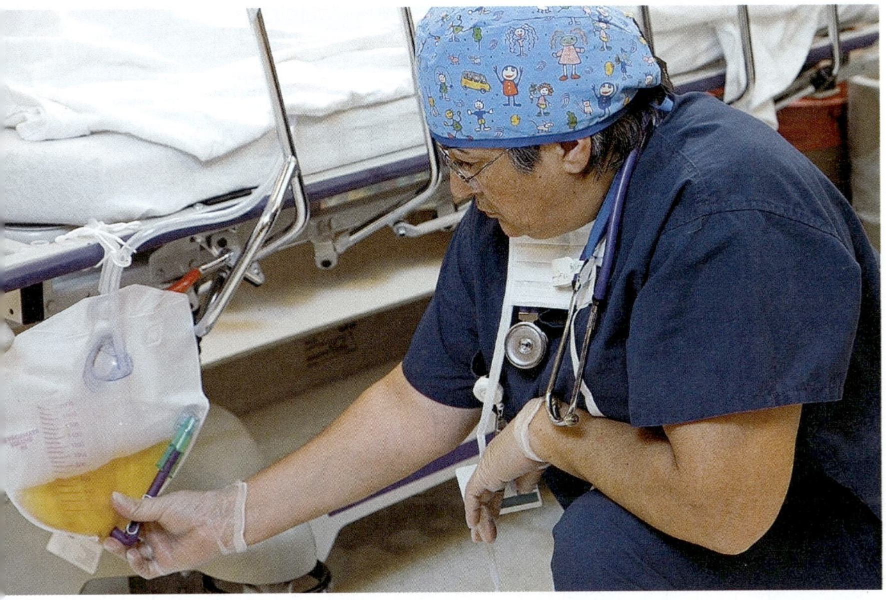

학습 목표

1. 비뇨계와 관련된 용어를 구성요소(어근, 접미사, 접두사, 결합형)에 따라 분석한다.
2. 비뇨계와 관련된 의학용어를 정확하게 쓰고 말한다.
3. 비뇨계와 관련된 약어를 정의한다.
4. 비뇨계의 해부학적 구조와 기능을 설명한다.

약어	풀이	의미	비고
ARF	acute renal failure	급성신부전	
BPH	benign prostate hyperplasia	양성전립선비대	
CAPD	continuous ambulatory peritoneal dialysis	지속외래복막투석	
CCPD	continuous cycling peritoneal dialysis	지속순환기보조복막투석	
CKD	chronic kidney disease	만성콩팥병	
CRF	chronic renal failure	만성신부전	
ESRD	end stage renal disease	말기신장병	
ESWL	extracorporeal shock wave lithotripsy	체외충격파쇄석	
IV	intravenous	정맥내	
IVP	intravenous pyelogram	정맥신우조영사진	
KUB	X-ray of abdomen to show kidney, ureter, and bladder	신장요관방광일반촬영	
PKD	polycystic kidney disease	다낭콩팥병	
RBC	red blood cell	적혈구	
TNM	tumor, node, metastasis(tumor staging method)	종양림프절전이	
TURP	transurethral resection of the prostate	요도경유전립샘절제	
UA	urinalysis	소변검사, 요분석	
UTI	urinary tract infection	요로감염	
WBC	white blood cell	백혈구	

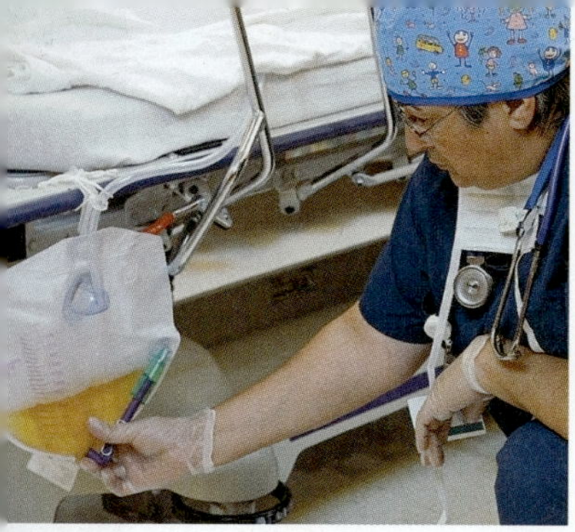

13.1 ▸ 비뇨계, 신장과 요관

1 비뇨계

비뇨계(통)(urinary system)는 6개의 장기로 구성된다.

- 신장(콩팥, kidney) 2개
- 요관(ureter) 2개
- 방광(urinary bladder) 1개
- 요도(urethra) 1개

대사산물의 제거과정인 배설은 신체의 항상성 유지를 위해서 중요하다(제2장 참고). 대사산물은 탄산가스, 노폐물, 전해질, 암모니아(ammonia)를 포함한 질소(nitrogenous)화합물, 요소(urea) 등을 포함한다. 이러한 노폐물이 제거되지 못하면 신체 전체에 독이 된다.

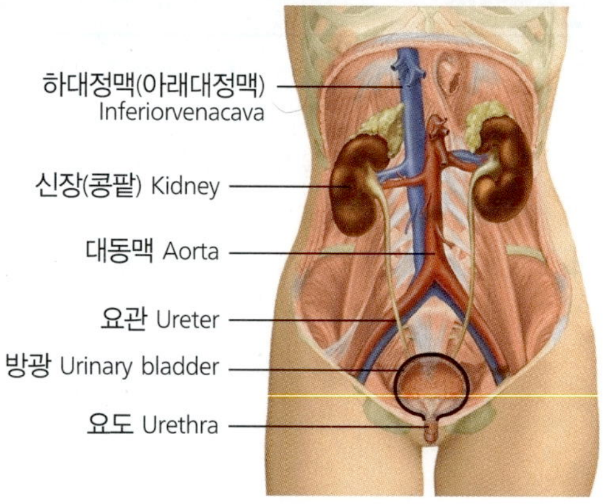

그림 13.1 ▸ 비뇨계를 구성하는 장기

2 신장

각각의 신장(콩팥, kidney)들은 콩처럼 생겼으며 크기는 주먹만 하다. 신장은 척추 측면에 하나씩 위치하고 등의 깊은 근육층에 반대로 놓여 있다(그림 13.1).

노폐물을 가득 실은 혈액이 신문(hilum)에 있는 신동맥(콩팥동맥, renal artery)을 통해 신장으로 들어온다. 혈액으로부터 물, 요소, 다른 노폐물이 신장피질(콩팥겉질, kidney's cortex)에 있는 1만 개 이상의 네프론(nephrons; 신장단위, 콩팥단위)에 의해 여과된다. 신동맥은 더 작은 소동맥으로 나뉘고, 그런 다음 네프론으로 들어가서 사구체(토리, glomerulus)로 알려진 보우만낭(보우만주머니, Bowman's capsule)에 싸여 있는 모세혈관망으로 나뉜다(그림 13.2). 혈액은 혈압이 유지되고 모세혈관들의 투과성 때문에 혈액은 헨레고리(loop of Henle)와 세뇨관주위에 있는 모세혈관벽을 통해 많은 양의 물이 여과된다. 세뇨관은 집합관을 형성하고, 집합관은 신배(콩팥잔, calyx)를 형성하고, 이것은 요관을 형성한다. 요관은 여과물(filtrate)인 소변(urine)을 신장에서 방광(urinary bladder)으로 운반한다(그림 13.3)

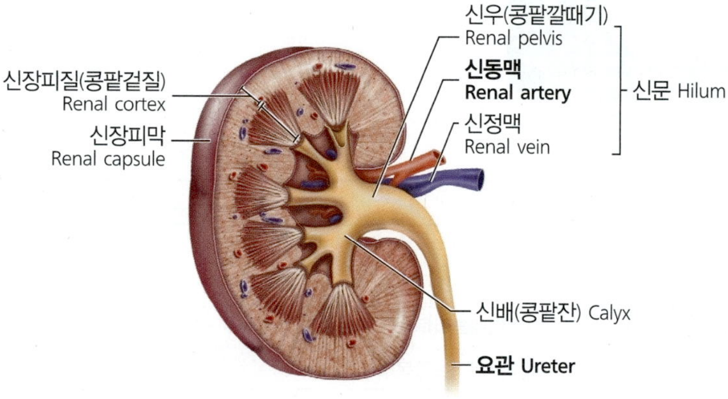

그림 13.2 ▸ 신장 단면도

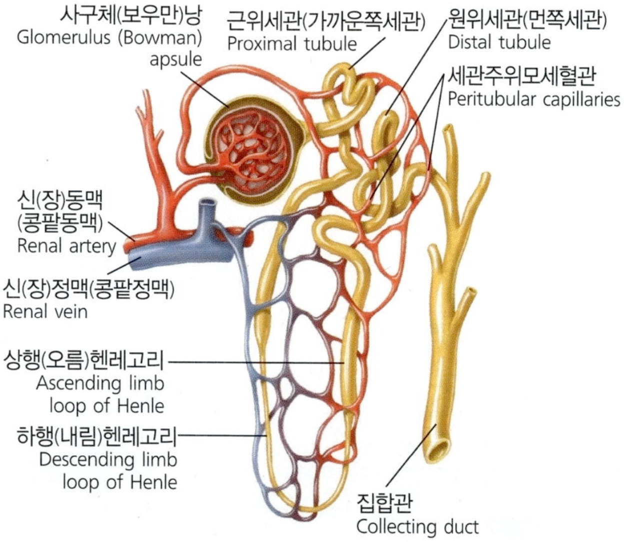

그림 13.3 ▸ 네프론

신장의 배설 기능은 다음과 같다.

- 노폐물을 제거하기 위해 혈액을 여과한다.
- 수분을 제거 혹은 보유함으로써 혈액의 양과 압력을 조절한다.
- 제거되는 수분과 전해질 양을 조절함으로써 항상성을 유지한다.

› 용어구성 및 정의

S=Suffix P=Prefix R=Root R/CF=Combining Form

용어[발음기호]	의미		구성요소	정의
ammonia [ah-**MOAN**-ih-ah]	암모니아	S/ R/	-ia *condition* ammon- *ammonia*	아미노산(단백질)의 유독성 분해산물
anuria [an-**YOU**-ree-ah]	무뇨	S/ P/ R/	-ia *condition* an- *a lack of ,no* -ur- *urine*	소변 생성의 부재
bladder [**BLAD**-er]	방광		Old English *bladder*	액체(예: 소변이나 담즙)를 보유하고 있는 빈 주머니
calyx **calyces (pl)** [**KAY**-licks] **calices (syn)** [**KAY**-lih-seez]	신배, 콩팥잔		Greek *cup of a flower*	깔때기모양의 구조물
dialysis [die-**AL**-ih-sis] **hemodialysis** [**HE**-moh-die-**AL**-ih-sis]	투석 혈액투석	P/ S/ R/CF	dia- *complete* -lysis *destruction* hem/o- *blood*	신체에서 과도한 노폐물 및 수분을 제거하기 위한 인공여과방식 많은 노폐물과 물을 혈액에서 직접 제거하기 위한 인공적인 여과 방법
diuretic (adj) [die-you-**RET**-ik] **(Note:** dia의 'a'는 단어의 흐름을 위해 삭제됨) **diuresis (noun)** [die-you-**REE**-sis]	이뇨제 이뇨	S/ P/ R/ S/	-etic *pertaining to* di(a)- *complete* -ur- *urine* -esis *condition*	소변량을 증가시키는 약물 다량의 소변 배설
glomerulus [glo-**MER**-you-lus] **glomerulonephritis** [glo-**MER**-you-low-nef-**RYE**-tis]	사구체 사구체신염	 S/ R/CF R/	Latin small *ball of yarn* -itis *inflammation* glomerul/o- *glomerulus* -nephr- *kidney*	네프론의 모세혈관망 신장사구체의 감염
hematuria [he-mah-**TYU**-ree-ah]	혈뇨	S/ R/	-uria *urine* hemat- *blood*	소변의 혈액
hilum [**HIGH**-lum] **hila (pl)** [**HIGH**-lah]	문		Latin *small bit*	신경과 혈관이 들어오고 장기가 나가는 입구
kidney [**KID**-nee]	신장		Old English *kidney*	배설 장기
nephrectomy [neh-**FREK**-toe-me] **nephropathy** [neh-**FROP**-ah-thee] **pyelogram** [**PIE**-el-oh-gram]	신장절제 신장병 신우조영사진	S/ R/ S/ R/CF S/ R/CF	-ectomy *surgical excision* nephr- *kidney* -pathy *disease* nephr/o- *kidney* -gram *record, recording* pyel/o- *renalpelvis*	신장의 외과적 제거 신장의 모든 질병 조영제를 이용한 신장골반 및 요관의 X선 영상
nephritis [neh-**FRY**-tis]	신장염	S/ R/	-itis *inflammation* nephr- *kidney*	신장의 감염
nephron [**NEF**-ron] **nephrology** [neh-**FROL**-oh-jee] **nephrologist** [neh-**FROL**-oh-jist]	네프론 신장학 신장전문의	 S/ R/CF S/	Greek *kidney* -logy *study of* nephr/o- *kidney* -logist *one who studies, specialist*	신장의 여과단위; 사구체와 세뇨관으로 구성됨 신장질환 분야의 전문지식 신장장애에 대한 의학전문가
nitrogenous (adj) [ni-**TRO**-jen-us]	질소함유	S/ R/CF R/	-ous *pertaining to* nitr/o- *nitrogen* -gen- *create*	질소 함유 또는 생성
oliguria [ol-ih-**GYUR**-ee-ah]	핍뇨	S/ R/ R/	-ia *condition* olig- *scanty* -ur- *urine*	소변의 부족한 생산

(계속)

용어[발음기호]	의미	구성요소		정의
pyelonephritis [**PIE**-eh-loh-neh-**FRY**-tis]	신우신염	S/ R/CF R/	-itis *inflammation* pyel/o- *renalpelvis* -nephr- *kidney*	신장과 신장골반의 염증
renal (adj) [**REE**-nal]	신장	S/ R/	-al *pertaining to* ren- *kidney*	신장과 관련된
uremia [you-**REE**-me-ah]	요독증	S/ R/	-emia *a blood condition* ur- *urine*	신부전으로 인한 복합적인 증상
urea [you-**REE**-ah]	요소		Greek *urine*	질소대사 최종생성물
ureter [you-**REE**-ter]	요관		Greek *urinary canal*	방광과 각 신장을 연결하는 관
ureteral (adj) [you-ree-**TER**-al]	요관의	S/ R/	-al *pertaining to* ureter- *ureter*	요관과 관련된
urine [**YUR**-in]	소변		Latin *urine*	신장에 의해 배설되는 액체 및 용해물질
urinary (adj) [**YUR**-in-ary]	소변의	S/ R/	-ary *pertaining to* urin- *urine*	소변과 관련된
urinate (verb) [**YUR**-in-ate]	배뇨하다	S/	-ate *composed of, pertaining to*	소변을 내보냄
urination [yur-ih-**NAY**-shun]	배뇨	S/	-ation *process*	소변 통과 과정
urology [yur-**ROL**-oh-jee]	비뇨기과	S/ R/CF	-logy *study of* ur/o- *urinary system*	비뇨계를 연구하는 의학전문 분야
urologist [yur-**ROL**-oh-jist]	비뇨기과전문의	S/	-logist *one who studies, specialist*	비뇨기과 전문의
urological (adj) [yur-roh-**LOJ**-ik-al]	비뇨기과의	S/	-ical *pertaining to*	비뇨기과와 관련된

3 요관

각각의 요관(ureter)은 근육성 관으로 길이 약 25 cm (10 inch), 폭 0.6 cm (1/4 inch) 정도이다(그림 13.4). 요관은 신우에서 방광으로 소변을 운반하고 후복막벽에 위치한다. 등쪽에 통증을 호소할 수 있다.

요관은 방광벽을 비스듬하게 통과한다. 방광 내에 압력이 형성됨에 따라 근육벽이 요관을 압박하고 소변이 요관이나 신장으로 역류(reflux)되는 것을 막아준다. 게다가 중력, 근육의 연동 파동(peristaltic waves)이 신우에서 시작된 소변을 요관 아래로 이동시키고 방광으로 내뿜는다. 연동 파동은 간헐적이기 때문에 경련성 통증을 느낀다.

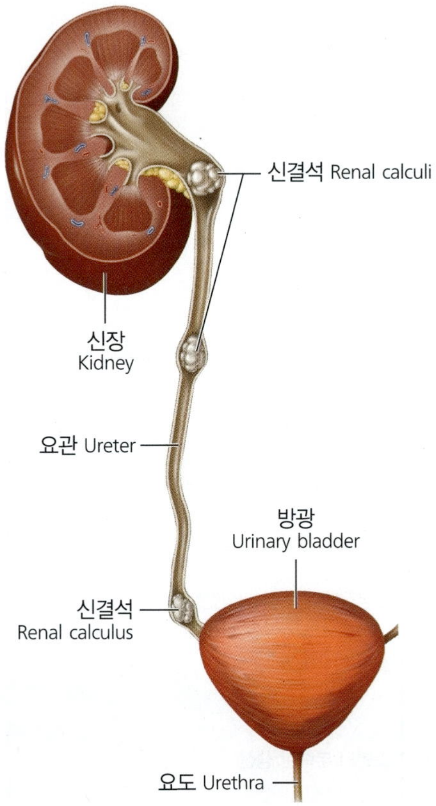

그림 13.4 **신(장)결석** 신결석이 요로계를 따라 위치할 수 있다.

› 용어구성 및 정의

S=Suffix P=Prefix R=Root R/CF=Combining Form

용어[발음기호]	의미	구성요소		정의
extracorporeal [EKS-tra-kor-POH-ree-al]	체외, 몸바깥	S/ P/ R/	-eal *pertaining to* extra- *outside* -corpor- *body*	몸 바깥쪽
groin [GROYN]	서혜부		Old English *groin*	허벅지가 복부에 연결되는 주름
hydronephrosis [HIGH-droh-neh-FRO-sis]	수신증	S/ R/CF R/CF	-osis *condition* hydr/o- *water* -nephr/o- *kidney*	신장의 신우와 신배의 확장
hydronephrotic (adj) [HIGH-droh-neh-FROT-ik]	수신증의	S/	-tic *pertaining to*	신장의 신우와 신배 확장과 관련되거나 고통받음
nephrolithiasis [NEF-roe-lih-THIGH-ah-sis]	신장결석증	S/ R/CF R/	-iasis *condition, state of* nephr/o- *kidney* -lith- *stone*	신장결석의 존재

13.2 ▸ 방광과 요도

1 방광과 요도

1. 방광

방광(urinary bladder)은 치골결합(두덩결합, pubic symphysis) 후방, 골반강(골반안, pelvic cavity) 저부에 위치한 속이 빈 근육성 기관이다(그림 13.5).

2. 요도

요도(urethra)는 얇은 관으로 방광 저부에서 바깥으로 소변을 운반한다. 방광 저부의 근육층은 내요도괄약근(internal urethral sphincter)이 형성되어 있어 두꺼우며, 요도가 골반 바닥의 골격근을 통과할 때 외요도괄약근(external urethral sphincter)은 수의적으로 배뇨 조

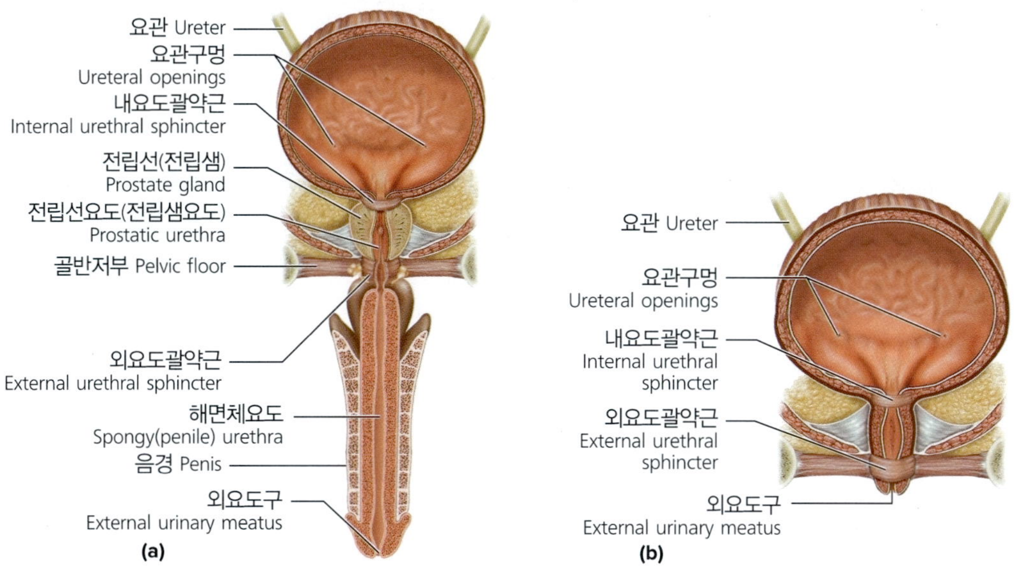

그림 13.5 방광 (a) 남성, (b) 여성

절을 한다.

남성인 경우 요도가 17~20 cm (7~8 inch) 정도이며 음경을 통과한다. 여성은 요도가 약 4 cm (1.5 inch)이며 질 위에 바깥쪽으로 노출되어 있다.

남성, 여성 모두 바깥으로 개방되어 있는 요도를 외요도구(external urinary meatus)라고 부른다.

3. 배뇨

방광은 약 200 mL (한 컵 미만) 정도의 소변이 채워지면 방광벽에 있는 신전 수용체가 배뇨반사(micturition reflex)를 일으킨다. 부교감신경이 방광의 근육을 수축시키고 내부괄약근을 이완시켜 배뇨의 필요성을 절실히 느끼게 한다. 하지만 외부괄약근의 수의적인 조절이 괄약근을 수축된 상태로 유지시키고 배뇨가 자발적으로 시작되기까지 소변을 참을 수 있게 한다. 청소년 또는 성인에 있어 수면 동안 불수의적인 배뇨가 이루어지는 것을 야뇨증(enuresis)이라고 한다.

› 용어구성 및 정의

S=Suffix P=Prefix R=Root R/CF=Combining Form

용어[발음기호]	의미		구성요소	정의
cast [**KAST**]	원주, 모형		Latin *pure*	신장세뇨관 내 물질로 원통형으로 형성됨
cystitis [sis-**TIE**-tis]	방광염	S/ R/	-itis *inflammation* cyst- *bladder*	방광의 염증
cystoscope [**SIS**-toh-skope] **cystoscopy** [sis-**TOS**-koh-pee]	방광경 방광경검사	S/ R/CF S/	-scope *instrument for viewing* cyst/o- *bladder* -scopy *to examine*	방광 내부를 관찰하기 위해 삽입된 내시경 방광경 사용과정
cystourethrogram [sis-toh-you-**REETH**-roe-gram]	방광요도조영술	S/ R/CF R/CF	-gram *a record* cyst/o- *bladder* -urethr/o- *urethra*	방광과 요도의 구조와 기능을 확인하기 위한 배뇨 시 X선 이미지
dysuria [dis-**YOU**-ree-ah]	배뇨장애	S/ P/ R/	-ia *condition* dys- *bad, difficult* -ur- *urine*	배뇨로 인한 어려움이나 통증
enuresis [en-you-**REE**-sis]	야뇨증	S/ R/	-esis *condition* enur- *urinate in*	밤에 무의식 중에 소변을 보는 증상
glycosuria [**GLYE**-koh-**SYU**-ree-ah] (**Note:** 단어의 매끄러운 흐름을 위해 's'가 추가됨)	당뇨	S/ R/CF R/	-ia *condition* glyc/o- *glucose* -ur-*urinary system*	소변 내 포도당이 존재
incontinence [in-**KON**-tin-ence] **incontinent** [in-**KON**-tin-ent]	요실금	S/ P/ R/ S/	-ence *state of* in- *not* -contin- *hold together* -ent *pertaining to*	소변의 배출을 막을 수 없음 요실금 조짐이 보임
micturition (noun) [mik-choo-**RISH**-un] **micturate (verb)** [**MIK**-choo-rate]	배뇨	S/ R/ S/	-ition *process* mictur- *pass urine* -ate *pertaining to*	소변을 보는 행동 소변 내보내기
proteinuria [pro-tee-**NYU**-ree-ah]	단백뇨	S/ R/ R/	-ia *condition* protein- *protein* -uri- *urine*	소변 내 단백질의 존재
pyelitis [pie-eh-**LYE**-tis]	신우염	S/ R/	-itis *inflammation* pyel- *renalpelvis*	신우의 염증

(계속)

용어[발음기호]	의미	구성요소		정의
pyelonephritis [**PIE**-eh-loe-neh-**FRIE**-tis]	신우신염	S/ R/ R/CF	-itis *inflammation* nephr- *kidney* pyel/o *pelvis*	신장과 신우의 염증
reflex [**REE**-fleks]	반사		Latin *to bendback*	자극에 대한 무의식적인 반응
retention [ree-**TEN**-shun]	정체, 잔류		Latin *hold back*	신체에서 정상적으로 배설하는 것을 망설이는 것(예: 소변)
retrograde [**RET**-roh-grade]	역방향, 퇴행	P/ R/	retro- *backward* -grade *going*	정상적인 흐름의 역전(예: 방광에서 요관으로 되돌아 감)
sphincter [**SFINK**-ter]	괄약근		Greek *a band*	개구부를 둘러싸는 근육의 띠; 수축했을 때 개구부가 닫힌다.
suprapubic [**SOO**-prah-**PYU**-bik]	치골위, 두덩위	S/ P/ R/	-ic *pertaining to* supra- *above* -pub- *pubis*	치골결합의 상부
urethra [you-**REE**-thra] (**Note:** 하나의 'e'는 하나의 튜브) **urethral**	요도	 S/ R/	Greek *passage for urine* -al *pertaining to* urethr- *urethra*	방광에서 외부로 소변을 운반하는 관요도에 관한
urethritis [you-ree-**THRI**-tis]	요도염	S/ R/	-itis *inflammation* urethr- *urethra*	요도의 감염
urinalysis [you-rih-**NAL**-ih-sis]	요분석, 요검사	S/ R/CF	-lysis *to separate* urin/a- *urine*	소변을 검사하여 소변 구성성분, 종류, 또는 양을 정의
vesicoureteral reflux [**VEE**-sik-oh-you-**REE**-ter-al **REE**-flucks]	방광요관역류	S/ R/CF R/ P/ R/	-al *pertaining to* vesic/o- *bladder* -ureter- *ureter* re- *back* -flux *flow*	방광에서 요관으로 소변 역류
void (verb) [**VOYD**]	배뇨하다		Latin to *empty*	소변을 비움
voluntary [**VOL**-un-tare-ee] **involuntary** [in-**VOL**-un-tare-ee]	수의 불수의	 P/	Latin *voluntary* in- *not*	의지에 순종하는 행동 의지에 무관하거나 위배되는 행동

2 치료 절차

1. 방광

방광내시경술(cystoscopy)은 양성전립선비대(benign prostatic hyperplasia, BPH)가 있는 남성의 전립선 내부 부분에서 조직을 제거하기 위해 결석을 제거하고 요도경유전립선절제(transurethral resection of the prostate, TURP)를 수행하기 위해 치료적으로 사용될 수 있다.

요도가 막히는 급성 또는 만성 하부 요로 폐쇄의 경우 유연한 요도 카테터(Foley 카테터)를 방광으로 삽입한다. 카테터를 삽입할 수 없는 경우에는 치골 상부에서 하부 전복벽을 통해 튜브를 방광으로 삽입할 수 있다.

요실금 치료는 원인에 따라 다르다. 의학적 또는 수술적

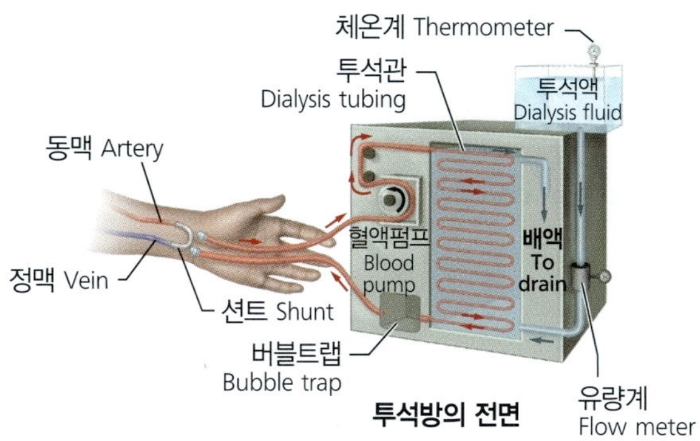

그림 13.6 혈액투석

문제가 있는 경우 문제를 치료하면 요실금이 사라질 수 있다. 방광 훈련과 생체되먹임(바이오피드백, biofeedback)은 화장실에 가고 싶은 충동을 느끼는 간격을 늘린다. 케겔 운동(Kegel exercises)은 골반저 근육을 강화시킨다. 절박성 요실금에는 oxybutynin과 같은 약물을 사용한다. 골반기저근이 약한 경우 수술로 방광을 끌어 올려 고정할 수 있다(방광고정술). 흡수성 속옷을 사용할 수도 있다.

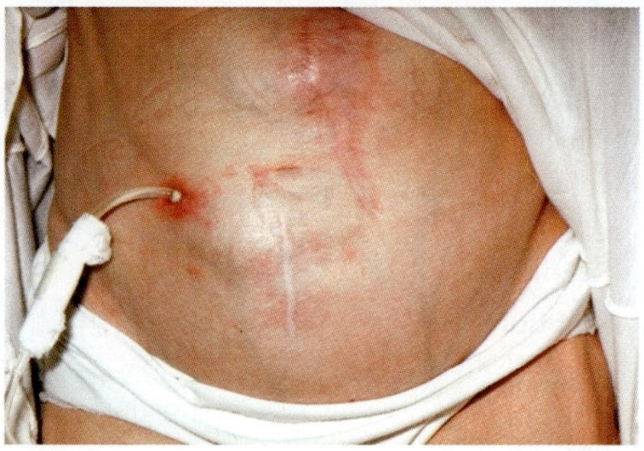

그림 13.7 지속외래복막투석

› 용어구성 및 정의

S=Suffix P=Prefix R=Root R/CF=Combining Form

용어[발음기호]	의미	구성요소		정의
ambulatory [**AM**-byu-lah-tor-ee]	걸을 수 있는	S/ R/	-ory *relating to* ambulat- *walk*	걷기와 관련된
catheter [**KATH**-eh-ter]	카테터		Greek *to send down*	체강, 장기 또는 혈관 안팎으로 체액이 통과할 수 있게 해주는 속이 빈 관
dialysis [die-**AL**-ih-sis] **dialyzer** [die-**A**-lie-zer] **hemodialysis** [**HEE**-moh-die-**AL**-ih-sis]	투석 투석기 혈액 투석	P/ R/ S/ R/CF	dia- *complete* -lysis *to separate* -lyzer *separator* hem/o *blood*	체내의 과잉 노폐물과 수분을 제거하는 인공적인 여과 방식 투석을 수행하는 기계 인공기계를 이용한 혈액 속 노폐물 제거 방법
extracorporeal [**EKS**-trah-kor-**POH**-ree-al]	체외의	S/ P/ R/	-eal *pertaining to* extra- *outside* -corpor- *body*	신체 외부
Kegel exercises [**KEE**-gal **EKS**-er-size-ez]	케겔 운동		Arnold Kegel, 1894~1981, American gynecologist	골반기저근의 수축과 이완을 통해 요도 및 직장 괄약근 기능을 향상시키는 운동
lithotripsy [**LITH**-oh-trip-see] **lithotripter** [**LITH**-oh-tnp-ter]	쇄석술 쇄석기	S/ R/CF S/	-tripsy *to crush* lith/o- *stone* -tripter *crusher*	음파로 돌을 부수는 행위 음파를 발생시키는 기계
nephrolithotomy [**NEF**-roh-lih-**THOT**-oh-mee]	신장절개술	S/ R/CF R/CF	-tomy *surgical incision* nephr/o- *kidney* lith/o- *stone*	신장 결석을 제거하기 위한 절개
nephroscope [**NEF**-roh-skope] **nephroscopy** [neh-**FROS**-koh-pee]	신장경 신장경검사	S/ R/CF S/	-scope *instrument for viewing* nephr/o- *kidney* -scopy *to examine*	신장 내부를 볼 수 있는 내시경 신장의 육안 검사
ureteroscope [you-**REE**-ter-oh-skope] **ureteroscopy** [you-**REE**-ter-**OS**-koh-pee]	요관경 요관경검사	S/ R/CF S/	-scope *instrument for viewing* ureter/o *ureter* -scopy *to examine*	요관 내부를 볼 수 있는 내시경 요관 내부의 내시경 검사

남성 생식계

The Male Reproductive System

제 14 장

Rick Brady/McGraw-Hill Education

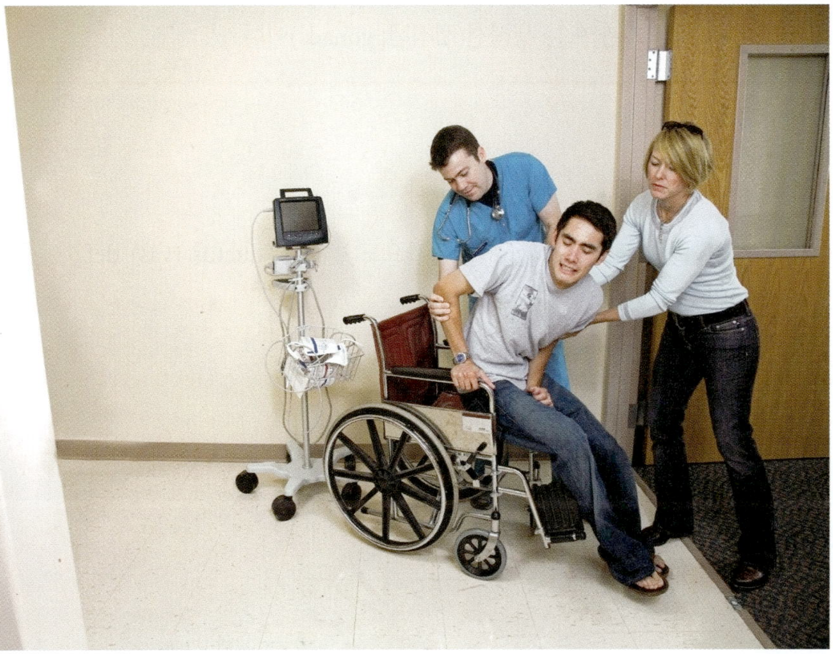

학습 목표

1. 남성 생식계와 관련된 용어를 구성요소(어근, 접미사, 접두사, 결합형)에 따라 분석한다.
2. 남성 생식계와 관련된 의학용어를 정확하게 쓰고 말한다.
3. 남성 생식계와 관련된 약어를 정의한다.
4. 남성 생식계의 해부학적 구조와 기능을 설명한다.

약어	풀이	의미	비고
AIDS	acquired immunodeficiency syndrome	후천면역결핍증후군, 에이즈	
BMR	basal metabolic rate	기초대사율	
BPH	benign prostatic hypertrophy	양성전립선비대	
c/o	complaining of	불편함을 느끼고 있다고 함	
CDC	Centers for Disease Control and Prevention	질병관리본부	
HIV	human immunodeficiency virus	사람면역결핍바이러스	
HPV	human papilloma virus	사람유두종바이러스	
HSV2	herpes simplex virus2	단순포진바이러스 2형	
PSA	prostate-specific antigen	전립선특이항원	
STD	sexually transmitted disease	성병(성매개병)	
TB	tuberculosis	결핵	
TSE	self-examination of the testes	고환자가검사	
TUIP	transurethral incision of the prostate	요도경유절개술	
TURP	transurethral resection of the prostate	요도경유절제술	

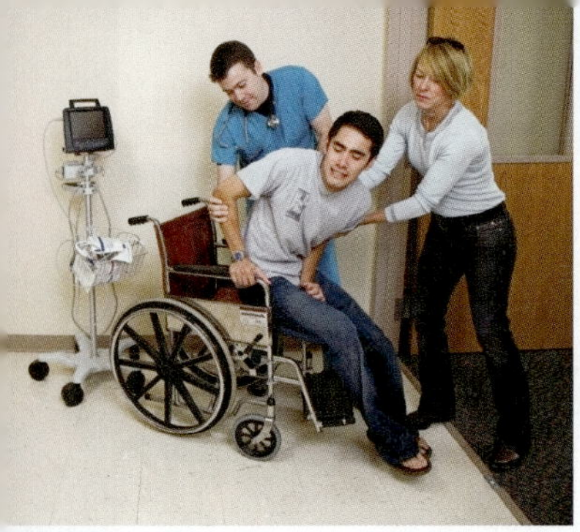

14.1 ▸ 남성 생식계

1 남성 생식계

남성 생식기관계(male reproductive organ system)(그림 14.1)는 주요 및 보조 생식기관으로 구성되어 있다. 다음과 같이 분류된다.

❶ 두 개의 고환(testes)은 주요 생식기관 또는 생식선(생식샘, gonads)이다.

❷ 보조 생식기관은 다음을 포함한다.

- **a.** 음경(penis)
- **b.** 음낭(scrotum)
- **c.** 부속관, 여기에는 부고환(발기도, epididymis), 정관요도(발사관, ductus (vas) deferens), 요관(urethra)이 포함된다.

❸ 부속선은 다음을 포함한다.

- **a.** 전립선(전립샘, prostate)
- **b.** 정낭(seminal vesicles)
- **c.** 구요도선(망울요도샘, bulbourethral glands)

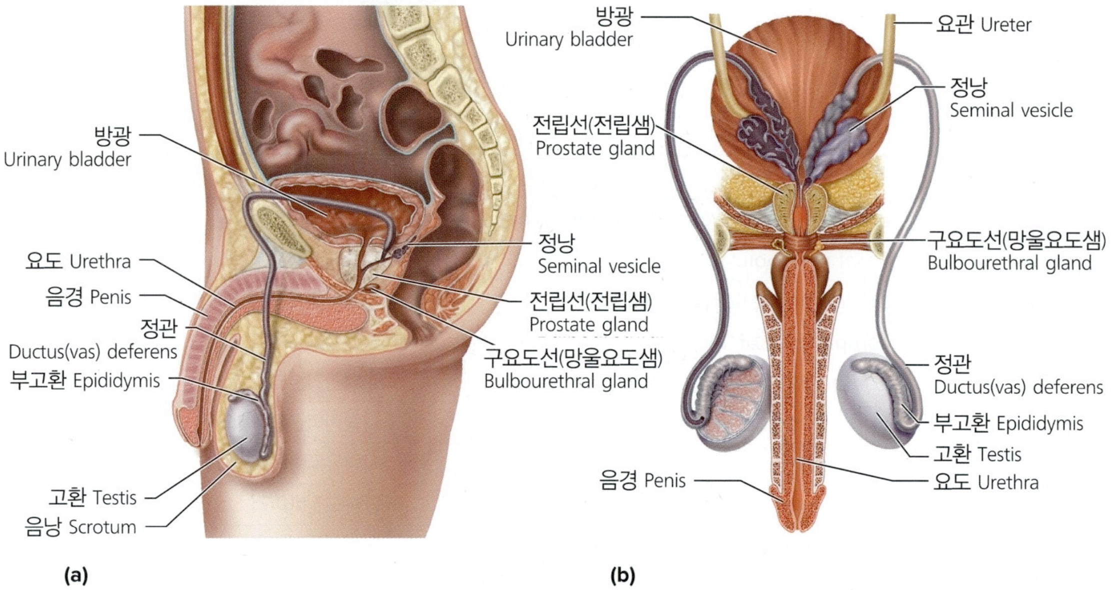

그림 14.1 **남성 생식계** (a) 남성 골반강, 정중시상면, (b) 남성 생식기관

1. 회음부

외부생식기(genitalia; 음경, 음낭 및 고환)는 다리 사이에 위치한 마름모 모양의 지역인 회음부(perineum)를 차지한다. 회음부는 치골결합(두덩결합, pubic symphysis)과 뒤쪽 꼬리뼈(미추, coccyx) 사이에 경계를 이루며(그림 14.2), 항문도 회음부에 위치한다.

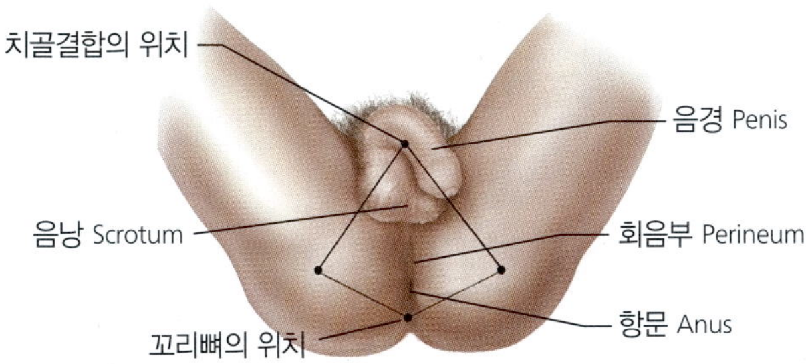

그림 14.2 남성의 회음부

2. 음낭

음낭(scrotum)은 윗다리 사이에 있는 피부로 덮인 주머니이다. 두 개의 칸으로 나뉘어져 있으며, 각 칸에는 고환이 들어 있다. 음낭의 기능은 내부 체온보다 낮은 환경을 고환에 제공하는 것이다. 정자(sperm)는 남성의 내부 체온보다 몇 도 낮은 온도에서 최상의 생산과 저장이 가능하다.

› 용어구성 및 정의

S=Suffix P=Prefix R=Root R/CF=Combining Form

용어[발음기호]	의미	구성요소		정의
bulbourethral [**BUL**-boh-you-**REE**-thral]	구요도선	S/ R/CF R/	-al *pertaining to* buld/o- *buld* -uret- *urethra*	구부음경(망울음경)과 요도와 관련된다.
ductus deferens [**DUK**-tus **DUH**-fuh-renz] **vas deferens** [**VAS**]	정관		ductus, Latin *to lead* deferens, Latin *carry away* vas, Latin *vessel, canal*	부고환으로부터 정자를 받는 관
epididymis [**EP**-ih-**DID**-ih-miss]	부고환	P/ R/	epi- *above* -didymis *testis*	고환에 붙어있는 감긴 관
genitalia (Note: 두 개의 접미사) **genital (adj)** [**JEN**-ih-tal]	생식기 생식기의, 생식의	S/ S/ R/	-ia *condition* -al- *pertaining to* -genit- *primary male or female sex organs*	외부, 내부의 생식기관 생식 또는 남성 혹은 여성의 성 기관과 관련된
gonad [**GO**-nad] **gonads (pl)** [**GO**-nadz] **gonadal** [go-**NAD**-al]	생식선, 생식샘 생식선의, 생식샘의	 S/	Greek *seed* -al- *pertaining to*	고환 혹은 난소 음경과 관련된
penis [**PEE**-nis] **penile (adj)** [**PEE**-nile]	음경 음경의	 S/ R/	Latin *tail* -ile *pertaining to* pen- *penis*	소변과 정액을 밖으로 운반한다. 회음부에 관련된
perineum [**PER**-ih-**NEE**-um] **perineal (adj)** [**PER**-ih-**NEE**-al]	회음부 회음부의	 S/ R/	Greek *perineum* -al *pertaining to* perine- *perineum*	넓적다리 사이 부분, 꼬리뼈부터 치골로 확장된다. 회음부에 관련된
scrotum [**SKRO**-tum] **scrotal (adj)** [**SKRO**-tal]	음낭 음낭의	 S/ R/	Latin *scrotum* -al *pertaining to* scrot- *scrotum*	고환을 포함한 주머니 고환에 관련된

(계속)

용어[발음기호]	의미	구성요소		정의
seminal vesicle [**SEM**-in-al **VES**-ih-kull]	정낭	S/ R/ S/ R/	-al *pertaining to* semin- *semen* -le *small* vesic- *sac containing fluid*	정액을 생산하는 정관 주머니
sperm [**SPERM**] **spermatozoa (pl)** [**SPER**-mat-oh-**ZOH**-ah] **spermatic (adj)** [**SPER**-mat-ik] **spermatogenesis** [**SPER**-mat-oh-**JEM**-eh-sis]	정자 정자의 정자발생	 S/ R/CF S/ S/	Greek *seed* -zoa *animal* spermat/o- *sperm* -ic *pertaining to* -genesis *creation, formation*	성숙한 남성 성세포 정자에 관련된 남성의 배아 세포가 정자로 분화되는 과정
testicle [**TES**-tih-kul] **testicular (adj)** [tes-**TLCK**-you-lar] **testis** [**TES**-tis] **testies (pl)** [**TES**-teez]	고환 고환의 고환	 S/ R/	Latin *small testis* -ar *pertaining to* testicul- *testicle* Latin *testis*	남성 생식선의 하나 고환에 관련된 testicle의 동의어
torsion [**TRO**-shun]	비틀림		Latin *to twist*	꼬인 것

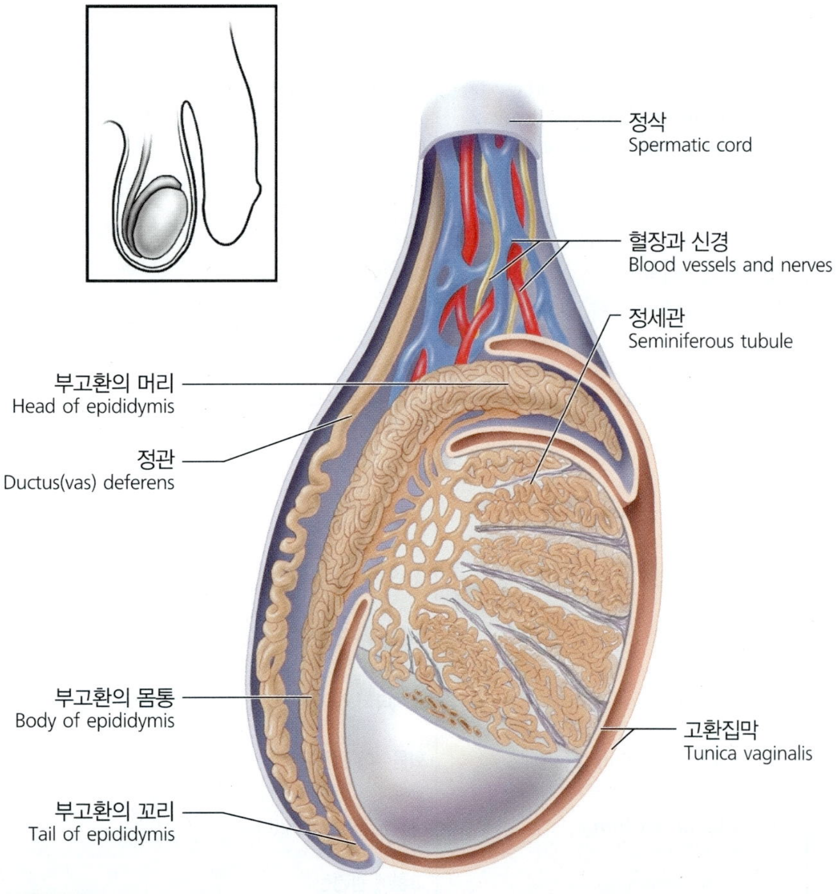

그림 14.3 고환과 관련 구조

2 고환과 정삭

1. 고환

성인 남성의 각 고환(testis)은 약 2인치(약 5 cm) 길이와 ¾인치(약 2 cm) 폭인 작고 타원형의 기관이다(그림 14.3). 각 고환은 장막[고환장막(고환초막, tunica vaginalis)]을 덮고 있는데, 장막은 외부와 내부 계층이 장액으로 분리되어 있다.

고환 내부에는 약 250개의 소엽(작은 엽)이 있다. 각 소엽은 세 개 또는 네 개의 정세관(seminiferous tubules)을 포함하고 있으며, 이 정세관은 정액(semen)을 생성한다. 이 정세관 내부에는 정자로 발달 중인 여러 겹의 생식세포가 있다. 정세관 사이에는 사이에 발생하는 조직 세포인 사이질세포가 있다. 이러한 세포는 안드로젠(androgen)이라는 호르몬을 생성한다.

테스토스테론(testosterone)은 고환의 사이질 세포에 의해 생성되는 주요 안드로젠이다. 그 효과에는 다음과 같은 활동의 자극이 포함된다.

❶ 정자 발생(spermatogenesis)(그림 14.4)–정자의 생성 과정

❷ 사춘기 때 남성의 이차 성징의 발달, 이에 포함되는 것은 다음과 같다.

a. 고환, 음낭 및 음경의 확대

b. 치골 및 겨드랑이, 신체 및 얼굴 털의 발달

c. 피부에서 피지의 분비로 인한 여드름(제3장 참고)

❸ 사춘기에 성장의 분출, 근육량 증가, 기초대사율(BMR) 증가 및 큰 후두(목소리를 낮추는) 포함

❹ 남성의 성욕(libido)을 증가시키기 위해 뇌를 자극한다.

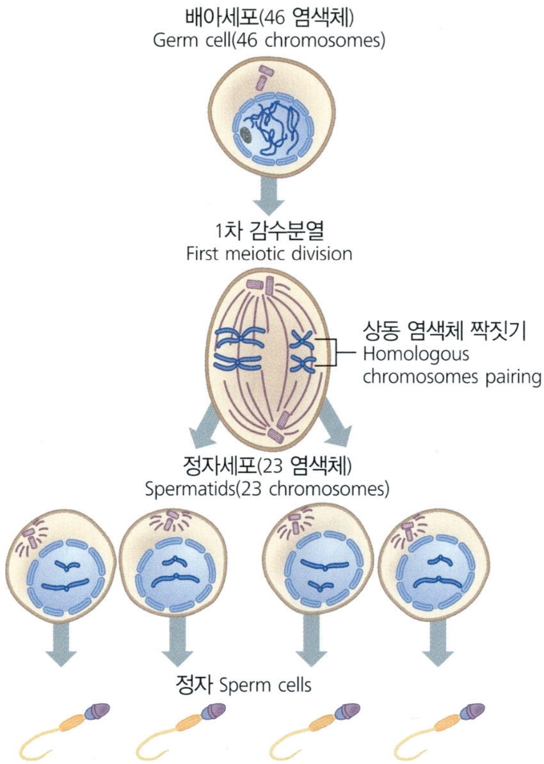

그림 14.4 정자발생

2. 정삭

고환에 대한 혈관 및 신경은 복부에서 기원하여, 서혜 또는 서혜부 간에 통과하여 결합조직과 연결된다. 이렇게 되면 고환을 음낭에 매달아주는 정삭(spermatic cord)이 형성된다(그림 14.3). 왼쪽 고환은 오른쪽보다 낮게 매달린다. 정삭 내부에는 다음이 존재한다.

- 동맥
- 정맥총
- 신경
- 얇은 근육
- 관(ductus; vas)을 통해 정자가 고환을 떠나면 투여됨

› 용어구성 및 정의

S=Suffix P=Prefix R=Root R/CF=Combining Form

용어[발음기호]	의미		구성요소	정의
androgen [**AN**-droh-jen]	안드로젠	S/ R/CF	-gen *create, produce* andr/o- *masculine*	남성적 특성을 증진시키는
libido [lih-**BEE**-doh]	성욕		Latin *lust*	성적 욕구
plexus [**PLEK**-sus] **plexuses (pl)** [**PLEK**-sus-ez]	얼기		Latin *braid*	일련의 신경들의 거미줄 같은 망
semen [**SEE**-men]	정액		Latin *seed*	음경이 정자와 정액을 포함하여 사정한다.
seminiferous (adj) [sem-ih-**NIF**-er-us]	정액의	S/ R/ R/	-ous *pertaining to* semin/i- *semen* -fer- *to bear, carry*	정액 운반에 관련된

(계속)

용어[발음기호]	의미	구성요소		정의
testosterone [tes-**TOSS**-ter-own]	테스토스테론	S/ R/CF	-sterone *steroid* test/o- *testis*	고환에서 생성되는 강력한 안드로젠
tunica vaginalis [**TYU**-nih-kah vaj-ih-**NAHL**-iss]	고환집막	 S/ R/	tunica, Latin *coat* -alis *pertaining to* vagin- *sheath, vagina*	특히 관구조 덮개 · 고환집막은 고환과 부고환의 싸개이다.

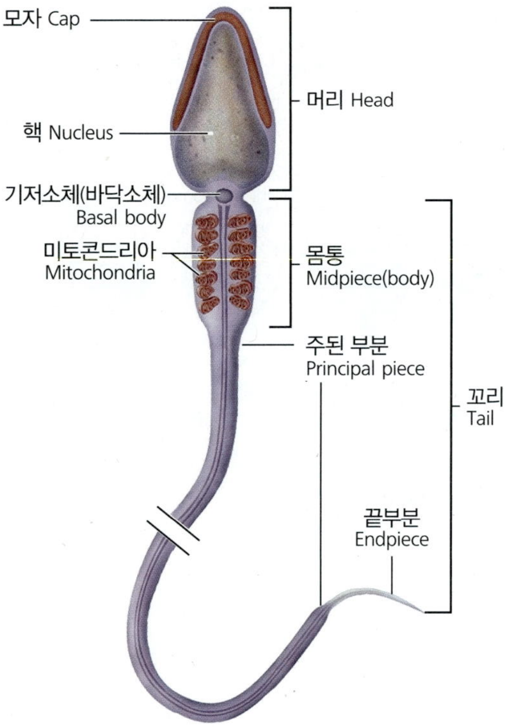

그림 14.5 성숙한 정자

3. 정자

성숙한 정자(sperm)는 배 모양의 머리와 긴 꼬리를 가지고 있다. 정자의 머리에는 세 부분이 있다(그림 14.5).

- 23개의 염색체를 포함하는 핵
- 난자를 침투하는 데 사용되는 효소를 포함한 모자
- 꼬리의 기저소체

꼬리는 세 부분으로 나뉘며 정자가 여성 생식기로 올라갈 때 움직임을 담당한다.

› 용어구성 및 정의

S=Suffix P=Prefix R=Root R/CF=Combining Form

용어[발음기호]	의미	구성요소		정의
cryptorchism [krip-**TOR**-kizm]	잠복고환증	S/ R/ R/	-ism *condition* crypt- *hidden* -orch- *testicle*	한쪽 혹은 양쪽 고환이 음낭 안으로 내려오지 못함
epididymitis [**EP**-ih-did-ih-**MY**-tis]	부고환염	S/ R/	-itis *inflammation* epididym- *epididymis*	부고환의 염증
epididymo-orchitis (orchitis) [ep-ih-**DID**-ih-moh-or-**KIE**-tis] (**Note:** *연속되는 'i'는 하나만 사용*)	부고환고환염	S/ R/CF R/	-itis *inflammation* epididym/o- *epididymis* -orchi- *testicle*	부고환과 고환의 염증
hydrocele [**HIGH**-droh-seal]	음낭수종	S/ R/CF	-cele *swelling* hydr/o- *groin*	고환집막 공간 내 액체 더미
inguinal [**IN**-gwin-al]	서혜부	S/ R/	-al *pertaining to* inguin- *groin*	서혜부에 관련된

(계속)

용어[발음기호]	의미	구성요소		정의
orchiectomy [or-key-**ECK**-toe-me] **orchiopexy** [**OR**-key-oh-**PEK**-see] **orchitis** [or-**KIE**-tis] (**Note:** 연속되는 'i'는 하나만 사용)	고환절제술 고환고정술 고환염	S/ R/ S/ R/CF S/	-ectomy *surgical excision* orchi- *testicle* -pexy *surgical fixation* orchi/o- *testicle* -itis *inflammation*	한쪽 혹은 양쪽 고환의 제거 음낭 내 고환의 외과적 고정 고환의 염증
spermatocele [**SPER**-mat-oh-seal]	정액류	S/ R/CF	-cele *swelling* spermat/o- *sperm*	정자를 포함한 부고환의 낭종
varicocele [**VAIR**-ih-koh-seal]	정계정맥류	S/ R/CF	-cele *swelling* varic/o- *varicosity*	정삭의 정맥류

14.2 ▸ 정삭, 부속선 및 음경

1 정자관

정자세포는 60일 동안 남성의 고환에서 성숙해가면서, 정세관을 따라 내려와 부고환에 저장된다. 부고환은 고환의 후면에 붙어 있는 하나의 감긴 관과 같은 것으로, 여기에서 정자들은 성숙해가며 운동할 수 있는 상태까지 12~20일 동안 보관된다.

정자가 사정되기 위해서는, 정자는 정자관(ductus deferens 또는 vas deferens), 사정관(ejaculatory duct), 그리고 마지막으로 요도를 통해 몸 밖으로 이동한다.

정자관은 근육으로 된 관으로서 사경에서부터 음낭을 통해 올라가 방광 뒤쪽을 지나 사정관의 관과 연결되어 사정관을 형성한다. 이 사정관은 정자와 정액을 요도로 흘려보내 주며 몸 밖으로 내보낸다.

2 부속선

다섯 개의 부속선(보조샘)(그림 14.6)은 다음과 같다.

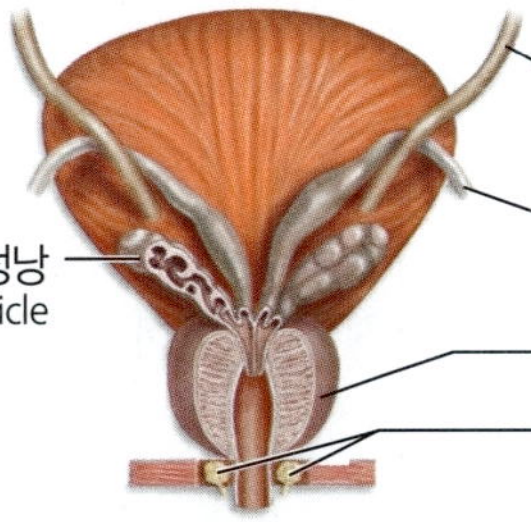

그림 14.6 ▸ 남성 생식계의 5가지 부속선

❶ 두 개의 정낭(seminal vesicle)은 방광의 후면 표면에 위치하며, 정관 안에 있는 정자와 섞이는 액체를 담는다. 이 액체는 정자에 영양을 공급하기 위해 당 성분이 풍부하며, 정액을 점성화시켜 정액을 끈적하게 만드는 성질이 있다.

❷ 하나의 전립선(전립샘, prostate gland)은 평균적인 호두 크기와 모양에 가깝다. 전립선은 방광 바로 아래, 직장 앞쪽에 위치하며 요도와 사정관을 둘러싸고 있다. 이것은 30~50개의 선으로 나뉘어 있는데, 이 선들은 직접 요도로 분비물을 배출한다. 이 선들은 정자를 영양분으로 공급하고 보호하는 역할을 한다. 사정 시에 전립선은 이 분비물을 요도로 짜내어 정액의 일부를 형성한다.

❸ 두 개의 구요도선(망울요도샘, bulbourethral gland)은 요도막의 양옆에 위치하며, 각각은 해면요도[spongy (penile) urethra]로 통하는 짧은 관을 가지고 있다. 성적으로 흥분된 상태에서 이 샘들은 요도 내의 산도를 중화시켜 정자가 이동하기에 더 적합한 환경을 만들어 준다.

› 용어구성 및 정의

S=Suffix P=Prefix R=Root R/CF=Combining Form

용어[발음기호]	의미		구성요소	정의
azoospermia [a-zoh-oh-**SPER**-me-ah]	무정자증, 정자없음증	S/ P/ R/ R/	-ia *condition* a- *without* -zoo- *animal* -sperm- *seed*	정액 내 살아 있는 정자가 없음
oligospermia [**OL**-ih-go-**SPER**-me-ah]	정자부족증	P/	oligo- *too few*	정액 내 정자의 수가 부족함
brachytherapy [brah-kee-**THAIR**-ah-pee]	근접치료	P/ R/	brachy- *short* -therapy *treatment*	방사선 치료를 위해 조직 내 방사선 발생장치 삽입 후 한정 부위 조사
ejaculate **(verb or noun)** [ee-**JACK**-you-late]	사정액, 사정하다	S/ R/	-ate *composed of, pertaining to* ejacul- *shoot out*	갑자기 배출하기 위하여, 혹은 정액이 배출
ejaculation (noun) [ee-**JACK**-you-**LAY**-shun]	사정	S/	-ation *process*	
ejaculatory (adj) [ee-**JACK**-you-lah-**TOR**-ee]	사정의	S/	-atory *pertaining to*	갑자기 정액을 배출하는 과정 사정에 관하여
hyperplasia [**HIGH**-per-**PLAY**-zee-ah]	증식, 과다 형성	S/ P/ R/	-ia *condition* hyper- *excessive* -plas- *molding, formation*	조직 혹은 기관 속 세포의 수가 증가
hypertrophy [high-**PER**-troh-fee]	비대	S/	-trophy *development*	조직 혹은 기관 속 세포의 크기가 증가
hypogonadism [**HIGH**-poh-**GOH**-nad-izm]	생식선저하증	S/ P/ R/	-ism *condition* hypo- *deficient* -gonad- *testis or ovary*	생식선 활동 기능의 부족(정자, 난자 혹은 생식호르몬 포함)
infertility [in-fer-**TIL**-ih-tee]	불임증	S/ P/ R/	-ity *condition* in- *not* -fertil- *able to conceive*	불임
motile [**MOH**-till]	운동성의	S/ R/	-ile *pertaining to* mot- *to move*	자발적으로 움직일 수 있는
motility [moh-**TILL**-ih-tee]	운동성	S/ R/	-ity *condition, state* motil- *to mave*	자발적으로 움직일 능력
nocturia [nok-**TYU**-ree-ah]	야뇨증, 야간뇨	S/ P/ R/	-ia *condition* noct- *night* -ur- *urine*	밤중 과도한 소변
polyuria [pol-ee-you-ree-ah]	다뇨	S/ P/ R/	-ia *condition* poly- *excessive* -ur- *urine*	과도한 소변 형성
prostate [**PROS**-tate] (**Note:** 탈진(exhansted)을 의미하는 PROS-trate가 아님)	전립선		**Greek** *one standing before*	요도의 개시부를 둘러싼 선
prostatic (adj) [pros-**TAT**-ik]	전립선의	S/ R/	-ic *pertaining to* prostat- *prostate*	전립선에 관하여
prostatectomy [pros-tah-**TEK**-toe-me]	전립선 절제	S/ R/	-ectomy *surgical excision* prostat- *prostate*	외과적으로 전립선 제거
prostatitis [pros-tah-**TIE**-tis]	전립선염	S/	-itis *inflammation*	전립선 염증
resectoscope [ree-**SEK**-toe-skope]	절제경	S/ R/CF	-scope *instrument for viewing* resect/o- *cut off*	병변 제거를 위한 요도경유 내시경
transurethral [**TRANS**-you-**REE**-thral]	요도경유	S/ P/ R/	-al *pertaining to* trans- *across, throuhg* -urethr- *urethra*	요도를 통해 수행되는 과정

3 음경

남성 외부 생체 구조 중 하나인 음경(penis)(그림 14.7a)은 두 가지 주요 기능을 충족시키기 위해 특별히 설계되었다.

- 소변이 외부로 흐를 수 있도록 하는 기능
- 여성 질의 자궁경에 정자를 투여하는 기능

남성 생식기의 외부에서 볼 수 있는 부분은 음경체(shaft)와 민감한 귀두(glans)로 구성되어 있다. 외요도구(외부요도 입구, external urethral meatus)는 귀두의 끝에 위치한다. 음경의 껍질은 꺼풀로서 귀두 위쪽으로 이어지고, 포피(음경꺼풀, foreskin)라고도 한다. 배쪽 조직의 주름은 소대(주름 띠, frenulum)라고 하고, 주름꺼풀을 귀두에 붙인다.

음경체에는 세 개의 발기혈관이 있다(그림 14.7b).

- 한 쌍의 음경해면체는 몸측 상부에 위치한 남성 생식기 내 실질 조직의 기둥이다.
- 하나의 요도 해면체는 몸측 하부에 위치하며, 요도를 포함하고 이어서 귀두로 형성된다.

발기(erection)는 음경해면체가 혈액으로 채워질 때 발생하며, 이로 인해 발기체가 팽창되고 경직된다. 이는 자극에 대한 부교감 신경계 반응이다.

사정(ejaculation)은 교감 신경계가 평활근을 자극하여 정관, 사정관 및 전립선의 샘을 수축시킬 때 발생한다.

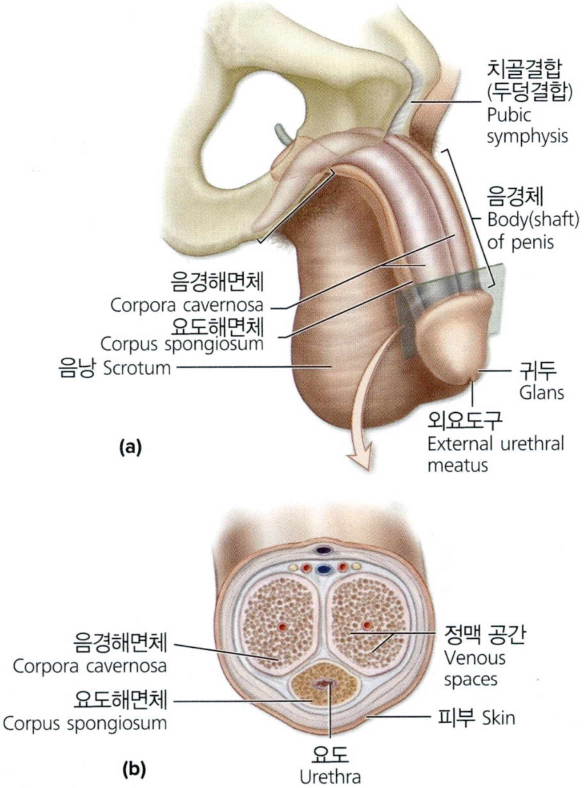

그림 14.7 음경의 해부학적 구조 (a) 외측 구조, (b) 단면상

1. 포피와 요도

포피(음경꺼풀, prepuce)의 기능은 귀두를 덮고 보호하는 것이다(그림 14.8b), 그리고 귀두지(스메그마, smegma)를 생성하는 것이다. 귀두지는 지질, 세포 파편 및 일부 천연 항생제를 포함한 윤활제이다. 포피의 제거를 포경수술(circumcision)이라고 한다(그림 14.8a).

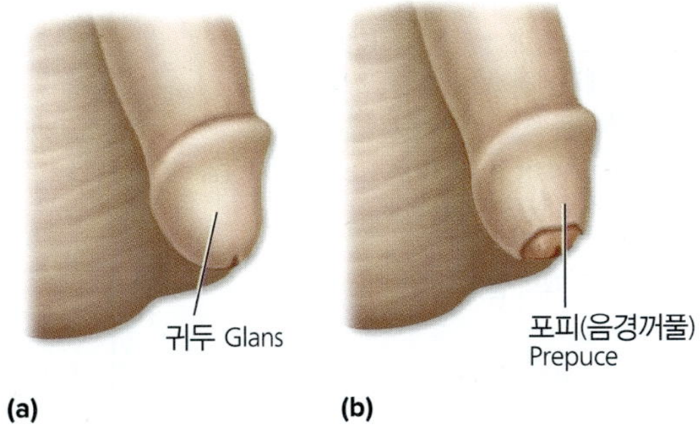

그림 14.8 포피(음경꺼풀) (a) 꺼풀절제된 음경, (b) 꺼풀 절제되지 않은 음경

2. 남성 생식기의 장애

음경과 관련된 장애는 소량의 부상부터 성병, 암까지 다양하다. 이러한 상태들은 다음에 설명되어 있다.

음경의 외상은 바지 지퍼에 끼는 것부터 격렬한 성관계 중 발기 상태에서 골절되는 것까지 다양하다.

피로 기인한 지속적이고 고통스러운 발기인 지속발기증(priapism)은 발기 조직에서 혈액이 빠져나가지 못할 때 발생한다. 이는 에피네프린과 같은 약물, 혈전, 척수 손상으로 인해 발생할 수 있다.

음경암은 주로 귀두에서 발생하며, 포경수술을 받은 남성에서는 드물게 나타난다.

발기장애(erectile dysfunction, ED) 또는 발기부전(발기불능, impotence)은 충분한 발기를 가질 수 없는 상태를 가리킨다. 치료는 기저 질환을 다루는 것을 목표로 한다.

조기사정(premature ejaculation)은 발기장애보다 훨씬 더 흔하다. 이는 남성이 성관계 중에 너무 빨리 사정하는 상태로, 한쪽 또는 양쪽 파트너 모두에게 곤란이나 수치를 야기할 수 있다.

› 용어구성 및 정의

S=Suffix P=Prefix R=Root R/CF=Combining Form

용어[발음기호]	의미		구성요소	정의
acquired immuno-deficiency syndrome (AIDS) [ah-**KWIRED** **IM**-you-noh-dee-**FISH**-en-see **SIN**-drohm]	후천면역결핍증후군	 S/ R/CF P/ R/	**acquired,** Latin *obtain* **-ency** *condition* **immun/o-** *immune response* **syn-** *together* **-drome** *running*	HIV 바이러스 감염 특정한 질병과정과 연계된 징후와 증상의 조합
chancre [**SHAN**-ker]	굳은 궤양		Latin *cancer*	매독의 일차 병터
chlamydia [klah-**MID**-ee-ah]	클라미디아		Latin *cloak*	클라미디아 감염에 의한 성매개질환
condom [**KON**-dom]	콘돔		Old English *sheath or cover*	임신과 감염을 예방하기 위해 음경 혹은 질을 덮는 것
gonorrhea [gon-oh-**REE**-ah]	임질	S/ R/CF	**-rrhea** *flow, discharge* **gon/o-** *seed*	특정한 접촉성 성매개질환
human immunodeficiency virus (HIV) [**HYU**-man **IM**-you-noh-dee-**FISH**-en-see **VIE**-rus]	사람면역결핍바이러스	R/ S/ R/CF R/	**human** *human being* **-ency** *condition* **immun/o-***immune response* **-defici-** *lacking, inadequate* **virus,** Latin *poison*	후천면역결핍증후군 병원체
human papilloma virus (HPV) [**HYU**-mna-pap-ih-**LOW**-mah **VIE**-rus]	사람유두종바이러스	R/ S/ R/	**human** *human being* **-oma** *tumor* **papill-** *pimple* **virus,** Latin *poison*	피부와 생식기의 사마귀를 초래하고 자궁경부암의 위험을 증가시킬 수 있다.
molluscum contagiosum [moh-**LUS**-kum kon-**TAY**-jee-oh-sum] (**Note:** 'sum'에 's'를 추가하여 단어를 매끄럽게 함) (현대 영어로 contagious)	물사마귀	S/ R/ R/CF	**-um** *structure* **mollusc-** *soft* **contagi/o-** *transmissible by contact*	바이러스에 의한 성매개질환
opportunistic infection [**OP**-or-tyu-**NIS**-tik in-**FEK**-shun] (**Note:** 두 개의 접미사)	기회감염	S/ S/ R/	**-ic** *pertaining to* **-ist-** *agent, specialist* **opportun-** *take advantage of*	다른 이유로 면역계가 제대로 가능하지 못할 때 질병을 야기하는 감염
replication [rep-lih-**KAY**- shun]	복제	S/ R/	**-ation** *process of* **replic-** *reply*	정확한 사본을 생산하는 생식
syphilis [**SIF**-ih-lis]	매독		Principal character in a Latin poem	스피로헤타가 원인인 성매개질환
Trichomonas [trik-oh-**MOH**-nas] **trichomoniasis** [**TRIK**-oh-moh-**NIE**-ah-sis]	트리코모나스 트리코모나스증	R/CF R/ S/ R/	**trich/o-** *hair* **-monas** *single unit* **-iasis** *condition* **-mon-** *single*	기생충이 원인인 성매개질환 질편모충의 감염

여성 생식계
The Female Reproductive System

제 15 장

Rick Brady/McGraw-Hill Education

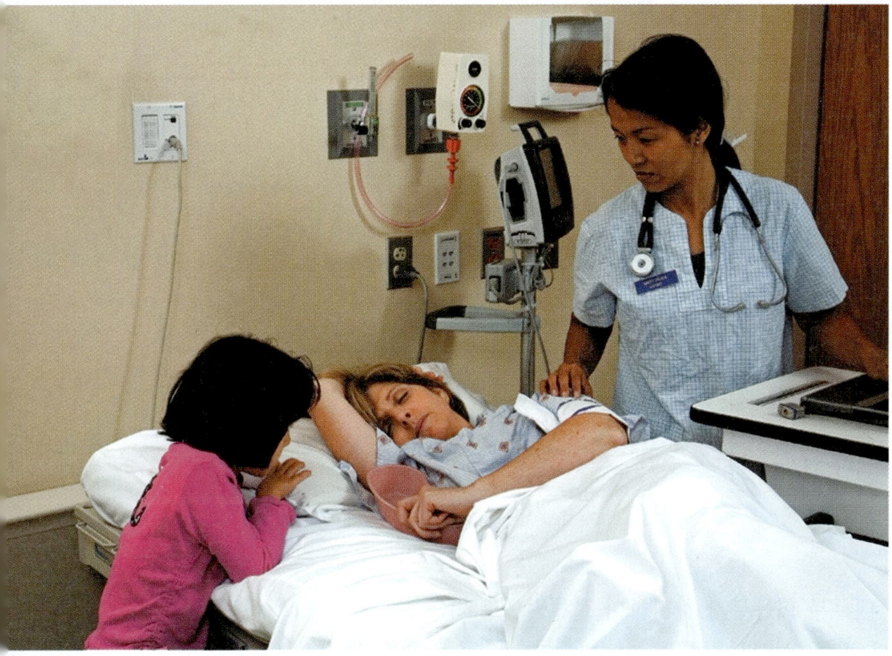

학습 목표

1. 여성 생식계와 관련된 용어를 구성요소(어근, 접미사, 접두사, 결합형)에 따라 분석한다.
2. 여성 생식계와 관련된 의학용어를 정확하게 쓰고 말한다.
3. 여성 생식계와 관련된 약어를 정의한다.
4. 여성 생식계의 기능과 질환을 이해한다.
5. 여성 생식계 관련 사례에 적절한 의학용어를 적용한다.
6. 여성 생식계 질환의 진단검사와 치료적 처치를 설명한다.
7. 임신과 출산과정에 관련된 장애를 서술한다.

약어	풀이	의미	비고
BRCA1, BRCA2	breast cancer genes	유방암유전자	
BSE	breast self-examination	유방자가검진	
CHES	certified health education specialist	공인건강교육전문가	
C-section	cesarean section	제왕절개	
D&C	dilation and curettage	확장소파술	
FUS	focused ultrasound surgery	집중초음파술	
GDM	gestational diabetes mellitus	임신당뇨병	
GYN	gynecology	부인과(학)	
HPV	human papilloma virus	유두종바이러스	
HRT	hormone replacement therapy	호르몬대체요법	
IUD	intrauterine device	자궁내장치	
LEEP	loop electrocautery excision procedure	고리전기지짐절제술	
LPN	licensed practical nurse	간호조무사	
OA	obstetric assistant	산과보조원	
OB	obstetrics	산과(학)	
OR	operating room	수술실	
Pap	Papanicolaou(Pap test, Pap smear)	자궁경부질세포펴바른표본, 파파니콜로펴바른표본	

(계속)

약어	풀이	의미	비고
PCOS	polycystic ovarian syndrome	다낭난소증후군	
PGY	pregnancy	임신	
PID	pelvic inflammatory disease	골반염증질환	
PMS	premenstrual syndrome	월경전증후군	
POC	products of conception	착상결과물	
PPH	postpartum hemorrhage	분만후출혈	
RDS	respiratory distress syndrome	호흡곤란증후군	
STD	sexually transmitted disease	성병	
(CNM)	Certified midwives/nurse-midwives	공인간호사조산사	
(GYN)	Gynecologists	부인과전문의(부인과의사)	
(OB)	Obstetricians	산과전문의(산과의사)	
(OB/GYN)	Obstetrical-gynecological nurse practitioners	산부인과간호사실무자	

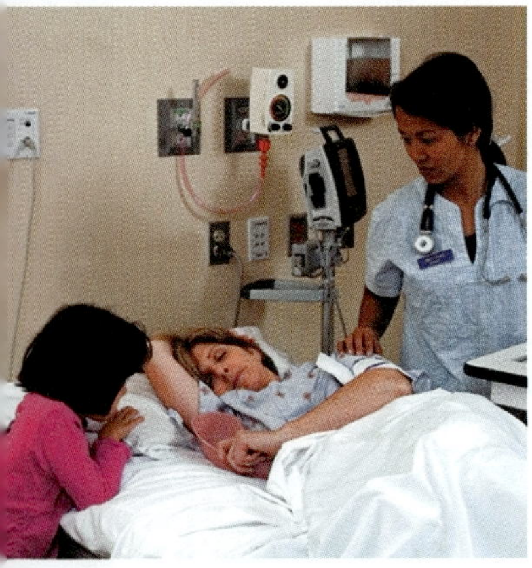

15.1 ▸ 외부 생식기와 질

1 외부 생식기

외부 여성 생식기는 대부분 회음부가 차지하며 전체적으로 외음(vulva)이라 일컫는다. 외음의 구조(그림 15.1a)는 다음을 포함한다.

- 치구(불두덩, mons pubis): 치골결합(두덩결합, symphysis pubis) 위의 피부와 지방의 언덕 또는 지방조직
- 대음순(labia majora): 한 쌍의 두꺼운 피부 주름, 결합조직 및 지방조직
- 소음순(labia minora): 대음순의 바로 내부에 위치한 털이 없는 한 쌍의 두꺼운 피부 주름
- 전정(vestibule): 소음순으로 둘러싸인 부분. 전정은 요로 및 질의 개구를 방지한다.

깊숙한 대음순 각각의 측면에 위치한 질구(개구부)는 큰 완두콩 크기의 전정[바르톨린(Bartholin)]선이다(그림 15.1b). 이 선은 외음과 질을 매끄럽게 하기 위해 점액을 분비하며, 성교 시 분비가 증가한다.

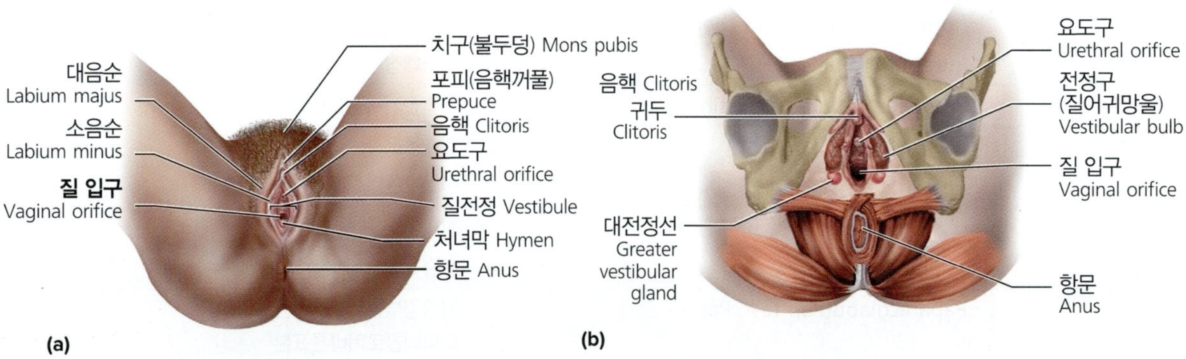

그림 15.1 여성의 회음과 외음 (a) 표면의 해부학적 구조, (b) 피하 구조

2 질

질(vagina) 또는 산도는 약 10~12 cm (4~5 inch) 길이로 측정되는 섬유근성 관이다. 이는 자궁과 함께 외음부로 연결되며(그림 15.2), 크게 3가지 주요 기능을 가진다.

- 월경액 배출
- 음경과 정액 수용
- 출산

질은 직장과 요도 사이에 위치한다. 요도는 질의 전벽에 있다.

질은 요도의 후방 말단부에서 자궁의 경부를 넘어서 확장되어 있으며, 아치 모양의 가려진 공간은 전·후원개(anterior and posterior fornices)라고 부른다. 질의 하단부에는 수많은 십자형 주름이 있다. 이 주름들은 질 입구를 가로지르며 늘어남으로써 질 입구에서 처녀막(hymen)을 형성하는 것으로 보인다. 처녀막은 월경액 배출을 위해 하나나 두 개의 입구를 가지고 있다.

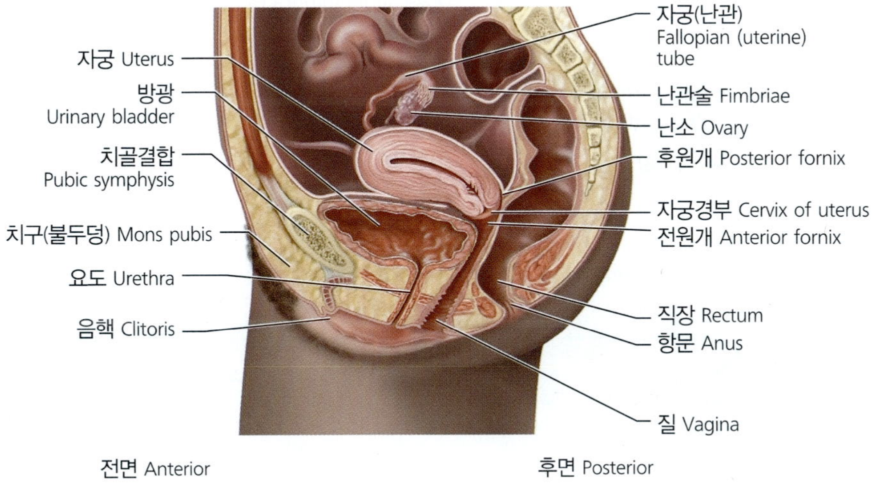

그림 15.2 여성 생식기관

용어구성 및 정의

S=Suffix P=Prefix R=Root R/CF=Combining Form

용어[발음기호]	의미	구성요소		정의
cervix [**SER**-viks]	경부		Latin *neck*	자궁의 하부
cervical (adj) [**SER**-vih-kal] (**Note:** 이 용어는 '목 부위와 관련된'을 의미하기도 함)	경부의	S/ R/	-al *pertaining to* cervic- *neck*	자궁경부와 관련된
clitoris [**KLIT**-oh-ris]	음핵		Greek *clitoris*	외음의 발기성 기관
estrogen [**ES**-troh-jen]	에스트로젠	S/ R/CF	-gen *produce* estr/o *woman*	여성의 2차 성징을 자극하는 호르몬의 일반적 용어
fornix [**FOR**-niks] **fornices (pl)** [**FOR**-nih-seez]	천장, 구석		Latin *a vault*	자궁경부 주위 및 뒤에 있는 질의 막다른 부분, 아치 모양

(계속)

용어[발음기호]	의미	구성요소		정의
gynecology (GYN) [guy-nih-**KOL**-oh-jee] **gynecologist** [guy-nih-**KOL**-oh-jist] **gynecologic (adj)** [**GUY**-nih-koh-**LOJ**-ik]	부인과학 부인과학전문의 부인과학의	S/ R/CF S/ S/ R/CF R/	-logy *study of* gynec/o *woman, female* -logist *one who studies, specialist* -ic *pertaining to* gynec/o *woman, female* -log *to study*	여성 생식기관 및 관련 질환의 의학전문가 부인과학의 전문가 부인과학과 관련된
hymen [**HIGH**-men]	처녀막		Greek *membrane*	부분적으로 질구를 막는 얇은 막
labium [**LAY**-bee-um] **labia (pl)** [**LAY**-vee-ah]	음순		Greek *lip*	외음의 주름
majus [**MAY**-jus] **majora (pl)** [mah-**JOR**-ah]	대		Latin *greater*	크거나 더 큰[예: labia majora (대음순)]
minus [**MY**-nus] **minora (pl)** [mih-**NOR**-ah]	소		Latin *smaller*	작거나 더 작은 [예: labia minora (소음순)]
mons pubis [**MONZ PYU**-bis]	치구		mons, Latin *mountain* pubis, Latin *pubic bone*	치골뼈 위 치모가 있는 부위
ovary [**OH**-vah-ree] **ovaries (pl)** [**OH**-vah-reez] **ovarian (adj)** [oh-**VAIR**-ee-an]	난소 난소의	 S/ R/	Latin *egg* -an *pertaining to* ovari- *ovary*	한 쌍의 여성생식선 중 하나 난소와 관련된
progesterone [pro-**JESS**-ter-own] **(Note:** 두 개의 접미사)	프로제스테론	S/ S/ P/ R/	-one *hormone, chemical substance* -er- *agent, one who does* pro- *before* -gest- *pregnancy*	임신을 위해 자궁을 준비하는 호르몬
vagina [vah-**JIE**-nah] **vaginal (adj)** [**VAJ**-ih-nal]	질 질의	 S/ R/	Latin *sheath* -al *pertaining to* vagin- *vagina*	자궁에서 외음부에 걸친 여성 생식관 질과 관련된
vulva [**VUL**-vah] **vulvar (adj)** [**VUL**-var]	외음부 외음부의	 S/ R/	Latin *a wrapper or covering* -ar *pertaining to* vulv- *vulva*	여성의 외부 생식기 외음과 관련된

3 외음과 질의 장애

세균질증(bacterial vaginosis)은 가임 연령의 여성에게서 나타나는 질염(vaginitis)의 가장 흔한 원인이다. 주요 증상은 생선 비린내를 동반하는 비정상적인 질 분비물이다. 세균질증에서 다른 종류의 침입 박테리아가 질의 정상 박테리아보다 수적으로 우세하였다. 이 장애는 질 면봉채취검사를 통해 진단하며, 항생제로 치료한다.

독성쇼크증후군(toxic shock syndrome, TSS)은 혈류에서 독소가 순환되기 때문에 치명적인 병이다. 질의 박테리아는 고흡수성 탐폰을 자주 교체하지 않고 사용할 경우 성장이 촉진된다. 혈류로 흡수된 박테리아는 독소를 생산한다. 독성쇼크증후군의 다른 위험요소들은 피부상처와 수술을 포함한다.

외음질 칸디다증(vulvovaginal candidiasis)은 외음부의 가려움 또는 타는 듯한 느낌을 야기하는 흔한 원인이며, '백색치즈(cottage-cheese)' 같은 질 분비물을 동반한다. 이는 지나치게 자란 칸디다(*Candida*) 효모균에 의해 나타나는 것으로 항생제 투여 후에도 나타날 수 있다.

외음질증(vulvovaginitis)(그림 15.3)은 알레르기 또는 살정제, 세제 및 합성수지 속옷 등에서 발견되는 자극성 제제에 의해 발생할 수 있다.

외음부 통증(vulvodynia)은 질 입구 주위의 만성적이며 불쾌한 심각한 통증을 나타낸다. 성교 시 통증(성교통증, dyspareunia)은 흔하다. 외음부는 정상이거나 약간 부어오른 것처럼 보인다. 병인(원인)은 알 수 없다. 치료법은 부분마취제 및 마취크림부터 골반근육강화훈련을 동반한 바이오피드백(생체되먹임, biofeedback) 치료까지 다양하다. 영향을 주는 부분의 수술적 제거(이전정제거술, vestibulectomy)는 다양한 결과를 낳고 있다.

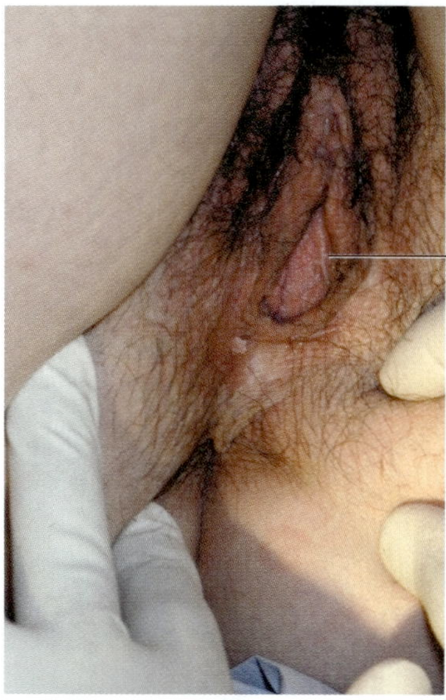

그림 15.3 외음질염 환자

질암(vaginal cancers)은 흔하지 않으며, 오직 1~2%에서만 발생하는 부인과적 악성종양이다. 질암은 수술과 방사선요법을 통해 효과적으로 치료될 수 있다.

용어구성 및 정의

S=Suffix P=Prefix R=Root R/CF=Combining Form

용어[발음기호]	의미	구성요소		정의
dyspareunia [dis-pah-**RUE**-nee-ah]	성교통증	S/ P/ R/	-ia *condition* dys- *painful* -pareun- *lying beside, sexual intercourse*	성교 동안의 통증
tampon [**TAM**-pon]	탐폰		French *plug*	출혈을 흡수하거나 멈추기 위해 공간을 막거나 채우는 것
toxin [**TOK**-sin]	독소		Greek *poison*	세포 또는 생물로 형성된 독성 물질
toxic [**TOK**-sick]	독성의	S/ R/	-ic *pertaining to* -tox- *poison*	독소에 관한
vaginosis [vah-jih-**NOH**-sis]	질증	S/ R/	-osis *condition* vagin- *vagina*	질의 질병
vaginitis [vah-jih-**NIE**-tis]	질염	S/	-itis *inflammation*	질의 염증
vestibulectomy [ves-tib-you-**LEK**-toe-me]	이전정제거술	S/ R/	-ectomy *sugical excision* vestibul- *entrance*	외음부의 수술적 절개
vulvodynia [vul-voh-**DIN**-ee-uh]	여성 외음부 통	S/ R/CF	-dynia *pain* vulv/o- *vulva*	만성적인 외음 통증
vulvovaginal [**VUL**-voh-**VAJ**-in-nal]	외음질의	S/ R/CF R/	-al *pertaining to* vulv/o- *vulva* -vagin- *vagina*	외음과 질에 관한
vulvovaginitis [**VUL**-voh-vaj-in-**NIE**-tis]	외음질염	S/	-itis *inflammation*	외음과 질의 염증

15.2 ▸ 난소, 난관 및 자궁

1 여성 생식기관의 구조

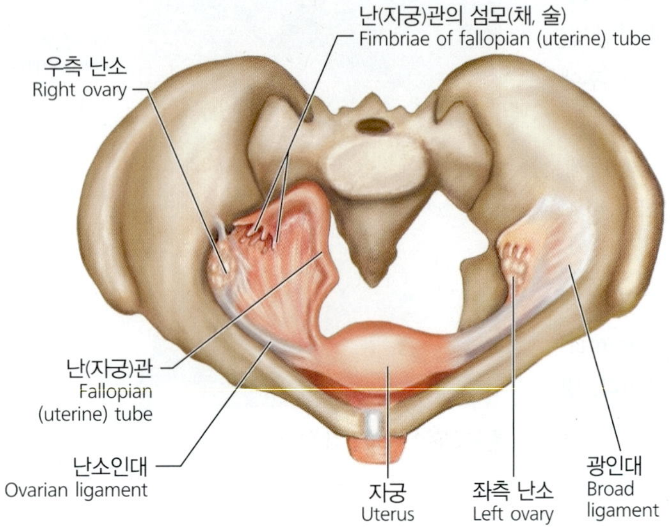

그림 15.4 **난소** 난소는 골반강의 측벽에서 각 측면에 위치한다. 오른쪽 난관은 난소인대를 드러내며 오므려져 있다.

1. 난소

각 난소(ovary)는 아몬드 모양의 장기로 길이는 대략 2.5 cm (1 inch), 직경은 1.3 cm (1/2 inch) 정도이다. 난소는 골반벽(pelvic wall)과 자궁에 붙은 인대로 고정된다(그림 15.4). 난소의 주요 기능은 다음과 같다.

- 난자의 생산 및 배출
- 사춘기, 월경 및 임신에 영향을 미치는 호르몬 분비

2. 난관

각각의 난관[uterine tube, 자궁관(fallopian tube)]은 난소 가까이 있으며 자궁 개구부에서부터 복강까지 약 10 cm (4 inch) 길이의 관이다. 난소 끝의 자유롭게 움직이는 손가락 모양의 돌기를 난관채(술, fimbria)라고 부른다. 배란 시 채는 난소를 에워싸고 있다(그림 15.5). 난관의 주요 기능은 정자와 난자가 만나 수정될 수 있도록 하는 것이다.

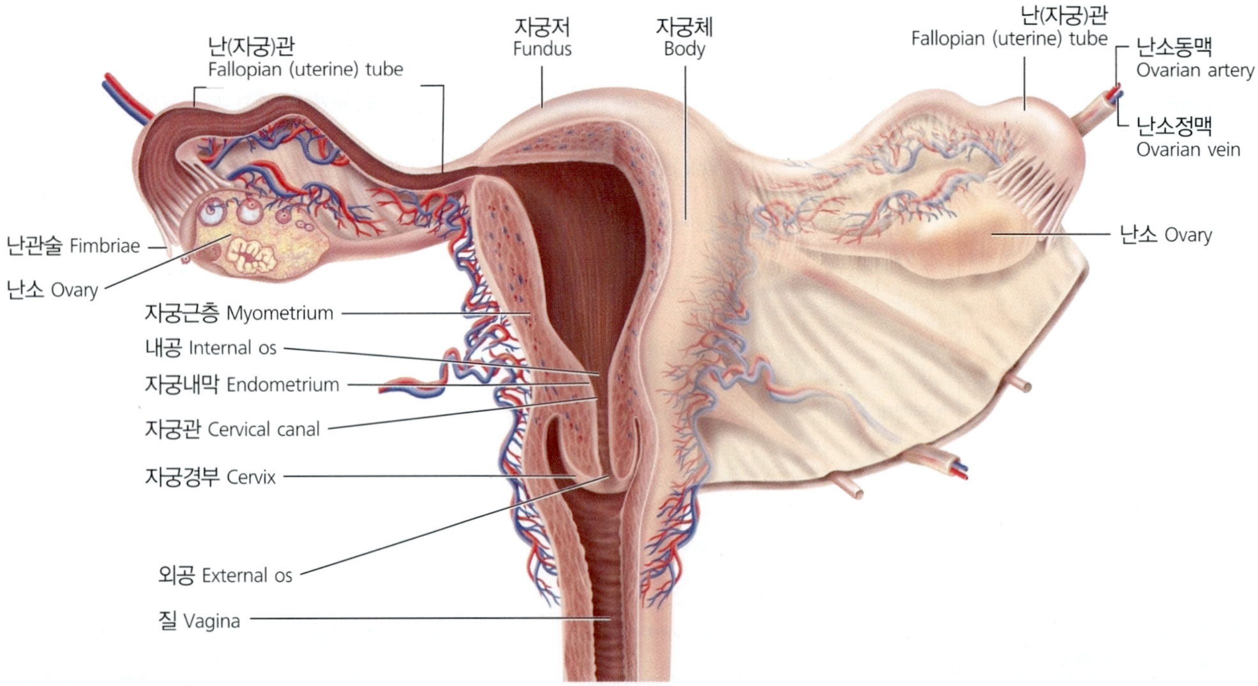

그림 15.5 여성 생식기관

3. 자궁

자궁(uterus)은 두꺼운 벽으로 되어 있으며 골반강 내 근육으로 이루어진 장기이다. 자궁의 주요 기능은 아기의 수정에서 출생까지 부드럽게 감싸고 태아에게 영양분을 공급하며, 매달 여성의 월경주기를 생성하는 것이다. 해부학적으로 자궁은 다음 3부분으로 나뉜다.

- 저부(fundus)는 넓으며 난(자궁)관의 측면지지 사이에서 위로 굴곡되어 있다.
- 몸체(body)는 중간 부위이다.
- 경부(cervix)는 질에 돌출된 원통형의 하부이다.

자궁의 안쪽 내벽은 자궁내막(endometrium)이라고 부른다. 근육층은 자궁근층(myometrium)이라고 부른다. 자궁강(cervical canal)의 하단은 질의 외부 개구인 경부관을 통해 질과 연결된다.

› 용어구성 및 정의

S=Suffix P=Prefix R=Root R/CF=Combining Form

용어[발음기호]	의미	구성요소		정의
fallopian tubes (uterine tubes) [fah-**LOW**-pee-an]	자궁관, 난관		Gabrielle Fallopio, Italian anatomist, 1523~1562	자궁 저부에 연결되어 있는 자궁의 관
menses (noun) [**MEN**-seez]	월경		**Latin** *month*	한 달에 한 번의 자궁출혈
menstruation (noun) [men-stru-**AY**-shun]	월경	S/ R/	-ation *process* menstru- *menses*	menses의 동의어
menstruate (verb) [**MEN**-stru-ate]	월경하다	S/	-ate *composed of, pertaining to*	월경을 하다.
menstrual (adj) [**MEN**-stru-al]	월경의	S/	-al *pertaining to*	월경에 관한
ovum [**OH**-vum] **ova (pl)** [**OH**-vah]	난자		**Latin** *egg*	난자

4. 난소호르몬

성적으로 성숙한 여성의 난소들은 에스트로젠과 프로제스테론을 분비한다.

에스트로젠(estrogen)은 난포에서 생성되며 성적 기능은 다음과 같다.

❶ 유방발육(thelarche), 음모발현(pubarche) 그리고 초경(menarche)을 통해 소녀를 성적으로 성숙한 여성으로 변화시킨다.

❷ 월경주기를 조절한다.

❸ 임신에 관여한다.

프로제스테론(progesterone)은 난소의 황체에서 생산되며 부신에서도 생산된다(제12장 참고).

프로제스테론의 성적 기능은 다음과 같다.

❶ 난자의 착상을 위해 자궁의 내벽(자궁내막)을 준비한다.

❷ 임신 동안 젖 분비(수유)를 억제한다.

❸ 만약 임신이 되지 않았을 경우 월경을 하게 한다.

난소 역시 남성호르몬인 소량의 안드로젠을 분비한다.

5. 성주기

성주기는 평균적으로 28일이며 월경주기(menstrual cycle)를 포함한다. 생리학자들은 처음 3~5일 정도 발생하는 월경(menstruation)을 성주기의 시작이라고 인정한다. 월경 후 난포가 성숙되며, 성숙된 난포 중 하나는 14일경 방출된다. 이러한 배란 후, 자궁내막은 비대해지고 남은 난포는 26일경 원상태로 돌아가 황체(corpus luteum)라 불리는 비활동성 반흔을 형성하여 분비선이 된다. 이때, 자궁내막의 동맥 공급이 줄어든다. 이는 국소빈혈, 조직괴사 및 월경의 시작을 초래한다.

› 용어구성 및 정의

S=Suffix P=Prefix R=Root R/CF=Combining Form

용어[발음기호]	의미		구성요소	정의
corpus luteum [**KOR**-puss **LOO**-tee-um]	황체		corpus Latin *body* luteum Latin *yellow*	난포에 유착된 부분으로 형성된 노란 모양
endometrium [en-doh-**ME**-tree-um]	자궁내막	S/ P/ R/CF	-um *tissue* endo- *within, inside* -metr/i- *uterus*	자궁의 안쪽 내벽
endometrial (adj) [en-doh-**ME**-tree-al]	자궁내막의	S/	-al *pertaining to*	자궁의 안쪽 내벽에 관한
fallopian tubes (uterine tubes) [fah-**LOW**-pee-an]	난관		Gabrielle Fallopio, Italian anatomist, 1523~1562	자궁저부에 연결된 자궁관
fimbria [**FIM**-bree-ah] **fimbriae (pl)** [**FIM**-bree-ee]	술, 가장자리, 채		Latin *fringe*	술(채, 가는 털) 같은 모양
fundus [**FUN**-dus]	기저		Latin *botton*	위, 난관의 입구 위에 둥글게 된 자궁의 맨 윗부분
involution [in-voh-**LOO**-shun]	퇴화	S/	-ion *process*	크기의 감소
involute (verb) [in-**VOH**-loot]	퇴화하다	P/ R/	in- *in* -volut- *shrink*	
menarche [meh-**NAR**-key]	초경	S/ R/	-arche *beginning* men- *month*	첫 월경 기간
myometrium [my-oh-**MEE**-tree-um]	자궁근층	S/ R/CF R/CF	-um *tissue* my/o- *muscle* -metr/i- *uterus*	자궁의 근육벽
os [**OS**]	개구, 입구		Latin *mouth*	관의 입구(예: 경부)
pubarche [pyu-**BAR**-key]	음모발현	S/ R/	-arche *beginning* pub- *pubis*	음모와 치모의 성장 시작
thelarche [thee-**LAR**-key]	유방발육	S/ R/	-ist *specialist* thel- *breast, nipple*	유방 발달의 시작
uterus [**YOU**-ter-us]	자궁		Latin *womb*	수정란이 태아로 발달하는 장기는 자궁. 자궁은 임신 동안 배아/태아의 양육과 성장을 위해 특별히 설계된 기관
uterine (adj) [**YOU**-ter-in]	자궁의	S/	-ine *pertaining to*	자궁과 관련된 용어는 "자궁의" 또는 "자궁과 관련된"
uterine tubes [You-ter-ine **TUBES**] **(also called falloplan tubes)** [fah-**LOH**-pee-an **TUBES**]	자궁관 (나팔관)	R/	uter- *uterus* Gabrielle Falloppio, Italian anatomist, 1523~1562	자궁에서 복강으로 연결되는 관, 난소에서 자궁으로 난자를 운반하는 관은 난관이라고 불림

15.3 ▸ 여성 생식계의 장애

1 난소의 장애

1. 난소 낭종

난소 낭종(ovarian cyst)은 액체로 차 있는 주머니로 배란 동안에 종종 형성될 수 있다. 난소 낭종은 일반적으로 양성이며 꼬임, 출혈 혹은 파열되지 않는 이상 증상이 나타나지 않는다.

두 난소에 다수의 난포 낭종이 형성되는 장애는 다낭난소증후군(polycystic ovarian syndrome, PCOS)이다(그림 15.6). 반복되는 낭종 형성은 난자의 성숙이나 방출을 막기 때문에 배란이 일어나지 않으며 프로제스테론이 생성되지 않는다. 프로제스테론을 제외하고도 여성의 성주기가 불규칙하거나 부재하게 된다.

난소 낭종은 배란을 막고 여드름을 생성하는 안드로젠을 생산하며, 두피 전면의 남성형 탈모와 체중 증가를 유발한다. 또한, 다낭난소증후군은 여성의 자궁내막암, 2형당뇨병, 고콜레스테롤혈증, 고혈압 및 심장질환을 증가시킨다.

난소암(ovarian cancer)은 자궁내막암에 이어 두 번째로 흔한 부인과 암이다. 하지만 자궁암은 어느 부인과 암보다도 사망률이 높다. 증상은 질환과정에서 늦게 나타나며 일반적으로 모호하다. 치료법은 종양을 수술적으로 제거하는 것과 화학요법으로 관리하는 것이다. 5년 생존율이 20% 이하이다.

일차무월경(원발성 무월경, primary amenorrhea)은 16세까지 월경을 하지 않는 여성에게 나타난다. 이는 사춘기의 다른 징후들과 함께 나타나거나 그렇지 않을 수 있다.

일차무월경이 증가하는 이유는 영양실조에 따른 극단적인 체중 손실, 다이어트, 식욕이상항진증 혹은 거식증, 일부 어린 체조선수처럼 지나친 운동, 심각한 비만 그리고 만성질환 때문이다. 치료법은 원인에 따른 치료이다.

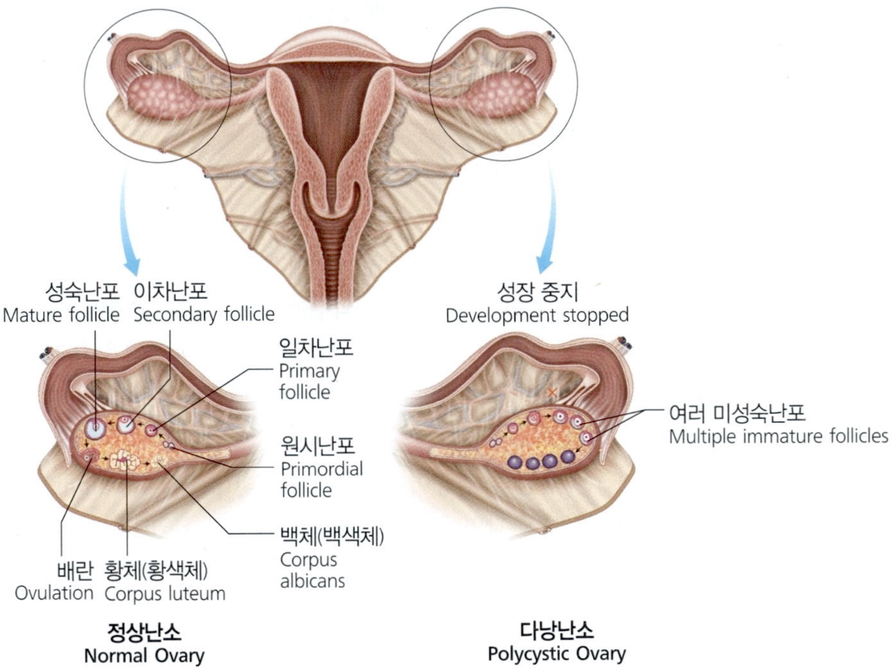

그림 15.6 정상난소와 다낭난소의 비교

이차무월경(속발성 무월경, secondary amenorrhea)은 월경이 규칙적이던 여성이 임신이나 폐경(menopause)이 아님에도 불구하고 세 번 이상 월경을 건너뛰는 것이다.

이차무월경이 증가하는 이유는 다낭난소증후군과 같은 난소 장애, 지나친 체중 감량, 낮은 체지방률(예: 체조선수) 또는 과도한 운동(예: 마라토너), 항우울제를 포함하는 특정 약물 때문이다.

일차월경통(원발성 월경통, primary dysmenorrhea) 혹은 월경전증후군(premenstrual syndrome, PMS)은 월경 시 통증 혹은 불편감과 관련 있다. 통증은 종종 월경 1~2일 전 시작하며, 월경 첫날에 최고조에 이르고 서서히 사라진다.

› 용어구성 및 정의

S=Suffix P=Prefix R=Root R/CF=Combining Form

용어[발음기호]	의미	구성요소		정의
amenorrhea [a-men-oh-**REE**-ah]	무월경	S/ P/ R/CF	-rrhea *flow, discharge* a- *without* -men/o- *menses*	월경 흐름의 부재 또는 비정상적 중단
dysmenorrhea [dis-men-oh-**REE**-ah]	월경통	S/ P/ R/CF	-rrhea *flow, discharge* dys- *painful or difficult* -men/o- *menses*	고통스럽고 힘든 월경
menopause [**MEN**-oh-paws] (**Note:** 이 용어는 접미사 없이 결합형과 어근만으로 이루어져 있음)	폐경	R/ R/CF	-pause *cessation* men/o- *menses*	월경 기간의 영구적인 종료
menopausal (adj) [**MEN**-oh-paws-al]	폐경의	S/	-al *pertaining to*	폐경에 관하여
polycystic [pol-ee-**SIS**-tik]	다낭의	S/ P/ R/	-ic *pertaining to* poly- *many* -cyst- *sac*	다수의 낭으로 구성된
premenstrual [pree-**MEN**-stru-al]	월경 전의	S/ P/ R/	-al *pertaining to* pre- *before* -menstru- *menses*	월경 직전 시간에 관하여
primary [**PRY**-mair-ee]	일차의, 원발의		Latin *first*	첫 번째 질환 또는 증상 이후 합병증처럼 다른 증상이 발생할 수 있다.
secondary [**SEK**-ond-air-ee]	이차의, 속발의		Latin *following or second*	원발성 질환 또는 증상에 따른 질환 또는 증상

2. 자궁과 난관의 장애

자궁내막증(endometriosis)은 가임기 미국 여성 10명 중 1명에게 영향을 미치는 것으로 알려져 있다. 자궁내막은 난관, 난소 및 골반 복막의 자궁 외부에서 이식된다. 변위된 자궁내막은 매달 주기적으로 이동한다. 이는 두껍고 출혈이 있으며, 낭종 및 반흔조직을 초래하며 통증을 일으킨다. 자궁내막증의 원인은 알 수 없다. 치료법은 복강경검사를 통해 비정상조직을 제거하는 것을 포함한다.

난관염(자궁관염, salpingitis)은 난관의 염증이며 골반염증질환(pelvic inflammatory disease, PID)의 한 부분이다. 박테리아에 감염에 의한 성병[성매개질환, sexually transmitted disease(STD)]은 질을 통해 퍼지기도 한다. 증상은 약한 복부 통증, 발열 및 질 분비물이다. 항생제 치료를 실시한다.

3. 자궁탈출증

자궁은 보통 골반저근육, 인대 및 연결된 조직에 의해 지지된다. 그러나 난산, 노화, 비만, 운동 부족, 만성 기침 및 만성 변비는 자궁의 조직을 약하게 만들 수 있어 자궁이 질로 내려앉는 원인이 된다(그림 15.7). 자궁탈출증(uterine prolapse)은 방광과 질 전벽의 탈출(cystocele) 또는 직장과 질 후벽의 탈출(rectocele)을 동반한다.

자궁탈출증의 치료로는 자궁을 지지하기 위해 질 속으로 삽입하는 개별맞춤 질 좌약을 사용할 수 있다. 천골질고정술(mesh patch를 골반저에 삽입) 또는 질식 자궁절제술(질을 통해 자궁을 제거) 같은 외과적 수술은 좋은 성과를 거둔다. 자궁의 후굴은 여성의 20%에서 찾아볼 수 있는 정상적인 변형이다. 후굴에서 자궁은 앞쪽(anteversion) 대신에 뒤쪽으로 기울어져 있다. 이 또한 느슨한 골반근육과 인대, 골반 유착(자궁관 염에 따른 골반 내 반흔조직) 또는 골반염증성 질환에 의해 야기될 수 있다. 자연적인 후굴은 증상이 없으며 치료 또한 일반적으로 필요하지 않다.

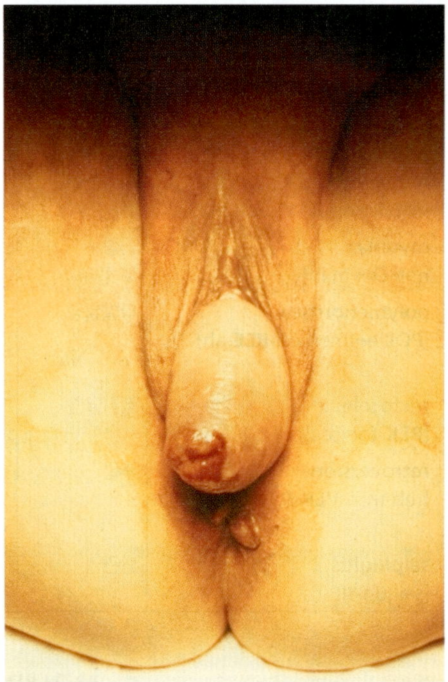
그림 15.7 질로 튀어나온 탈출된 자궁

4. 자궁유섬유종

자궁유섬유종(uterine fibroids)은 가임기 동안 나타나는 비암성 종양이다. 여성 네 명 중 세 명이 가지고 있지만 네 명 중 한 명만이 월경과다(menorrhagia), 자궁출혈(metrorrhagia), 다발월경(polymenorrhea), 요통 및 골반 통증의 자궁유섬 유종 증상을 경험한다.

유섬유종은 섬유근종(fibromyomas), 평활근종(leiomyomas) 또는 근종(myomas)이라 부르기도 한다(그림 15.8). 유섬유종은 자궁근층(myometrium)에서 발생하며 주위 조직으로부터 창백하고 단단하며 고무 같은 종괴 분리를 초래한다. 유섬유종은 파종부터 자궁을 일그러뜨리는 큰 종괴까지 크기가 각기 다르다. 자궁강으로부터 돌출될 수 있으며 과다월경이나 자궁 밖, 방광 또는 직장의 압박이 야기되면 증상이 나타난다. 치료방법은 근종적출술 및 병소초음파수술(FUS) 등 다양하다. 자궁절제술은 큰 수술이며 최후의 수단으로서 고려하고 있다.

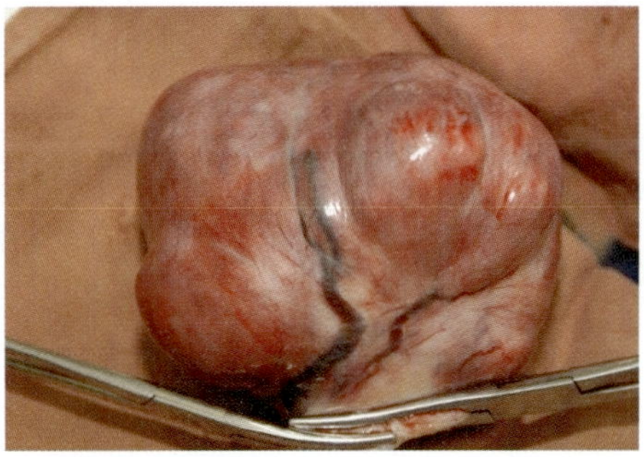
그림 15.8 자궁 내에 큰 삼중층 유섬유종

› 용어구성 및 정의

S=Suffix P=Prefix R=Root R/CF=Combining Form

용어[발음기호]	의미	구성요소		정의
anteversion [an-teh-**VER**-shun]	전경	S/ P/ R/	-ion *action, condition* ante- *forward* -vers- *turn*	전방 변위 또는 기울어진 구조(이 경우, 자궁을 말함)
cystocele [**SIS**-toh-seal]	방광탈출	S/ R/CF	-cele *hernia* cyst/o- *bladder*	질 전벽으로의 방광탈출
fibroid [**FIE**-broyd]	유섬유종	S/ R/	-oid *resembling* fibr- *fiber*	섬유성 조직과 유사한 자궁 종양
fibromyoma [**FIE**-broh-my-**OH**-mah]	섬유근종	S/ R/CF R/	-oma *tumor, mass* fibr/o- *fiber* -my- *muscle*	평활근과 섬유성 조직을 포함하는 것에서 파생된 양성 신생물

(계속)

용어[발음기호]	의미	구성요소		정의
leiomyoma [**LIE**-oh-my-**OH**-mah]	평활근종	S/ R/CF R/	-oma *tumor, mass* lei/o- smooth -my- *muscle*	평활근에서 파생된 양성 신생물
menorrhagia [men-oh-**RAY**-jee-ah]	과다월경	S/ R/CF	-rrhagia *flow, discharge* men/o- menses	과도한 월경 출혈
metrorrhagia [**MEH**-troh-**RAY**-jee-ah]	자궁출혈	S/ R/CF	-rrhagia *flow, discharge* metr/o- *uterus*	불규칙한 월경 사이에 나타나는 자궁의 출혈
myoma [my-**OH**-mah]	근종	S/ R/	-oma *tumor, mass* -my- *muscle*	근육의 양성 종양
polymenorrhea [**POL**-ee-men-oh-**REE**-ah]	다발월경	S/ P/ R/CF	-rrhea *flow* poly- *many, excessive* -men/o- *menses*	정상 빈도보다 잦은 월경
rectocele [**REK**-toe-seal]	직장탈출	S/ R/CF	-cele *hernia* rect/o- *rectum*	질로의 직장 탈장
retroversion [reh-troh-**VER**-shun]	후굴	S/ P/ R/	-ion *action, condition* retro- *backward* -vers- *turn*	자궁의 끝이 뒤쪽을 향하는
salpingitis [sal-pin-**JIE**-tis]	난관염	S/ R/	-itis *inflammation* salping- *tube*	난(자궁)관의 염증

5. 자궁내막암

자궁내막암(endometrial cancer)은 미국의 여성에서 폐암, 유방암, 위암 다음으로 네 번째로 흔한 암이다. 매년, 미국에서 4만여 건의 새로운 사례가 진단되며, 대부분 60~70세 사이의 여성이다. 가장 빈번한 증상은 폐경 후 질 출혈이다.

자궁경부암(cervical cancer)은 자궁내막암보다는 발생빈도가 낮으며, 자궁경부암의 50%가 35~55세 사이에 발생한다. 매년 미국에서 약 10,000건의 새로운 사례가 진단된다. 초기 자궁경부암은 증상이 나타나지 않지만, 일상적인 자궁경부세포진검사에서 발견될 수 있다. 전암성(precancerous) 단계에서 비정상세포(이형성, dysplasia)는 오직 자궁경부의 외층에서 발견된다. 13종의 사람유두종바이러스(human papilloma virus, HPV)는 이형성세포를 암세포로 변형할 수 있다.

6. 비정상 자궁출혈의 다른 원인

기능장애자궁출혈(dysfunctional uterine bleeding)은 대상자의 자궁출혈에서 아무 원인도 찾을 수 없을 때 사용되는 용어이다.

자궁내막용종(endometrial polyps)은 자궁내막의 양성 종양으로, 불규칙하고 과다한 출혈을 일으킬 수 있다.

2 폐경

폐경(menopause)은 임신이 아님에도 1년 동안 월경을 하지 않은 여성에게 진단된다. 정상적이고 자연스러우며 생물학적 과정에서 에스트로젠과 프로제스테론 수치는 40세 전후로 감소하기 시작하며, 45~55세 사이에서 월경이 멈추는 경우가 가장 많다.

에스트로젠과 프로제스테론이 없으면 자궁, 질 및 유방이 위축되고 골다공증의 위험이 커진다. 혈관은 호르몬 수준 변화에 대한 반응으로 수축 및 확장하고 폐경 특유의 '홍조(hot flashes)'를 야기할 수 있다.

› 용어구성 및 정의

S=Suffix P=Prefix R=Root R/CF=Combining Form

용어[발음기호]	의미	구성요소		정의
cancer [KAN-ser]	암		Latin *crab*	악성 신생물에 대한 일반적인 용어
cancerous (adj) [KAN-ser-us]	암의, 암성의		-ous *pertaining to* cancer- *cancer*	악성 신생물과 관련된
dysfunctional [dis-**FUNK**-shun-al]	기능장애	S/ P/ R/	-al *pertaining to* dys- *painful, difficult* -function- *perform*	성능의 어려움
dysplasia [dis-**PLAY**-zee-ah]	이형성	S/ P/ R/	-ia *condition* dys- *painful, difficult* -plass- *development, formation*	비정상적인 조직 형성
dysplastic (adj) [dis-**PLAS**-tik]	이형성의	S/	-tic *pertaining to*	비정상적인 조직 형성 또는 그와 관련된
endometriosis [**EN**-doh-me-tree-**OH**-sis]	자궁내막증	S/ P/ R/CF	-osis *condition* endo- *within, inside* -metr/i- *uterus*	자궁 이외의 기능을 하는 자궁내막조직
menopause [**MEN**-oh-pawz] (**Note:** 이 용어는 접미사 없이 결합형과 어근만으로 이루어져 있음)	폐경기	R/ R/CF	-pause *cessation* men/o- *menses*	월경 기간의 영구적인 종료
menopausal (adj) [**MEN**-oh-pawz-al]	폐경기의	S/	-al *pertaining to*	폐경기에 관하여

3 여성 불임과 피임

1. 여성 불임

불임(infertility)은 피임하지 않은 성관계 시 1년이 지나도 임신이 되지 않는 것이다. 이는 모든 커플의 10~15%에 영향을 미친다. 불임의 원인은 다음을 포함한다.

- 35%가 오직 여성 요인
- 30%가 오직 남성 요인
- 20%가 경우 여성과 남성 요인
- 15%가 알 수 없는 요인

여성 불임의 원인은 난관의 반흔, 자궁의 이상 구조 및 드문 배란을 포함한다. 치료는 불임 평가 결과에서 확인된 근본적인 원인에 적용된다.

2. 피임

피임(contraception)은 임신을 방지한다. 다음은 일반적인 피임방법에 대한 설명이다.

- 행동피임법: 금욕(abstinence), 질외사정(coitus interruptus) 및 주기피임법(rhythm method)을 포함한다. 질외사정이나 주기피임법은 실패율이 20%에 달한다.
- 차단피임법:
  - 콘돔(condom)은 남성과 여성에게 사용할 수 있다(그림 15.9).

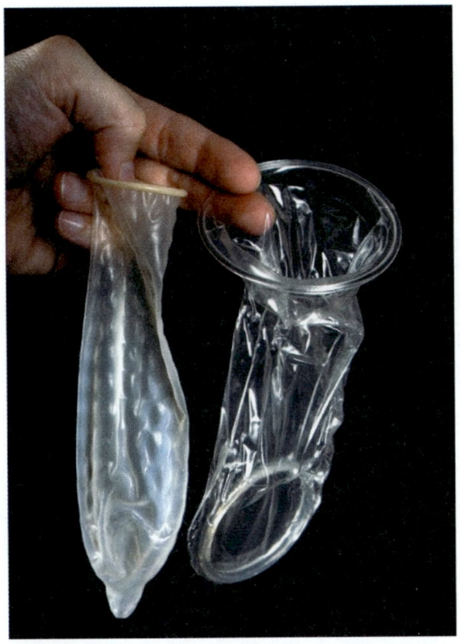

그림 15.9 남성 및 여성 콘돔

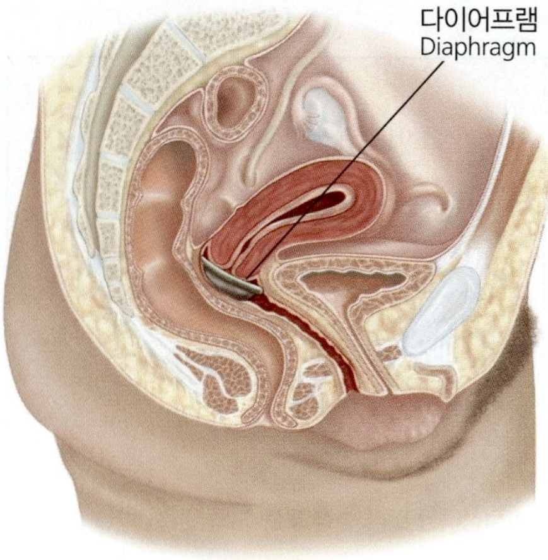

그림 15.10 다이어프램

실패율은 5~10%이다.

- 다이어프램(diaphragm)(그림 15.10)과 라텍스 또는 고무 돔으로 구성된 자궁경부 캡(cervical cap)은 질로 삽입되며 자궁경부 위에 위치한다. 살정제와 함께 사용할 때, 실패율은 5~10%이다.
- 살정제(spermicidal foam)와 젤은 질 안으로 삽입된다. 자신의 마음대로 사용할 경우, 실패율은 25%이다.

• 자궁내장치(Intrauterine devices, IUDs): 자궁 내로 삽입되며 1~4년 동안 자궁 내에 남아있는 T자 모양의 탄력적인 플라스틱 또는 구리 장치이다. 실패율은 3% 미만이다.

• 호르몬피임법:
  - 경구피임법(경구피임약, oral contraceptives)은 여포성 발육과 배란을 막기 위해 에스트로젠과 프로제스테론의 혼합물을 이용한다. 경구피임법은 보통 일관되지 않은 알약 포장 때문에 5%의 실패율을 갖는다.
  - 에스트로젠/프로제스테론 패치(estrogen/progestin patches)는 피부를 통해 호르몬을 전달하며, 실패율은 1% 이하이다.
  - Depo-Provera와 같은 프로제스테론(황체호르몬) 주사를 3달마다 투약하는 것으로 실패율은 1% 이하이다.
  - Norplant와 같은 프로제스틴 이식(implanted progestins)은 다공성 실리콘 튜브를 피부 밑에 삽입하고 5년 동안 천천히 프로제스틴을 방출한다. 실패율은 1% 이하이다.
  - Plan B와 같은 사후피임약(morning-after pills)은 배란을 막거나 늦추기 위해 다량의 프로제스틴을 함유한다. 이는 피임하지 않은 성관계 후 72시간 이내에 복용할 때 효과가 있으며 사후피임약의 실패율은 약 10%이다.
  - 미페프리스톤(RU486)은 프로스타글란딘과 함께 복용할 때 유산을 일으킨다. 이는 8%의 실패율을 갖는다.

3. 외과적 방법

난관결찰(자궁관묶음, tubal ligation)은 복강경검사와 함께 시행된다. 각각의 난관을 자르고, 분절을 제거하며, 끝부분을 묶고 소작한다. 이 피임법의 실패율은 1% 이하이다.

› 용어구성 및 정의

S=Suffix P=Prefix R=Root R/CF=Combining Form

용어[발음기호]	의미	구성요소		정의
coitus [**KOH**-it-us]	성교		Latin *come together*	성행위
postcoital (adj) [post-**KOH**-ih-tal]	성교 후의	S/ P/ R/	-al *pertaining to* **post-** *after* -coit- *sexual intercourse*	성행위 후
contraception [kon-trah-**SEP**-shun]	피임	S/ P/ R/	-ion *action, condition* **contra-** *against* -cept- *receive*	임신의 방지
contraceptive [kon-trah-**SEP**-tiv]	피임약 또는 기구	S/	-ive *quality of*	임신을 방해하는 물질

(계속)

용어[발음기호]	의미	구성요소		정의
diaphragm [**DIE**-ah-fram] (**Note:** 흉부와 복강을 분리하는 근육인 횡격막을 의미하기도 한다)	다이어프램		Greek *partition or wall*	임신을 방지하기 위해 질 안으로 삽입하는 링이나 돔 모양의 물질
insemination [in-sem-ih-**NAY**-shun]	수정	S/ P/ R/	-ation *process* in- *in* -semin- *semen*	질 안으로 정액의 진입
inseminate (verb) [in-**SEM**-in-nate]	수정시키다	S/	-ate *pertaining to*	질 안으로 정액이 전해지는 것
in vitro fertilization (IVF) [**IN VEE**-troh **FER**-til-ih-**ZAY**-shun]	체외수정	P/ S/ R/	in *in* vitro, Latin *glass* -ization *process of creating* fertil- *able to conceive*	실험용 접시에서 정자와 난자가 수정되며 결과적으로 자궁 내에 태아가 위치하는 것
progestin [pro-**JESS**-tin]	황체호르몬	S/ P/ R/	-in *substance* pro- *before* -gest- *produce, gestation*	합성 프로제스테론

15.4 ▸ 임신

1 수정과 발달

1. 수정

난소에서 배출될 때 난자는 자궁으로 가는 데 72시간이 소요된다. 하지만 생존하기 위해서는 12~24시간 이내에 수정되어야 하므로, 수정(fertilization)은 난관의 말단 1/3 지점에서 일어난다.

피임하지 않은 성관계 시 남성의 사정과 함께 자궁경부와 가까운 질 안으로 200만~600만 개 사이의 정자가 들어간다. 자궁을 통해 난관 안으로 이동하는 데는 한 시간 정도가 소요되며, 약 2,000~3,000개의 정자가 난자에 도달한다. 이 정자 중 일부는 난자와 수정할 하나의 정자를 위한 통로를 확보하기 위해 난자의 외층을 뚫고 들어간다(그림 15.11). 수정된 후 난자(egg)는 접합체(zygote)가 된다.

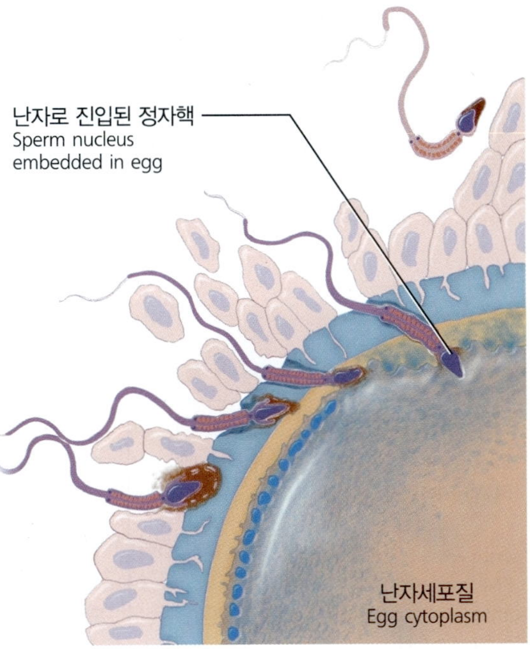

그림 15.11 ▸ 수정

2. 착상

여전히 난관 안에 있는 동안 접합체는 분열한다. 액체로 채워진 강(cavity)이 발달하며 접합체는 주머니배(blastocyst; 배아로 발전하는 첫 2주)가 된다. 수정 후 일주일에 주머니배는 자궁강(uterine cavity)으로 들어가고 자궁내막 안으로 파고들며 착상(implantation)이 일어난다. 주머니배의 세포 집단은 배아로 분화된다. 자궁내막세포와 함께 주머니배의 나머지 세포는 태반(placenta)을 형성한다.

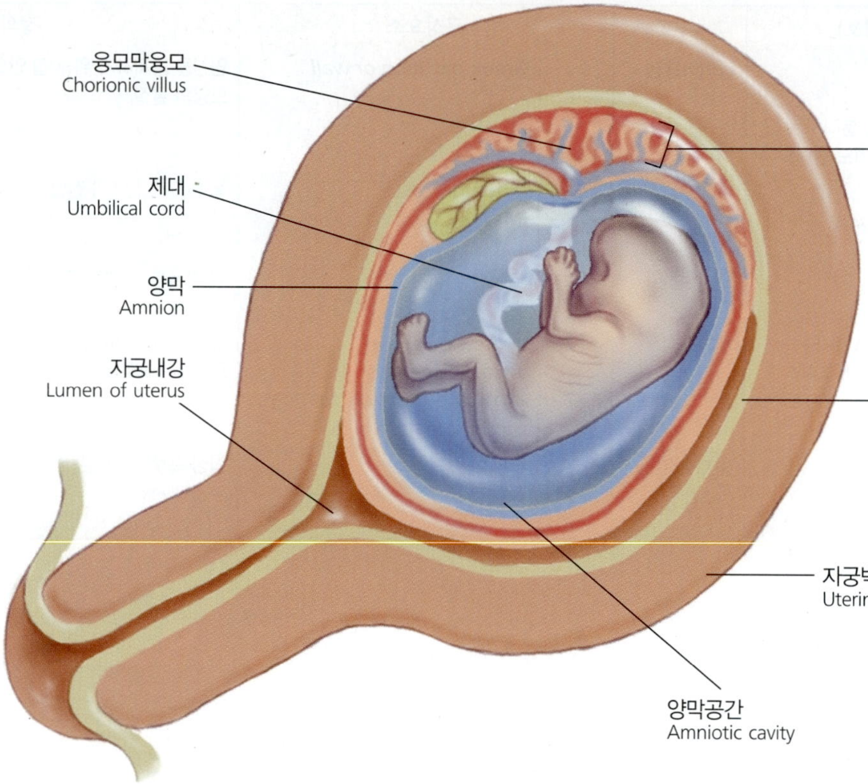

그림 15.12 13주 차의 배아와 태반

3. 태반

태반(placenta)은 임신이 진행되는 동안 크기가 증가하는 원반 모양의 조직이다(그림 15.12). 태아와 마주 보는 표면은 부드러우며 탯줄(umbilical cord)이 발생한다. 자궁벽에 부착되어 있는 표면은 융모막융모(chorionic villi)라 일컫는 나무 같은 구조로 구성되어 있다. 융모의 세포들은 산모와 태아의 순환을 별도로 유지하고 매우 얇아 가스, 영양소 및 노폐물의 교환을 가능하게 한다.

용어구성 및 정의

S=Suffix P=Prefix R=Root R/CF=Combining Form

용어[발음기호]	의미	구성요소		정의
blastocyst [**BLAS**-toe-sist]	주머니배	S/ R/CF	-cyst *cyst, bladder* blast/o- *germ or immaturecell*	첫 2주에 배아로 발달
embryo [**EM**-bree-oh] **embryonic (adj)** [em-bree-**ON**-ic]	배아 배아의	 S/ R/	Greek *a young one* -ic *peraining to* embryon- *embryo*	수정부터 두 달까지 유기체로 발달 배아와 관계된
fertilize (verb) [**FER**-til-ize] **fertilization (noun)** [**FER**-til-ih-**ZAY**-shun]	수정시키다 수정	 S/ R/	Latin *make fruitful* -ation *process* fertiliz- *make fruitful*	난자 안으로 정자가 침투한다. 남성 정자와 여성 난자의 결합
fetus [**FEE**-tus] **fetal (adj)** [**FEE**-tal]	태아 태아의	 S/ R/	Latin *offspring* -al *pertaining to* fet- *fetus*	임신 8주 후부터 출생까지의 인간 유기체 태아와 관계된

(계속)

용어[발음기호]	의미	구성요소		정의
implantation [im-plan-**TAY**-shun]	착상	S/ P/ R/	-ation *process* im *in* -plant- *to plant, insert*	자궁내막에 수정란의 부착
placenta [plah-**SEN**-tah]	태반		Latin *a cake*	모체와 태아 사이의 대사 흐름을 가능하게 하는 장기
zygote [**ZIGH**-goat]	접합체		Greek *joined together*	정자와 난자의 결합으로 만들어진 세포

태반의 기능은 다음과 같다.

- 모체에서 태아로 영양소와 산소를 이동시킨다.
- 태아에서 모체로 질소 노폐물과 이산화탄소를 이동시킨다.
- 모체의 항체들과 호르몬을 태아로 이동시킨다.
- 에스트로젠과 프로제스테론과 같은 호르몬을 분비한다.

불행하게도 일부 바람직하지 않은 물질과 많은 약물도 태반을 통과할 수 있다. HIV와 풍진 바이러스, 매독을 초래하는 박테리아, 알코올, 흡연으로 인한 니코틴과 일산화탄소, 아스피린에서 헤로인 및 코카인에 이르는 약물 등은 태반을 통과하여 태아에게 해로운 영향을 미친다.

현재 임신 동안 태아의 건강검진을 실시하는 일반적인 두 가지 방법이 있다. 양수천자(amniocentesis, 양수의 제거)와 융모막융모 채취[chorionic villus sampling (CVS), 조직검사를 통해 제거된 융모막융모세포의 샘플] 둘 다 염색체이상과 유전적 태아결손을 위해 실시한다.

4. 배아

배아기(embryonic period)는 2~8주까지 발생한다. 이 시기 동안에 배아(embryo)의 외부 구조와 내부 장기의 대부분이 태반, 제대, 양막(amnion, 태아 주위에서 양수로 채워진 막) 및 융모와 함께 형성된다. 양막은 배아를 감싸면서 성장한다. 8주에 배아의 모든 기관계가 존재한다. 배아는 길이가 약 2.5 cm (1 inch) 정도이고, 이제 공식적으로 태아(fetus)가 된다.

5. 태아

태아기(fetal period)는 8주에서 출생까지 계속된다. 8주 차에 심장이 박동한다. 12주에 뼈는 석회화되기 시작하며 외부 생식기는 남성 또는 여성으로 구분될 수 있다. 4개월에 배냇솜털(lanugo)이라 일컫는 솜털이 신체에 나타난다. 5개월에 골격근이 활성화되며, 임신(gestation) 16~22주 사이에 아기의 움직임이 느껴진다(그림 15.13). 태지(vernix caseosa)라 일컫는 보호물질이 피부를 감싼다. 6~7개월에 몸무게가 증가하며 체지방이 저장된다.

38주에 아기는 열 달을 다 채웠으며 출생할 준비가 된다.

임신 기간은 3개월마다 나뉜다. 임신 첫 3개월은 12주까지이다. 두 번째는 13주부터 24주까지, 세 번째는 25주에서 출산까지이다.

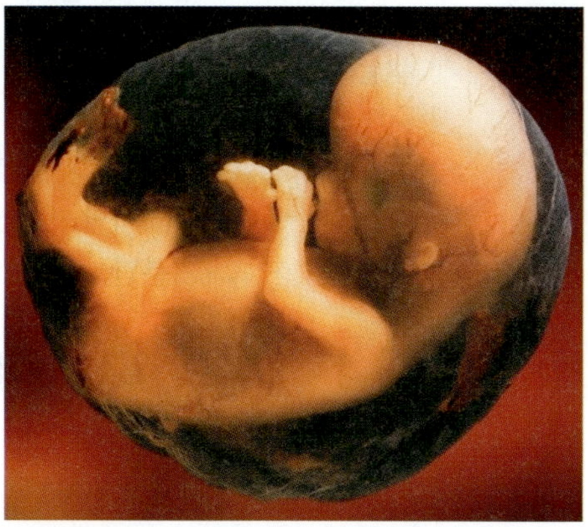

그림 15.13 20주 차의 성장 중인 태아

› 용어구성 및 정의

S=Suffix P=Prefix R=Root R/CF=Combining Form

용어[발음기호]	의미		구성요소	정의
chorion [**KOH**-ree-on]	융모막		Greek *membrane*	태반을 형성하는 태아막 융모막과 관계된
chorionic (adj) [koh-ree-**ON**-ik]	융모막의	S/ R/	-ic *pertaining to* chorion- *chorion*	
chorionic villus [**VILL**-us]	융모막융모		villus, Latin *shaggy hair*	태반을 형성하는 배아융모막의 혈관 과정
conception [kon-**SEP**-shun]	임신		Latin *something received*	정자와 난자의 수정으로 접합체를 형성함

2 임신의 장애

다음은 임산부를 간호할 때 알아 둘 필요가 있는 임신 기간의 장애를 설명한다.

1. 자궁외임신

자궁외임신(ectopic pregnancy)은 난관에 장애물이 있어, 수정란이 자궁 안으로 이동하는 것이 방해받는 것이다. 대신 난자는 난관에서 성장을 계속할 것이다. 자궁외임신의 원인인 난관의 장애는 이전의 난관염, 골반염증질환(PID) 및 자궁내막증 등이 있다.

2. 자간전증과 자간증

자간전증(preeclampsia)은 임신 20주 이후에 비정상적인 모체의 혈압 상승이 갑자기 발생하며 얼굴 및 손과 발의 부종(종창)을 동반한다. 또한 단백뇨(소변에 단백질)를 동반한다. 심각한 자간전증은 뇌졸중, 출혈성 질환 및 모체와 태아의 사망으로 이어질 수 있다.

경련과 함께 자간전증의 증상 및 징후가 특징인 자간(eclampsia)은 생명을 위협할 수 있다. 즉시 입원하여 모체의 혈압 조절을 포함한 관리를 해야 한다. 성숙도와 관계없이 아기는 모체가 안정되는 대로 분만한다.

3. 양수이상

양수이상(amniotic fluid abnormalities)은 임신 2기에 발생하며 태아가 양수를 안으로 호흡하고 삼키는 것이다. 이는 위장관계와 폐의 성장을 촉진한다. 임신 3기(임신의 마지막 세 번째 세 달)에 전체 양수의 양은 1,100 mL이며 대부분 태아의 소변이다.

양수과소증(oligohydramnios)은 너무 적은 양수를 포함한 상태이다. 이는 태아결손 위험의 증가와 태아 성장 저해를 수반한다. 양수과소증의 원인은 알 수 없다.

양수과다증(polyhydramnios)은 양수과소증의 반대이며, 너무 많은 양의 양수를 포함한 상태이다. 이는 모체에 비정상적인 불편감과 호흡이상을 초래한다. 양수과다증은 조산(조기분만, preterm delivery) 및 태반 문제, 태아 성장 저해를 수반한다.

4. 임신당뇨병

일부 임산부의 경우 인슐린의 생산량이 줄어들어 고혈당이 야기된다. 임신당뇨병(gestational diabetes mellitus, GDM)은 자간전증과 2형당뇨병의 위험을 높인다. 신생아(newborn child)의 주산기(출생전후기, perinatal) 사망률, 분만외상 및 신생아(neonatal) 저혈당의 위험이 커진다. 이후 엄마와 아기 모두 2형당뇨병과 비만의 위험이 커진다.

5. 임신입덧

임산부의 80%는 어느 정도의 '입덧'을 경험한다. 임신 2~12주 사이가 가장 심하며 임신 중기에 해결된다. 일부 여성에서는 오심이 지속되며 구토가 극심하고 탈수로 이어질 수 있다. 이러한 상태를 임신입덧(hyperemesis gravidarum)이라고 일컫는다. 심각한 경우에는 정맥으로 수액을 공급하기 위해 병원에 입원해야 할 수 있다.

6. 기형발생

기형발생(teratogenesis)은 장기와 구조가 형성되는 태아의 조기발육 동안 모체에 영향을 주는 화학적 인자에 의한 태아 기형의 산실—선천기형(congenital malformations)—이다. 모든 약물은 손쉽게 태반을 통과한다. 기형발생은 알코올, 이소레티노인(여드름 치료제), 발프로산(항경련제) 및 풍진 바이러스를 포함한다.

› 용어구성 및 정의

S=Suffix P=Prefix R=Root R/CF=Combining Form

용어[발음기호]	의미	구성요소		정의
amnion [**AM**-nee-on]	양막		**Greek** *membrane around fetus*	양수를 함유한 태아 주위의 막
amniotic (adj) [am-nee-**OT**-ik]	양막의	S/ R/CF	**-tic** *pertaining to* **amni/o-** *amnion, fetal membrane*	양막과 관계된
ectopic [ak-**TOP**-ik]	자궁외의	S/ R/	**-ic** *pertaining to* **ectop-** *on the outside, displaced*	잘못 놓인, 정상 위치가 아닌
gestation [jes-**TAY**-shun]	임신	S/ R/	**-ion** *action, condition* **gestat-** *pregnancy*	수정에서 출산까지
gestational (adj) [jes-**TAY**-shun-al]	임신의	S/	**-al** *pertaining to*	임신과 관계된
lanugo [la-**NYU**-go]	배냇솜털		**Latin** *wool*	태아 신체 위의 가늘고 부드러운 털
oligohydramnios [**OL**-ih-goh-high-**DRAM**-nee-os]	양수과소증	R/CF R/	**oligo-** *scanty, too little* **-hydr-** *water*	너무 적은 양수
polyhydramnios [**POL**-ee-high-**DRAM**-nee-os]	양수과다증	R/ P/	**-amnios** *amnion* **poly-** *many, excessive*	너무 많은 양수
preeclampsia [pree-eh-**KLAMP**-see-uh]	자간전증	S/ P/ R/	**-ia** *condition* **pre-** *before* **-eclamps-** *shining forth*	임신 동안의 고혈압, 부종 및 단백뇨
preterm (premature) [pree-**TERM**]	조산아	P/ R/	**pre-** *before* **-term** *limit, end*	임신 37주 전에 태어난 아기
trimester [**TRY**-mes-ter]	석 달		**Latin** *of 3 months' duration*	전체 임신 기간의 1/3의 길이
vernix caseosa [**VER**-nicks kay-see-**OH**-sah]	태지		**vernix, Latin** *varnish* **caseosa, Latin** *cheese*	태아의 피부를 덮고 있는 치즈 물질(cheesy substance)

3 분만

분만(labor) 수축은 30초마다 시작된다. 이는 간헐적이어야 하는데 각 수축은 태반과 태아에게 모성 혈액 공급을 저지하기 때문이다. 분만의 고통은 수축 동안 자궁근육의 허혈(ischemia)로 인한 것이다.

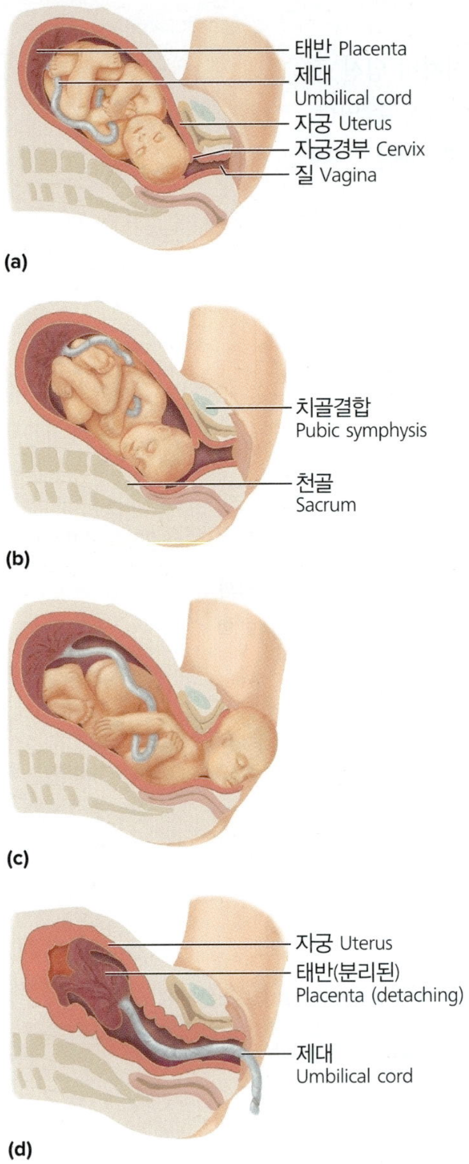

그림 15.14 **분만단계** (a) 1기: 조기확장, (b) 1기: 만기확장, (c) 2기: 태아의 만출, (d) 3기: 태반의 배출

분만은 3단계로 나뉜다(그림 15.14). 각각의 단계는 보통 초산부(primipara)가 다산부(multipara)보다 길다. 임신(pregnant)에 대한 또 다른 용어는 gravid이며 임신부를 gravida라고 부를 수 있다. 첫 임신을 한 여성을 primigravida(초임부)라고 한다.

1. 1기–자궁경부의 확장

첫 단계는 분만의 단계 중 가장 길다. 이는 다산부에서 몇 분, 초산부에서 하루 이상이 될 수 있다. 확장(dilation)은 아기의 머리와 동일한 직경으로 자궁경관이 확대되는 것이다(그림 15.14b). 확장이 일어남과 동시에 자궁경부의 벽은 얇아진다(소실, effacement). 확장 동안 태아막은 파열되고 양수가 배출된다.

2. 2기–태아의 만출

자궁의 지속적인 수축 동안 아기의 머리가 자궁경부와 질을 늘리기 때문에 부가적인 고통이 발생한다. 아기의 머리가 질 입구에 닿고 외음부가 늘어날 때 머리출현(crowning)이 되고 아이가 출생할 수 있다(그림 15.14c, 15.15). 때때로, 이 과정에서 외음부절개와 회음부절개(episiotomy)가 도움이 될 수 있다.

아기가 분만된 후 태반 정맥의 혈액이 아기에게로 배액되며, 제대는 두 곳을 클램프로 고정시키고 고정시킨 두 부분 사이를 자른다.

3. 3기–태반의 배출

아기가 분만된 후 자궁은 수축을 계속한다. 이는 자궁벽에서 태반이 떨어지도록 자극하고 질에서 태반을 방출한다(그림 15.14d).

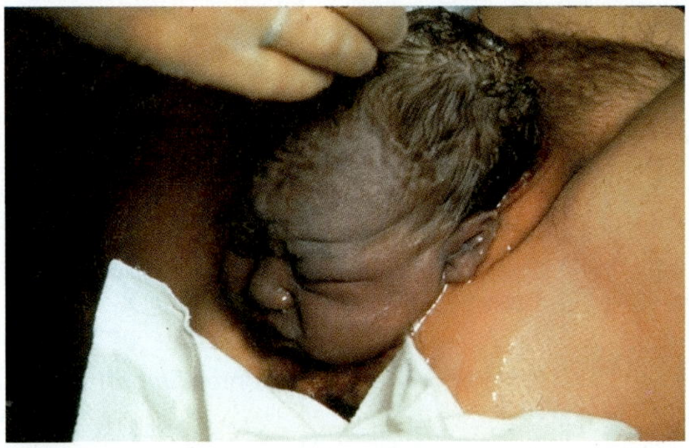

그림 15.15 **두위분만**

4. 산후기

산후(출산 후, postpartum) 6주를 산후기(puerperium)라고 한다. 자궁은 자궁 고유의 효소에 의한 자궁세포의 생체 내 자가소비(자가용해, autolysis)를 통해 원상태로 돌아간다(퇴축, autolysis). 이것은 약 10일 동안 지속되며 오로(lochia)라고 하는 산후질분비물을 생성한다.

› 용어구성 및 정의

S=Suffix P=Prefix R=Root R/CF=Combining Form

용어[발음기호]	의미		구성요소	정의
autolysis [awe-**TOL**-ih-sis]	자가용해	P/ R/	auto- *self, same* -lysis *destruction*	세포 안에서 효소에 의한 세포의 파괴
dilation [die-**LAY**-shun]	확장	S/ R/	-ion *process* dilat- *open out*	입구의 늘어남 또는 확대
effacement [ee-**FACE**-ment]	소실	S/ R/	-ment *resulting state* efface- *wipe out*	분만과 관련된 자궁경부의 얇아짐
episiotomy [eh-piz-ee-**OT**-oh-me]	외음절개	S/ R/CF	-tomy *surgical incison* episi/o- *vulva*	외음의 외과적 절개
gravid [**GRAV**-id] **gravida** [**GRAV**-in-dah]	임신의 임신부		Latin *pregnant* Latin *pregnant woman*	임신한 임신한 여자
hyperemesis [high-per-**EM**-eh-sis]	입덧	P/ S/	hyper- *excessive* -emesis *vomiting*	과도한 구토
labor [**LAY**-bore]	분만, 출산		Latin *toil, suffering*	태아의 만출 과정
lochia [**LOW**-kee-uh]	산후 질분비물		Greek relating *to childbirth*	출산에 따른 질 분비물
multipara [mul-**TIP**-ah-ruh]	다산부	P/ R/	multi- *many* -para *to bring forth*	2명 이상의 아이를 출산한 여성
neonate [**NEE**-oh-nate] **neonatal (adj)** [**NEE**-oh-**NAY**-tal] (**Note:** 다음 모음으로 인해 어근의 'e'가 삭제됨)	신생아 신생아의	R/CF R/ S/	neo- *new* -nate *born* -al *pertaining to*	새로 태어난 아이 신생아 혹은 신생아기에 관련된
perinatal [per-ih-**NAY**-tal]	주산기의	S/ P/ R/	-al *pertaining to* peri- *aruond* -nat- *birth*	출생 전후의 시기
postpartum [post-**PAR**-tum]	산후의	P/ R/	post- *after* -partum *childbirth, to bring forth*	분만 후
primigravida [pree-mih-**GRAV**-ih-dah]	초임부	P/ R/	primi- *first* -gravida *pregnancy*	첫 임신의 여성
primipara [pry-**MIP**-ah-ruh]	초산부	P/ R/	primi- *first* para- *to bring forth*	처음으로 출산한 여성
puerperium [pyu-er-**PER**-ee-um] (**Note:** 이 용어는 어근으로만 구성됨)	산후기	R/ R/	puer- *child* -perium *a bringing forth*	자궁이 원상태로 돌아가는 출산 후 6주의 기간
teratogen [**TER**-ah-toe-jen] **teratogenic (adj)** [**TER**-ah-toe-**JEN**-ik] **teratogenesis** [**TER**-ah-toe-**JEN**-eh-sis]	기형원 기형 발생의 기형 발생	S/ R/CF S/ S/	-gen *create, produce* terat/o- *monster, malformed fetus* -ic *pertaining to* -esis *condition*	태아 기형을 일으키는 물질 태아 기형을 일으키는 태아 기형 유발에 관여하는 과정

4 분만 장애

산소의 결핍으로 인한 태아절박가사(fetal distress)는 드물게 나타나는 분만의 합병증이지만 인식되지 않을 경우 유해하다. 분만 동안 전자태아심장 모니터로 관찰한다. 치료는 모체

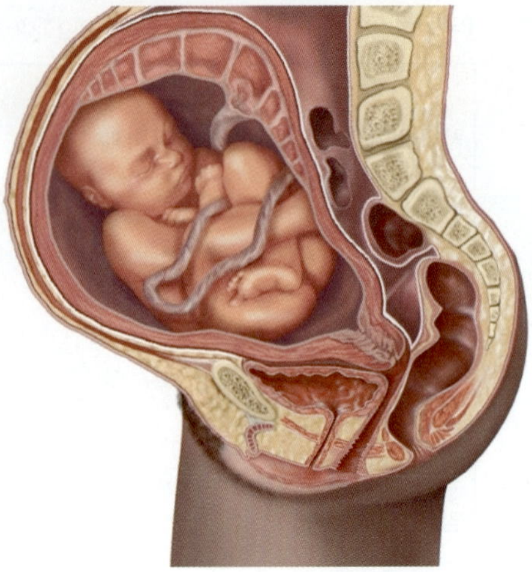

그림 15.16 둔위

에 산소를 공급하거나 정맥 수액 주입을 증가시킨다. 만약 가사가 지속될 경우, 겸자 분만, 진공 분만 또는 제왕절개(cesarean section, C-section)를 통해 아기를 가능한 한 빨리 분만해야 한다.

만약 아기가 후방에 맞닿아 거꾸러진(두정위) 자세가 아닐 경우 태아의 비정상적 자세는 분만 시작 시 발생한다. 비정상 자세는 다음을 포함한다.

- 둔위(breech): 엉덩이가 선진부에 위치한다(그림 15.16).
- 안면위(face): 정수리 대신 안면이 선진부에 위치한다.
- 견갑위(shoulder): 어깨와 등 위쪽이 먼저 자궁에서 나가려 한다.

만약 아기가 두정위로 돌지 못하면 보통 제왕절개가 시행된다.

또한 다른 상태들도 아기보다 제대의 비정상적 위치를 포함하여 발생할 수 있다. 제대탈출(prolapsed umbilical cord)의 경우 제대는 산도 아래로 아기를 앞서고 제대의 압박은 제대동맥을 통해 여전히 아기에게 제공되고 있는 혈류 공급을 중단시킬 수 있다.

경부제대(목감은탯줄, nuchal cord)의 경우 제대는 분만 동안 아기의 목 주위를 감싸고 있다. 이는 분만의 20%에서 발생한다.

조기양막파열(premature rupture of the membranes)은 정상 임신의 10%에서 발생하며 자궁과 태아의 감염 위험이 증가된다.

1. 임신의 분류

미숙아(prematurity)는 신생아의 8%에서 나타나고 아기가 빨리 태어나면 태어날수록, 생명을 위협하는 문제들이 더 많이 발생한다.

폐가 미발달했기 때문에 미숙아들은 호흡곤란증후군(respiratory distress syndrome, RDS)으로 발전될 수 있으며, 유리질막병(hyaline membrane disease)이라고도 부른다. 미숙아의 폐는 허탈로부터 폐포를 유지하는 액체와 단백질의 혼합물인 표면활성물질(surfactant)을 생산할 만큼 충분히 성숙되지 않았다. 그 결과 산소와 이산화탄소의 교환을 방해한다.

미성숙한 간은 빌리루빈(bilirubin, 노란색 담즙 색소)의 배설을 손상시키며(제9장 참고) 미숙아들은 황달이 된다. 높은 수치의 빌리루빈은 뇌 손상을 초래하는 뇌의 빌리루빈 축적인 핵황달(kernicterus)을 초래할 수 있다.

과숙(과다성숙, postmaturity)은 미숙보다 드물게 발생한다. 이의 병인은 알 수 없지만 태반이 줄어들기 시작하면서 아기에게 충분한 영양분을 공급하기 어려워지게 만든다. 이는 아기에게 저혈당, 피하지방의 소실, 건조하고 벗겨지는 피부, 산소 결핍 시 태아가사와 같은 상황을 야기한다. 아기는 양수 안에서 대변(태변, meconium)을 삼킬 수 있다. 그 고통으로 아기는 숨을 깊이 헐떡거리며 들이마시고 태변액을 흡입할 수 있다. 이는 태변흡입증후군(meconium aspiration syndrome)과 출생 시 호흡곤란을 초래한다.

유산(abortion)이란 임신 20주 전 자궁에서 배아 또는 태아가 배출된 것이다. 이는 자연적(자연스러운 원인에 의해 발생) 원인이거나 약물 또는 외과적 원인에 의해 일어날 수 있다.

2. 태반의 장애

태반조기박리(placenta abruptio)는 아기의 출생 전에 자궁벽으로부터 태반이 분리되는 것이다. 아기의 산소 공급이 중단되며 태아가사가 급속하게 나타난다. 이는 산과적인(obstetric, OB) 응급상황이며 보통 제왕절개(C-section)가 시행된다.

전치태반(placenta previa)은 아기의 머리와 자궁경부 내부 사이의 하위 태반이다. 이는 분만 시 심각한 출혈을 초래하며 제왕절개가 필요할 수 있다.

잔류태반(retained placenta)의 경우 아기가 분만된 후 30분~1시간에 자궁 안에 태반의 전체나 일부, 또는 막이 남아있다. 잔류태반의 결과 분만후출혈(postpartum hemorrhage, PPH)이라 일컫는 심각한 출혈이 나타난다. 잔류태반의 수기제거에는 척추, 경막외 또는 전신마취가 필요할 수 있다(그림 15.17).

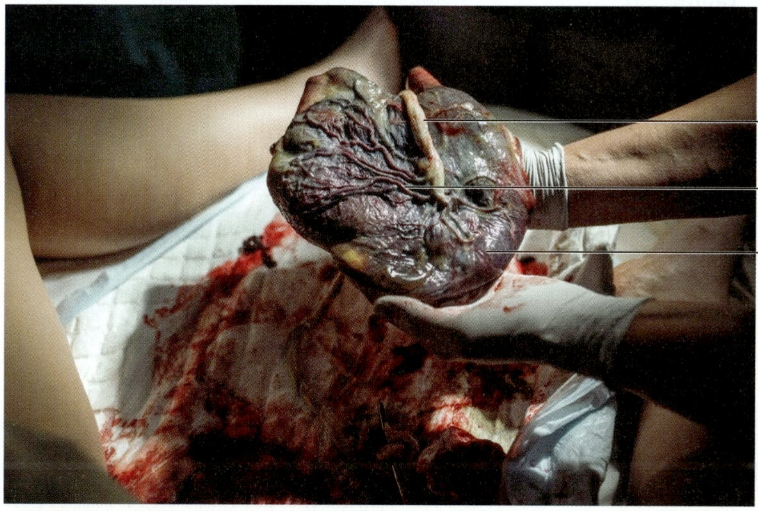

그림 15.17 태반(출생 후)

용어구성 및 정의

S=Suffix P=Prefix R=Root R/CF=Combining Form

용어[발음기호]	의미	구성요소		정의
abortion [ah-**BOR**-shun]	유산	S/ R/	-ion *action* abort- *fail at onset*	자연적으로 또는 유도를 통해 20주 이전에 자궁에서 배아나 태아의 배출
breech [**BREECH**]	엉덩이, 둔위		Old English *trousers*	분만 시 태아의 엉덩이가 아래에 위치
cesarean section (c-section) [seh-**ZAH**-ree-an **SEK**-shun]	제왕절개		Roman law under the Caesars required that pregnant women who died be cut open and the fetus be extracted	복부와 자궁벽의 절개를 통한 태아의 분만
kernicterus [ker-**NICK**-ter-us]	핵황달	R/ R/	kern- *nucleus* -icterus *jaundice*	뇌의 기저핵에 빌리루빈이 침착됨
meconium [meh-**KOH**-nee-um]	태변		Greek *a little poppy*	신생아의 첫 배변
nuchal cord [**NYU**-kul **KORD**]	경부제대		nuchal, French *the back(nape) of the neck*	태아 목 주위 제대의 고리들
placenta abruptio [plah-**SEN**-tah ab-**RUP**-she-oh]	태반조기박리		abruptio, Latin *to break off*	태반의 미숙한 분리

(계속)

용어[발음기호]	의미	구성요소		정의
placenta previa [plah-**SEN**-tah **PREE**-vee-ah]	전치태반	P/ R/	pre- *before, in front of* -via *the way*	태아와 자궁경부 사이에 위치한 태반의 상태
postmature [post-mah-**TYUR**]	과숙의	P/ R/	post- *after* -mature *ripe, ready*	임신 42주 이후 아기의 탄생
postmaturity [post-mah-**TYUR**-ih-tee]	과숙	S/	-ity *condition, state*	과도 성숙되고 있는 상태
premature (속어로 "preemie") [pree-mah-**TYUR**]	미숙의	P/ R/	pre- *before* -mature *ripe, ready*	예정일 전에 발생
prematurity (preterm) [pree-mah-**TYUR**-in-tee	미숙	S/	-ity *condition, state*	과소 성숙되고 있는 상태
surfactant [sir-**FAK**-tant]	표면활성제		*surface active agent*	폐포벽의 표면장력을 생성하는 단백질과 지방 화합물
vertex [**VER**-teks]	두정		Latin *whorl*	두개골 둥근 천장의 가장 높은 부분

15.5 ▸ 유방

1 유방

1. 유방의 구조

여성의 유방(breasts)은 아름답고 기능적일 수 있다. 유방은 여성에게 특유의 여성스러운 외형을 나타내는 데 도움이 되며, 출산 후 유아에게 자연적인 영양분을 제공한다. 성인 여성의 유방은 대흉근(큰가슴근, pectiralis major muscle)과 겨드랑이 아래쪽으로 뻗어있는 겨드랑이 꼬리(axillary tail) 부위에 위치하는 신체이다. 유두(nipple)는 유방으로부터 돌출되어 있으며 다수의 주요 수유관 개구를 포함한다. 갈색의 유륜(젖꽃판, areola)은 유두를 둘러싸고 있다. 유륜의 표면에 작게 튀어나온 것은 유륜선(젖꽃판샘, areolar glands)이라고 일컫는다. 이는 모유수유 동안 거칠어지고 갈라지는 것을 막아주는 분비물인 피지선이다.

비수유유방(nonlactating breast)은 일반적으로 지방조직과 결합조직으로 이루어진다. 이는 결합조직을 통해 나눠고 유두로 모이는 관의 시스템이다.

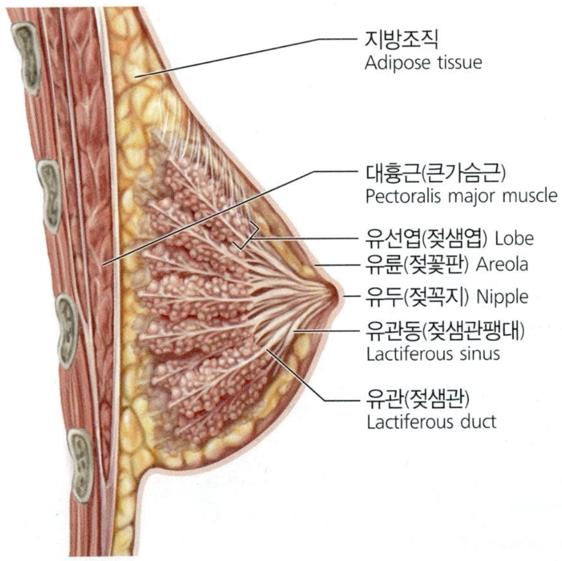

그림 15.18 ▸ **수유기의 가슴 구조**

2. 유선

유선(젖샘, mammary gland)은 임신 동안 발달하며, 모유를 생산하는 분비성 선방세포를 포함하는 15~20개의 엽으로 나뉜다. 유관(젖샘관, lactiferous ducts)(그림 15.18)이라 부르는 주요 수유관은 유두가 열리기 전에 각 엽에서 흘러나간다.

3. 수유

임신 말기 분비 선방세포와 유관은 초유(colostrum)를 포함하며 이는 임신 동안 유방에서의 첫 분비물이다. 초유는 인공유보다 더 많은 단백질과 더 적은 지방을 포함한다. 또한,

감염으로부터 영아 보호를 제공하는 높은 수준의 면역글로불린(immunoglobulin, 제7장 참고)을 포함하고 있다. 아기가 탄생한 지 2~3일 후에 초유 성분이 우유로 바뀌기 시작하며, 이는 5일째에 완성된다.

젖을 생산하기 위한 기초적인 자극은 아기의 빨기이다. 이는 뇌하수체를 자극하여 젖 생산을 자극하는 프로락틴(prolactin)과 선방세포에서 도관계로 젖을 분출시키는 옥시토신(oxytocin)을 생성한다.

수유(lactation)가 완전히 끝난 후 유선의 퇴축(involution)이 발생한다. 선방세포의 상피세포들은 세포소멸(apoptosis, programmed cell death)을 통해 사라지며 관은 크기가 줄어들고 지방조직과 결합조직은 주요 유방조직으로 돌아간다.

› 용어구성 및 정의

S=Suffix P=Prefix R=Root R/CF=Combining Form

용어[발음기호]	의미		구성요소	정의
apoptosis [**AP**-op-**TOE**-sis]	세포소멸, 세포자멸사	P/ R/	apo- *separation from* -ptosis *drooping*	정상세포를 죽이도록 입력된
areola [ah-**REE**-oh-lah]	유륜		Latin *small area*	유두 주변에 있는 원형의 불그스름한 부분
areolar (adj) [ah-**REE**-oh-lar]	유륜의	S/ R/	-ar *pertaining to* areol- *areolar*	유륜에 관하여
colostrum [koh-**LOSS**-trum]	초유		Latin *foremilk*	임신 종료 후 첫 유방 분비(물)
involution [in-voh-**LOO**-shun]	퇴축	S/	-ion *action, condition*	크기의 감소
involute (verb) [in-voh-**LUTE**]	퇴축하다	P/ R/	in- *in* -volut- *roll up, shrink*	
lactation (noun) [lak-**TAY**-shun]	수유	S/ R/	-ation *action, process of* lact- *milk*	(모)유의 생산
lactation (verb) [**LAK**-tate]	수유하다	S/	-ate *composed of, pertaining to*	모유를 생산하는 것
lactiferous (adj) [lak-**TIF**-er-us]	수유의	S/ R/	-ous *pertaining to* -ifer- *to bear, carry*	산유량에 관한 또는 산유량
mammary [**MAM**-ah-ree]	유방의	S/ R/	-ary *pertaining to* mamm- *breast*	수유 유방에 관한
nipple [**NIP**-el]	유두		Old English *small nose*	유관이 열려 있는 유방의 돌기
oxytocin [**OCK**-see-**TOE**-sin]	옥시토신	S/ R/ R/	-in *substance* oxy- *oxygen* -toc- *labor*	자궁이 수축하도록 자극하는 뇌하수체호르몬
prolactin [pro-**LAK**-tin]	프로락틴	S/ P/ R/	-in *substance* pro- *before* -lact- *milk*	모유를 생산하도록 자극하는 뇌하수체호르몬

2 유방의 장애

유방의 염증인 유방염(mastitis)은 유두 또는 유륜이 갈라지거나 외상 시 모유수유와 관련하여 발생한다. 유방통(유방통증, mastalgia)은 가장 흔한 양성 유방 장애이다. 이 통증은 아마도 유방 압통 혹은 월경전증후군(PMS)과 관련이 있을 것이다.

패짓병(Paget disease)의 유두는 비늘이 있는 유두의 딱딱한 병소와 때때로 유두에서의 분비물을 보인다(그림 15.19). 이는 잠재적인 암을 나타내며 진단과 치료에 중점을 두어야

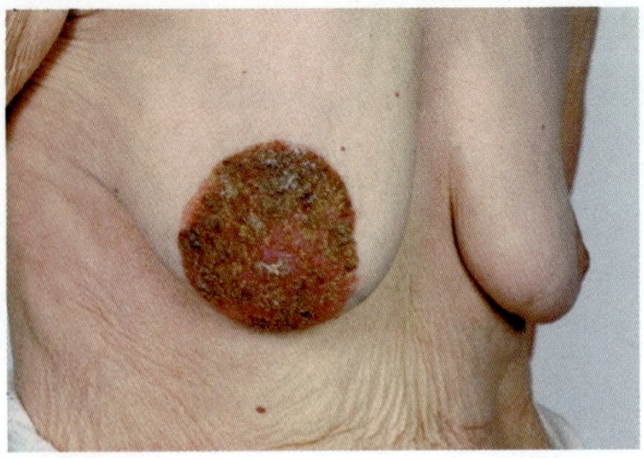

그림 15.19 파제트병 유방암과 관련된 유두의 파제트병

한다.

특히 한쪽 유방에서만 나타나는 혈액 유두분비물(nipple discharge)은 유방암과 같은 잠재적인 장애의 지표이므로 검사가 필요하다.

섬유선종(fibroadenomas)은 국한되어 있고 작으며 양성 종양이기 때문에 낭성 또는 고형이 될 수 있고 여러 개가 될 수 있다. 이 종양은 외과적으로 제거할 수 있다.

섬유낭성 유방질환(fibrocystic breast disease)은 치밀하고 불규칙적이며 일관성 있는 자갈 모양을 보이고 종종 간헐적인 유방 불편감이 있다. 이는 전체 여성의 60% 이상에서 나타나며 많은 의사는 정상이라고 간주한다.

유방암(breast cancer)은 8명 중 1명에게 영향을 미친다. 위험요인은 ① 가족력, 특히 *BRCA1* 또는 *BRCA2* 유전자를 갖고 있는 여성, ② 폐경 후 에스트로겐요법의 사용, ③ 이른 초경과 늦은 폐경을 포함한다.

몇몇 유방암은 덩어리로 환자에 의해 발견되며 이는 매달 유방자가검진(breast self-examination, BSE)의 중요성을 말해 준다. 또 다른 40%는 일상적인 유방촬영사진(그림 15.20)으로 발견된다. 일상적인 유방촬영술(mammography)은 유방암 사망률을 25~30% 줄인다. 유방암은 남성에게 드물게 나타난다.

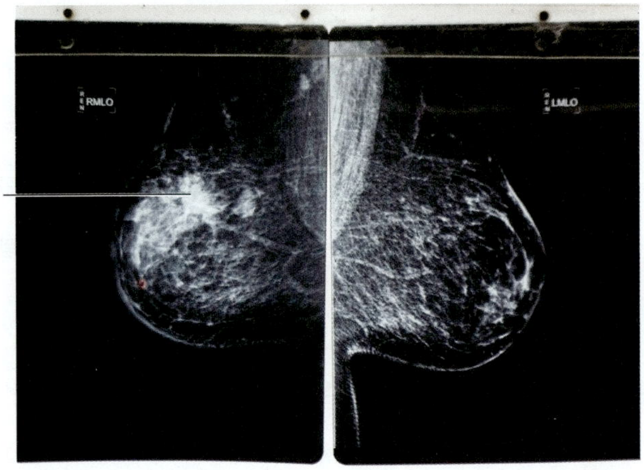

그림 15.20 유방암의 유방촬영사진

대부분의 유방암은 유방의 상부와 외측 사분면(upper and outer quadrants)에서 발생한다. 만약 암이 의심되면 조직검사를 계획해야 한다. 현재 정위생검(stereotactic biopsy)을 수행하는 것이 일반적인데 바늘생검은 유방촬영술 동안 이루어진다. 유방암은 림프절, 폐, 간, 뼈, 뇌 및 피부로 전이될 수 있다. 유방암에서 가능한 외과적 치료법은 다음을 포함한다.

- 종괴절제술(lumpectomy): 종양이 제거되며 유방 주위 조직은 보존된다.
- 단순유방절제술(simple mastectomy): 피부와 유방 및 유두가 제거된다.
- 변형근치유방절제술(modified radical mastectomy): 단순유방절제술과 림프절 박리
- 근치유방절제술(radical mastectomy): 림프절과 대흉근의 제거가 포함된 변형된 유방절제술

부가적으로 방사선요법과 화학요법도 사용된다.

젖분비과다(galactorrhea)는 여성이 수유하지 않는 시기에 모유가 생산될 때 발생한다. 이는 호르몬요법, 항우울제, 뇌하수체 선종 및 코카인, 헤로인, 마리화나와 같은 불법적으로 거래되는 어떠한 종류의 마약 등과 관련지어서 발생할 수 있다. 대개 모유 생산은 시간이 지나면 중단된다.

여성형유방증(gynecomastia)은 한쪽 또는 양쪽의 유방 확장을 말하며 남성과 여성 모두에서 발생할 수 있다. 여성형유방증은 보통 간질환, 마리화나 복용 또는 에스트로젠, 칼슘 통로차단제, 항신생물성(antineoplastic) 약물을 포함하는 약물치료와 관련된다. 여성형유방증은 약물을 끊은 후에 사라지지만 때때로 성형수술이 필요하다.

› 용어구성 및 정의

S=Suffix P=Prefix R=Root R/CF=Combining Form

용어[발음기호]	의미	구성요소		정의
antineoplastic [AN-tee-nee-oh-PLAS-tik]	항신생물성	S/ P/ R/CF R/	-tic *pertaining to* anti- *against* -ne/o *new* -plas- *growth*	암세포의 성장과 확산을 방지하는 것과 관련된
fibroadenoma [FIE-broh-ad-en-OH-muh]	섬유선종	S/ R/CF R/	-oma *tumor* fibr/o- *fiber* -aden- *gland*	많은 섬유조직이 포함된 양성 종양
fibrocystic disease [fie-broh-SIS-tik diz-EZZ]	섬유낭병	S/ R/CF R/	-ic *pertaining to* fibr/o- *fibr* -cyst- *cyst*	다수의 작은 덩어리와 낭종이 함께하는 양성 유방질환
galactorrhea [gah-LAK-toe-REE-ah]	젖흐름증, 젖분비과다	S/ R/CF	-rrhea *flow* galact/o- *milk*	유방으로부터 모유의 비정상적 흐름
gene [JEEN]	유전자		Greek *origin, birth*	DNA 분자의 기능적 조각
genetics [jeh-NET-iks]	유전학	S/ R/	-ics *knowledge* genet- *origin*	형질이 유전되는 과학
geneticist [jeh-NET-ih-sist] (Note: 두 개의 접미사)	유전학자	S/	-ist *specialist*	유전학의 전문가
gynecomastia [GUY-nih-koh-MAS-tee-ah]	여성형유방증	S/ R/CF R/	-ia *condition* gynec/o- *female* -mast- *breast*	유방의 확장
lumpectomy [lump-ECK-toe-me]	종괴절제술	S/ R/	-ectomy *surgical excision* lump- *piece*	주위 조직의 보존과 함께 병소의 제거
mammogram [MAM-oh-gram]	유방촬영사진	S/ R/CF	-gram *a record* mamm/o- *breast*	유방 X선 촬영에 의해 생성된 기록
mammography [mah-MOG-rah-fee]	유방촬영술	S/	-graphy *process of recording*	유방 X선 검사의 과정
mastalgia [mass-TAL-jee-uh]	유방통	S/ R/	-algia *pain* mast- *breast*	유방의 통증
mastectomy [mass-TECK-toe-me]	유방절제술	S/ R/	-ectomy *surgical excision* mast- *breast*	유방의 외과적 절개
mastitis [mass-TIE-tis]	유방염	S/ R/	-itis *inflammation* mast- *breast*	유방의 염증
Paget disease [PAJ-et-diz-EEZ]	패짓병		Sir James Paget, 1814~1899, English surgeon	비늘이 있는, 유두의 딱딱한 병소 및 때때로 잠재적인 유방암과 관련된
stereotactic [STER-ee-oh-TAK-tic]	입체적인, 정위의	S/ R/CF R/	-ic *pertaining to* stere/o- *three-dimensional* -tact- *orderly arrangement*	병소를 찾기 위한 정밀한 입체적 방법

예제로 풀어보는

의학용어

유아기에서 노년기에 이르기까지

Infancy to Old Age

제 16 장

Rick Brady/McGraw-Hill Education

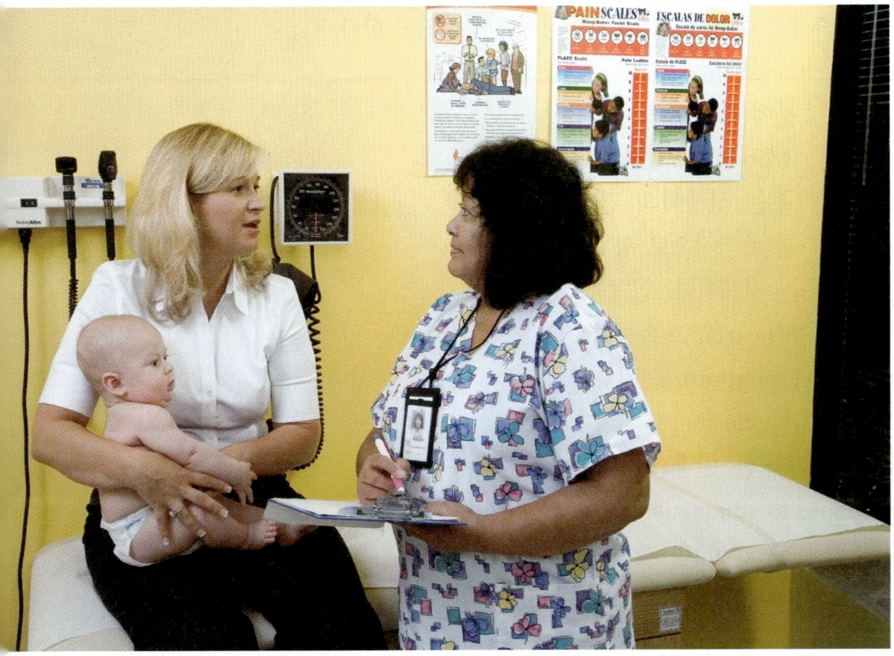

학습 목표

1. 소아과학과 노인학에 관련된 용어를 구성요소(어근, 접미사, 접두사, 결합형)에 따라 분석한다.
2. 소아과학과 노인학에 관련된 의학용어를 정확하게 쓰고 말한다.
3. 소아과학과 노인학에 관련된 약어를 정의한다.
4. 신생아의 건강 상태 평가 방법 및 어린이와 청소년의 다양한 발달장애를 설명한다.
5. 다양한 신체 시스템에서 노화를 설명한다.

약어	풀이	의미	비고
APGAR	activity, pulse, grimace, appearance, respiration	아프가점수(심박동수, 호흡능력, 근긴장도, 자극에 대한 반응, 피부색)	
BD	brain death	뇌사	
GFR	glomerular filtration rate	사구체 여과율	
MCS	minimally conscious state	최소 의식 상태	
PVS	persistent vegetative state	지속적 식물인간상태	
SIDS	sudden infant death syndrome	영아돌연사증후군	

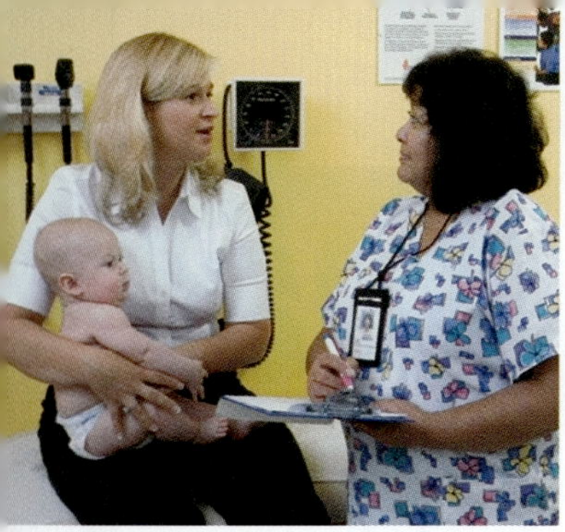

16.1 ▸ 신생아 기간

1 신생아 적응

태아(fetal)는 출생을 준비하는 과정이며, 임신 8주경 태아발달이 거의 이루어진다(그림 16.1). 이후 출생 시까지, 모든 기관계(organ system)는 성장하고 기능적 능력을 획득하여 출생을 준비하지만 발달이상이 발생하기도 한다.

신생아는 출생 직후 1분 및 5분에 각각 아프가점수(Apgar score)를 측정한다. 이 점수는 신생아의 건강상태를 즉각적으로 평가하는 지표이다. 심박동수(heart), 호흡능력(respiration), 근긴장도(muscle tone), 자극에 대한 반응(response to stimulation), 피부색(skin color)의 다섯 가지 측정 항목으로 되어 있다.

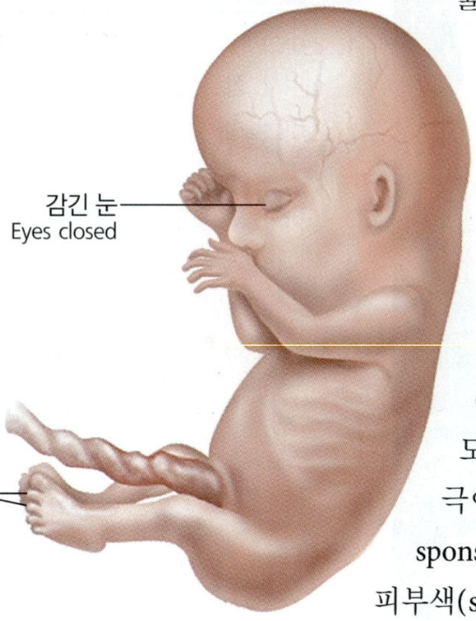

그림 16.1 8주 된 태아(56일)

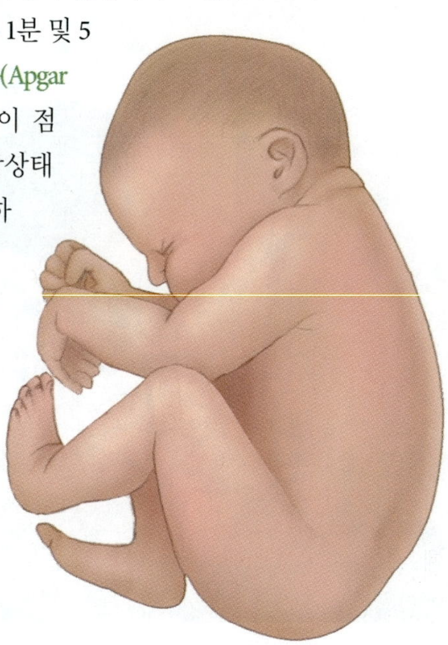

그림 16.2 만삭아(38주)

› 용어구성 및 정의

S=Suffix P=Prefix R=Root R/CF=Combining Form

용어[발음기호]	의미	구성요소		정의
Apgar score [**AP**-gar **SKOR**]	아프가점수		Virginia Apgar, U.S. anesthesiologist, 1909~1974	신생아 상태 평가
fetus [**FEE**-tus]	태아		Latin *offspring*	사람의 경우 보통 임신 8주 이후부터 출생 전까지 태아라고 함
fetal (adj) [**FEE**-tal]	태아의	S/ R/	-al *pertaining to* fet- *fetus*	
maturity [mah-**CHUR**-ih-tee]	미숙	S/ R/	-ity *condition, state* matur- *ripe, ready*	완전한 발달 또는 성장 상태
mature [mah-**CHUR**]	성숙			
neonate [**NEE**-oh-nate]	신생아	R/CF R/CF	neo- *new* -nat/e *born*	신생아
neonatal (adj) [**NEE**-oh-**NAY**-tal] (**Note:** 모음 'a' 뒤에 나오는 'e' 생략)	신생아의	S/ R/	-al *pertaining to* -nat- *born*	신생아 또는 신생아 시기와 관련된 신생아 질환 전문가
neonatologist [**NEE**-oh-nay-**TOL**-oh-jist]	신생아전문의	S/	-logist *one who studies, specialist*	
pediatrics [pee-dee-**AT**-riks]	소아청소년과(학)	S/ R/ R/	-ics *knowledge* -iatr- *medical treatment* ped- *child*	출생 후부터 청소년기까지 아동발달 기간 동안 관리하는 의료 전문분야
Bediatrician [**PEE**-dee-ah-**TRISH**-an]	소아과 의사	S/	-ician *expert*	

1. 심혈관계의 적응

자궁 내(in utero; 태아가 아직 자궁 안에 있는 상태)에서 태아는 산소와 영양분을 공급하고 이산화탄소와 노폐물을 제거하기 위해 제대와 태반에 의존한다. 출생 시, 심혈관계(cardiovascular system, CVS)는 폐순환과 체순환(제6장 참고)으로 분리되어 일어난다.

선천심혈관계결함(congenital cardiovascular defect)은 출생의 약 1%에서 발생한다. 태아에게는 태아 순환을 유지하지 위해 대동맥과 폐동맥 사이를 연결해주는 동맥관이라는 혈관이 있는데, 이는 출생 직후에 닫혀야 한다. 동맥관개존증[열린동맥관, ductus arteriosus (PDA)]은 출생 후에도 동맥관이 정상적으로 닫히지 않고 지속적으로 열려있는 경우를 말하는데, 동맥관개존증이 있는 아이들은 성장이 느리고 피로를 쉽게 느끼며 폐렴이 발생할 수 있다. 동맥관개존증은 자연스럽게 닫힐 수 있고, 만약 자연적으로 폐쇄되지 않으면 약물치료, 시술 및 수술치료를 시도할 수 있다.

2. 호흡기계의 적응

출생 직후 아기가 최초로 숨을 들이마시는 순간 호흡 적응이 발생하며, 아기의 호흡 기능은 출산 시 모체측의 과도한 진정제나 마취제로 인해 억제되지 않는 한 이루어진다.

완전한 기능을 하는 폐의 성장을 위해서는 화학적 계면활성제(surfactant)의 생성이 필요하다. 계면활성제가 부족하면 폐포가 붕괴되면서 가스의 정상적인 교환을 방해한다. 주로 임신 37주 전에 태어난 조산아에서 많이 발생하며 호흡곤란증후군(respiratory distress syndrome, RDS)을 유발한다. 재태연령이 낮을수록 RDS의 발생 위험이 높아지며, RDS를 가진 신생아는 뇌 허혈, 출혈 및 신생아 사망률이 높게 나타난다.

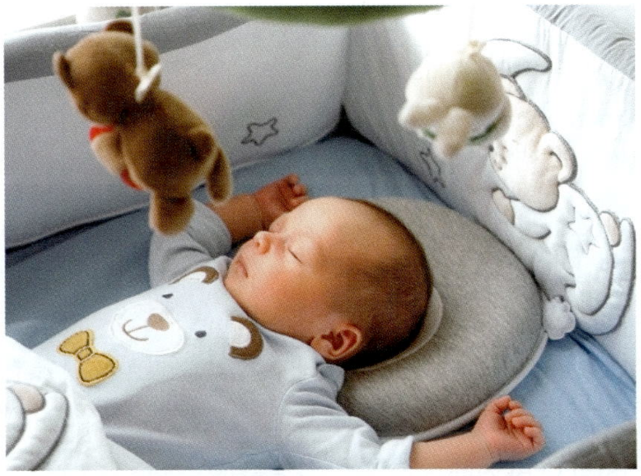

그림 16.3 등을 대고 자는 유아

영아돌연사증후군(sudden infant death syndrome, SIDS)은 심폐조절메커니즘이 성숙하지 못한 상태로 발생할 수 있다. 이는 특별한 원인 없이 갑작스러운 영아의 사망을 뜻하며, 수면 중에 호발하고 2~3개월 사이에 최고조에 이를 수 있다. 영아를 등을 대고 누워 자게 하여 예방할 수 있다(그림 16.3).

› 용어구성 및 정의

S=Suffix P=Prefix R=Root R/CF=Combining Form

용어[발음기호]	의미		구성요소	정의
cyanosis [sigh-ah-**NO**-sis] **cyanotic (adj)** [sigh-ah-**NOT**-ik]	청색증 청색증의	S/ R/ S/ R/CF	-osis *condition* cyan- *blue* -tic *pertaining to* cyan/o- *blue*	혈중 산소 농도가 낮아 피부, 입술, 손톱 등이 푸른색을 띠게 됨 청색증과 관련된
dyspnea [disp-**NEE**-ah] **dyspneic (adj)** [disp-**NEE**-ik]	호흡곤란 호흡곤란의	P/ R/ S/	dys- *bad, difficult* -pnea *breathe* -ic *pertaining to*	호흡곤란 호흡곤란과 관련된
Fallot [fah-**LOW**]	팔로		Etienne Louis Arthur Fallot, French physician, 1850~1911	4개의 심장결함을 처음으로 설명함
surfactant [sir-**FAK**-tant]	표면활성물질		**surface,** *active agent*	폐포의 표면 장력을 생성하는 단백질 및 지방 화합물
tetralogy [te-**TRAL**-oh-jee]	네증후	P/ R/	tetra- *four* -logy *study of*	4가지 선천성 심장 결함이 동시에 발생

3. 체온 조절과 적응

체온 조절은 단순히 몸이 일정한 온도를 유지하는 능력을 의미한다. 이것은 특히 신생아에게 중요하다. 아기는 성인보다 체표면적이 더 넓기 때문에 열을 더 쉽게 뺏긴다. 특히 아기의 몸 표면이 젖어 있는 경우에는 체온이 더 빨리 떨어진다. 이러한 이유로 아기가 태어나자마자 말리고, 감싸고, 따뜻한 곳에 눕힌다. 저체온증(hypothermia)은 조산아 또는 저체중아에서 더 자주 발생할 수 있다.

4. 뇌와 신경학적 적응

신생아의 뇌는 성인 크기의 1/4 정도이다. 소아과 의사는 아기의 뇌 성장을 머리둘레 증가로 나타내어 모니터링한다. 출생 시에는 척수와 뇌간만 잘 발달되어 있고, 대뇌피질(대뇌겉질)은 원시적이다. 신생아의 발차기, 움켜쥐기, 뿌리치기(유두 찾기) 및 우는 행동은 모두 뇌간(뇌줄기)의 기능이며, 이는 비자발적이고 잘 조절되지 않는다.

› 용어구성 및 정의

S=Suffix P=Prefix R=Root R/CF=Combining Form

용어[발음기호]	의미		구성요소	정의
anencephaly [**AN**-en-**SEF**-ah-lee]	무뇌증	P/ R/	**an-** *without* **-encephaly** *condition of the brain*	대뇌 반구가 없이 태어남
bifid [**BI**-fid] **spina bifida** [**SPY**-nah **BIH**-fih-dah]	이분, 두갈래 이분척추, 척추갈림증		**bifid, Latin** *split into two* **spina, Latin** *backbone*	두 부분으로 분리됨 태아 발달 중 하나 이상의 척추 아치가 닫히지 않음
cleft lip [**KLEFT LIP**] **cleft palate** [**KLEFT PAL**-ate]	구순열, 입술갈림증 구개열, 입천장갈림증		**cleft, Latin** *fissure, separation of parts*	윗입술의 선천적 결함 선천성 구개결손증
dysplasia [dis-**PLAY**-zee-ah] **dysplastic (adj)** [dis-**PLAS**-tik]	이형성, 형성이상 이형성의, 형성이상의	S/ P/ R/ S/	**-ia** *condition* **dys-** *bad, difficult* **-plas-** *molding, formation* **-tic** *pertaining to*	조직형성이상 조직형성 이상을 보이는 것
encephalocele [en-**SEF**-ah-loh-seal]	뇌류, 뇌탈출증	S/ R/CF	**-cele** *swelling, hernia* **encephal/o-** *brain*	두개의 선천적 결함과 뇌조직의 탈출
hydrocephalus [high-droh-**SEF**-ah-lus]	수두증	P/ R/	**hydro-** *water* **-cephalus** *head*	뇌실내 뇌척수액 과량으로 인한 두부확대
hypothermia [high-poh-**THER**-me-ah]	저체온, 체온저하	P/ S/ R/	*hypo- below* **-ia** *condition* **-therm-** *heat*	심부 체온이 매우 낮음
microcephaly [**MY**-kroh-**SEF**-ah-lee] **microcephalic (adj)** [**MY**-kroh-**SEF**-ah-lik]	소두증, 작은머리증 소두증의, 작은머리증의	P/ R/ S/	**micro-** *small* **-cephaly** *condition of the head* **-ic** *pertaining to*	작은머리 작은 머리와 관련되거나 작은 머리로 인해 고통을 받는 것
myelocele [**MY**-eh-low-seal]	척수류, 척수탈출	S/ R/CF	**-cele** *hernia, swelling* **myel/o-** *spinal cord*	척추궁의 결손으로 인한 척수의 돌출
myelomeningocele [**MY**-eh-low-meh-**NING**-oh-seal]	척수낭류, 척수수막탈출증	S/ R/CF R/CF	**-cele** *hernia, swelling* **myel/o-** *spinal cord* **-mening/o-** *meninges*	하나 이상의 척추의 척추 아치의 결함을 통한 척수 및 뇌수막의 돌출

5. 성장 적응

자궁 내 성장지연은 주로 두 가지 원인이 있다.

❶ 불충분한 영양(inadequate nutrition, 부적절한 태반 기능에 의해 야기). 여기서 신생아는 같은 임신 연령의 아기들의 10번째 백분위 이하이다. 이를 임신나이저체중아(small for gestational age, SGA)라고 한다. 출생 후 좋은 영양은 신생아의 성장을 정상적으로 가속화할 것이다.

❷ 조산(premature labor; 아이가 임신 37주 이전에 태어남). 조산아(그림 16.4)는 2.5 kg 미만으로 체중이 낮고, 피하지방이나 머리털이 거의 없으며 낮은 자발적 활동을 보인다. 중추신경계(CNS)의 미성숙한 발달로 인해 빈뇨 및 삼키기가 불량하다. 조산아는 정맥주사 또는 위급식(위영양, gavage)을 해야 할 수 있다.

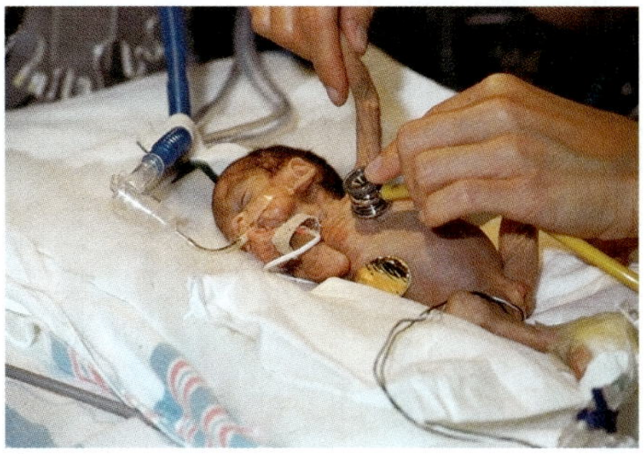

그림 16.4 조산아

6. 소화기계 적응

생후 6개월까지 아기는 모유 또는 분유수유가 필요하다. 생후 1개월 정도되면 수유 습관이 확립될 것이다.

7. 혈액학적 적응

신생아는 과도한 적혈구(RBC)를 가지고 있다. 백혈구가 분해되면 빌리루빈(bilirubin)이 생성된다. 신생아의 간은 미성숙하며 빌리루빈을 빠르게 처리할 수 없으므로 과도한 빌리루빈이 조직에 축적되어 황달(jaundice)을 유발한다. 출생 후 3일 동안 신생아 황달(neonatal jaundice)은 만삭아의 60%와 조산아의 80%에 영향을 미친다. 대부분의 아기에게는 특별한 치료가 필요하지 않다. 더 심한 경우 광선요법(빛요법, phototherapy)이 효과적이다. 이는 빌리루빈을 담즙(쓸개즙)이나 소변으로 배출될 수 있는 독성이 적은 화학물질로 전환시키기 위해 파란색 파장의 빛을 사용한다.

› 용어구성 및 정의

S=Suffix P=Prefix R=Root R/CF=Combining Form

용어[발음기호]	의미	구성요소		정의
agenesis [a-**JEN**-eh-sis]	무발생	P/ R/	a- *without* -genesis *creation, production*	신체 장기나 어떤 부분을 발달시키지 못함
atresia [a-**TREE**-zee-ah]	폐쇄증	P/ R/	a- *without* -tresia *a hole*	선천적으로 정상 개구나 내강이 없는 경우
colic [**KOL**-ik]	산통, 급통증	S/ R/	-ic *pertaining to* col- *colon*	복부의 경련성 통증
fistula [**FIS**-tyu-lah]	누공, 샛길		Latin *pipe, tube*	비정상통로
gavage [guh-**VAHZH**]	위영양, 위급식		French to *force-feed geese* *(to make pate de foie gras)*	위관을 통한 영양공급
intolerance [in-**TOL**-er-ance]	불내성		Latin *impatient*	소장이 특정한 식이 물질을 소화하고 처리할 수 없는 것
lactase [**LAK**-tase]	젖당분해효소	S/ R/	-ase *enzyme* lact- *milk*	락토스(유당)를 포도당과 갈락토스로 분해하는 효소
phototherapy [foh-toe-**THAIR**-ah-pee]	광선요법, 빛요법	S/ R/CF	-therapy *treatment* phot/o- *light*	광선을 이용한 치료

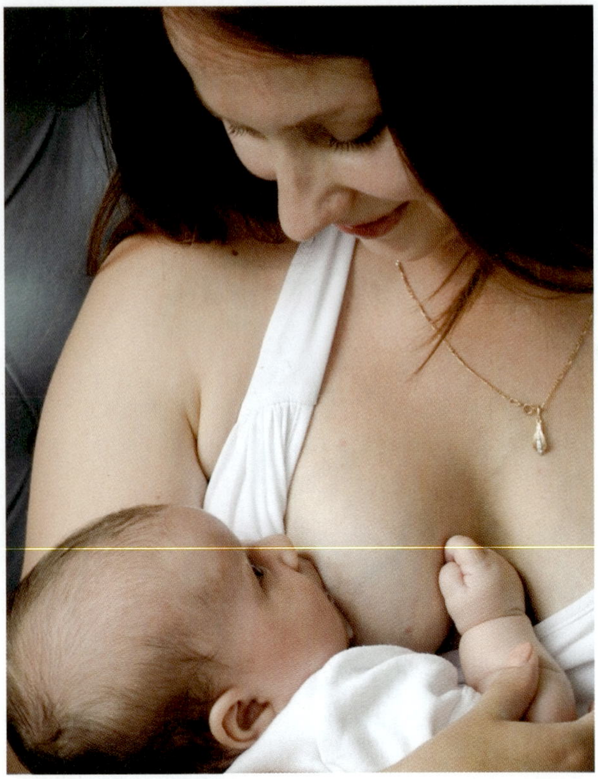

그림 16.5 생후 1개월 된 신생아의 모유수유 및 엄마와의 상호작용

8. 청각 적응

태아는 임신 제3분기(24주) 시작쯤에 시끄러운 소리를 듣기 시작한다. 임신 7개월이 되면 태아는 엄마의 목소리를 들을 수 있으며, 태어난 후에도 들은 내용을 기억할 수 있다. 선천적으로 외이도(바깥귀길)와 중이(가운데귀)의 기형으로 인해 전도난청(conductive hearing loss)이 발생할 수 있다(제11장 참고). 선천적으로 내이 기형이 되면 감각신경난청(sensorineural hearing loss)이 발생할 수 있다(제11장 참고).

9. 시각 적응

출생 시 마취되지 않은 아기는 8~12인치 사이의 물체를 보고 집중할 수 있다. 이 거리는 모유수유 중 엄마와 아기의 얼굴 사이의 거리와 관련이 있을 것이다(그림 16.5). 아기의 색상 시야에 대해서는 매우 밝은 색상의 물체만 볼 수 있다. 완전한 색상 시야는 3~4개월쯤 발달한다.

10. 면역 적응

아기는 어머니의 태반을 통해 획득한 면역글로불린 G(IgG) 수치를 성인과 비슷한 수준으로 가지고 태어난다. 이러한 항체 분자의 수준은 처음 6개월 동안 아기를 몇몇 전염병으로부터 보호할 수 있을 정도로 충분히 높게 유지되지만, 백일해(whooping cough 또는 pertussis)나 디프테리아(diphtheria)와 같은 다른 질병에 대해서는 그렇지 않다. 따라서 이러한 질병에 대한 예방접종은 생후 첫 6개월에 이루어져야 한다.

› 용어구성 및 정의

S=Suffix P=Prefix R=Root R/CF=Combining Form

용어[발음기호]	의미	구성요소		정의
adolescence (state of) [ad-oh-**LESS**-ents]	청소년기	S/ R/	**-ence** *state of, quality of* **adolesc-** *beginning of adulthood*	사춘기로 시작하여 신체적 성숙으로 끝나는 단계
adolescent (person) [ad-oh-**LESS**-ent]	청소년	S/	**-ent** *end result, pertaining to*	청소년기나 그 단계에 있는 사람과 관련된 것
anorexia [an-oh-**RECK**-see-ah]		S/ P/ R/	**-ia** *condition* **an-** *without* **-orex-** *appetite*	식욕이 없거나 음식에 대한 혐오감이 있는 경우
Asperger syndrome (disorder) [**AHS**-per-ger **SIN**-drohm]	식욕부진	 P/ R/	Hans Asperger, Austrian pediatrician, 1906~1980 **syn-** *together* **-drome** *running*	아동의 발달장애 특정 질병 과정과 관련된 징후와 증상의 조합
autism [**AWE**-tizm]	아스페르거증후군(장애)		**Greek** *self*	아동의 발달장애
binge eating [**BINJ EE**-ting]	자폐증		**binge, Old English** *to soak*	과다섭취기간이 있는 식사
bulimia [buh-**LEEM**-ee-ah]	폭식		**Greek** *hunger*	보상적으로 토해내는 과식의 에피소드

(계속)

용어[발음기호]	의미	구성요소		정의
cognitive behavioral therapy [**KOG**-nih-tiv be-**HAYV**-yur-al **THAIR**-ah-pee]	인지행동요법	S/ R/ S/ S/ R/ R/	-ive *quality of* cognit- *thinking* -al *pertaining to* -ior- *pertaining to* behav- *mental or motor activity* therapy *treatment*	자신의 행동에서 생각과 태도를 강조하는 심리치료
congenital [kon-**JEN**-ih-tal]	선천	S/ P/ R/	-al *pertaining to* con- *together, with* -genit- *birth, bring forth*	출생 시에 존재함, 유전되거나 출생 시까지의 임신 중의 사건으로 인해 존재함
diphtheria [dif-**THEER**-ee-ah]	디프테리아		Greek *leather*	인두의 두꺼운 (가죽 같은) 코팅이 있는 질병
dyslexia (noun) [dis-**LEK**-see-ah]	난독증, 읽기장애	S/ P/ R/	-ia *condition* dys- *difficult, painful* -lex- *word*	지능 수준 이하의 읽기 및 쓰기 능력의 손상
dyslexic (adj) [dis-**LEK**-sik]	난독증의, 읽기장애의	S/	-ic *pertaining to*	난독증과 관련되거나 난독증을 앓고 있는 경우
encopresis [en-koh-**PREE**-sis]	유분증, 대변실금		Greek *full of manure*	분변으로 인한 반복적인 오염
enuresis [en-you-**REE**-sis]	유뇨증	S/ R/	-esis *condition* enur- *urinate*	불수의적 소변배출
hyperactivity [**HIGH**-per-ac-**TIV**-ih-tee]	과다활동	S/ P/ R/	-ity *state, condition* hyper- *excessive* -activ- *movement*	과도한 안절부절 및 움직임
impulsive [im-**PUL**-siv]	충동	S/ P/ R/	-ive *quality of* im- *not* -puls- *to drive*	부적절한 행동을 멈출 수 없음
malformation [**MAL**-for-**MAY**-shun]	기형	S/ P/ R/	-ion *condition* mal- *bad* -format- *to form*	적절하거나 정상적인 개발의 실패
maternal [mah-**TER**-nal]	모체의, 모성의	S/ R/	-al *pertaining to* matern- *mother*	모체에 관한 것 또는 모체에서 유래한 것
obsession (noun) [ob-**SESH**-un]	강박사고		Latin *to besiege*	지속적이고 반복적이며 통제할 수 없는 생각 또는 충동
obsessive (adj) [ob-**SES**-iv]	강받사고의	S/ R/	-ive *quality of* obsess- *besieged by thoughts*	지속적이고, 반복적이며, 통제할 수 없는 생각 또는 충동을 가지는 것
pertussis (also known as whooping cough) [per-**TUSS**-is **WHO**-ping **KOFF**]	백일해	P/ R/	per- *intense* -tussis *cough*	경련성이고 심한 기침으로 끝나는 전염병(천명)
pica [**PIE**-kah]	이식증, 무분별탐식증		Latin *magpie*	음식물로 간주되지 않는 음식물의 섭취
purge [**PURJ**]	변통, 설사제		Latin *to cleanse*	의식적으로 구토를 하거나 장에서 배변을 일으키는 경우
regurgitation [ree-gur-jih-**TAY**-shun]	구토, 역류	S/ P/ R/	-ation *process* re- *back, backward* -gurgit- *flood*	구토를 하지 않고 위의 내용물을 입으로 배출
rumination [**ROO**-min-ay-shun]	반추, 되새김	S/ R/	-ation *process* rumin- *throat*	음식을 입안으로 가져와 씹고 또 씹는 행위
stereotype [**STER**-ee-oh-tipe]	고정관념	S/ R/CF	-type *particular kind, model* stere/o- *three-dimensional*	그룹 구성원들이 공통적으로 가지고 있는 이미지
stimulus [**STIM**-you-lus] stimuli (pl) [**STIM**-you-lie]	자극		Latin *goad, incite*	기관 또는 부분의 기능적 활동을 흥분시키거나 강화시키는 것
stimulant [**STIM**-you-lant]	자극제	S/ R/	-ant *forming* stimul- *excite, strengthen*	흥분시키거나 강화시키는 작용제

16.2 ▸ 노화와 죽음

1 기관계의 노화

기관계(organ system)는 매우 다른 나이에 노화(노쇠, senescence)의 징후를 보이기 시작하고, 같은 속도로 퇴화하지 않는다. 대부분의 생리학적 연구들은 20대에 일반적으로 최고의 신체적 기능을 보여준다.

외피계(피부계통, integumentary system)의 변화는 40대부터 시작된다. 멜라닌을 생성하는 멜라닌세포(제3장 참고)는 죽고, 우리의 머리카락은 회색으로 가늘어진다. 우리의 피부는 종이처럼 얇아지고 탄력을 잃고 늘어지고 주름이 생긴다(그림 16.6). 평평한 갈색-검은 반점인 노인흑색점(senile lentigines; 에이지 스팟)은 손바닥 뒷면과 햇빛에 노출된 기타 부위에 잘 나타난다.

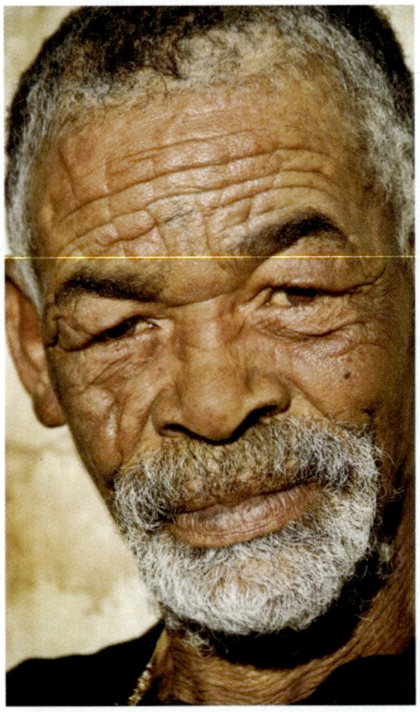

그림 16.6 피부의 노화. 늙은 아프리카 남자

시력감소를 포함한 특수감각(special sense) 기능은 20대부터 저하되기 시작한다. 40대에는 노안(presbyopia)(제11장 참고)이 나타나며 많은 사람에게서 백내장이 발생한다. 난청은 골막이 단단해지고 달팽이관모세포의 수가 감소하면서 발생한다(제11장 참고). (이것이 Hickman의 청력 상실 원인이다) 우리의 미각과 후각의 세포가 수적으로 감소하면서, 맛과 냄새를 감지하는 능력이 둔화된다.

골격계(뼈대계, skeletal system)의 변화는 골모세포(뼈모세포)가 파골세포(뼈파괴세포)보다 덜 활성화되는 30대에 나타난다. 이로 인해 골감소증(osteopenia)이 발생하며, 특히 폐경기 이후의 여성들은 골다공증으로 이어진다. 노년층의 관절은 윤활액이 적고 관절연골이 얇아 골관절염이 호발한다(제4장 참고).

근육계(muscular system)의 변화(제5장 참고)는 우리가 근육량과 힘(근감소증, sarcopenia)을 잃으면서 나이에 따라 발생한다. 근육이 위축되면 작업을 수행할 수 있는 근육 섬유가 줄어들고 이러한 근육에 대한 혈액 공급도 감소된다.

› 용어구성 및 정의

S=Suffix P=Prefix R=Root R/CF=Combining Form

용어[발음기호]	의미	구성요소		정의
aging [**A**-jing] **aged** [**A**-jid]			Latin *aging*	늙은 성인기와 노년기를 거치며 기능의 저하 노년기까지의 삶
dementia [da-**MEN**-sha]		S/ P/ R/	-ia *condition* de- *removal, take away* -ment- *mind*	정신의 인지기능과 지적기능의 만성적, 점진적, 비가역적 상실
geriatrics [jer-ee-**AT**-riks] **geriatrician** [jer-ee-ah-**TRISH**-an]		R/ R/ S/	-iatrics *medical knowledge* ger- *old age* -ian *one who does*	노년기의 문제를 다루는 의학 전문 분야 노화의 과정과 문제점에 대한 전문가
gerontology [jer-on-**TOL**-oh-jee] **gerontologist** [jer-on-**TOL**-oh-jist]		S/ R/CF S/	-logy *study of* geront/o- *old age* -logist *specialist*	노화의 과정과 일반적 문제점에 관한 연구 노화의 과정과 일반적인 문제점에 대한 전문가
lentigo [len-**TIE**-go] **lentigines (pl)** [len-**TIHJ**-ih-neez]			Greek *lentil*	나이 많은 사람들의 피부에 생기는 작고 평평한 갈색의 검은 점

(계속)

용어[발음기호]	의미	구성요소		정의
sarcopenia [sar-koh-**PEE**-nee-ah]	근감소증	S/ R/CF	-penia *deficiency* sarc/o- *flesh*	노화에 따른 근육량 및 근력의 점진적 감소
senescence [seh-**NES**-ens]	노쇠, 노화		Latin *to grow old*	세포와 조직의 변화는 노년기의 기능 저하로 이어짐
senescent [seh-**NES**-ent]	노화	S/ S/ R/	-ence *the quality of* -ent *end result, pertaining to* senesc- *growing old*	늙어감
senile [**SEE**-nile]	노년	S/ R/	-ile *pertaining to* sen- *old age*	노년기의 특징
senility [seh-**NIL**-ih-tee]	소뇌	S/ R/	-ity *condition* senil- *senile*	노년기에 발생하는 정신장애

신경계(nervous system)의 변화는 우리의 뇌가 75세에 비해 두 배나 더 무게가 나가는 30세쯤에 시작된다. 운동조정력, 균형, 지적 기능, 단기기억력이 장기기억력과 언어능력에 비해 더 빠르게 감소한다.

심혈관계(cardiovascular system)는 젊은 나이부터 관상동맥죽상경화증(coronary artery atherosclerosis)을 나타낸다. 심근세포(myocardial cell)가 사멸하면 심장벽이 얇아지고 약해지며 일회박출량이 감소한다. 이것은 노화에 따라 신체적 능력의 저하를 야기한다. 동맥경화증은 동맥이 직경이 좁아지고 혈전증을 유발하여 뇌졸중과 심정지를 일으킨다(제6장 참고). 정맥 판막이 약해지고 혈액이 역류하면서 하지에 혈류가 정체되고, 정맥 회귀가 잘 이루어지지 않으면 심부전으로 이어질 수 있다.

호흡기계(respiratory system)의 변화는 폐환기가 감소하는 30대에 두드러진다(체력 손실의 점진적인 요인). 탄성이 줄어든 늑골 때문에 폐와 폐포의 확장이 줄어들게 된다. 호흡기계 기능이 저하되면서 저산소 퇴행성 변화는 다른 모든 기관계에 영향을 미친다.

비뇨생식계(urinary system)의 변화는 네프론의 수가 감소하기 시작하는 20대부터 시작된다. 노화 후에는 사구체에 경화가 생겨 사구체여과율(glomerular filtration rate, GFR)이 감소하고 신기능이 저하된다. 노인들은 혈액에서 약물이 빨리 제거되지 않기 때문에 약물투여량을 줄여야 한다.

나이가 들수록 림프조직과 적혈구의 양이 줄어들면서 노인의 면역계 기능(immune system function)이 저하된다. 이는 세포 및 체액성 면역력[cellular and humoral (antibody) immunity]의 감소로 이어진다. 따라서 노인들은 감염성 질환과 암에 대한 보호 기능이 줄어들게 된다.

2 죽어감과 죽음

죽음(death)은 피할 수 없다. 태아 생활이 자궁 안에서 출생을 준비하는 것과 마찬가지로 살아가고 노화하는 것은 죽음을 준비하는 과정이다. 죽는 과정은 죽음 자체보다 노인들에게 중요한 문제이다. 죽음은 존엄하고 육체적, 정서적 고통에서 자유롭게 이루어져야 한다.

호스피스(hospice)는 말기 환자와 그 가족의 삶의 질을 유지하기 위해 입원시설이나 환자의 집에서 완화치료(palliative care)와 정서적, 영적 요구에 대한 지원을 제공한다. 완화치료는 생명이 남아있는 한 최고의 삶의 질을 유지하기 위해 통증 및 증상 관리를 제공하는 것을 목적으로 한다.

용어구성 및 정의

S=Suffix P=Prefix R=Root R/CF=Combining Form

용어[발음기호]	의미		구성요소	정의
autopsy (same as postmortem) [**AWE**-top-see]	부검		**Greek** *see with one's own eyes*	사인 규명을 위한 사망자의 신체 및 장기 검사
postmortem [post-**MOR**-tem]	사후의	S/ P/ R/	**-em** *condition* **post-** *after* **-mort-** *death*	
coma [**KOH**-mah]	혼수		**Greek** *deep sleep*	깊은 무의식 상태
consciousness [**KON**-shus-ness]	의식	S/ R/	**-ness** *quality, state* **conscious-** *to be aware*	환경에 대해 인지하고 대응하는 상태
conscious [**KON**-shus]	의식의		**Latin** *to be aware*	자신과 주변에 대한 현재의 지식을 가지는 것
unconscious [un-**KON**-shus]	무의식	P/	**un-** *not*	의식이 없거나 부족한 상태
death [**DETH**]	사망, 죽음		**Old English** *to die*	모든 생명 기능의 완전하고 영구적인 중단
hospice [**HOS**-pis]	호스피스, 임종간호		**Latin** *lodging*	지지와 완화 치료를 제공
influenza [in-flew-**EN**-zah]	인플루엔자		**Latin** *caused by the influence of the heavenly bodies*	상부 및 하부 호흡기의 급성 바이러스 감염
longevity [lon-**JEV**-ih-tee]	수명, 장수	S/ R/	**-ity** *condition* **longev-** *long life*	기대수명을 넘어선 생존기간
palliative care [**PAL**-ee-ah-tiv **KAIR**]	완화치료, 완화간호	S/ R/ R/	**-ive** *quality of* **palliat-** *reduce suffering* **care** *be responsible for*	증상 및 통증 완화 치료
vegetative [**VEJ**-eh-tay-tiv]	식물의, 자율신경의	S/ R/	**-ive** *quality of* **vegetat-** *growth*	무의식적으로 기능하는 것

Word Parts and Abbreviations

Note: 쉽게 확인할 수 있도록 부록의 단어는 <용어구성 및 정의>와 같은 색깔로 표시하였다: 접미사, 접두사, 어근, 어근/결합형 본문에서 어근과 결합형으로 사용되는 용어는 결합형으로만 나타내었다.

Word Part	Definition
a-	~이 아닌, ~이 없는
a-	변형된
ab-	~로부터 떨어진, 멀어진
abdomin/o	복부
ability	능력
ablat	제거하다
-able	가능성 있는, 할 수 있는
abort	유산하다
abras	벗겨내다
absorpt	흡수하다
ac-	~쪽으로
-ac	~와 관련된
-acea	증상
acid/o	산성의
acin	꽈리 모양, 포도 모양
acous	청각
acr/o	최고의, 절정의
acromi/o	견봉
act	수행
activ	활성화
acu	바늘, 침
acu-	급성의
acumin	날카로운
ad-	~을 향하여
adapt	적응, 조정
-ade	과정
aden/o	선
adenoid	아데노이드
adip	지방
adjust	변경, 조정
adjuv	보조, 도움을 주다

Word Part	Definition
adolesc	청소년기
adren/o	부신
aer/o	산소
affer	구심상의
ag-	~에, ~까지
-age	기, ~과 관련된
agglutin	응집
-ago	질병, 질환
agon	길항
-agon	길항
agor/a	광장
-agra	극심한 통증
-al	~과 관련된
alanine	알라닌
albicans	백색
albin/o	백색
albumin	알부민
ald/o	유기화합물
-ale	~과 관련된
alges	통각
-algia	통증
aliment	영양
-alis	~과 관련된
alkal	염기
all/o	동종
allo-	동종
alopec-	탈모
alpha-	알파
alveol	꽈리, 폐포
-aly	상태
ambly-	약한, 둔한

S=Suffix P=Prefix R=Root R/CF=Combining Form

Word Part	Definition
ambulat	걷는, 걷기
amin/o	아민의, 아미노산, 질소함유
-amine	아민, 질소함유물질
ammon	암모니아
amni/o	양막
amnios	양수증
amph-	주변, 주위
ampull	병 모양
amput	절단하다
amyl	전분
an-	~이 없는, 부족한
-an	~과 관련된
an/o	항문
ana-	떨어진, 벗어난
anabol	동화
analysis	분석
analyst	분석가
anastom	연결, 문합
-ance	~상태
-ancy	~상태
andr/o	남성
aneurysm	자루, 꽈리, 동맥류
angi/o	혈관
angina	협심증
ankyl	유착
-ant	~과 관련된
ant-	항
ante-	전, 앞에
anter	전, 앞에
anthrac	석탄
anti-	항
aort	대동맥
apo-	다른
appendic	충수
apse	꽉 쥐다
aqu-	물
-ar	~과 관련된

Word Part	Definition
arachn	거미
-arche	원시
areol	유륜
aria	공기
-arian	한 사람
-aris	~과 관련된
aroma	아로마
array	배열, 정렬
arter	동맥
arteri/o	동맥
arteriosus	동맥
arthr/o	관절
articul	관절
-ary	~과 관련된
asbest	석면
ascit	복수
-ase	효소
aspartate	아스파라진산염
aspergill	아스페르길루스
aspirat	흡인물
assay	측정
assist	보조
asthm	천식
astr/o	별
-ata	움직임
-ate	구성된
-ated	상태와 관련된
atel	불완전한
ather/o	죽상
athet	무정위
-atic	~과 관련된
-ation	과정
-ative	~과 관련된
-ator	~하는 사람
-atory	~과 관련된
atri/o	심방
-atric	처치

S=Suffix P=Prefix R=Root R/CF=Combining Form

Word Part	Definition
attent	주의
attenu	약화된
audi/o	청력
audit	청력
aur-	귀
auscult	청진하다
auto-	자가
avail	가용의
axill	겨드랑이
ayur-	삶, 생명
azot	질소
-back	등
bacteri/o	박테리아
balan	귀두
bar	압력
bari	체중
bas/o	기초
basal	기초
basil	기저
be	생명
behav	행동
beta	베타
bi-	두 개, 두 배
bi/o	생체
-bil	가능성
bil/i	담즙
-blast	모세포
blast/o	모세포
blephar/o	눈꺼풀
body	신체
bov	소
brachi/o	팔
brachii	상완
brachy-	짧은
brady-	천천히
bride	쓸데없는
bronch/i	기관지

Word Part	Definition
bronch/o	기관지
brucell	브루셀라
buccinat	볼
bulb/o	공 모양의
burs	윤활낭
calc/i	칼슘
calcan	발꿈치
calcul	결석
callos	굳은
calor	열
canal	~관
cancer	암
candid	칸디다
capill	모세혈관
capit	머리
capn	이산화탄소
caps	주머니, 껍데기
capsul	피막, 주머니
carb/o	탄소
carboxy	일산화탄소
carcin/o	암
card	심장
cardi/o	심장
care	간호
carotene	카로틴
carotid	목동맥
carp/o	손목뼈
cartilag	연골
cata-	이화, 분해
catabol	분해
catechol	카테콜
catheter	카테터
caud	꼬리
cav	굴, 공간
cava	대정맥
cavern	굴, 공간
cec	막창자, 맹장

S=Suffix P=Prefix R=Root R/CF=Combining Form

Word Part	Definition
-cele	동굴, 탈장, 팽창
celi	복강
cellul	세포
cent-	100
-centesis	천자
centr/o	중심
ceph	머리
cephal/o	머리
-cephalus	머리
cephaly	두개
ceps	머리
cept	받다
cerebell	소뇌
cerebr/o	뇌
cerumin	귀지
cervic	목
cess	앞으로
chancr	경성하감, 하감
chem/o	화학물질
chemic	화학물질, 화학의
-chete	머리카락
-chezia	배변
chir/o	손
chlor	녹색
chol/e	담즙
cholangi	담관
cholecyst	쓸개, 담낭
choledoch/o	총담관
chondr/o	연골
chorion	융모막
chrom/o	색깔
chromat	색깔
chron/o	시간
chym/o	유미즙
-cidal	살균에 관련된
cide	살균
cili	섬모

Word Part	Definition
circulat	순환경로
circum-	주변
cirrh	경화, 경변
cis	절단
cit/i	세포
-clast	분해
claudic	절뚝거림, 파행
claustr/o-	폐쇄, 밀폐
clav	쇄골
clave	고정
clavicul	쇄골
-cle	작은
clitor	음핵
clon	클론, 유전자복제
-clonus	클로누스, 간대, 경련
co-	함께
coagul/o	응고
coarct	협착
cobal	코발트
cocc	알균, 구균
coccus	알균, 구균
cochle	달팽이
code	부호, 코드
cognit	인지하다
coit	성교
col-	함께
col	결장
coll	아교, 콜라겐
coll/a	아교, 콜라겐
colon/o	결장
coloniz	집락 형성
colp/o	질
com	돌보다, 보살핌
com-	함께
comat	혼수
combin	병용, 복합
comminut	분쇄

S=Suffix P=Prefix R=Root R/CF=Combining Form

Word Part	Definition
commodat	순응하다, 조정되다, 조절하다
compat	참다, 내성이 있다
compet	수행, 경쟁
complex	복합
compli	순응, 합병
compress	찜질, 압축, 압박
compuls	강박
con-	함께
concav	오목
concept	개념, 수태, 임신
concuss	진탕
condyl	관절융기, 관절돌기
confus	혼동, 착각, 착란
congest	울혈, 충혈
coni	먼지
coniz	원뿔
conjunctiv	결막
connect	연결, 결합
conscious	의식, 각성
constip	변비, 함께 압박하다
constrict	협착, 교착
contagi/o	접촉감염
contaminat/o	오염시키다, 더럽히다
contin	맞잡다
contra-	반대, 금기
contract	수축, 구축
contus	타박상
convalesc	회복
cor	심장
cori	피부
corne/o	각막
coron	관상동맥
corpor/e	몸
corpus	몸통, 몸체
cortic/o	피질
cortis	코르티손
cost	갈비뼈

Word Part	Definition
crani/o	머리뼈
crease	주름, 홈
creat	육체
creatin	크레아틴
crete	분리하다, 구별하다
cretin	크레틴병 환자
crimin	드러내다, 구별하다
crine	분비하다
crista	꼭대기, 능선
-crit	분리하다
cry/o	동결, 냉동
crypt-	잠재, 움, 막힌 틈
cub	큐브, 입방체
cubit	팔꿈치
cubitus	팔꿈치
cune/i	쐐기
cur	치료, 정화
curat	치료를 위한, 완치를 위한
curett	깨끗하게 하다
cursor	달리기
cusp	첨판, 융기
cutan/e	피부
cyan/o	청색
-cyst	낭종, 방광
cyst/o	방광, 낭종, 색
cysteine	시스테인
cyt/o	세포
-cyte	세포
cyte	세포
dacry/o	눈물, 누선
dai	하루, 일일
de-	무, 없음
defec	결함, 결손, 장애
defici	결핍, 결손, 부족, 장애
degenerat	퇴행, 변성
deglutit	연하, 삼키기
del	보이는, 가시의

S=Suffix P=Prefix R=Root R/CF=Combining Form

Word Part	Definition
deliri	혼돈, 지남력상실
delt	삼각형
delus	망상
dem	사람들
demi-	절반
dendr/o	나뭇가지 모양
dent	이빨
depend	의존
depress	함몰, 우울, 내리누름
derm/a	피부
-derma	피부
dermat/o	피부
dermis	피부
-desis	뼈 또는 관절의 고정, 결합
di-	2, 둘
dia-	완전한
diabet	당뇨
diagnost	진단
dialectic	변증, 논의
dialy	투석, 분리
diaphor	발한
diaphragm/a	횡격막
diastol	확장, 확장기
dict	망상, 그물 모양
didym/o	고환
didymis	고환
diet	식사, 음식, 삶의 방식
different	감별
digest	소화
digit	(손, 발)가락
dilat	확장
dips	갈증
dis-	유리, 분리
discipl	이해
disciplin	훈련
dist	원위, 먼쪽, 말단
-dium	외관

Word Part	Definition
diuret	이뇨
diverticul	게실, 곁주머니
dorm	수면, 진정
dors	등
dorsi	뒷면의, 등쪽의
drome	낙타보행
drop	방울
duce	지도자
ducer	지도자, 리더
duct	관, 도관
ductus	관
duoden	열둘, 십이지장
dur	경막, 경(질)막
dura	경막, 경(질)막
dwarf	난쟁이, 왜소증
dynam/o	힘, 강장
-dynia	통증
dys-	아픈, 어려운, 나쁜
e-	~로부터
-eal	~에 관한
ease	편안, 편함, 안정
ec-	바깥. 외부
ech/o	메아리, 반향
echin	톱니 모양
eclamps	자간
eco-	환경
-ectasis	팽창
-ectomy	외과적 절단
ectop	외부
eczem/a	습진
-ed	~에 관한
edema	부종
-ee	행동을 목적으로 하는 사람
efface	소실
effer	원심상의
effus	삼출
ejacul	사정

S=Suffix P=Prefix R=Root R/CF=Combining Form

Word Part	Definition
ejaculat	사정
elasma	접시, 판
elect	선택
electr/o	전기
elimin	배설
-elle	작은
-em	컨디션
em-	~에서, ~으로
-ema	~의 품질, 양
emac/i	수척
embol	색전
embryon	배아
emesis	구토
-emesis	구토, 구토하기
emet	구토하기
emia	혈액의 상태
-emia	혈액의 상태
-emic	혈액의 상태에 관한
emic	혈액의 상태에 관한
emmetr-	정시
emuls	유탁액
en-	안
-ence	상태, 품질
enceph	뇌
encephal/o	뇌
encephaly	뇌의 상태
-ency	상태, 품질
end-	안
endo-	안
-ent	~과 관련된, 최종 결과
enter/o	장
entery	장의 상태
enur	배뇨
environ	환경
-eon	수행하는 사람
eosin/o	호산
ependym	뇌실

Word Part	Definition
epi-	위
epilept	뇌전증, 경련
epiphys/i	성장
episi/o	외음부
equi-	동등
equin	말
equip	기구, 장비
-er	수행, 수행하는 사람
erect	정립
erg/o	일, 힘, 작용
-ergy	일의 과정
-ery	과정
erysi-	붉은
erythemat	적색
erythr/o	붉은
-escent	과정
-esis	상태
eso-	내적인, 안으로
esophag/e	식도
essent	존재
esthes	감각, 지각
esthet	감각, 지각
estr/o	여자
ethm	벌집, 체
eti/o	원인
-etic	~과 관련된
-etics	~과 관련된
-ette	작은
eu-	정상
ex-	중심에서 멀리 떨어진, 바깥쪽으로
exacerbat	악화
examin	검사, 시험
excis	절제
excret	배설
exo-	외부, 바깥
expect	기대
expir	날숨

S=Suffix P=Prefix R=Root R/CF=Combining Form

Word Part	Definition
extra-	외부, 바깥
faci	얼굴
factor	인자
farct	괴사조직 영역
fasc/i	근막
febr	열
fec	대변
feed	섭식, 급식, 먹임
femor	넓적다리
fer	기르기 위한
ferrit	철
fertil	생식능력
fertiliz	수정
fet/o	태아
fibr/o	섬유
fibrill	세동, 잔떨림
fibrin/o	섬유소
fibul	비골, 종아리뼈
-fication	제거
fida	찢다, 쪼개다
field	시야, 영역
filar	사상, 실 모양의
filtr	여과
fiss	분열, 틈새
fistul	누공, 루, 샛길
flammat	불꽃
flat	방귀, 위창자내 공기
flatul	위창자내 공기참
flavin	노랑
flex	굴곡, 굽힘
fluid	체액, 수액, 액체
fluo-	플루오르
fluor/o	유량, 흐름
flux	급속 흐름, 다량 배설
foc	중심, 초점
follicul	소포, 난포
foramin	구멍

Word Part	Definition
fore-	앞에
-form	형상
format	형식
fract	골절
fraction	분획, 분수, 분율
free	유리, 자유
frequ	빈도
front	이마, 최전선
fructos	과당
function	기능, 작용
fund/o	기저, 안저, 바닥
fung/i	진균류
fusion	융합, 융해
galact/o	젖
gall	담즙, 쓸개즙
gastr/o	위
gastrin	가스트린
gastrocnem	장딴지, 다리의 종아리
gemin	쌍둥이
gen/o	유전
-gen	창조, 생산, 형태
gen-	성, 유전자
-gene	유전자
gener	성, 유전자
genesis	발생, 형성
-genesis	발생, 형성, 기원
genet	유래
-genic	창조, 생산
genit	생식, 생식기
genitor	자식
ger	노인
geront/o	노인
gest	임신
gestat	임신
gigant	거인증
gingiv	잇몸
gland	선, 샘

S=Suffix P=Prefix R=Root R/CF=Combining Form

Word Part	Definition
glauc	녹내장
gli/o	아교
-glia	아교
globin/o	글로빈
globul	글로불린
glomerul/o	사구체
gloss/o	혀
glott	기관 입구
glottis	성문
gluc/o	포도당
glut	엉덩이
glutin	점착성
glyc/o	글리코겐, 포도당, 설탕
glycer	글리세롤
gnath	턱, 악
gnose	인식
gnosis	인식
gomph	볼트, 손톱
gon/o	씨, 생식
gonad/o	생식선
gong	매일 연습(daily practice)
-grade	등급
graft	이식, 이식편
-graft	이식
graine	두통
-gram	기록
grand-	대, 큰
grand	대, 큰
granul/o	과립
-graph	기록
-grapher	기록자
-graphy	기록의 과정
gravida	임부
gravis	중증
gru	이동
guan	구아닌
gurgit	홍수

Word Part	Definition
gynec/o	여성
habilitat	복원
hale	호흡
halit	호흡
hallucin	환각
hallux	엄지발가락
hem/o	피
hemangi/o	혈관
hemat/o	피
heme	헴
hemi-	절반
-hemia	혈액 상태
hepar	간
hepat/o	간
herb/i	제초제
herni/o	탈장
herp	포진
hetero-	이종
hiat	열공, 틈새, 구멍
hist	히스타민
hist/o	조직
holist	총체, 전체
hom/i	사람
home/o	항상
homo-	동종
hormon	호르몬
human	사람, 인간
humor	액, 체액
hyal	유리
hydr/o	물
hyp-	과소, 저하
hyper-	과다, 과도
hypn/o	수면
hypo-	과소
hyster/o	자궁
-ia	상태
-iac	~과 관련된

S=Suffix P=Prefix R=Root R/CF=Combining Form

Word Part	Definition
-ial	~과 관련된
-ian	전문가
-ias	상태
-iasis	비정상 상태
iatr	의사
-iatric	의학, 의료지식과 관련된
iatrics	의학 지식
-iatrist	개업의사
-iatry	치료, 의학 분야
-ibility	할 수 있는
-ible	할 수 있는
-ic	~과 관련된
-ica	~과 관련된
-ical	~과 관련된
-ician	전문가
-ics	지식
ict	발작
icterus	황달
-id	~과 관련된, 특정 품질을 갖는
-ide	특정 품질을 갖는
idi/o	알 수 없는
ifer	낳다, 기르다
-ify	되다
-il	일
-ile	~과 관련된
ile/o	회장
ili/o	회장
im-	안, 아닌
imag	상, 모습, 영상
immun/o	면역
immune	면역
immuniz	예방접종
impair	장애, 부전, 손상
impede	방해
-imus	가장
-in	물질, 화합물
in-	없는, 안, 안에

Word Part	Definition
incis	절개
incub	거짓, 잠복
index	지수, 지표
-ine	~과 관련된
infant	신생아
infect	감염
infer	아래
infest	감염
inflammat	염증
inflat	팽창
infra-	아래
-ing	품질, 행동
ingest	섭취
inguin	서혜, 샅
inhal	흡입
inhibit	억제
inject	주사, 충혈
ino	건, 심
insect/i	곤충
insert	삽입, 삽입물
inspir	흡기, 들숨
insul	섬
integr	통합
integument	외피, 덮개, 층
inter-	사이
interstiti	간질, 사이질
intestin	장
intra-	내부, 안
intrins	내재, 내인
intus-	내부, 안
iod	요오드
-ion	상태
-ior	~과 관련된
-iosum	~과 관련된
-ious	~과 관련된
irrig	세척
-is	~과 관련된, ~에 속하는

S=Suffix P=Prefix R=Root R/CF=Combining Form

Word Part	Definition
isch	허혈
ischi	좌골
-ism	상태, 과정
-ismus	행동을 취함
iso-	동등
-ist	작용제, 전문가
-istic	~과 관련된
-isy	염증
-ites	~과 관련된
-ition	과정
-itis	염증, 감염
-ity	상태
-ium	구조
-ius	~과 관련된
-ive	품질, ~과 관련된
-iz	~의 대상
-ization	삽입하거나 만드는 과정
-ize	행동, 정책, 특정한 방법으로 효과를 냄
-ized	특정한 방식으로 영향을 줌
-izer	특별한 방법으로 영향을 줌
jejun	공장, 빈창자
jugul	목
junct	이음부, 접합부
juxta-	곁, 옆, 근접
kal	칼륨
kary/o	핵
kel/o	종양
kerat	케라틴
kerat/o	각막
kern	핵
ket/o	케톤
keton	케톤
ketone	케톤
kin	운동
kinase	활성효소
kinesi/o	운동
kinet	운동

Word Part	Definition
-kinin	출입하다
klept/o	절도
kyph/o	척추후만
labi	입술
labyrinth	미로
lacer	찢긴, 열상
lacrim	눈물, 누선
lact	젖
lactat	젖분비
lapar/o	배
lapse	경과, 추이
-lapse	타락, 추락
laryng/o	후두
lash	속눈썹
lat	가지다
lateral	옆
latiss	넓은
-le	작은
lei/o	부드러운
-lemma	덮개
-lepsy	발작
lept	가는
-let	작은
leuk/o	백색
lex	단어
librium	균형
ligament	인대
ligat	묶음, 결찰
lign	선
-ling	작은
lingu	혀
lip/o	지방
lipid	지방
lith/o	돌
liv	생활, 삶
load	부하, 하중
lob	엽

S=Suffix P=Prefix R=Root R/CF=Combining Form

Word Part	Definition
locat	위치, 장소
log	대수, 로그
-logist	전문가, 연구자
logous	관계
logy	학문
-logy	학문
longev	장수
lord/o	척추전만
lubric	윤활
lucid	명료한
lumb	허리
lump	종괴, 덩이
lun	달
lupus	루푸스, 낭창
-lus	작은
lute	노랑
luxat	탈구, 어긋남
ly	분해, 분리
-ly	매
lymph/o	림프, 림프계
lymphaden/o	림프절
lymphangi/o	림프관
lys/o	분해, 용해
lysis	파괴
-lysis	파괴, 분리, 분해
lyt	분해, 용해
-lyte	용해
-lytic	파괴와 관련된
lyze	파괴, 용해
macro-	큰
macul	점
magnet	자석
mak	자국
-maker	만드는 사람
mal	나쁜, 다른, 부적당한
mal-	나쁜, 다른
-malacia	연화

Word Part	Definition
malign	악성
malleol	복사뼈
mamm/o	유방
man	조울
man/o	압력
mandibul	하악, 아래턱뼈
-mania	격분, 광기
manic	조증
manipul	조작, 수기
marker	표지자, 표지
mast	유방
mastic	씹기
mastoid	유양돌기
mater	모체, 모성
matern	모체, 모성
matur(e)	성숙
maxilla	상악골, 위턱뼈
medi	중간
media	내측, 안쪽
mediastin/o	종격동
medic	의학
medulla	중간
mega-	거대한
-megaly	확대
mei	분열
mela	흑
melan/o	멜라닌, 흑색
mellit	꿀 제제
membran/o	막, 피부
men/o	월경
mening/o	수막, 막
menisc	초승달
menstr/u	월경
ment	정신, 턱
-ment	동작, 상태, 결과상태
mere	부분
mero-	부분

S=Suffix P=Prefix R=Root R/CF=Combining Form

Word Part	Definition
meso-	중간
meta-	후에, 이후
metabol	대사
-meter	측정, 측정도구
metr/o	자궁
-metric	측정에 관한
-metrist	숙련된 측정가
-metry	측정과정
mi-	절반
micr/o	미세
micro-	미세
mictur	배뇨
mid-	중간
mileusis	선반
milli-	천
miner	무기질
mineral/o	미네랄, 광질
miss	계류
mit	실
mito-	실
mitr	승모
mitt	배란
mod	방법, 모형
molec	분자
mollusc	연체
mon	단일
monas	하나의 단위
monil	모닐리아균
mono-	하나, 단일
morbid	질병
morph/o	형상
mort	죽음
mot	운동
motiv	운동
muc/o	점액, 점막
mucosa	점막, 점막층
multi-	많은

Word Part	Definition
mune	서비스
muscul/o	근육
mut	돌연변이
muta	돌연변이
mutil	절단, 훼손
my/o	근육
myc/o	진균
myel/o	척수, 골수
myelin	말이집
myo-	근시
myop	근시
myos	근, 근육
myring/o	고막
myx-	점액
narc/o	마취, 마약
nas	코
nat	출생
nate	출생
natr/i	나트륨
natur/o	자연
ne/o	신, 새, 새로운
nebul	분무
necr/o	괴사
neo-	새로운
nephr/o	신장
nerv	신경
-ness	품질, 상태
neur/o	신경, 신경조직
neutr/o	중성, 중심
nici	치명적
nitr/o	질소
noct-	밤
noia	생각, 간주하다
nom	법
non-	없음, 아닌
nor-	정상
norm-	정상

S=Suffix P=Prefix R=Root R/CF=Combining Form

Word Part	Definition
nos/o	질병, 병원
nucle/o	핵
nucleol	핵소
nutri	영양
nutrit	영양
o/o	달걀, 난자
oblong	타원
obsess	강박
obstetr	산과
occipit	후두
occulta	잠재, 숨은
ocul/o	눈
-ode	길, 통로
odont	치아, 이
odyn/o	통증
-oid	닮은
-ol	알코올, 화학, 물질
-ola	작은
-ole	작은
olfact	후각
oligo-	빈약한, 적은
om/o	몸, 종양
-oma	종양, 덩어리
onc/o	종양
-one	화학물질, 호르몬
onych/o	손톱
ophthalm/o	눈
ophthalmos	눈
-opia	시각
opportun	기회
-opsis	시력
-opsy	보다
opt/o	시력
optic	눈
-or	행위자, 수행하는 사람
or/o	입
orbit	안와, 눈확

Word Part	Definition
orchi/o	고환
ordin	세로축
orex	식욕
organ	기관, 도구, 악기
orth/o	곧은
orthot	교정
-orum	~의 기능
-ory	~하는 기능을 갖는
os	입
-osa	가득한, ~처럼
-ose	가득한
-osis	비정상상태
osmo	삼투
osmol	오스몰
oss/e	뼈
oste/o	뼈
-osus	상태
ot/o	귀
-otomy	절개
-ous	~과 관련된
ov/i	난자
ovari	난소
ovul	난자, 배란
ox	산소
-oxia	산소상태
oxid	산화
oxy	산소
pace	페이스
palat	입천장
palliat	완화
palm	손바닥
palpat	촉진
palpit	심계항진, 두근거림
pan-	범, 전, 모두
pancreat	췌장, 이자
panto-	범, 전체
papill/o	유두

S=Suffix P=Prefix R=Root R/CF=Combining Form

Word Part	Definition
par-	비정상, 옆
para	곁, 옆
para-	함께, 옆에, 비정상
parasit	기생물
paresis	불완전마비
pareun	옆에 눕다, 성교
pariet	벽
paroxysm	발작
particul	미립
partum	분만
pat	개방, 열린
patell	슬개골, 무릎뼈
patent	개방, 열린
-path	병원
path/o	병리
pathet	가련한
-pathic	~질병과 관련된
pathy	질병, 병증
-pathy	질병, 병증
paus	휴지기, 쉼
pause	휴지기, 쉼
pector	가슴
ped	소아, 발
pedicul	이
pelas	피부
pelv	골반, 엉치뼈
pen	음경
-penia	부족, 결핍
peps	소화효소, 펩신
pepsin/o	펩신
pept	소화
per-	통하여
perforat	관통, 천공
perfus	관류
peri-	주위
perine	회음
peripher	말초

Word Part	Definition
periton/e	복막
perium	앞으로 이끄는
perm/e	투과
pes	발
pesti	페스트, 흑사병
petit	소, 작은
petit-	소, 작은
-pexy	고정, 외과적 고정
phaco-	수정체
phag/o	포식
phage	파지
-phage	파지
phagia	연하, 삼킴
-phagia	연하, 삼킴
phalang/e	손가락, 발가락
pharmac/o	약
pharyng/o	인두
pharynx	인두, 목
phenol	페놀, 석탄산
phenyl	페닐
pheo-	회색
pher/o	나르다
-pheresis	제거
-phil	견인
-phile	견인
-philia	견인
phim	포경
phleb/o	정맥
phob	공포
-phobia	공포증
phon/o	소리, 음파, 발성
phor	운반
phosphat	인
phot/o	광선, 광
phren	횡격막, 가로막
phylac	보호
phylaxis	보호

S=Suffix P=Prefix R=Root R/CF=Combining Form

Word Part	Definition
-phyll	엽, 잎
physema	분출하는 소리
physi/o	신체
physis	성장판
phyt/o	식물
pia	연막, 연질막
pituit	뇌하수체
pituitar	뇌하수체
plak	판, 플라크
plant	식물
planus	편평
plas	성형, 형성, 성장
-plasia	형성
-plasm	형질, 형성
plasm/o	형질
-plasty	성형
plate	판, 평판
pleg	후두
plete	채움
pleur	흉막
plexy	타격, 발병
-pnea	호흡
pneum/o	공기, 폐
pneumat	공기, 호흡
pneumon	공기, 폐
pod	발
-poiesis	형성
-poiet	만들기
-poietin	만드는 삶
poikilo-	불규칙한
point	점
pol	극, 끝
polio	회색질척수염
pollut	오염
poly-	여러, 다발
polyp	폴립
poplit/e	오금, 슬와

Word Part	Definition
por/o	구멍
post-	후, 후에
poster	뒤쪽의
pract	진료, 개원
prand/i	식사
pre-	전에, 앞에
precis	정밀
pregn	임신
presby	노년
press	압력, 승압
prevent	예방
primi-	초임, 초산, 원시
pro-	전에, 앞에, 앞으로 돌출된
proct/o	직장
product	산물, 생성물
prolifer	증식
pronat	엎침
prosta	전립선
prosthet	보철, 보형, 인공
prot/e	첫번째
protein	단백질
proto-	원발, 초기, 원형
provision	잠정
proxim	근위, 몸쪽
prurit	가려움
pseudo-	가성
psych/o	정신, 심리
psyche	정신, 마음
pteryg	날개
ptosis	안검하수증
-ptosis	하수증, 처짐
ptysis	침
pub	치골
puer	소아
pulmon/o	폐
puls	파, 박동
pump	펌프

S=Suffix P=Prefix R=Root R/CF=Combining Form

Word Part	Definition
punct	천자
pupill-	동공
pur	농, 고름
purul	고름
py/o	고름
pyel/o	신우
pylor	유문, 날문
pyr/o	발열
pyrex	열, 발열
pyrid	열
quadrant	사분의 일
quadri-	사, 4
radi/o	방사, 방사선
radic	근치
re-	다시, 뒤로
recept	수용
rect/o	직장, 곧창자
reflex	반사
refract	굴절
regul	규칙
remiss	완화, 진정
ren	신장, 콩팥
replic	복제
rescein	수지
resect/o	절제
resid/u	잔류, 잔여, 잔존
resist	내성
respire/a	호흡하는
restor	복원, 복구, 회복
resuscit	소생
reticul	망상, 그물
retin/o	망막
retinacul	지지띠
retro-	뒤, 역
rhabd/o	막대 모양, 가로무늬
rheumat	류마티스
rhin/o	코

Word Part	Definition
rhythm	리듬
rib/o	갈비뼈 같은
ribo	설탕
ribo-	설탕
rigid	경직
rose	장미
rotat	회전
-rrhagia	방출, 방류
-rrhaphy	봉합선
rrhea	방류, 흐름
-rrhoid	흐름
rrhyth	리듬
rrhythm	리듬
-rubin	녹색의
rumin	목
sacchar	사카린
sacr/o	천골
sagitt	시상, 시상면
saliv	타액
salping/o	자궁관
salpinx	관, 튜브
san	건강
sanit	건강
sapon	비누
sarc/o	육체, 근육, 육종
satur	포화
scapul	견갑골
schiz/o	분열, 절단
scintill	섬광
scler/o	공막
scoli/o	척추측만
scope	보는 도구
-scope	검사 도구
-scopy	보는 것, 검사, 관찰
scorb	괴혈병
scrot	음낭
seb/o	피지

S=Suffix P=Prefix R=Root R/CF=Combining Form

Word Part	Definition
sebac/e	밀랍
sebum	밀랍
secret	분비물
sect	절단, 분할
sedat	진정
sedent	좌위
segment	조각, 분절, 마디
seiz	발작
self	자기, 자아
semi-	절반, 반
semin/i	정액
seminat	정액주입
sen	노인
senesc	노화, 노쇠
senil	노년
sens	감각
sensitiv	감수성, 민감
sensor/i	감각, 감각기
separat	분류
seps	패혈증
sept/o	중격
ser/o	혈청
serum	혈청
sib	형제, 자매, 동기
-side	글리코시드
sigm	S상, 구불창자
silic	규소
simi	유인원, 원숭이
simul	모의
sin/o	공동
sinus	공동
sipid	맛
-sis	비정상상태, 과정
sit/u	위치
skelet	해골
smear	표본, 도말
soc	파트너

Word Part	Definition
soci/o	사회
soma	몸, 신체
somat/o	몸, 신체
-some	몸, 신체
somn/o	수면
son/o	소리
sorbit	소르비톨
sorpt	흡수, 연하
spad	절단
spasm	연축
spast	강직, 경직
specif	특이, 특정
sperm/i	정자
spermat/o	정자
sphen	접형, 나비
spher/o	공 모양, 구 모양
sphygm/o	맥박
spin/a	척추
spin/o	척추
spir/o	폐, 호흡
spirat	호흡
spirit/u	영적, 영성
spiro-	나선, 고리
splen/o	비장
spongios	해면, 솜
spor	포자, 아포, 홀씨
stable	안정
stag	기, 단계
stalsis	긴축, 수축
staphyl/o	포도알
stasis	정체, 울혈
-stasis	정지, 통제
stat	정지
-static	정적, 울혈, 정지
-statin	억제
stax	출혈
steat	피지, 지질, 지방

S=Suffix P=Prefix R=Root R/CF=Combining Form

Word Part	Definition
stein	돌
sten/o	좁은, 협착
ster	고체, 스테로이드
stere/o	입체
steril	무균, 불임
stern	흉골, 복장
-steroid	스테로이드
-sterol	스테로이드
-sterone	스테로이드
steth/o	흉골
sthen	힘
stigmat	징표, 낙인, 흉터
stimul	자극, 흥분
stin	분할
stip	압력
stiti	공간
stoma	구멍, 입
-stomy	개구
stone	돌, 조약돌
storm	발작
strab	사시
strat	층
strept/o	사슬
strict	협착
study	문의, 연구, 조사
su/i	스스로
sub-	아래, 아래에
suct	흡인
suffic/i	충분한
sulf	황
super	위, 과도, 과다
super-	위, 과도, 과다
supinat	회외, 뒤침
supplement	보충, 추가
suppress	억제
supra-	위
surfact	표면

Word Part	Definition
surg	수술, 외과
suscept	감수
-sylated	연결, 연접
sym-	공생
symptomat	증상 관련, 대증
syn-	연접, 연결
syndesm	인대
synov	활액, 윤활
syring/o	샘, 구멍
system	계, 계통
systol/e	수축기
tachy-	빠른
tact	촉각
tag	꼬리표, 표지, 폴립
tain	보류, 보유
talip	휜발, 오목발, 만곡족
tamin	터치, 접촉, 촉감
tampon	솜방망이, 탐폰, 충전
tangent	접선, 접면
tars	발목
tax	정복, 고침
tempor/o	턱, 관자
ten/o	건, 힘줄
tendin	건, 힘줄
tens	긴장
-tensin	긴장
terat/o	기형
term	만기, 기한
test/o	고환
testicul	고환
tetra-	네, 사
thalam	시상
thalamus	시상
thalass	지중해
thel	유방, 유두
then	엄지
thenar	엄지

S=Suffix P=Prefix R=Root R/CF=Combining Form

Word Part	Definition
therap/o	치료
therapeut	치료
-therapist	치료사
therapy	치료
-therapy	치료
therm/o	열
thesis	붙이다, 구성하다, 장소
thet	붙이다, 구성하다, 장소
thi	황산
thora	가슴, 흉
thorac/o	가슴, 흉
thorax	가슴, 흉곽
thromb/o	혈전
thym	가슴선
thyr/o	갑상선
tibi	경골, 정강뼈
-tic	~과 관련된
-tion	방법, 본질
-tiz	~과 관련된
toc	출산
toler	내성, 견딤
tom/o	단층
-tome	절단도구
-tomy	외과적 절제술
ton/o	압력, 긴장
tonsil	편도선
tonsill/o	편도선
tope	일부, 부분
topic	국소
-tous	~과 관련된
tox	독성
-toxic	독물
toxic/o	독
trache/o	기관
tract	길, 도, 관
tranquil	신경안정, 정온
trans-	경, 경유, 통과

Word Part	Definition
traumat	외상
tresia	구멍
tri-	3, 셋
trich/o	털
-tripsy	압궤
-tripter	분쇄기
trochle	도르래, 활차
trop	회전, 선회
troph	영양
trophy	영양
-tropic	선회, 변화
-tropin	영양, 자극
tryps	트립신
tub	마찰
tubercul	부종, 결절, 결핵
tubul	관, 관 모양, 대롱
tussis	기침
tympan/o	고실
-type	형, 유형
typh	발진티푸스
ulcer	궤양
-ule	적은, 작은
-ulent	많은
uln	자, 척골, 자쪽, 척골측
ultra-	초
-um	조직, 구조
umbilic	배꼽
un	외
un-	아닌
uni-	하나, 한쪽, 외
ur/o	소변, 배뇨시스템
-ure	과정, ~의 결과
uresis	배뇨
uret	요관, 소변, 배뇨
ureter/o	요관
urethr/o	요도
-uria	소변

S=Suffix P=Prefix R=Root R/CF=Combining Form

Word Part	Definition
urin	소변
-us	~과 관련된
uter/o	자궁
uve	포도막
uvul	목젖
vaccin	백신
vag	미주신경
vagin	질
valgus	외반, 바깥굽은
valv	판막
varic/o	정맥, 팽창된
vas/o	혈관
vascul	혈관
ved	지식
veget	식물
vegetat	증식
ven/a	정맥
ven/o	정맥
ventil	환기
ventr	배, 배쪽
ventricul	심실, 뇌실
vers	회전
-version	회전
vert	돌다
vertebr	척추골, 척추뼈
vesic	낭, 주머니
vestibul/o	안뜰, 어귀, 전정
via	방법
violet	보라색
viril	남성
virus	바이러스
viscer	내장
viscos	비스코스, 점도
visu	시력
vita	활력
voc	음성, 발성
vol	양(volume)

Word Part	Definition
volunt	수의
volut	수축, 회전
-volut	회전
vuls	눈물
vulv/o	외음, 음문
whip	채찍, 편충
xanth	황색
xeno-	타인, 외인
-xis	상태
-yl	물질
zea-	살다
-zoa	동물
zyg	접합자, 접합체
zygomat	광대뼈
zyme	효소

Abbreviations

Abbreviation	Definition
μg	마이크로그램
^	증가, 위
v	감소, 아래
1°	첫번째
2°	두번째
Ab	항체
ABGs	동맥혈기체
ABO	생물학적 기원의 매개체
ABO	혈액그룹시스템
AC	견봉쇄골관절(봉우리빗장관절)
ACE	안지오텐신전환효소
ACL	전십자인대(앞십자인대)
ACLS	상급심폐소생술
ACTH	부신피질자극호르몬
AD	오른쪽 귀
ADD	주의력결핍장애
ADH	항이뇨호르몬
ADHD	주의력결핍과다활동장애
ADL	일상활동
AED	외부형자동심장충격기
A-fib	심방세동
Ag	항원
AIDS	후천성면역결핍증후군, 에이즈
AKA	무릎위 절단, 대퇴부 절단
ALL	급성림프성백혈병
ALS	근위축측삭경화증
AMI	급성심근경색증
AMS	변화된 의식상태
ANS	자율신경계
AOM	급성중이염
AP	전후, 앞뒤
ARDS	성인호흡곤란증후군
ARF	급성신부전
ARF	급성호흡부전

Abbreviation	Definition
AROM	능동운동범위
AS	왼쪽 귀
ASD	심방중격결손
ASD	자폐성스펙트럼장애
ASHD	동맥경화심장병
AU	양쪽귀
AV	방실-
AVM	동정맥기형
BBB	혈액뇌장벽
BD	뇌사
BEP	양성전립선비대
BKA	무릎아래절단
BM	장운동
BMD	뼈 무기질 밀도검사
BMR	기초대사율
BOM	양측중이염
BP	혈압
BPD	경계성인격장애
BPH	양성전립샘비대
BPPV	양성발작성두위현기증
BRCA1	유방암유전자, 유방암과 난소암의 유전돌연변이요인
BRCA2	유방암유전자, 유방암의 유전돌연변이요인
BSE	소의 해면모양뇌병
BSE	유방자가검진
C1	제1경추
C5	제5경추 또는 신경
C7	제7경추
CA	암
CABG	관상동맥우회술이식(편)
CAD	관상동맥병
CAO	만성기도폐쇄
CAPD	지속외래복막투석
CBC	전체혈구계산

Abbreviation	Definition
CBT	인지행동요법
CD	행동장애
CDC	질병관리본부
CF	낭성섬유증
CHD	선천심장병
CHES	공인건강교육전문가
CHF	울혈심부전
CJD	크로이츠펠트-야콥병
CK	크레아틴키나아제
CKD	만성콩팥병
CMA	공인의료보조
CMV	거대세포바이러스
CNA	공인간호보조
CNS	중추신경계
c/o	호소하다
CO_2	이산화탄소
COPD	만성폐쇄폐질환
COT	공인작업치료사
COTA	공인작업치료보조
CP	뇌성마비
CPAP	지속기도양압
CPR	심폐소생술
CPT	인지과정치료
CRF	만성신부전
CRH	코르티코분비호르몬
CRP	C-반응단백질
C-section	제왕절개
CSF	뇌척수액
CT	전산화단층촬영법
CVA	뇌혈관장애
CVP	중심정맥압
CVS	심장혈관계
CVT	심장혈관기사
CXR	흉부X선
D & C	확장소파술
DASH	고혈압
DEXA	이중에너지방사선흡수계측기
DI	요붕증
DIC	파종혈관내응고

Abbreviation	Definition
DID	해리정체성장애
DIFF	백혈구감별계산
DJD	퇴행성관절질환
DKA	당뇨병케톤산증
dL	데시리터
DM	당뇨병
DMD	뒤셴느(Duchenne)형 근이영양증
DNA	데옥시리보핵산
DNR	심폐소생금지
DO	의사, 외과의사에 대한 전문박사학위
DRE	직장손가락검사
DSM-5	정신장애진단 및 통계편람, 5판
DVT	심부정맥혈전증, 깊은정맥혈전증
EBV	엡스타인-바 바이러스
ECG	심전도
ECT	전기경련요법
ED	응급실
ED	발기장애
EEG	뇌파도, 뇌전도
EKG	심전도
EMG	근전도검사
EMT	응급구조사
EMT-P	전문응급구조사
EPCA-2	조기전립선암 항원-2
ER	응급실
ERT	에스트로젠대치요법
ESR	적혈구침강속도
ESRD	말기신장병
ESWL	체외충격파쇄석
FAS	태아알코올증후군
FDA	미국식품의약국
FEV1	1초 강제호기량
FSH	난포자극호르몬
FTD	전두측두엽치매
FTT	성장장애
FUS	집중초음파술
FVC	강제폐활량
Fx	골절
g	그램

Abbreviation	Definition
GAD	범불안장애
GDM	임신당뇨병
GERD	위식도역류병
GFR	사구체 여과율
GH	성장호르몬
GHRH	성장호르몬-방출호르몬
GI	위장관
GI	혈당지수
GL	당부하지수
GnRH	생식선자극호르몬-분비호르몬
GTT	포도당내성검사
GYN	부인과학
HAV	A형간염바이러스
Hb	헤모글로빈, 혈색소
Hb A1c	당화헤모글로빈 A1c
HBOT	고압산소요법
HBV	B형간염바이러스
HCG	사람융모생식선자극호르몬
HCl	염산
Hct	헤마토크릿, 적혈구용적률
HCV	C형간염바이러스
HDL	고밀도지질단백질
HDN	신생아용혈병
Hgb	혈색소
HIPAA	의료프라이버시법
HIV	사람면역결핍바이러스
HMD	유리질막병
HPI	현 병력(history of present illness)
HPV	사람유두종바이러스
HRT	호르몬대치요법
HSV	단순포진바이러스
HSV-1	1형단순포진바이러스
HTN	고혈압
HUS	용혈요독증후군
IBS	과민대장증후군
ICD	체내삽입자동세동제거기
IDDM	인슐린의존당뇨병(제1형당뇨병)
Ig	면역글로불린
IgA	면역글로불린 A
IgD	면역글로불린 D
IgE	면역글로불린 E
IgG	면역글로불린 G
IgM	면역글로불린 M
IM	근육내, 근육 주사
INR	국제표준화비율
ITP	특발혈소판감소자반병
IU	국제단위
IUD	자궁내장치
IV	정맥내, 정맥내 주사
IVC	하대정맥
IVF	체외수정
IVP	정맥신우조영사진
JRA	소아 류마티스관절염
KUB	신장요관방광일반촬영
LADA	성인지연성 자가면역당뇨병
LASER	레이저
LCC-ST	수술전문기사
LD	학습장애
LDL	저밀도지질단백질
LFT	간기능검사
LH	황체형성호르몬
LLQ	좌하복부 1/4
LOC	의식소실
LPN	간호조무사
LUQ	좌상복부 1/4
LVN	면허실무간호사
mcg	마이크로그램
MCP	중수수지, 손허리손가락
MCS	최소의식상태
MCV	평균적혈구용적
MD	내과의사
mg	밀리그램
MI	심근경색증
mL	밀리리터
mm^3	입방밀리미터
MOAB	단클론항체
MODY	여러 유형의 단일유전자당뇨병
MONA	모르핀, 산소, 니트로글리세린, 아스피린

Abbreviation	Definition
MPD	다중인격장애
MRA	자기공명혈관조영술
MRI	자기공명영상
mRNA	메신저 RNA
MRSA	메티실린내성황색포도알균
MS	다발경화증
MSA	근염특이항체
NCI	미국국립암연구소
NIDDM	인슐린비의존당뇨병(제2형당뇨병)
NIH	미국국립보건원
NKA	원인불명 알러지
NO	일산화질소
NRDS	신생아호흡곤란증후군
NSAID	비스테로이드소염제
O_2	산소
OA	산과 조수
OA	골관절염
OB	산과학
OCD	강박반응성 장애
OD	정골의학의사
OD	오른쪽 눈
ODD	적대적 반항장애
OGTT	구강포도당내성검사
OME	삼출성중이염
OR	수술실
OS	왼쪽 귀
OSHA	미국산업안전보건청
OT	작업요법
OT	눈계측기사
OT	옥시토신
OTC	비처방약물
OU	양쪽 눈
P	맥박
PA	악성빈혈
PA	후전(뒤앞, posteroanterior)
PaO_2	동맥혈산소분압
Pap	자궁경부질세포펴바른표본, 파파니콜로펴바른표본
PAT	발작성심방빈맥

Abbreviation	Definition
PCL	후십자인대(뒤십자인대)
PCOS	다낭난소증후군
PDA	동맥관개존증, 열린동맥관
PDD-NOS	상세불명의 전반적 발달장애
PDT	체위배액요법
PE tube	동등압력관
PEEP	호기말양압
PEFR	최고호기유속
PERRLA	동공 크기가 같고, 둥글고, 빛에 반응하며, 조절함
PET	양전자방출단층촬영술
PFTs	폐기능검사
PGY	임신
pH	수소이온농도
PhD	박사, 박사학위
PID	골반염증질환
PIP	근위지간
PKD	다낭콩팥병
PMDD	월경전불쾌장애
PMNL	다형핵백혈구
PM&R	물리의학과 재활
PMS	월경전증후군
PNB	무맥박
PNS	말초신경계
PO	경구로
POC	수태의 생성물
polio	폴리오
PPH	분만후출혈
PPS	소아마비증후군
p.r.n, PRN	필요할 때, 필요 시
PSA	전립선특이항원
PT	물리치료, 물리치료사
PT	물리요법
PT	프로트롬빈시간
PTA	물리치료보조사
PTCA	경피적경혈관관상동맥확장술
PTH	부갑상선호르몬
PTSD	외상후스트레스장애
PTT	부분트롬보플라스틴시간

Abbreviation	Definition
PVC	조기심실수축
PVD	말초혈관질환
PVS	지속적 식물인간상태
q.4.h.	4시간마다
q.i.d.	하루 4번
R	호흡수
RA	류마티스관절염
RBC	적혈구
RDA	영양권장량
RDS	호흡곤란증후군
Rh	레서스
Rho-GAM	레서스면역글로불린
RICE	휴식, 냉찜질, 압박, 거상
RLQ	우하복부 1/4
RN	간호사, 공인간호사
RNA	리보핵산
ROM	운동범위
RU-486	낙태유도약품
RUQ	우상복부 1/4
SA	동(심)방-, 굴심방-
SAD	계절성 정서장애
SARS	중증급성호흡기증후군
SBS	아기흔들림증후군
SC	피하의, 피하주사
SCI	척수손상
SET	고환 자가검진
SFD	임신나이보다 작은
SG	비중
SGA	임신나이보다 작은
SI	천장골(엉치엉덩, sacroiliac)
SIDS	영아돌연사증후군
SLE	전신홍반루푸스
SOB	숨참호흡곤란, 숨참
SP	표준주의
SSRI	선택세로토닌재흡수억제제
STAT	즉시
STD	성병(성매개병)
SVC	상대정맥
T	온도

Abbreviation	Definition
T1	제1흉추 또는 신경
T3	트라이아이오도타이로닌
T4	테트라아이오도타이로닌(타이록신)
TB	결핵
TBI	외상성뇌손상
TENS	경피전기신경자극
THR	고관절전치환술
TIA	일과성 뇌허혈증
t.i.d.	하루 세 번
TMJ	측두하악관절(턱관절)
TN	삼차신경병증
TNM	종양림프절전이
TOF	팔로네증후
tPA	조직플라스미노겐활성제
TRH	갑상선자극호르몬-방출호르몬
TSH	갑상선자극호르몬
TTM	발모광
TTN	신생아일과성빈호흡
TTP	혈전저혈소판혈증자색반병
TURP	요도경유전립샘절제
UA	소변검사, 요분석
UP	보편주의
URI	상기도감염
USDA	미국농무부
UTI	요로감염
UV	자외선
VEP	시각유발전위
Vfib	심실세동, 심실잔떨림
VS	활력징후
VSD	심실중격결손
V-tach	심실빈맥
vWD	폰빌레브란트병
vWF	폰빌레브란트인자
WAD	용어의 구성과 정의
WBC	백혈구, 백혈구계수
WNL	정상 범위
WNV	서부나일강바이러스

-A-

abdomen 복부. 흉강과 골반 사이의 몸통 부분

abdominal 복부의, 배의. 복부와 관련된

abdominopelvic 복골반. 복부와 골반과 관련된

abdominoplasty 복부성형(술). 복벽으로부터 과도한 피하지방을 제거하는 수술

abduction 외전. 정중선으로부터 먼쪽으로 움직임

abductor 외전근, 벌림근. 신체 일부를 정중선에서 멀리 이동시키는 근육

ablation 제거, 차단. 조직의 기능을 파괴하는 조직을 제거한다.

abortion 유산. 자연적으로 또는 유도를 통해 20주 이전에 자궁에서 배아나 태아의 배출

abrasion 찰과상. 피부나 점막의 부분이 벗겨진 상태

abruptio 박리. 태반 박리(placenta abruptio)는 태반이 분리되는 것

absorb 흡수하다, 섭취하다

absorption 흡수. 위장관에서 세포에 의해 영양과 물 섭취

accessory 부속의, 덧의. 보다 주요한 구조를 보조하는 근육이나 신경

accommodate 조절하다. 요구에 맞게 적응하는 것

accommodation 조절, 적응. 어떤 것을 필요에 맞게 적응시키는 활동; 이 경우는 눈의 렌즈가 조절하는 것

accommodative 조절하는. 조절, 적응과 관련된

acetabulum 절구, 비구, 배빨판. 엉덩이관절을 형성하기 위하여 대퇴부의 머리를 받는 엉덩이뼈에 있는 컵 모양의 공간

acetaminophen 아세트아미노펜. 진통과 해열작용을 하는 약

acetone 아세톤. 당뇨병이 조절되지 않을 때 혈액, 소변, 호흡 시에 나타난다.

Achilles tendon 아킬레스건. 비복근과 가자미근으로 구성된 힘줄로 종골에 삽입됨; 종골건(calcaneal tendon)이라고도 함

achondroplasia 연골무형성증. 왜소발육증을 초래하는 비정상적으로 빨리 연골이 뼈로 전환되는 상태

acne 여드름. 피지선과 모낭의 염증성 질환

acoustic 청각의. 청각과 관련된

acquired immuno-deficiency syndrome (AIDS) 후천면역결핍 증후군, 에이즈. HIV 바이러스 감염

acromegaly 말단비대증. 성장판이 닫힌 후에 성장호르몬의 과도한 분비로 머리, 얼굴, 손, 발이 비대되는 질환

acromioclavicular 견봉쇄골관절. 쇄골과 견봉우리 사이의 관절

acromion 견봉우리. 어깨관절까지 확장된 어깨뼈의 바깥쪽 끝부위

active 활성의. 활동 또는 변화를 야기하는

activities of daily living (ADLs) 일상활동. 이동, 개인 관리, 목욕, 옷 입기, 식사 및 이동에 대한 일상적인 일과

activity 활성. 활동하고 있는 상태

acute 급성. 갑작스럽게 시작된 질병

adapt 적응성, 순응성. 다른 조건에 적응하기 위해

adaptation 적응, 순응. 새로운 조건에 맞게 기관의 기능이나 구조가 변경되는 것

addict 중독자. 물질 또는 관행에 심리적 또는 신체적 의존성을 가진 사람

addiction 탐닉. 물질 또는 관행에 대해 습관적인 심리적 또는 신체적 의존

Addison disease 애디슨병. 부신피질호르몬의 부족으로 인한 자가면역질환

adduction 내전. 정중선 쪽으로 움직임

adductor 내전근. 정중선 쪽으로 움직이는 근육

adenocarcinoma 선암, 샘암종. 선의 상피세포에서 발생하는 암

adenoid 아데노이드. 인후 뒤쪽 중앙선에 있는 림프조직의 한 덩어리

adenoidectomy 아데노이드절제술. 아데노이드 조직의 외과적 제거

adipose 지방. 지방을 포함함

adolescence 청소년기. 사춘기로 시작하여 신체적 성숙으로 끝나는 단계

adolescent 청소년, 청소년기. 청소년기 또는 그 단계에 있는 사람에 관한 것

adrenal gland 부신. 각 신장의 위쪽 극에 있는 부신선

adrenaline 아드레날린. 부신수질에서 생성된 주 카테콜아민

adrenocortical 부신피질의. 부신의 피질과 관련된

adrenocorticotropic 부신피질자극호르몬. 부신피질을 자극하여 호르몬을 생산하는 뇌하수체전엽호르몬

afferent 구심성의. 중심을 향해 움직이는(예: 신경섬유들이 자극을 척수와 뇌로 전달하는)

aged 고령의. 노년까지 살았음

agenesis 무발생. 장기나 부분의 발달 실패

agglutinate 엉겨 붙다. 덩어리를 형성하기 위해 서로 들러붙음

agglutination 응집. 세포 또는 다른 부분이 응집 무리를 형성하기 위해 서로 붙는 과정

aging 노화. 인간의 성숙과 쇠퇴의 과정

agranulocyte 무과립성 백혈구. 세포질에 과립이 없는 백혈구

aldosterone 알도스테론. 부신피질의 미네랄코티코이드

alignment 정렬. 다른 구조물에 비해 올바른 위치에 구조물이 있음

alimentary 식사의, 영양의. 소화관에 해당된

alimentary canal 소화관

allergen 알레르기원. 과민성(알레르기성) 반응을 일으키는 물질

allergenic 알레르기의. 알레르기반응을 일으키는 강(capacity)과 관련된

allergic 알레르기의. 알레르기와 관련된 또는 알레르기로 고통받는

allergy 알레르기. 특정한 알레르기원에 대한 과민증

allograft 동종이식. 다른 사람이나 사체로부터 피부를 이식하는 것

alloimmune 동종면역. 외부조직에 대항하는 직접적인 면역반응

alopecia 탈모증. 자연적이거나 약에 의해 부분 또는 전체적인 모발 손실

alveolus 폐포. 가스 교환이 발생하는 호흡기 말단 부위

Alzheimer disease 알츠하이머병. 치매의 가장 일반적인 형태

amblyopia 약시. 시각이 뇌로 전달되는 경로가 발달되지 못했거나 불완전하게 발달된 것

ambulatory 외래. 의료시설에서 하룻밤을 보내지 않고 제공되는 수술 또는 관리

amenorrhea 무월경. 월경 흐름의 부재 또는 비정상적 중단

amino acid 아미노산. 단백질의 기본 단위

ammonia 암모니아. 아미노산(단백질)의 유독성 분해 산물

amniocentesis 양수천자. 진단 목적의 양수 채집

amnion 양막. 양수를 함유한 태아 주위의 막

amniotic 양막의. 양막과 관계된

ampulla 팽대. 관의 이완된 부분

amputation 절단(술). 사지, 사지의 일부 또는 몸의 다른 부위를 제거함

amputee 앰퓨티. 팔다리가 절단된 사람

amylase 녹말분해효소, 아밀라아제. 탄수화물을 분해하는 효소군

amyotrophic 근위축의. 근육의 위축과 관련된

anabolism 동화작용. 대사작용의 한 부분으로 신체물질이 만들어지는 대사 합성 시기

anal 항문의. 항문과 관련된

analgesia 진통. 통증이 감소된 상태

analgesic 진통제. 의식을 소실시키지 않고 통증에 대한 반응을 감소하거나 완화시키기 위한 제제

anaphylactic 아나필락시스의. 아나필락시스와 관련된

anaphylaxis 아나필락시스. 즉각적인 심한 알레르기반응

anastomosis 연결(술), 문합(술). 두 개의 관 구조물 사이를 외과적으로 결합하는 것

androgen 안드로겐. 남성적 특성을 증진시키는 호르몬

anemia 빈혈. 적혈구가 감소

anemic 빈혈의. 빈혈과 관련된 또는 빈혈로 고통받는

anencephaly 무뇌증. 대뇌반구 없이 출생

anesthesia 마취. 감각의 완전한 상실

anesthesiologist 마취과의사. 마취과전문의

anesthesiology 마취과(학). 마취와 관련된 의료 전문 분야 및 학문

anesthetic 마취제. 느낌이나 감각을 느끼지 못하게 하는 약제

aneurysm 뇌동맥류. 동맥의 내측 벽이 부풀어 올라 새로운 공간을 형성하는 것

angiogram 혈관조영상. 방사선 불투과성 물질을 혈관에 주사한 후 얻어진 X선 상(images)

angiography 혈관조영술. 대비 물질을 주사하여 혈관의 방사선사진을 촬영하는 것

angioplasty 혈관성형술. 수술에 의한 혈관의 재소통

anomaly 이상, 기형. 태어날 때 구조적 이상이 있음

anorectal junction 항문직장 경계, 항문곧창자 경계. 항문과 직장 사이의 교차점

anorexia 식욕부진. 식욕 없음, 음식에 반감

anoxia 무산소증. 산소 결핍 상태, 생태 조직상의 산소가 전혀 없는 상태로 회복할 수 없는 조직 손상이 발생

anoxic 무산소성의. 산소 부족으로부터 고통받는 것 또는 산소 부족과 관련된

antacid 제산제. 산을 중성화하는 약품

antagonist 길항제, 대항제. 반대되는 구조, 작용제, 질병 또는 과정

antagonistic 대항. 반대 기능을 가짐

antecubital 팔의 오금. 팔꿈치의 앞부분

anterior 앞. 인체의 표면, 정면의 위치

anteversion 전경. 전방 변위 또는 기울어진 구조(이 경우, 자궁을 말함)

anthracosis 분증. 석탄 먼지의 흡입에 의한 폐질환

anthrax 탄저병. 심각한 악성 전염병

antibiotic 항생제. 박테리아나 다른 미생물들을 파괴하거나 성장을 저해할 수 있는 물질

antibody 항체. 항원에 반응하는 단백질

anticoagulant 항응고제. 덩어리 응집을 막는 물질

antidiuretic 항이뇨. 소변 생성을 감소시키는 물질

antidiuretic hormone (ADH) 항이뇨호르몬. 신장에 작용하여 소변량을 감소시키는 뇌하수체 후엽 호르몬; 바소프레신이라고도 함

antiepileptic 항뇌전증약. 뇌전증발작을 억제시키는 약

antigen 항원. 면역반응을 일으키는 능력을 가진 물질

antihistamine 항히스타민. 히스타민의 길항작용으로 인한 알레르기 증상 완화에 사용되는 약물

antimicrobial 항균제, 항미생물제. 유기체의 증식을 파괴하거나 방지하는 물질

antineoplastic 항신생물제. 암세포의 성장과 확산을 방지하는 것과 관련된

antipruritic 항소양제, 가려움약

antipyretic 해열제. 열을 내리는 약제

antisepsis 항패혈, 소독. 감염원의 성장을 억제

antiseptic 항패혈제, 소독제. 방부작용에 영향을 미치는 제제 또는 물질

antiserum 항혈청. 질병에 대한 항체를 가진 다른 사람이나 동물에게서 채취한 혈청. 면역혈청이라고도 함

antisocial personality disorder 반사회적 인격 장애. 거짓말, 속임수, 도둑질을 하며 그러한 행동에 대한 죄의식이 없는 사람들의 장애

antrum 동, 굴. 닫힌 공동

anuria 무뇨. 소변 생성의 부재

anus 항문. 대변을 배출하는 소화관의 마지막 구멍

anxiety 불안. 공포에 의해 야기되는 고통

aorta 대동맥. 체순환계의 주된 혈관

aortic 대동맥의. 대동맥과 관련된

apex 꼭대기, 꼭지. 끝(예: 원뿔모양 심장)

Apgar score 아프가점수. 신생아 상태에 대한 평가

aphthous 아프타성 아구창. 입안의 아프고 작은 궤양(아구창)

apnea 무호흡. 일시적인 호흡 결핍

apoptosis 세포소멸, 세포자멸사. 정상세포를 죽이도록 입력된

appendicitis 충수염. 충수의 염증

appendicular 부속물, 부속지. 팔다리와 관련된 것, 가령 부속골격

appendix 부속물, 충수, 막창자꼬리. 맹장주머니로부터 나온 막혀 있는 작은 돌기

aqueous humor 방수. 눈의 전방과 후방에 들어있는 액체

arachnoid mater 지주막. 세 개의 수막 중 거미줄 모양의 중간층

areola 유륜. 유두 주변에 있는 원형의 불그스름한 부분

areolar 유륜의. 유륜과 관련된

arrhythmia 부정맥. 심장 리듬이 비정상적인 상태

arteriography 동맥조영(술). 조영제를 주사한 후 동맥을 잘 보이게 하는 X선 촬영법

arteriole 세동맥. 모세혈관계와 연결된 종말의 작은 동맥

arteriosclerosis 동맥경화증. 동맥의 경화

arteriosclerotic 동맥경화성의. 죽상동맥경화증에 영향을 받는 또는 이것과 관련된

artery 동맥. 산소화된 혈액을 심장으로부터 운반하는 두꺼운 벽을 가진 혈관

arthritis 관절염. 관절의 염증

arthrocentesis 관절천자. 관절에서의 체액 흡인

arthrodesis 관절유합술. 수술에 의해 관절을 고정시키는 것

arthrography 관절조영술. 관절에 조영제를 주입한 후 찍은 X선

arthroplasty 관절성형술. 관절의 기능을 가능하게 수리하기 위한 수술

arthroscope 관절경. 관절 내부를 검사하는 내시경

arthroscopy 관절경검사. 관절의 내부를 보는 시각적인 검사

articulate 관절된. 관절을 형성하는 두 개의 서로 다른 뼈들

articulation 관절

asbestosis 석면증. 석면 입자의 흡입으로 인한 폐질환

ascites 복수. 복강 내에 축적된 액체

asepsis 무균, 무균법. 살아있는 병원성 유기체가 없는 상태

Asperger syndrome 아스페르거증후군. 어린이의 발달장애

aspiration 흡인. 체강에서 액체 또는 가스를 빨아들여 제거함

asthma 천식. 축소되거나 막힌 기도 때문에 호흡이 곤란한 상태

asthmatic 천식의. 천식으로 인한 고통을 겪는 또는 천식과 관련된

astigmatism 난시. 눈으로 들어가는 빛을 다른 단층면들에 집중시킬 수 없는 것

asymptomatic 증상 없는, 무증상. 환자가 표현하는 증상이나 이상 증상이 없는 것

asystole 무맥박. 심장 수축이 없는 상태

ataxia 조화운동불능. 조화로운 근육활동의 불능으로 실룩실룩 움직이는 운동

ataxic 실조성의. 조화운동불능을 겪는, 조화불능운동과 관련된

atelectasis 무기폐. 폐의 일부 허탈

atherectomy 죽종절제술. 죽종의 외과적 제거

atheroma 죽종. 동맥 내벽 안에 있는 지방질

atherosclerosis 죽상동맥경화증. 죽종으로 인한 동맥의 경화

athetoid 느린비틀림운동의. 느린비틀림운동을 겪는, 느린비틀림운동과 관련된

athetosis 느린비틀림운동(아테토시스). 느리고 비틀리는 불수의적인 운동

atonic 무긴장, 이완. 정상적인 근육 긴장도가 없음

atopic 아토피성

atopy 아토피. 알레르기로 인한 과민성 있는 상태

atresia 폐쇄증. 정상적인 개구부나 내강이 선천적으로 결여

atrial 심방의. 심방과 관련된

atrioventricular (AV) 방실의. 심실과 심방 모두와 관련된

atrium 심방. 심장의 우측과 좌측으로 혈액이 들어가는 공간

atrophy 위축. 조직, 장기 또는 몸의 부분이 쇠약해지거나 감소하는 것

atropine 아트로핀. 동공 확장에 사용하는 약물

attenuate 약화되다. 질병을 일으키는 생물의 능력이 약해짐

audiologist 청각학자. 청력기능을 평가하는 전문가

audiology 청각학. 청력질환과 관련된 질환

audiometer 청력계. 청력을 측정하는 도구

audiometric 청력계의. 청력 측정의

auditory 청각의. 청력이나 청력기관에 관련된

aura 전조, 조짐. 간질성 발작이나 편두통이 생기기 이전의 감각 경험

auricle 이개, 귓바퀴. 조개 모양의 외이

auscultation 청진. 청진기로 몸에서 들리는 소리를 진단하는 방법

autism 자폐(증). 심각하게 비정상적인 사회적·소통적 기술을 보이는 장애

autistic 자폐적인. 자폐와 관련된

autoantibody 자가항체. 숙주 자신의 조직 항원에 반응하여 항체를 형성함

autograft 자가이식. 환자 자신의 피부를 이식하는 것

autoimmune 자가면역. 신체가 자신의 조직에 대항하여 직접적으로 항체를 만드는 질환

autologous 자가조직의, 자가의. 기증자와 수여자가 같은 자가수혈

autolysis 자가용해. 세포 안에서 효소에 의한 세포의 파괴

autonomic 자율성. 말초신경계의 독자적인 내장운동영역

autopsy 부검. 사망 원인을 파악하기 위해 죽은 사람의 신체와 장기를 검사

avascular 무혈관성. 혈액 공급이 없는

avulsion 박리. 대개 힘줄이 뼈에서 강제로 분리되거나 찢어지는 경우

axial 축, 축방향. 머리와 몸통과 관련된(예: 축 골격)

axilla 액와. 겨드랑이를 뜻하는 의학용어

axillary 액와의. 겨드랑이와 관련된

axon 축삭. 세포체로부터 신경자극을 전달하는 신경세포의 단일 경로

azoospermia 무정자증, 정자없음증. 정액 내 살아 있는 정자가 없음

azotemia 질소혈증. 혈액 내 과도한 질소 노폐물

-B-

bacterial 세균성, 세균의. 세균과 관련된

bacterium 박테리아. 단세포의 미생물

balanitis 귀두염. 귀두와 포피의 염증

bariatrics 비만치료(학), 비만학. 비만치료

basilar 바닥, 기저. 구조의 바닥과 관련된

basophil 호염기성 백혈구. 호염기성 백혈구의 과립은 염색 실험에서 청색을 띤다.

bdominal 복부의. 복부와 관련된

Bell palsy 얼굴마비. 얼굴의 한쪽의 마비 또는 무력

biceps brachii 상완이두근. 견갑골의 두 꼭지부분의 팔의 근육

bicuspid 이첨의. 두 첨두가 있는; 이첨판막은 두 개의 날개가 있음

bifid 이분, 두갈래. 두 부분으로 분리

bilateral 양쪽 측면의. 신체의 양쪽면과 관련된

bile 담즙. 간에서 분비되어 십이지장으로 가는 액체

bile acid 담즙산, 쓸개즙. 콜레스테롤에서 합성된 스테로이드 지질의 소화흡수를 도움

biliary 담즙의. 담즙이나 담관과 관련이 있는

bilirubin 빌리루빈. 헤모글로빈에서 오는 간에서 만들어진 담즙색소

binge eating 폭식. 과도하게 섭취하는 기간에 식사

biopsy 생검. 임상검사를 위해 살아있는 사람의 조직을 제거하는 것

bipolar disorder 양극성 장애. 우울증과 조증이 교대로 나타나는 정서장애

bladder 방광. 액체를 보유하고 있는 빈 주머니

blastocyst 주머니배. 첫 2주에 배아로 발달

blephalitis 안검염. 안검의 염증

blepharoplasty 안검성형(술). 눈꺼풀의 외과적인 복원 수술

blepharoptosis 안검하수증. 상안검의 하수증

blood-brain barrier (BBB) 혈액뇌장벽. 독소와 감염으로부터 뇌를 보호하는 선택적 메커니즘

bolus 작은 조각. 물질의 하나의 작은 덩어리

botulism 보툴리누스중독. 클로스트리듐보툴리눔(*Clostridium botulinum*)이 생성하는 신경독으로 발생하는 식중독

bovine spongiform encephalopathy (BSE) 소해면양뇌증. 인간에게 전염되어 크로이츠펠트-야코프병을 일으키는 소의 질환(광우병)

bowel 장, 창자

brace 고정기, 보조기. 신체 부위를 제 자리에 위치할 수 있도록 도와주는 기구

brachial 상완의. 팔과 관련된

brachialis 상완근. 이두근 아래 위치해 있으며 팔의 굴곡에 가장 큰 힘이 작용하는 근육

brachioradialis 상완요골근. 전완의 굴곡을 돕는 근육

brachytherapy 근접요법. 방사선 치료를 위해 조직 내 방사선 발생 장치 삽입 후 한정 부위 조사

bradycardia 서맥, 느린맥. 느린 심박수(분당 60회 미만)

bradypnea 호흡완만. 느린 호흡

brainstem 뇌간, 뇌줄기. 시상, 송과선, 뇌교, 제4뇌실 및 연수로 구성

breech 엉덩이, 둔위. 분만 시 태아의 엉덩이가 아래에 위치

broad-spectrum 광범위항생제. 다양한 미생물에 대항하여 넓은 범 위의 활동을 하는 항생제

bronchiectasis 기관지확장증. 염증성 질환 및 폐쇄에 따른 기관지의 만성 팽창

bronchiole 세기관지. 기관지의 점점 더 작은 하위

bronchiolitis 세기관지염. 작은 세기관지의 염증

bronchitis 기관지염. 기관지의 염증

bronchoconstriction 기관지 수축. 기관지의 직경 감소

bronchodilator 기관지확장제. 기관지의 직경을 증가시키는 물질

bronchogenic 기관지성의. 기관지에서 발생

bronchopneumonia 기관지폐렴. 폐 실질조직에 확산되는 작은 세기관지의 벽의 급성 염증

bronchoscope 기관지내시경. 기관지내시경술에 사용되는 내시경

bronchoscopy 기관지내시경술. 내시경으로 기관지의 내부 검사

bronchus 기관지. 기관의 두 분지 중 하나

bulbourethral 요도구선. 구부음경(망울음경)과 요도와 관련된다.

bulimia 폭식증. 보상적인 토를 동반한 과식의 간헐적인 발작

bulla 기포. 거품 같은 팽창된 구조

bundle of His 히스다발. 전기 신호가 심실로 전달되는 통로. 방실(AV)다발이라고도 함

bunion 활액낭염. 엄지발가락 안쪽의 염증, 엄지발가락의 부음

bursa 활액낭. 활액을 포함하고 있는 주머니

bursitis 활액낭염. 활액낭의 염증

-C-

cadaver 사체. 죽은 신체 또는 시체

calcaneal 종골의. 종골(발꿈치뼈)과 관련된

calcaneus 종골. 뒤꿈치를 형성하는 발목의 뼈

calcitonin 칼시토닌. 갑상선에서 분비되는 호르몬으로 칼슘을 혈액에서 뼈로 이동시킴

calculus 결석. 작은 결석(돌)

callus 가골, 유합조직. 치료초기에 골절부위에 형성되는 뼈조직

calyx 신배(콩팥잔). 깔때기 모양의 구조물

cancellous 해면 모양의. 스펀지 또는 격자 모양의 구조를 갖는 뼈

cancer 암. 악성 신생물의 일반적인 용어

Candida 칸디다. 효모균 같은 곰팡이

Candida albicans 칸디다 알비칸스. 효모균 같은 곰팡이에 감염 가장 보편적인 형태의 칸디다

candidiasis 칸디다증. 효모 유사 곰팡이인 칸디다에 의한 감염. 아구창이라고도 함

canker (입안)궤양. 비의학적 용어로 아구창

cannula 삽입관. 유체 또는 가스 통로로서 혈관 또는 공동에 삽입하는 튜브

capillary 모세혈관. 동맥계와 정맥계 사이의 미세한 혈관

capsular 낭의. 낭과 관련된

capsule 낭. 관절 또는 다른 구조와 연결된 섬유질 조직층

carbohydrate 탄수화물. 설탕, 전분, 글리코겐, 셀룰로스를 포함하는 유기 식품 화합물군

carbuncle 부스럼. 많은 모낭이 있는 작은 부위에 감염, 종종 목 뒤에 나타남

carcinogen 발암물질. 암 유발 물질

carcinogenesis 발암, 암발생. 암의 기원과 발달

carcinoma 암종, 암. 악성이며 침습성인 표피 종양

carcinoma in situ 제자리암종. 주변 조직을 침범하지 않은 암종

cardiac 심장의. 심장과 관련된

cardiogenic 심인성의. 심장이 근원이 된

cardiologist 심장전문의. 심장질환을 진단하고 치료하는 전문의

cardiology 심장학. 심장질환의 치료에 관한 학문

cardiomegaly 심장비대증. 심장의 확장

cardiomyopathy 심근병증. 심근층의 심장근육에 나타난 질병

cardiopulmonary resuscitation (CPR) 심폐소생술. 심장과 폐기 능을 회복시키기 위한 시도

cardiovascular 심혈관의. 심혈관과 관련된

cardioversion 세동. 전기충격 또는 약물에 의한 정상 심장 리듬으로의 회복

caries 치아우식, 충치. 세균에 의한 치아 파괴

carotid 경동맥, 목동맥. 목의 주요 동맥

carotid endarterectomy 경동맥내막절제(술). 경동맥의 병든 내벽을 제거하여 매끄러운 내벽으로 만들어 혈류를 복원시키는 수술

carpal 손목의. 손목의, 손목과 관련된

carpus 손목뼈. 손목에 있는 여덟 개의 손목(완)골

cartilage 연골. 대부분의 관절에서 발견되는 비혈관성의 딱딱한 결합조직

catabolism 이화작용. 신체물질이 에너지로 분해되고 간단한 화합물로 변화하는 대사작용의 유형

cataplexy 탈력발작. 짧은 마비를 동반한 갑작스러운 근긴장도 상실

cataract 백내장. 수정체가 완전히 또는 부분적으로 혼탁해지는 것

catecholamine 카테콜아민. 부신수질에서 생성된 호르몬으로 스트레스에 반응함; 에피네프린, 노르에피네프린 포함

catheter 카테터. 액체가 체강이나 기관 또는 혈관의 안팎으로 통과할 수 있게 하는 속이 빈 관

catheterization 도관. 카테터의 삽입

catheterize 카테터를 삽입하다. 카테터를 삽입하는 것

caudal 꼬리. 꼬리뼈 가까이와 관련된

cautery 소작. 흉터에 대한 시술, 화상, 또는 조직을 자름

cavernosa 해면체. 동굴을 닮은 개체

cavity 강. 공간이나 인체 구분

cecal 맹장의. 막창자의 맹장과 관련이 있는

cecum 맹장, 막창자. 대장의 첫 번째 부분인 감춰진 주머니

celiac 배(복강)의. 복강과 관련이 있는

celiac disease 셀리악병, 소아지방병증, 만성소화장애증. 글루텐 민감성에 의한 질병

cell 세포. 인체가 수용하는 가장 작은 단위-독립적인 존재

cellular 세포의, 세포성. 세포와 관련된

cellulitis 봉와직염. 피하 결합조직 감염

cephalic 머리. 머리 가까이와 관련된

cerebellum 소뇌. 중뇌와 대뇌반구 사이에 있는 뇌의 최후방 영역

cerebral 대뇌의. 뇌의 대뇌반구와 관련된

cerebrospinal 뇌척수, 대뇌척수. 뇌와 척수와 관련된

cerebrospinal fluid (CSF) 뇌척수액. 뇌의 뇌실에서 만들어지는 액체; 뇌와 척수를 둘러싼

cerebrum 대뇌. 대뇌반구

cerumen 귀지. 외이의 샘에서 나오는 왁스분비물

ceruminous 귀지의. 귀지와 관련된

cervical 경부의, 목의. 자궁경부나 목과 관련된

cervix 자궁경부. 자궁의 아랫부분

cesarean section 제왕절개. 복부와 자궁벽의 절개를 통한 태아의 분만

chancre 굳은 궤양. 매독의 일차 병터

chemotherapy 화학요법. 화학적 제제를 사용하는 치료

chiasm 교차. 뇌 기저부에 있는 두 개의 시신경이 X자 모양으로 교차하는 부위. 대체 용어는 키아스마(chiasma)

chickenpox 수두. 급성, 전염성 바이러스성 질병. 수두라고도 함

chiropractic 지압요법의. 근골격계의 기계적 장애를 진단하고 치료하며 방지하는 것과 관련된

chiropractor 지압요법사. 지압요법 전문가

chlamydia 클라미디아. 클라미디아 감염에 의한 성매개질환

cholangiography 담관조영. 조영제를 사용하여 담관을 방사선 사진으로 시각화

cholecystectomy 담낭절제술, 쓸개돌절제술. 담낭의 외과적 제거

cholecystits 담낭염, 쓸개염. 담낭의 염증

choledocholithiasis 총담관결석증, 온쓸개관돌증. 총담관에 있는 담석의 제거

cholelithiasis 담석증, 쓸개돌증. 담석(gallstones)을 가지고 있는 상태

cholelithotomy 담석제거술, 쓸개돌제거술. 담석의 외과적 제거

cholesteatoma 진주종. 중이에서 생기는 노랗고 왁스와 같은 종양

cholesterol 콜레스테롤. 간세포에서 형성; 조직에서 가장 풍부한 스테로이드이며 다양한 밀도의 단백질에 부착된 혈장에서 순환

chorea 무도증. 사지와 얼굴 근육의 비자발적이고 불규칙한 경련

choreic 무도. 무도병과 관련이 있거나 무도병을 앓음

chorion 융모막. 태반을 형성하는 태아막

chorionic 융모막의. 융모막과 관계된

chorionic villus 융모막융모. 태반을 형성하는 배아융모막의 혈관 과정

choroid 맥락막. 망막과 포도막의 구역

chromosome 염색체. 핵 안에서 DNA와 유전자를 함유한 구조체

chronic 만성. 지속적·장기적으로 지속되는 질병

chyle 유미, 암죽. 소장에서 지방의 소화 흡수를 위한 우유 같은 액체

chyme 유미즙, 미즙. 반액화, 위에서 십이지장으로 지나가며 부분적으로 소화된 음식

cilium 섬모. 세포 표면에서 나온 털 모양의 운동성 돌기

circulation 순환. 심장과 혈관을 통한 혈액의 지속적인 이동

circumcision 포경수술, 꺼풀절제술. 포피의 부분 혹은 전체를 제거하는 것

circumduct 휘돌림. 원운동으로 사지를 움직이는

circumduction 휘돌림. 원운동으로 사지를 움직이는 것

cirrhosis 경화. 광범위한 섬유성 간질환

claudication 파행증. 간헐적 다리 통증과 절뚝거림

clavicle 쇄골. 흉부대의 내부를 형성하는 구부러진 뼈

clavicular 쇄골의. 쇄골과 관련된

cleft lip 구순열, 입술갈림증. 윗입술의 선천적 결함

cleft palate 구개열, 입천장갈림증. 구개의 선천적 결함

clitoris 음핵. 외음의 발기성 기관

clonic 간대. 근육의 수축과 이완이 빠르게 연속되는 상태

closed fracture 폐쇄골절. 피부가 손상되지 않은 뼈의 골절

Clostridium botulinum 클로스트리듐보툴리눔. 식중독을 일으키는 세균

clot 응고, 응혈. 상처에 생긴 섬유소와 조직 덩어리

coagulant 응고제. 응고유발물질

coagulate 응고하다. 혈전을 형성

coagulation 응고작용. 혈액응고과정

coagulopathy 응집장애 혈액 응고의 장애

coarctation 협착증. 대동맥의 협착, 수축

coccyx 미추, 꼬리뼈. 척주의 가장 아래쪽에 있는 작은 꼬리뼈

cochlea 와우, 달팽이. 복잡한 통로들의 조합으로 내이를 설명하기 위해 사용된다.

cochlear 와우의

cognition 인지. 사고, 학습, 기억을 통한 지식의 습득 과정

cognitive behavioral therapy (CBT) 인지행동요법. 어떤 행동에 대한 생각과 태도를 강조하는 심리치료

coitus 성교. 성행위

colic 산통의, 배앓이 급통증의. 발작적이고 경련성인 복통

colitis 결장염, 대장염. 결장의 염증

collagen 콜라겐. 결합조직, 연골 그리고 뼈를 형성하는 대부분의 단백질

collateral 부차적인, 부수적인. 측면에 위치하며, 종종 방해물을 우회한다.

Colles fracture 콜리스 골절. 손목에 있는 원위 요골의 골절

colloid 콜로이드. 부유하는 입자를 가진 액체

colon 결장, 잘록창자. 맹장에서 직장까지 이어지는 대장

colostomy 결장조루술, 잘룩창자장냄술. 결장에서 신체 외부로 인공적인 구멍을 만드는 것

colostrum 초유. 임신 종료 후 첫 유방 분비(물)

colpopexy 질벽고정술. 질 벽의 외과적 고정

coma 혼수. 깊은 무의식 상태

comatose 혼수상태의. 깊은 무의식 상태와 관련된

comedo 면포(화이트헤드 또는 블랙헤드). 너무 많은 피지와 케라틴 세포는 모낭의 여드름을 생성

comminuted fracture 분쇄골절. 뼈가 작은 조각으로 부서지는 골절

competent 수행능력. 작업이나 기능을 수행

complement 보체. 박테리아와 다른 세포를 없애는 항체의 능력을 없애는 혈청의 단백질 그룹

complete fracture 완전골절. 뼈가 두 개의 분리된 조각으로 골절

compliance 탄성, 순응. 방 또는 속이 빈 점액(예: 폐)의 확장 용량을 측정. 또는 환자가 치료 요법을 따르는 일관성과 정확성

compression 압박. 밀도를 증가 또는(그리고) 구조물의 치수를 감소시키기 위해 압착하는 것

compression fracture 압박골절. 척추뼈의 높이 손실을 초래하는 척추뼈 골절

compulsion 충동. 반복적으로 행동을 하도록 하는 통제되지 않는 충동

compulsive 충동의. 충동행위에 사로잡힌

conception 수정. 접합체를 형성하기 위한 과정

conception 임신. 정자와 난자의 수정으로 접합체를 형성함

concha 갑개, 선반. 비강 내벽에 있는 조개 모양의 뼈

concussion 뇌진탕. 가벼운 뇌 손상

condom 콘돔. 임신과 감염을 예방하기 위해 음경 혹은 질을 덮는 것

conductive hearing loss 전도성 난청. 외이나 중이에서 생기는 난청

condyle 관절융기. 다른 뼈와 관절을 형성하는 뼈끝이 크고 매끄럽고 둥근 확장

confusion 혼동. 환경적 자극이 적절하게 처리되지 않는 정신 상태

congenital 선천성의. 임신기간부터 태어나는 순간까지 일어났던 사건 때문에 또는 유전, 태생 시 발현하는

conization 원뿔절제술. 조직의 원뿔 모양 조각의 외과적 절개

conjunctiva 결막. 안검의 안쪽면

conjucnctival 결막의. 결막과 관련된

conjunctivitis 결막염. 결막의 염증

connective tissue 결합조직. 인체 지지조직

consciousness 의식. 환경을 인식하고 대응하는 상태

constipation 변비. 드물게 단단한 변을 배변

constrict 수축하다. 좁게 되거나, 좁게 만드는

constriction 수축. 어떤 구조가 좁아진 부분

contagious 전염성의. 사람에게서 다른 사람으로, 사람에서 물건으로 옮겨가는

contaminate 전염시키다. 감염체가 어떤 표면에 존재하도록 한다.

contamination 전염. 감염체가 어떤 표면에 존재하는 것

contraception 피임. 임신의 방지

contraceptive 피임약 또는 기구. 임신을 방해하는 물질

contract 수축. 함께 당기거나 짧게 만듦

contracture 구축. 경련이나 섬유증으로 인한 근육의 단축

contrecoup 맞충격(대응충격). 직접 접촉된 지점의 반대편의 뇌 손상

contusion 타박상. 뇌를 포함한 조직으로의 출혈(멍)

cor pulmonale 폐성 심질환. 만성 폐질환으로 인해 나타나는 우심 부전

cornea 각막. 중앙에 위치한 홍채와 동공을 덮고 있는 투명한 바깥면

corneal 각막의

coronal 두정의. 앞면과 뒷면을 나누는 수직면과 관련된

coronal plane 관상면. 신체를 앞쪽과 뒤쪽으로 나누는 수직면

coronary circulation 관상순환. 심근에 혈액을 공급하는 혈관

corpus 몸통, 체. 구조의 주요 부분

corpus albicans 백(색)체. 위축된 황체

corpus callosum 뇌량(뇌들보). 두 대뇌반구를 연결하는 신경조직 들의 연결 다리

corpus luteum 황체. 난포에 유착된 부분으로 형성된 노란 모양

corpuscle 혈구. 적혈구

cortex 피질, 겉질. 뼈와 같은 기관의 바깥 부분

cortical 피질의. 피질과 관련된

corticosteroid 코티코스테로이드. 부신피질에서 생산되는 호르몬

corticotropin 부신피질자극호르몬. 코티손을 분비하도록 부신피질을 자극하는 뇌하수체호르몬

cortisol 코티솔. 부신 피질에서 생산되는 글루코코티코이드 중 하나. 항염증 효과가 있고, 하이드로코티손이라고도 함

coryza (rhinitis) 코감기. 코 점막의 급성 염증

coup 뇌충풍. 직접 접촉된 두개골 아래의 뇌 손상

coxa 고관절, 엉덩관절. 엉덩이뼈

cranial 두개골의. 두개골과 관련된

craniofacial 두개안면, 머리얼굴. 얼굴과 두개골을 포함

cranium 두개골(머리뼈). 뇌를 보호하기 위해 닫힌 구조를 가지고 있는 두개골의 윗부분

cretin 크레틴병 환자. 중증 선천성 갑상샘기능저하증

cretinism 크레틴병. 중증 선천성 갑상샘기능저하증 상태

Creutzfeldt-Jakob disease (CJD) 크로이츠펠트-야코프병. 감염성 프리온에 의해 야기되는 진행성의, 불치의 신경질환

cricoid 윤상, 반지. 후두에 있는 고리 모양의 연골

crista ampullaris 팽대능선, 팽대부릉. 반고리뼈관의 팽대에 있는 털세포더미와 젤라틴 물질

Crohn disease 크론병. 소장의 말단 부분이 두꺼워지고 좁아짐

croup 상기도막힘(증). 짖는 기침이 특징인 어린이 상부기도의 감염

cruciate 십자 모양의, 십자형의 십자가 모양. 여기서는 무릎관절의 2개의 내부 인대가 서로 교차하여 'X'자를 형성하는 것

cryosurgery 냉동수술(요법). 비정상적인 조직을 동결시켜 죽이기 위해 탐침으로 액화질소나 아르곤가스를 이용

cryptorchism 잠복고환증. 한쪽 혹은 양쪽 고환이 음낭 안으로 내려 오지 못함

curettage 소파. 큐렛을 사용하여 내부를 긁는 것

curette 큐렛. 귀지나 귀에서 생겨나는 것들을 제거하거나 긁어내기 위해 사용하는 국자 모양의 도구

Cushing syndrome 쿠싱증후군. 부신에서 코티솔의 과다 분비로 나타남

cutaneous 피부. 피부와 관련된

cuticle 큐티클. 손발톱을 덮는 단단한 피부층

cyanosis 청색증. 혈액에 산소가 부족하여 피부, 입술, 손톱이 청색으로 변하는 것

cyanotic 청색증의. 청색증으로 표시되거나 그에 관련한

cyst 낭. 비정상적인 체액이 들어있는 주머니

cystic 낭종의. 낭종과 관련된

cystic fibrosis 낭포성 섬유증. 과도한 점성이 기관지를 포함하여 통로를 폐쇄하는 유전질환

cystitis 방광염. 방광의 염증

cystocele 방광탈출. 질 전벽으로의 방광탈출

cystoscope 방광경. 방광 내부를 관찰하기 위해 삽입된 내시경

cystoscopy 방광경검사. 방광경 사용 과정

cystourethrogram 방광요도조영술. 방광과 요도의 구조와 기능을 확인하기 위한 배뇨 시 X상 이미지

cytologist 세포학자. 세포의 구조, 화학 그리고 병태에 대한 전문가

cytology 세포학. 세포를 배우는 학문

cytoplasm 세포질. 젤라틴물질과 같은 세포 형성물질. 단, 세포핵 제외

cytotoxic 세포독성의. 세포에 파괴적인

-D-

dandruff 비듬. 표피의 탈락되어 나오는 모발의 비늘

death 사망, 죽음. 모든 중요한 기능의 완전하고 영구적인 중단

debridement 괴사조직제거(술), 변연절제술. 손상되거나 괴사된 조직의 제거

decongestant 충혈제거제. 코와 부비동의 부종 및 유체를 감소시키는 약

decubitus ulcer 욕창성 궤양. 욕창은 장기간 누워 있는 것이 원인이다.

defecation 배변. 직장과 항문에서 대변을 배출

defect 결함, 결손. 부재, 기형 또는 불완전

defective 결손. 불완전

defibrillation 제세동. 생명을 위협하는 심장 부정맥에 대한 정상 심장활동으로의 회복

defibrillator 제세동기. 제세동을 위한 기구

deformity 기형. 정상으로부터 벗어난 영구적인 구조의 결함

degenerative 변성, 퇴행. 구조물의 악화

deglutition 연하, 삼킴. 삼키는 행위

dehydration 탈수. 체수분을 잃는 과정

delirium 섬망. 초조와 지남력 상실을 동반하여 의식이 급성으로 변화된 상태

deltoid 삼각근. 상완에서 견갑과 쇄골을 연결하는 큰 부채꼴 모양의 근육

delusion 망상. 반대로 강력한 증거에도 불구하고 고정되고 유연성이 없는 잘못된 신념

dementia 치매. 만성의 점진적이고 불가역적인 지적·정신적 기능 상실

demyelination 탈수초. 신경섬유의 수초의 탈락 과정

dendrite 가지돌기. 신경자극을 받아들이는 신경세포체의 확장된 가지

dental 이, 치과. 치아와 관련된

dentine (dentin) 상아질. 치아의 에나멜질(법랑질) 아래 위치한 상아빛 조밀한 물질

dentist 치괴의사. 구강-안면계의 해부학, 생리학, 병리학 분야의 의사

dentistry 치과(학), 치의학. 구강 및 관련 구조의 상태를 평가, 진단, 예방 및 치료

deoxyribonucleic acid (DNA) 데옥시리보핵산. 유전 형질 염색체에서 발견된 원천

dependence 의존성. 누군가 또는 무언가를 필요로 하는 상태

dependent 의존. 다른 사람에게 의지

depressant 억제제. 활동, 감각 또는 긴장(tone)을 감소시키는 물질

depression 우울. 깊은 슬픔과 절망의 감정을 가지는 정신장애

dermabrasion 박피(술). 회전 솔로 피부의 가장 위층을 제거하는 수술

dermal 진피의. 피부와 관련된

dermascope 피부경. 피부 병변 검사를 돕는 기구

dermatitis 피부염. 피부의 감염

dermatologic 피부과학의. 피부와 피부과학과 관련된

dermatologist 피부과의사. 피부전문의 피부질환과 관련 있는 의학전문의

dermatology 피부과학. 피부 장애와 관련된 학문 분야

dermatomyositis 피부근염. 피부와 근육의 염증

dermis 진피. 표피의 깊은 층에 있는 피부의 결합조직층

detoxification 해독. 조직이나 물질로부터 독을 제거

diabetes insipidus (DI) 요붕증. 항이뇨호르몬의 불충분한 생성의 결과로 많은 양의 희석된 소변이 배설됨

diabetes mellitus 당뇨병. 인슐린의 생산 부족이나 비효과적 대응으로 인한 대사증후군으로 발생

diabetic 당뇨의. 당뇨병과 관련된

diagnose 진단하다. 진단을 내리다.

diagnosis 진단. 질병의 원인을 결정함

diagnostic 진단의. 진단과 관련된

dialysis 투석. 신체에서 과도한 노폐물 및 수분을 제거하기 위한 인공 여과 방식

diaphoresis 발한, 땀남

diaphoretic 발한의. 땀, 발한과 관련된

diaphragmatic 횡격막의. 횡격막과 관련된

diaphragm 다이어프램. 임신을 방지하기 위해 질 안으로 삽입하는 링 및 돔 모양의 물질

diaphragm 횡격막, 가로막. 복강과 흉강을 분리하는 근육성 막

diaphragmatic 횡격막의, 가로막의. 횡격막과 관련된

diaphysis 뼈몸통, 골간. 긴뼈의 기둥 부분

diarrhea 설사. 비정상적으로 빈번하고 묽은 대변

diastasis 분리, 분리기. 일반적으로 연결해진 부분들을 분리하는 것

diastole 이완. 심장의 공간이 혈액으로 차는 동안의 팽창

diastolic 이완의

differential 감별, 차별. 차등 백혈구 수치는 혈액 샘플 내 다양한 백혈구의 백분율을 나열

diffuse 전파하다. 널리 퍼트리거나 전파시키는 것

diffusion 확산, 퍼짐. 작은 입자가 조직 사이를 이동하는 수단

digestion 소화. 세포 대사물질에 적합한 요소로 음식물을 분해

digestive 소화의. 소화와 관련된

digital 가락. 손가락이나 발가락과 관련된

dilate 이완하다, 이완시키다

dilation 이완. 어떤 구조나 구멍을 늘리거나 크게 만드는 것

dilation 확장. 입구의 늘어남 또는 확대

diphtheria 디프테리아. 인두에 두꺼운 막성(가죽) 코팅이 있는 질병

diplegia 양쪽마비. 사지 모두 마비되었으며, 두 다리가 가장 심하게 영향 받음

dipstick 요 시험지. 화학물질의 존재를 나타내기 위해 색상이 바뀌는 시약으로 된 플라스틱 또는 종이로 된 시험지

disability 장애. 특정 활동이나 기능을 수행하는 능력의 저하

discipline 규율, 훈육. 올바른 행동이나 행동을 위한 훈련

disease (질)병, 질환. 신체 기능, 체계 또는 기관의 장애

disinfectant 소독제. 소독하는 제제, 물질

disinfection 소독. 화학약품에 의한 미생물 파괴 과정

dislocation 탈구. 관절로부터 완전히 벗어남

displaced fracture 전위골절. 파편이 분리되어 정렬되지 않은 골절

disseminate 파종. 몸 전체나 장기에 널리 퍼짐

dissociative identity disorder 해리정체성 장애. 개인의 성격의 일부가 나머지로부터 분리되고, 여러 성격에 이르게 되는 정신장애

distal 원위부. 인체의 중심으로부터 멀리 위치한

diuresis 이뇨. 다량의 소변 배설

diuretic 이뇨성의. 소변 배출을 증가시키는 작용하는

diverticulitis 게실염, 곁주머니염. 게실의 염증

diverticulosis 게실증, 곁주머니증. 대장 벽에 있는 여러 개의 주머니

diverticulum 게실, 곁주머니. 열려 있는 주머니 모양 또는 관 구조물로부터 나온 주머니

dopamine 도파민. 뇌의 특정 영역에서 분비되는 신경전달물질

Doppler 도플러. 신체로 초음파를 쏘는 진단 기구

Doppler ultrasonography 도플러초음파검사. 혈류의 방향, 속도 및 난류를 감지. 뇌졸중 환자의 정밀검사에 사용

dormant 휴면. 비활성

dorsal 등의, 후방의. 뒤 또는 뒷편에 위치한 것과 관련된

dorsum 후방. 손을 포함한 몸의 각 부분의 뒷부분

Down syndrome 다운증후군. 21번 염색체가 3개인 것과 관련된 다양한 이상이 있는 증후군

Duchenne muscular dystrophy 뒤셴느근디스트로피. 골반, 어깨, 근위 사지 근육의 대칭적 약화 및 소모

ductus arteriosus 동맥관. 하행 대동맥과 왼쪽 폐동맥을 연결하는 태아 혈관

ductus deferens 정관. 부고환으로부터 정자를 받는 관

duodenal 십이지장의. 십이지장과 관련이 있는

duodenum 십이지장. 소장의 첫 번째 부분; 대략적으로 손가락 12마디(약 25 cm) 길이

dura mater 경막. 단단하고 섬유조직인 바깥쪽 수막

dysentery 이질. 설사, 장 경련, 발열, 탈수를 동반하는 질병

dysfunctional 기능장애. 성능의 어려움

dyslexia 난독증, 읽기장애. 읽기 및 쓰기 능력이 손상되어 개인의 지능 수준보다 낮음

dyslexic 난독증의. 난독증을 앓거나 난독증과 관련된

dysmenorrhea 월경통. 고통스럽고 힘든 월경

dyspareunia 성교통. 성교 동안의 통증

dyspepsia 소화불량. "위의 불편감", 속쓰림, 오심과 가스

dysphagia 연하곤란, 삼킴곤란. 삼킬 때 어려움

dysphoria 불쾌감. 정신 기분 장애

dysplasia 이형성. 비정상적인 조직 형성

dysplastic 이형성의. 비정상적인 조직 형성 또는 그와 관련된

dyspnea 호흡곤란

dyspneic 호흡곤란의. 호흡곤란과 관련되거나 고통받음

dysrhythmia 심장박동장애. 부정율동리듬장애

dysuria 배뇨장애. 배뇨로 인한 어려움이나 통증

-E-

echocardiography 심장초음파검사. 심장기능의 초음파 기록

echoencephalography 뇌초음파검사. 두개 내 병변 진단에 초음파를 사용

eclampsia 자간(증). 자간전증 환자의 경련

ectopic 자궁외의. 잘못 놓인, 정상 위치가 아닌

eczema 습진. 흔히 지루성 분비물과 함께 나타나는 염증성 피부질환

eczematous 습진성의. 습진과 관련된, 습진에 의한 나타난 자국

edema 부종. 세포와 조직에 수분이 과도하게 축적된 것

edematous 부종의. 부종의 영향을 받은 또는 부종과 관련된

effacement 소실. 분만과 관련된 자궁경부의 얇아짐

efferent 원심성. 중심으로부터 멀어지는(예: 척수와 뇌로부터 신경자 극을 전달하는)

effusion 삼출. 혈관으로부터 체강이나 조직으로 빠져나와 체액이 쌓인 것

ejaculate 사정액, 사정하다. 갑자기 배출하기 위하여, 혹은 정액이 배출되다.

ejaculation 사정. 갑자기 정액을 배출하는 과정

ejaculatory 사정의. 사정에 관하여

elective 예정, 선택. 긴급하지 않거나 중요하지 않은 수술 또는 시술

electrocardiogram (ECG, EKG) 심전도. 심장의 전기적 신호를 기록하는 검사

electrocardiograph 심전도기. 심전도를 생성하는 기계

electrocardiography 심전도법. 심전도의 해석과 기록 방법

electroconvulsive therapy 전기경련요법. 뇌로 전류를 통과시켜 경련을 유발하여 오래 치료되지 않는 우울증, 조증 및 다른 질환들을 치료하는 것

electrode 전극. 전기적 활동

electroencephalogram (EEG) 뇌파도. 뇌의 전기적 활동의 기록

electroencephalograph 뇌파기. 뇌의 전기적 활동을 기록하는 장치

electroencephalography 뇌파검사(법). 뇌의 전기적 활동을 기록하는 과정

electrolyte 전해질. 적합한 물질에 녹으면 약물 형태로 전기성을 가지는 물질

electromyogram 근전도기록. 근육 활동과 관련된 전류를 기록

electromyography 근전도검사. 근육의 전기활동의 기록

electroneurodiagnostic 전자신경진단(학)의. 신경계 질환의 진단에서 전기의 사용과 관련된

elimination 배설. 소화관에서 잔여물질을 내보냄

emacieated 여윈, 쇠약한. 비정상적으로 야윈

emaciation 수척, 쇠약. 비정상적으로 야윔

embolus 색전. 혈전, 박테리아 덩어리, 공기의 양 또는 혈관을 막는 이물질의 떨어진 조각

embryo 배아. 수정부터 두 달까지 유기체로 발달

embryology 발생학. 유기체의 기원과 초기 발달에 관한 과학

embryonic 배아의. 배아와 관계된

emesis 구토. 토함

emmetropia 정시. 눈의 정상적인 굴절 상태

empathy 공감. 다른 사람의 느낌, 감정, 반응에 대해 자신도 그렇게 느낄 수 있는 능력

emphysema 기종, 폐공기증. 호흡 세기관지와 폐포의 팽창

empyema 농흉. 체강 내, 특히 흉강 내 고름

emulsify 유화하다. 용액(유액)에 떠 있게 하기 위해 아주 작은 덩어리로 분해

emulsion 유화액. 용액에 떠 있는 작은 덩어리들을 포함하고 있는 시스템

enamel 사기질, 법랑질, 에나멜질. 치아를 둘러싸고 있는 가장 단단한 물질

encephalitis 뇌염. 뇌세포 및 조직의 염증

encephalocele 뇌류, 뇌탈출증. 뇌 조직의 탈장을 동반한 두개골의 선천적 결함

encephalomyelitis 뇌척수염. 뇌와 척수의 염증

encephalopathy 뇌병증. 뇌의 모든 장애

encopresis 유분증, 대변실금. 대변으로 인한 오염의 반복

endarterectomy 내막절제술. 동맥에서 플라크를 외과적으로 제거함

endemic 풍토적인. 집단에서 항상 존재하는 질병에 관련된

endocardial 심내막의. 심내막과 관련된

endocarditis 심내막염. 심장 내벽의 염증

endocardium 심내막. 심장 내부의 층

endocrine 내분비. 내부에서 생산하여 혈류로 분비하는 호르몬물질 생산을 위한 선

endocrinologist 내분비학자, 내분비전문의. 호르몬의 생성과 작용을 연구하는 전문가

endocrinology 내분비학. 호르몬의 생성과 작용을 연구하는 학문

endometrial 자궁내막의. 자궁의 안쪽 내벽과 관련된

endometriosis 자궁내막증. 자궁 이외의 기능을 하는 자궁내막 조직

endometrium 자궁내막. 자궁의 안쪽 내벽

endorphin 엔도르핀. 아편과 같은 효과를 가지는 뇌에서 분비되는 천연물질

endoscope 내시경. 구멍의 안쪽이나 관 형태의 장기를 검사하는 도구

endoscopy 내시경검사, 내시경술. 내시경을 사용함

endotracheal 기관 내의. 기관 내부에 관련된

enema 관장, 관장제. 직장을 통한 액체 주입

enteric 장의, 창자의. 소장과 관련된

enteroscope (소)장내시경. 소화관을 시각화하기 위한 광원과 카메라가 있는 가느다란 관형 기구

enteroscopy 내시경. 소화관 내벽 검사

enuresis 야뇨증. 무의식적으로 자다가 이불에 오줌싸기

enzyme 효소. 다른 물질로 변화하는 것을 유도하는 단백질

eosinophil 호산구. 호산구 과립은 염색 시 붉은 장미색을 띤다.

epicardial 심외막의. 심외막과 관련된

epicardium 심외막. 심장벽의 바깥층

epicondyle 상과, 위관절융기. 인대 또는 힘줄 부착을 위한 과두 위의 돌출부

epidemic 유행성의. 질병이나 건강 관련 행동의 집단에서 발발하는 것과 관련된

epidermal 표피의. 표피와 관련된

epidermis 표피. 피부의 맨 위층

epididymis 부고환. 고환에 붙어 있는 감긴 관

epididymitis 부고환염. 부고환의 염증

epididymoorchitis 부고환고환염. 부고환과 고환의 염증

epidural 경막외의. 경막 위의

epidural space 경막외공간. 경막과 척추관 사이의 공간

epigastric 위장 윗부분의. 위장의 윗부분의 복부

epigastrium 상복부, 명치부위. 위 위쪽에 해당하는 복부 부위

epiglottis 후두개, 후두덮개. 삼키는 동안 후두를 차단하는 연골의 잎 모양판

epiglottitis 후두개염. 후두개의 염증

epilepsy 뇌전증. 발작적이고 과도한 신경 활동에 기인하는 만성 뇌 질환

epileptic 뇌전증성의. 뇌전증과 관련된 또는 그로 인한 고통

epinephrine 에피네프린. 부신수질에서 생산되는 주요 카테콜아민. 아드레날린이라고도 함

epiphysial 뼈끝의, 골단의. 뼈끝과 관련된

epiphysial plate 골단판. 뼈 성장이 일어나는 골단과 골간단 사이의 연골층

epiphysis 뼈끝, 골단. 긴뼈의 원위부와 근위부 말단의 둥근 부분으로 인대와 건이 부착하는 표면을 제공하는 곳이다.

episiotomy 외음절개. 외음의 외과적 절개

epispadias 요도상열증. 요도구멍이 음경의 등에 있는 상태

epistaxis 비출혈, 코피

epithelium 상피. 표면이나 선로를 덮는 조직

equilibrium 평형. 고르게 균형을 이룸

erectile 발기성의. 발기할 수 있는 혹은 혈액으로 확장할 수 있는

erection 발기 기관이 확장된, 뻣뻣한 상태

erosion 미란, 까짐. 구조물의 내벽에 얕은 궤양을 형성

erythroblast 적혈모구. 적혈구의 전구체

erythroblastosis 적혈모구증. 혈액 내 다수의 미성숙 적혈구 상태

erythrocyte 적혈구

erythropoiesis 적혈구형성. 적혈구의 형성

erythropoietin 적혈구형성호르몬. 적혈구 생성을 자극하는 신장에서 분비되는 단백질

eschar 가피, 딱지. 불에 탄 상처, 3도 화상 위에 있는 죽은 조직

Escherichia coli 대장균. 장내 유기체; 설사를 유발할 수 있는 외독소를 방출

esophageal 식도의. 식도와 관련이 있는

esophagitis 식도염. 식도 안쪽의 염증

esophagus 식도. 인두와 위를 연결하는 관

esotropia 내사시. 코쪽으로 눈이 몰려있는 것

estrogen 에스트로젠. 여성의 2차 성징을 자극하는 호르몬의 일반적 용어

ethmoid 벌집뼈, 사골. 코의 뒷부분을 형성하는 공기를 포함하고 있는 벌집 모양의 뼈

etiology 병인학. 질환의 원인에 관한 학문

euphoria 행복감(다행감). 웰빙의 과장된 느낌

eupnea 정상 호흡

eustachian tube 이관, 귀관. 중이와 비인두를 연결하는 관. 청각관이라고도 함

euthyroid 정상갑상샘. 정상적인 갑상선 기능

eversion 외번, 뒤집힘. 바깥쪽으로 향함

evert 외번, 뒤집음. 바깥쪽으로 돌림

evolve 발달하다, 진화하다. 점차적인 발전

Ewing sarcoma 유잉육종. 뼈의 악성 신생물

exacerbation (contrast remission) 악화. 질병의 중증도가 증가하는 시기

excision 절제(술). 부분적 또는 전체 조직을 외과적으로 제거하는 것

excoriate 긁다, 껍질을 벗기다. 긁는 것

excoriation 긁은 상처, 줄까짐. 긁은 자국

excrete 배설하다. 대사과정에서 나온 노폐물을 내보냄

excretion 배설. 대사과정의 노폐물을 인체 밖으로 제거하는 것

exhale 내쉬다. 숨을 내쉬다

exocrine 외분비. 분비관을 통하여 표적기관으로 분비물을 분비하는 샘

exophthalmos 안구돌출증. 안구가 돌출됨

exotropia 외사시. 눈이 바깥쪽으로 돌아가 있는 것

expectorate 기침하여 뱉다, 가래를 뱉다, 침을 뱉다. 기침을 하거나 호흡기관에서 점액을 뱉어냄

expiration 호기, 날숨. 숨을 내쉼

extension 신전, 폄. 각도를 벌려 관절을 폄

extracorporeal 체외, 몸바깥. 몸 바깥쪽

extrinsic 외부의. 눈에서, 눈 구조의 외부에 위치해 있는 근육

-F-

facies 얼굴, 면. 얼굴의 용모나 표정

fallopian tubes 자궁관, 난관. 자궁 저부에 연결되어 있는 자궁의 관

Fallot 팔로. 선천성 심장 결함의 4가지 특징을 처음으로 설명

fascia 근막. 섬유성 결합조직의 시트

fasciectomy 근막절제. 근막을 수술적으로 제거

fasciitis 근막염. 근막의 염증

fasciotomy 근막절개. 일반적으로 밑에 있는 구조에 가해지는 압력을 완화하기 위해 근막띠를 절개

febrile 열성(의). 발열과 관련된

fecal 대변의. 대변과 관련이 있는

feces 대변 장에서 배설되는 소화되지 않고 버려지는 물질

femoral 대퇴골의. 대퇴부와 관련된

femur 대퇴골. 허벅지의 뼈, 넓적다리뼈

fertilization 수정. 남성의 정자와 여성의 난자의 결합

fertilize 수정하다, 수정시키다. 난자 안으로 정자가 침투함

fetal 태아의. 태아와 관련된

fetalis 태아화. 태아적혈모구증은 신생아의 용혈성 질환

fetus 태아. 수정 후 8주부터 출생까지의 인간 유기체

fever 열. 질병에 대한 생리적 반응으로 체온이 상승

fibrillation 심근 연축. 비통제적인 떨림 또는 심근의 경련

fibrin 섬유소. 혈전의 구성요소인 섬유질이 많은 단백질

fibroadenoma 섬유선종. 많은 섬유조직이 포함된 양성 종양

fibroblast 섬유아세포. 콜라겐 섬유질을 형성하는 세포

fibrocystic disease 섬유낭병. 다수의 작은 덩어리와 낭종이 함께하는 양성 유방질환

fibroid 유섬유종. 섬유성 조직과 유사한 자궁 종양

fibromyalgia 섬유근(육)통. 근육섬유의 통증

fibromyoma 섬유근종. 평활근과 섬유성 조직을 포함하는 것에서 파생된 양성 신생물

fibrosis 섬유증, 섬유화. 섬유질 조직의 형성을 통해 죽은 조직 세포를 복구

fibrotic 섬유증의, 섬유화의. 섬유증과 관련된

fibula 비골. 하지의 두 뼈 중 작은 쪽

fibular 비골의. 비골(종아리뼈)과 관련된

filter 여과(하다). 미립자 물질로부터 액체와 기체를 분리하는데 사용되는 다공성 물질 또는 물질이 필터의 작용을 거치는 것

filtrate 여과액. 필터를 통과한 액체

filtration 여과. 액체를 필터로 통과시키는 과정

fimbria 술, 가장자리, 채. 술(채, 가는 털) 같은 모양

fissure 열, 틈새. 깊은 고랑 또는 분열

fistula 누공, 루, 샛길. 비정상적인 통로

flank 옆구리. 골반과 갈비뼈 사이의 몸쪽

flatulence 고창, 위창자에 공기 참, 속이 부글거림. 위와 장에 많은 양의 가스가 있음

flatus 위창자 가스, 방귀. 항문을 통해 가스나 공기가 배출

flex 굴, 굽힘. 두 부분이 합쳐지도록 관절을 구부림

flexion 굴곡, 굽힘. 관절을 구부려 각도를 좁힘

flexor 굴근, 굽힘근. 관절을 구부리는 근육이나 건(힘줄)

flexure 굴곡, 만곡. 구조물의 구부러짐

flora 균무리, 균주. 건강한 동물의 외부와 내부를 둘러싸고 상주하는 미생물들

flora 세균총. 건강한 동물의 표면 안팎을 감싼 미생물

fluorescein 형광물질. 각막 손상이나 이물질을 진단하기 위해 사용되는 푸른빛 아래서 선명한 녹색을 내는 염료

follicle 소포, 낭. 모낭처럼 강이나 작은 낭을 포함하는 세포로, 구 모양의 덩어리

follicular 소포의, 난포의. 소포와 관련된

foramen 구멍, 소공. 구조물에 있는 구멍

forceps extraction 겸자분만. 아기의 머리를 잡는 기구로 아기의 출산을 보조

foreskin 음경꺼풀. 귀두를 덮는 피부

fornix 천장, 구석. 자궁경부 주위 및 뒤에 있는 질의 막다른 부분, 아치 모양

fovea centralis 중심와. 황반의 가운데 있는 작은 구멍으로 가장 시각의 명확성이 가장 높은 곳이다.

frenulum 소대, 주름띠. 귀두와 포피 사이의 접어 넣어진 점막

function 기능. 기관이나 조직이 특별한 일을 수행하는 능력

fundoscopic 안저검사의. 안저검사의

fundoscopy 안저검사. 눈기저부(망막)의 검사

fundus 기저, 바닥, 안저. 구멍이 있는 기관의 입구로부터 가장 먼 부분

fungicide 살진균제, 곰팡이제. 곰팡이를 파괴하는 제제, 물질

fungus 곰팡이. 효모균과 사상균에 사용되는 일반적인 용어

-G-

galactorrhea 젖흐름증, 젖분비과다. 유방으로부터 모유의 비정상적 흐름

gallbladder 담낭, 쓸개 간의 하부에 위치한 담즙을 저장할 수 있는 곳

gallstone 담석, 쓸개돌. 담낭과 총담관에서 만들어질 수 있는 콜레스테롤, 칼슘, 빌리루빈의 단단한 덩어리

ganglion 결절종, 신경절. 액체로 채워진 낭종이나 뇌와 척수 이외에 신경세포가 모여 있는 곳

gastric 위의. 위와 관련된

gastrin 가스트린. 염산 분비를 자극하고 위 움직임을 증가시키며 위에서 분비되는 호르몬

gastritis 위염. 위벽의 염증

gastrocnemius 비복근. 하지 뒷부분의 주요 근육(종아리)

gastroenteritis 위장염. 위와 소장의 염증

gastroenterologist 위장병학자. 위장병 전문의

gastroenterology 위장병학. 위와 장의 질환 전문

gastroesophageal 위식도의. 위와 식도와 관련이 있는

gastrointestinal 위장의. 위, 장과 관련된

gastroscope 위내시경. 위 내부를 검사하기 위한 내시경

gastroscopy 위내시경검사, 위보개검사(법). 내시경을 이용한 위 내부 검사

gavage 위급식, 위영양. 위관을 통한 영양 공급

gene 유전자. DNA 분자의 기능적 조각

geneticist 유전학자. 유전학의 전문가

genetics 유전학. 형질이 유전되는 과학

genital 생식기의, 생식의. 생식 또는 남성 혹은 여성의 성 기관과 관련된

genitalia 생식기. 외부, 내부의 생식기관

geriatrician 노인의학의사. 노화 과정과 문제에 대한 의료 전문가

geriatrics 노인의학. 노화 문제를 다루는 의학 전문 분야

gerontologist 노인학자. 노화의 과정과 일반적인 문제에 대한 의료 전문가

gerontology 노인학. 노화의 과정과 문제를 연구

gestation 임신. 수정에서 출산까지

gestational 임신의. 임신과 관계된

gigantism 거대증, 거인증. 몸 전체의 키와 크기가 비정상적으로 큼

gingiva 치은, 잇몸. 치아를 둘러싸고 턱을 덮고 있는 조직

gingival 치은의, 잇몸의. 잇몸과 관련된

gingivectomy 잇몸조직의 부분 절제. 병에 걸린 잇몸 조직의 외과적인 제거

gingivitis 치은염, 잇몸염증. 잇몸의 염증

glans 귀두. 음경 혹은 음핵의 머리

glaucoma 녹내장. 안압이 상승되어 실명을 하게 됨

glia (아)교세포. 구조물을 서로 지지해주는 결합조직

glial (아)교세포의. 교세포 또는 신경아교와 관련된 신경조직을 서로 지지해주는 결합조직

glioma 신경(아)교종. 신경교세포의 종양

glomerulonephritis 사구체신염. 신장 사구체의 감염

glomerulus 사구체. 네프론의 모세혈관 망

glossodynia 구강소양작열감(혀통증). 고통스럽게 타는 듯한 혀

glossopharyngeal 혀인두의. 제9뇌신경, 혀와 인두에 혈액을 공급

glottis 성문. 구강 인두에서 후두 안으로 개방

glucagon 글루카곤. 이자분비호르몬으로 혈당을 조절함

glucocorticoid 글루코코티코이드. 부신피질호르몬으로 당대사 조절에 관여함

gluconeogenesis 포도당 생성. 비함수탄소로부터 포도당 생성

glucose 포도당. 탄수화물의 소화나 혈액 내 당으로부터 분해된 최종산물이며 혈액 내의 주요 당 성분

gluteal 둔부의. 둔부와 관계됨

gluten 글루텐. 밀, 보리, 호밀에서 발견된 불용성 단백질

gluteus 둔부. 둔부의 3개의 근육으로 불림

glycogen 글리코겐. 신체의 첫 번째 탄수화물 수용체로, 간과 골격근에 저장

glycogenolysis 글리코겐 분해. 글리코겐을 포도당으로 전환

glycosuria 당뇨. 소변 내 포도당이 존재

glycosylated hemoglobin (Hb A1c) 당화혈색소. 헤모글로빈 포도당에 연결된 부분; 혈당 조절의 지표로 사용

goiter 갑상선종. 갑상선의 양성 비대

gomphosis 정식관절, 못박이관절. 페그(못)와 소켓으로 구성된 관절

gonad 성선. 생식세포를 생성하는 기관: 고환, 난소

gonadotropin 성선자극호르몬. 생식기능을 자극하는 호르몬

gonorrhea 임질. 특정한 접촉성 성매개 질환

grade 등급, 단계. 암 병리학에서 암세포의 성장 속도를 분류

graft 이식 또는 이식조직(장기). 이식된 조직 또는 조직을 이식하는 행위

grand mal 대발작. 전신 강직-간대발작의 이전 이름

granulation 새살, 육아(조직), 과립 형성. 상처 치유기간에 새로운 섬유조직이 형성되는 것

granulocyte 과립성 백혈구. 세포질에 다양하고 작은 과립들을 가진 백혈구

granulosa cell 과립층세포. 난소 난포의 내벽 세포

Graves disease 그레이브스병. 독성 결절을 동반한 갑상선기능항진증

gravid 임신의. 임신한

gravida 임신부. 임신한 여자

gray matter 회색질. 세포체와 수상돌기가 차지하는 뇌와 척수의 영역

greenstick fracture 생나무골절. 뼈의 한쪽이 부분적으로 부러지고 다른 쪽이 구부러지는 골절. 주로 어린이에게 발생

groin 서혜부. 허벅지가 복부에 연결되는 주름

Guillain-Barré syndrome 기앵-바레증후군. 신체가 미엘린에 대한 항체를 만들어 신경을 교란시키는 장애

gurney 거니, 바퀴 달린 들것. 병원에 있는 환자를 이송하기 위한 이동침대와 휠체어

gynecologic 부인과학의. 부인과학과 관련된

gynecologist 부인과학전문의. 부인과학의 전문가

gynecology (GYN) 부인과학. 여성 생식기관 및 관련 질환의 의학 전문가

gynecomastia 여성형유방증. 유방의 확장

gyrus 이랑. 대뇌반구의 표면으로 둥글게 돌출된 부분

-H-

hairline fracture 가는선골절. 파편이 분리되지 않은 골절

halitosis 입냄새, 구취. 호흡 시 나쁜 냄새

hallucination 환각. 존재하지 않는 대상 또는 사건에 대한 인지

hallux valgus 무지외반증. 발의 중간 부위를 중심으로 엄지발가락의 이탈

Hashimoto disease 하시모토병. 갑상선의 자가면역질환

Haversian canals 하버스관. 뼈의 혈관

Heberden node 히버든결절. 골관절염에 있어서 마지막 수지골 끝에 있는 뼈 덩어리

hemangioma 혈관종. 증식하는 혈관의 비정상적인 덩어리

hematemesis 토혈. 붉은 피를 토함

hematocrit 적혈구용적률, 헤마토크릿. 혈액 내 적혈구 비율

hematologist 혈액학자. 혈액학의 전문가

hematology 혈액학. 혈액 및 혈액질환과 관련된 의학

hematoma 혈종. 혈관에서 주변 조직으로 빠져나간 혈액을 수집. 타박상이라고도 함

hematuria 혈뇨. 소변의 혈액

heme 헴. 산소를 운반하는 헤모글로빈의 철분 성분

hemiparesis 반신(불완전)마비. 신체의 편측(한쪽) 마비

hemiplegia 편마비(반신마비). 신체의 편측(한쪽) 마비

hemiplegic 편마비성. 편마비를 겪는, 편마비와 관련된

Hemoccult test 잠혈검사

hemodialysis 혈액투석. 많은 노폐물과 물을 혈액에서 직접 제거하기 위한 인공적인 여과 방법

hemodynamics 혈류역학. 순환을 통한 혈류에 관한 학문

hemoglobin 헤모글로빈. 적혈구의 주요 성분인 빨간 색소 단백질

hemoglobinopathy 이상혈색소증. 적혈구의 비정상 헤모글로빈의 발생으로 인한 질병

hemolysis 용혈. 헤모글로빈이 빠지게 되는 적혈구의 파괴

hemolytic 용혈의. 적혈구의 파괴와 관계된

hemophila 혈우병. 응고인자 8번(Factor Ⅷ)의 결핍에 의한 유전질환

hemoptysis 객혈. 피 묻은 가래

hemorrhage 출혈. 피를 많이 흘림

hemorrhoid 치핵. 직장 정맥이 확장되어 통증이 있는 항문 부기가 발생

hemorrhoidectomy 치핵절제. 치핵의 외과적 절제

hemorrhoid 치질. 확장되어 아픈 직장정맥 항문 팽창이 나타남

hemostasis 지혈. 출혈을 막거나 조절함

hemothorax 혈흉. 흉강 내에 고인 혈액

heparin 헤파린. 특히 간세포에서 분비되는 항응고제

hepatic 간의. 간과 관련이 있는

hepatitis 간염. 간의 염증

hernia 탈장. 해당 구조물을 포함하고 있는 조직을 통해 구조물이 돌출되는 현상

herniate 탈장되다. 탈장의 동사형

herniation 탈출(증). 정상 위치로부터 해부학적 구성물의 돌출

herniorrhaphy 탈장봉합술. 탈장의 보정

herpes simplex virus (HSV) 단순포진바이러스. 피부와 점막에 통증을 동반한 물집

herpes zoster 대상포진. 신체 한 부분의 신경근에 생긴 통증성 솟아오른 물집

heterograft 이종이식. 인간이 아닌 다른 종으로부터의 이식

hiatal 열공의, 구멍의. 열공과 관련이 있는

hiatus 열공, 구멍. 조직을 통해 열림

hilum 신문. 신경과 혈관이 들어오고 장기가 나가는 입구

histamine 히스타민. 외상 또는 면역반응의 결과로 조직으로 나오는 혼합물

histologist 조직학자. 조직학에서의 전문가

histology 조직학. 세포, 조직 그리고 기관의 구조와 기능을 공부하는 학문

Hodgkin lymphoma 호지킨림프종. 림프절의 만성 비대가 다른 림프절에 차례대로 퍼져 있는 것에 중점을 둔다.

holistic 전체의. 신체적, 정신적, 정서적, 영적 차원에서 인간 전체를 돌보는 것과 관련된

homeostasis 항상성. 신체의 내부 환경과 체계의 안정성이나 평형을 유지시키는 것

homograft 동종이식. 다른 사람이나 사체로부터 피부이식을 하는 것

hordeolum 맥립종. 눈썹 모낭에 난 농양

hormonal 호르몬의. 호르몬과 관련된

hormone 호르몬. 다른 조직 또는 기관의 자극 또는 억제기능에 의해 혈액을 통과하는 화학적 물질

Horner syndrome 호르너증후군. 얼굴과 눈의 교감 신경 장애

hospice 임종간호, 호스피스. 임종자와 그 가족에게 보살핌을 제공

human immunodeficiency virus (HIV) 사람면역결핍바이러스. 후천면역결핍증후군 병원체

human papilloma virus (HPV) 사람유두종바이러스. 피부와 생식기의 사마귀를 초래하고 자궁경부암의 위험을 증가시킬 수 있다.

humerus 상완골. 팔 위쪽을 구성하는 단일 뼈

humoral immunity 체액성 면역. 혈액 내 항체에 의한 방어기전

Huntington disease 헌팅턴병. 진행성 유전성, 퇴행성, 난치성 신경질환. 헌팅턴 무도병이라고도 함

hyaline 유리의, 유리질의. 반투명 유리처럼 보이고 미세한 콜라겐 섬유를 함유하고 있는 연골

hyaline membrane disease 유리질막병. 신생아 호흡곤란증후군

hydrocele 음낭수종. 고환집막 공간 내 액체 더미

hydrocephalus 수두증. 대뇌실의 과도한 뇌척수액; 머리가 커질 수 있음

hydrochloric acid (HCl) 염산. 위산

hydrocortisone (cortisol) 하이드로코티손. 항염증 작용이 있는 글루코코티코이드

hydronephrosis 수신증. 신장의 신우와 신배의 확장

hydronephrotic 신장의. 신우와 신배 확장과 관련되거나 고통받음

hymen 처녀막. 부분적으로 질구를 막는 얇은 막

hyperactivity 과다활동. 과도한 불안과 움직임

hypercalcemia 고칼슘혈증. 과도한 혈액 내 칼슘 농도

hypercapnia 고탄산혈증. 동맥 혈류 내 이산화탄소의 비정상적인 상승

hyperemesis 입덧. 과도한 구토

hyperflexion 과다굴곡. 팔다리 또는 신체 일부의 정상적인 한계를 넘어서는 굴곡

hyperglycemia 고혈당(증). 혈액에 당이 과도한 상태

hyperglycemic 고혈당증의. 고혈당과 관련된

hyperimmune globulin 고면역글로불린. 특정 항원에 대한 항체가가 높은 사람의 혈청에서 면역글로불린을 제조

hyperkalemia 고칼륨혈증. 과다한 양의 칼륨이 혈액에 존재

hypernatremia 고나트륨혈증. 높은 혈액 내 나트륨 수치

hyperopia 원시. 먼 물체는 볼 수 있으나 가까운 물체는 볼 수 없는 상태

hyperosmolar 고삼투질의. 케톤산증 없이 현저한 고혈당증

hyperparathyroidism 부갑상선기능항진증. 부갑상선호르몬의 과다 분비 상태

hyperplasia 증식, 과다 형성. 조직 혹은 기관 속 세포의 수가 증가

hyperpnea 호흡항진. 정상보다 더 깊고 더 빠른 호흡

hyperpyrexia 고열(증), 열요법. 체온이나 열이 높은 상태

hypersecretion 과다분비. 점액(또는 효소 또는 폐기물)의 과도한 분비

hypersensitivity 과민반응. 알레르기 항원에 대한 비정상적으로 과도한 반응

hypersplenism 비장기능항진증. 비장이 제거되고 혈액 구성성분이 초과되는 상태

hypertension 고혈압. 동맥의 혈압이 지속적으로 높은 상태

hypertensive 고혈압의. 고혈압과 관련된 또는 고혈압으로 고통받는

hyperthyroidism 갑상선기능항진증. 갑상선호르몬의 분비가 과도한 상태

hypertrophy 비대, 비대해지다. 각각의 조직 성분의 수가 아닌 크기의 증가

hypertrophy 비대. 조직 혹은 기관 속 세포의 크기가 증가

hypochondriac 건강염려증 환자. 증상에 대한 의미를 과장하는 사람

hypochromic 저혈색소의. 헤모글로빈이 부족해 적혈구 색이 창백

hypodermic 피하조직의. 피하조직과 관련된

hypodermis 피하조직. 진피 아래에 있는 느슨한 결합조직층

hypogastric 위장. 아랫부분의 위장의 아랫부분의 복부

hypoglossal 설하신경의, 혀밑신경의. 제12뇌신경, 혀의 근육에 혈액을 공급

hypoglycemia 저혈당(증). 혈액에 당이 부족한 상태

hypoglycemic 저혈당의. 저혈당과 관련된

hypogonadism 생식선저하증. 생식선 활동 기능의 부족(정자, 난자 혹은 생식호르몬 포함)

hypokalemia 저칼륨혈증. 낮은 혈액 내 칼륨 수치

hyponatremia 저나트륨혈증. 낮은 혈액 내 나트륨 수치

hypoparathyroidism 부갑상선기능저하증. 부갑상선호르몬의 분비 저하상태

hypophysis 뇌하수체. Pituitary gland의 다른 명칭

hypopituitarism 뇌하수체저하증. 하나 이상의 뇌하수체 호르몬 결핍 상태

hypospadias 요도하열증. 음경하면에 있는 요도구멍

hypotension 저혈압. 동맥의 혈압이 지속적으로 낮은 상태

hypotensive 저혈압의. 저혈압과 관련된 또는 저혈압으로 고통받는

hypothalamic 시상하부의. 시상하부와 관련된

hypothalamus 시상하부. 뇌의 제3뇌실의 기저에 있는 내분비선

hypothenar eminence 소지구, 새끼두덩. 새끼손가락 밑부분에 있는 살덩어리

hypothermia 저체온, 체온저하. 매우 낮은 심부 체온

hypothyroidism 갑상선기능저하증. 갑상선호르몬의 분비가 부족한 상태

hypovolemic 저혈량성의. 신체의 감소된 혈량과 관련된

hypoxia 저산소증. 조직, 가스, 또는 혈액의 산소가 정상 수준 이하로 감소

hypoxic 저산소의. 산소 부족의

hysterectomy 자궁절제술. 자궁의 외과적 제거

hysteroscopy 자궁경검사. 내시경을 사용하여 자궁강을 육안으로 검사

-I-

ictal 발작성의. 뇌졸중이나 뇌전증과 관련되거나 또는 그에 의해 야기된 상태

idiopathic 원인불명의. 특발 원인을 모르는 질환에 대하여

ileocecal 회맹장부의. 회장과 맹장의 교차점

ileocecal sphincter 회맹괄약근, 돌막창자조임근. 회장과 맹장의 교차점을 둘러싼 근육의 무리

ileoscopy 회장내시경검사. 회장의 내시경 검사

ileostomy 회장조루술, 돌창자창냄(술). 회장에서 신체 외부로 인공적인 구멍을 만드는 것

ileum 회장, 돌창자. 소장의 세 번째 부분

iliac 장골의, 엉덩뼈의. 장골(골반뼈)과 관련된 구조

ilium 장골. 엉덩이뼈의 위쪽과 뒤쪽에 있는 날개 모양의 뼈

immune 면역성이 있는. 감염성 질병으로부터 보호되는

immune serum 면역혈청. 질병에 대한 항체를 가지고 있는 다른 사람이나 동물에서 채취한 혈청. 항혈청이라고도 함

immunity 면역력. 보호되는 상태

immunization 예방접종. 면역을 제공하는 물질의 투약

immunize 면역되게 하다. 감염성 질병에 내성이 생기도록 한다.

immunodeficiency 면역 결핍. 면역계의 고장

immunoglobulin 면역글로불린. 항원에 의해 발생되는 특정 단백질. 모든 항체는 면역글로불린이다.

immunologist 면역학자. 면역학 의료전문의

immunology 면역학. 면역과 알레르기의 과학과 업무

immunosuppression 면역억제. 외부 항원에 의한 면역계의 고장

impacted 꽉 채워진. 외이도를 막는 귀지가 움직일 수 없이 꽉 막혀 있는

impacted fracture 감입골절, 끼임골절. 하나의 뼈 조각이 다른 뼈 조각으로 밀려 들어가는 골절

impairment 장애. 더 나빠지거나, 약해지거나, 손상된 상태

impetigo 농가진, 고름딱지증. 두껍고 노란색 표면의 피부 감염

implant 이식, 이식물. 조직 내로 물질을 삽입하는 것 또는 조직 속으로 삽입되는 물질

implantable 이식형의. 조직으로 삽입될 수 있는 장치

implantation 착상. 자궁내막에 수정란의 부착

impotence 발기장애, 성교불능. 발기불능

in situ 제자리에. 원래의 위치에

in utero 자궁내. 자궁 내에서; 아직 태어나지 않음

in vitro fertilization 체외수정. 실험실에서 정자와 난자가 결합하는 과정을 말한다. 결과적으로 자궁 안에 배아를 착상시키는 것이다.

inattention 무시, 무관심. 집중력과 방향성이 부족

incision 절개. 수술을 위해 자르는 것

incompetence 판막부전. 심장판막의 완전한 폐쇄에 대한 부전

incomplete fracture 불완전골절. 가는 골절처럼 뼈를 가로질러 확장되지 않는 골절

incontinence 요실금. 소변의 배출을 막을 수 없음

incontinent 요실금 조짐이 보임

incubation 잠복기. 감염의 발달과정

incus 침골(모루뼈). 모루 모양의 중이 속에 있는 세 개의 이소골 중의 중간 뼈

independence 독립. 스스로 생각하고 행동할 수 있는 상태

independent 분리. 스스로 생각하고 행동하는 능력

indigestion 소화불량. 음식물의 소화곤란으로 인해 나타나는 증상들

infancy 영아기. 인생의 첫해

infant 영아. 인생 첫해인 아기

infarct 경색 부위. 경색으로 혈액 공급이 막혀 초래되는 세포가 괴사 된 영역

infect 감염시키다. 미생물이 유기체에 침입

infection 감염. 미생물에 의한 질병이 인체에 침입

infectious 감염성의. 사람에게 전파될 수 있는 정도 혹은 미생물의 활동에 의해 발생한 질병

inferior 아래쪽. 아래

infertility 불임증. 불임

infestation 침입. 고질적인 종이나 기생충에 의해 신체에 침입하는 활동

inflammation 염증. 부상이나 화학적 또는 생물학적 제제에 반응하여 발생하는 복합세포와 화학적 반응

inflammatory 염증의. 염증으로 인한 원인 또는 영향

influenza 인플루엔자. 상부 및 하기도의 급성 바이러스 감염

infusion 주입. 정맥 내로 혈액 이외의 물질을 공급하는 것

ingestion 섭취. 입 또는 비위관을 통해 음식을 섭취

inguinal 서혜부의. 사타구니와 관련된

inhale 흡입. 들이마시다

insanity 정신이상. 자신의 행동에 대해 책임을 질 수 없는 사람을 가리키는 비의학적 용어

insecticide 살충제. 곤충을 파괴하는 제제, 물질

inseminate 수정시키다. 질에 정액을 주입

insemination 정액주입. 질에 정액이 유입

insertion 부착. 근육의 부착은 확실한 뼈의 시작 부위에서 더 잘 움직이는 부분으로 연결되는 것

inspiration 흡기, 들숨. 숨을 들이쉼

instability 불안정. 관절이 부분적으로 또는 완전히 탈구되는 비정상적인 경향

insufficiency 기능부전. 기능의 완전함에 대한 부족; 심장판막이 적절하게 폐쇄되지 않는 것

insulin 인슐린. 혈당 수치를 억제하고 당을 세포 내로 이동시키는 췌장 호르몬

integument 외피. 신체를 둘러싸고 있는 기관체계, 피부는 체계 내에서 주요 기관

integumentary 외피의. 신체를 둘러싸고 있는 것과 관련된

interatrial 심방 간의. 심장의 심방 사이에

intercostal 늑간의, 갈비사이의. 두 갈비뼈 사이의 공간

intermittent 간헐적인. 중단과 다시 시작을 번갈아 하는

internist 내과의사, 내과전문의. 내과를 전공한 의사

interosseous 골간의, 뼈사이의. 뼈 사이의 구조(예: 근육)

interphalangeal 가락뼈사이의. 두 지골 사이의 손가락 또는 발가락 관절

interstitial 간질의. 기관에 있는 세포와 조직 사이의 공간과 관련된

interventricular (IV) 심실간의. 심장의 심실 사이에

intervertebral 추간의, 척추사이의. 두 개의 척추뼈 사이의 공간

intestinal 장의. 장과 관련된

intestine 장, 창자. 위부터 항문까지의 소화관

intolerance 불내성. 특정 식이 물질을 소화하고 처리하는 소장의 무능력

intracellular 세포 내. 세포 안

intracranial 두개내의. 두개골 안

intradermal 피내. 표피 내

intramuscular 근육 내

intraocular 안구 내의. 눈의 안쪽의

intrathecal 지주막내, 수막내. 지주막하 또는 경막하 공간 내

intrauterine 자궁내의. 자궁강 내

intravenous 정맥 내의. 정맥 안의

intrinsic 내인의. 고려 중인 구조 내부에 완전히 위치한 모든 근육(예: 성대나 눈 내부의 근육)

intubation 삽관(법). 기관에 튜브의 삽입

intussusception 장중첩증, 창자중첩증. 폐색에 의해 장의 한 부분 이 다른 부분으로 미끄러져 들어감

inversion 역전, 자리바꿈. 안쪽으로 향함

invert 역전. 안쪽으로 향함

involuntary 불수의. 의지에 무관하거나 위배되는 행동

involute 퇴축하다

involution 퇴축. 크기의 감소

iodine 요오드. 화학원소로 부족 시 갑상선 질환을 일으키는 화학원소

iris 홍채. 눈에서 가운데 동공이 있는 색깔이 있는 부분

irrigation 세척. 물을 사용하는 것(예: 외이도로부터 귀지를 제거하기 위해 물을 사용하는 것)

ischemia 허혈. 조직에 혈액 공급이 부족한 상태

ischemic 허혈성의. 허혈의 영향을 받는 또는 허혈과 관련된

ischial 좌골의. 궁둥뼈와 관련된

ischium 좌골. 좌골을 포함하는 아래쪽 뒷부분의 엉덩이뼈

Ishihara color system 이시하라색각검사. 색조감각 결손검사

islets of Langerhans 췌장소도, 랑게르한스섬. 인슐린과 글루카곤을 생산하는 이자세포의 한 부분

isotope 동위원소. 진단 절차에 사용되는 방사성 요소

-J-

Jaeger reading cards 재거시력검사카드. 근시력을 검사하는 크기가 다른 문장을 가진 카드

jaundice 황달. 빌리루빈을 포함한 담즙색소로 조직을 노랗게 물들임

jejunal 공장의, 빈창자의. 공장과 관련이 있는

jejunum 공장. 공장과 회장 사이의 소장 부분

-K-

Kaposi sarcoma 카포시육종. 에이즈 환자에게 자주 보이는 피부암의 한 형태

keloid 흉터종, 켈로이드. 상처 치유기간 동안 콜라겐섬유 생산과잉으로 인해 발생하는 불특정한, 혹같이 올라온 흉터

keratin 케라틴. 피부, 모발, 손발톱에 있는 단백질

keratoconjunctivitis 각결막염. 각막과 결막의 염증

keratomileusis 각막성형술. 각막을 자르고 모양을 잡는 것

keratotomy 각막절개술. 각막을 절개하는 것

kernicterus 핵황달. 뇌의 기저핵에 빌리루빈이 침착됨

ketoacidosis 케톤산증. 다량의 케톤 생산으로 혈액을 산성으로 만듦

ketone 케톤. 기아상태나 당뇨병이 조절되지 않을 때 생기는 화학물질

ketosis 케톤증. 케톤이 과하게 생성된 상태

kidney 신장. 배설 장기

kyphosis 척추후만증, 척추뒤굽이. 병적으로 지나치게 뒤로 구부러진 만곡

kyphotic 척추후만증의. 척추후만증에 기인하는 통증 또는 척추후만증과 관련된

-L-

labium 음순. 외음의 주름

labor 분만, 출산. 태아의 만출과정

labyrinth 미로. 내이

labyrinthitis 미로염, 내이염. 내이의 염증

laceration 열상. 잘라진 것이 아닌 무딘 외상으로 인한 찢기거나 삐죽삐죽한 피부의 상처

lacrimal 눈물의, 누골의. 눈구멍 안쪽에 있는 얇고 작은 뼈 또는 눈물과 관련된

lactase 젖당분해효소, 락타아제. 유당을 포도당으로 분해하는 효소

lactate 유산염, 젖산염. 우유를 생산

lactation 수유하다. 모유를 생산하는 것

lacteal 유미관, 암죽관. 소장으로부터 유미를 가지고 있는 림프관

lactiferous 수유의. 산유량에 관한 또는 산유량

lactose 유당, 젖당. 우유에 있는 이당류

lanugo 배냇솜털. 태아 신체 위의 가늘고 부드러운 털

laparoscope 복강경. 복부내장을 보는 데 사용하는 도구

laparoscopic 복강경의. 복강경과 관련된

laparoscopy 복강경검사, 배안보개검사. 내시경을 이용한 복부 내장 검사

laryngeal 후두의. 후두에 관련한

laryngitis 후두염. 후두의 염증

laryngopharynx 후두인두. 두를 포함 후두개 아래 인두 부위

laryngoscope 후두경. 조명과 카메라와 함께 중공 관 시각화 또는 후두에서 작동하는 데 사용

laryngotracheobronchitis 후두기관기관지염. 후두, 기관 및 기관지의 염증

larynx 후두. 소리 생산의 장기

laser surgery 레이저수술. 응집되고, 강력한 가는 전자파(electromagnetic radiation)를 이용하는 수술

lateral 측면의. 신체의 한쪽 측면과 관련된

latissimus dorsi 광배근. 등쪽의 가장 큰(가장 넓은) 근육

leiomyoma 평활근종. 평활근에서 파생된 양성 신생물

lens 수정체. 홍채의 뒤쪽에 있으며 투명한 굴절성 구조

lentigo 검은 사마귀. 노화 반점; 나이 든 사람들에게 있는 작고 편평한 흑갈색 반점

lesion 병변, 병소, 손상. 상처, 부상, 조직의 병적 변화로 인한 상태

lethargy 졸음증, 기면. 수면의 깊이와 시간이 비정상적인 졸음

leukemia 백혈병. 혈액 내 백혈구와 전구물질이 증가하는 질병

leukemic 백혈병의. 백혈병에 관련된

leukocyte 백혈구. 백혈구(white blood cell)의 다른 용어

leukocytosis 백혈구증가증. 초과된 백혈구의 수

leukopenia 백혈병감소증. 백혈구 수의 결핍

libido 성욕. 성적 욕구

life expectancy 기대여명. 개인의 기대 수명을 통계적으로 결정

life span 수명. 사람이 도달하는 나이

ligament 인대. 두 개의 구조를 연결하는 섬유성 조직의 결합

limbic 변연의, 둘레의. 시상을 둘러싸고 있는 신경섬유의 배열

linear fracture 선골절. 뼈의 길이에 평행하게 진행되는 골절

lipase 지방분해효소, 리파아제. 지방을 분해하는 효소

lipectomy 지방절제(술). 지방 조직을 외과적으로 제거하는 수술

lipid 지질. 콜레스테롤, 중성지방, 지방산과 같은 지방성 화합물의 모든 종류에 대한 일반적인 용어

lipoprotein 지단백질. 지방과 단백질 분자의 결합

liposuction 지방흡인(술). 지방 조직을 흡인을 이용하여 외과적으로 제거하는 수술

lithotripsy 쇄석술. 음파에 의해 쇄석

lithotripter 타석분쇄기. 음파를 발생시키는 기구

liver 간. 복부의 오른쪽 윗부분에 위치해 있는 신체의 가장 큰 기관

lobar 엽의. 엽과 관련된

lobe 엽. 기관 또는 다른 부분의 세분

lobectomy 엽절제술. 엽의 외과적 제거

lochia 산후 질분비물. 출산에 따른 질 분비물

longevity 장수. 정상적인 기대치를 넘어서는 수명

Loop of Henle 헨레고리, 콩팥세관고리. 재흡수가 일어나는 신장세뇨관의 일부

lordosis 척주전만증, 척주앞굽음증. 요추의 정상적인 전방 만곡은 질병으로 인해 과장될 수 있음

lordotic 척주전만의. 전만증과 관련되거나 이를 앓고 있는 경우

louse 이. 기생충

lumbar 허리의. 갈비와 골반 사이에 있는 뒤쪽과 옆쪽 영역

lumen 내강, 속공산. 관형 구조의 내부 공간

lumpectomy 덩이절제, 종괴절제술. 주위 조직의 보존과 함께 병소의 제거

luteal 황체의. 황체와 관련된

lutein 루테인. 노란색 안료

luteum 황체. 황체는 난소 난포가 파열된 후 형성된 노란색(루테인) 체

lymph 림프. 조직에서 나오고 정맥순환의 림프관에 의해 운반되는 맑은 액체

lymphadenectomy 림프절절제. 림프절의 외과적 절제

lymphadenitis 림프선염. 림프절의 염증

lymphadenopathy 림프절질환. 림프절에 영향을 미치는 질병의 과정

lymphangiogram 림프절 조영도. 조영물질 주입에 의한 림프관과 림프절의 방사선 사진

lymphatic 림프의. 림프 또는 림프계와 관련된

lymphedema 림프부종. 림프장애로 인한 조직 팽창

lymphocyte 림프구. 큰 핵을 가진 작은 백혈구

lymphoid 림프 모양의. 림프조직과 비슷한(닮은)

lymphoma 림프종. 림프조직의 종양

-M-

macrocyte 대적혈구

macrocytic 대적혈구의. 대적혈구와 관련된

macrophage 대식세포, 큰포식세포. 세균, 이물질, 죽은 세포를 제거하는 거대백혈구

macula lutea 황반. 망막의 뒤에 위치한 노랑반점으로 와(fovea)를 포함한다.

macule 점. 피부 위에 생긴 작고 편평한 점이나 패치

majus 대. 크거나 더 큰

malabsorption 흡수장애. 위장에서 영양의 흡수가 불충분한

malformation 기형. 적절하거나 정상적인 발달의 실패

malfunction 기능불량. 부적절하거나 비정상적인 기능

malignancy 악성, 암. 악성으로 나타난 상태

malignant 악성의. 조직 주위에 침투한 종양이며 먼 곳의 기관까지 전이된다.

malleus 추골, 망치뼈. 망치 모양의 중이 속에 있는 세 개의 이소골 중 바깥쪽 뼈

malnutrition 영양실조. 잘못된 식습관으로 인한 영양 부족 또는 영양소 흡수 부족

malunion 부정유합. 골절된 두 뼈끝이 올바른 위치에서 함께 치유되지 못함

mammary 유방의. 수유 유방과 관련된

mammogram 유방촬영사진. 유방 X선 촬영에 의해 생성된 기록

mammography 유방(방사선)촬영. 유방 X선 검사의 과정

mammoplasty 유방성형. 가슴의 크기나 모양을 바꾸는 외과적인 수술

mandible 하악. 아래턱뼈

mandibular 하악의. 아래턱뼈와 관련된

mania 조증. 과잉행동, 과민성, 빠른 말을 하는 기분장애

manic 조증의. 조증의 특징을 갖거나 관련된

marrow 골수. 긴뼈의 공간 안에 들어있는 지방성의 혈액을 생성하는 조직

mastalgia 유방통. 유방의 통증

mastectomy 유방절제술. 유방의 외과적 절개

masticate 저작하다, 씹다

mastication 저작, 씹기. 씹는 과정

mastitis 유방염. 유방의 염증

mastoid 유양돌기. 귀 바로 뒤의 작은 뼈 돌출부

maternal 모성의. 어머니와 관련된 또는 어머니로부터 유래된

matrix 바탕질, 매트릭스. 세포를 보호하고 그 주위에 있는 물질로 세포를 만들고 붙어 있게 한다. 모발, 손발톱, 치아의 조형 부분

maturation 성숙. 완전한 발달에 이르는 과정

mature 성숙아. 완전히 발달된 신생아

maxilla 상악(위턱). 오른쪽 왼쪽 상악동을 포함하는 위턱뼈

maxillary 위턱의. 위턱뼈와 관련된

maximus 대둔근. 대둔근은 인체에서 가장 큰 근육으로 둔부의 가장 큰 부분을 덮고 있음

meatal 구의

meatus 길, 구, 구멍. 통로나 경로 또는 통로의 외부 입구

meconium 태변. 신생아의 첫 배변

medial 중앙. 인체의 중앙 가까이

mediastinal 종격(동)의. 종격동에 관련한

mediastinoscopy 종격내시경(법), 세로칸보개검사. 내시경을 이용한 종격동의 시험

mediastinum 종격, 가슴세로칸. 심장, 대동맥, 대정맥, 식도 및 기관을 포함하는 폐 사이의 부분

medius 중둔근. 중둔근은 둔부의 부분을 덮고 있음

medulla 수질, 속질. 피질로 둘러싸인 구조의 안 부분

medulla oblongata 연수, 숨뇌. 뇌간의 가장 뒤쪽 부분; 척수의 연속

medullary 수질의, 속질의. 속질과 관련된

meiosis 감수분열. 염색체 수가 절반으로 줄어드는 두 번의 빠른 세포 분열

melanin 멜라닌. 피부, 모발, 망막에서 발견되는 검정색 색소

melanoma 흑색종. 멜라닌이 나오는 세포로부터 악성 암종 형태이다.

melatonin 멜라토닌. 송과체에서 분비되는 호르몬

melena 흑색변. 흑색변이 나오는 것

membrane 막. 구조나 강을 둘러싸고 있는 얇은 층

membranous 막과 관련된

menarche 초경. 첫 월경 기간

Ménière disease 메니에르병. 이명, 현기증, 난청이 급성으로 발생하는 내이의 질환

meninges 수막. 뇌와 척수를 덮고 있는 세 개의 층

meningitis 수막염. 수막의 염증

meningocele 수막탈출(증). 척주나 두개골의 결함을 통해 척수나 뇌로부터 수막의 돌출

meningococcal 수막구균. 수막구균 박테리아와 관련된

meningomyelocele 수막척수탈출증. 하나 또는 그 이상의 척추의 추골궁의 결함으로 인한 척수와 수막의 돌출

meniscectomy 반달연골절제, 반월절제술. 반월상연골의 전부 또는 일부의 절단

meniscus 반달 모양의 관절. 뼈 사이의 연골 디스크. 여기서는 무릎관절

menopausal 폐경의. 폐경에 관하여

menopause 폐경. 월경 기간의 영구적인 종료

menorrhagia 과다월경. 과도한 월경 출혈

menses 월경. 한 달에 한 번의 자궁출혈

menstrual 월경의. 월경과 관려된

menstruate 월경하다. 월경을 하다

menstruation 월경. menses의 동의어

mesentery 장막간. 복부 내장을 둘러싸는 이중층의 복막

metabolic 대사작용의. 대사작용과 관련된

metabolic acidosis 대사성 산증. 대사장애의 결과 혈액과 신체조직의 pH가 감소한 상태

metabolism 대사작용. 유기체 내에서 일어나는 물리적·화학적 반응의 총합

metacarpal 중수골, 손허리뼈. 손목뼈과 손가락 뼈 사이에 있는 5개의 뼈

metacarpophalangeal 손허리손가락, 중수수지. 지골(마디뼈)과 중수골(손허리뼈) 사이에 있는 관절

metastasis 전이. 신체 한 부분에서 다른 부분으로 질병이 널리 퍼지는 것

metastasize 전이하다. 먼 곳까지 퍼지는 것이다.

metastatic 전이성. 전이할 수 있는 세포 특성과 관련된

metatarsal 척골의. 척골과 관련된

metatarsus 척골. 발목뼈와 발가락뼈 사이의 5개의 나란히 있는 뼈들

metrorrhagia 자궁출혈. 불규칙한 월경 사이에 나타나는 자궁의 출혈

microbe 미생물. 미생물의 짧은 단어

microcephalic 이상소두의. 작은머리에 속하는

microcephaly 소두증. 비정상적으로 작은 머리

microcyte 소적혈구. 작은 적혈구

microcytic 소적혈구의. 작은 적혈구와 관련된

microorganism 미생물. 너무 작아서 맨눈으로 보기 힘든 미생물

microscope 현미경. 맨눈으로 상세한 정보를 확인할 수 없는 작은 것을 보기 위한 도구

microscopic 현미경으로 봐야 보이는. 현미경의 도움이 있어야 볼 수 있는

microscopy 현미경 관찰. 현미경을 통한 작은 물체의 관찰

micturate 배뇨하다. 소변 내보내기

micturition 배뇨. 소변을 보는 행동

migraine 편두통. 한쪽 머리에 국한되는 발작적인 심한 두통

mineral 무기질. 지질에서 발견되는 무기질의 혼합물

mineralocorticoid 전해질광물코티코이드, 미네랄코티코이드. 부신피질호르몬으로 나트륨과 칼륨 대사에 영향을 미침

minimus 소둔근. 소둔근은 대둔근 아래 가장 작은 근육임

minus 소. 작거나 더 작은

miosis 축동. 동공을 수축시킴

mitochondria 미토콘드리아. 세포활동을 유발하기 위한 에너지 저장 및 방출을 하는 세포기관

mitochondrion 미토콘드리아의 단수

mitral 승모의. 가톨릭 주교의 머리장식과 같은 모양의

modify 변형하는. 어떤 것의 형태 또는 질을 변경하는; 여기서는, 다발성 경화증의 병리

molar 대구치, 큰어금니. 음식을 갈기 위한 각 턱에 있는 6개의 이빨 중 하나

mole 모반. 멜라닌 생성 세포의 양성 국소 부위

molecule 분자. 매우 작은 입자

molluscum contagiosum 물사마귀. 바이러스에 의한 성매개 질환

monocyte 단핵백혈구. 하나의 핵을 가진 큰 백혈구

mononeuropathy 단일신경병. 단일 신경과 관련된 질병

mononucleosis 단핵구증. 구체적·진단적 단핵백혈구가 상당히 많은 상태

monoplegia 단일마비. 사지 하나에서의 마비

monoplegic 단일마비의. 단일마비를 겪는, 단일마비와 관련된

mons pubis 치구. 치골뼈 위 치모가 있는 부위

morbidity 이환. 질병의 출현 빈도

morphine 모르핀. 진통제나 진정제로 사용되는 아편의 파생물

mortality 사망률

motile 운동성의. 자발적으로 움직일 수 있는

motility 운동성. 자발적으로 움직일 능력

motor 운동의. 근육을 수축하거나 선(샘)의 분비를 자극하기

위해 보내는 신경계의 구조

mouth 입. 구멍이나 관의 외부 개구

mucin 뮤신, 점액소. 점액의 단백질 성분

mucocutaneous 점막피부의. 피부와 점막이 연결; 입술 등

mucolytic 점액용해제. 점액을 용해 또는 액화할 수 있는 약

mucosa 점막. 점액을 분비하는 관 모양의 구조물의 안쪽을 감싸는 막

mucous 점액의. 점액 또는 점막과 관련된

mucus 점액. 점막세포에서 생성되는 끈끈한 분비물

multipara 다산부. 2명 이상의 아이를 출산한 여성

murmur 심장잡음. 판막이 비정상적으로 닫히거나 열릴 때 청진기를 통해 들리는 비정상적인 심음

muscle 근. 수축하는 세포들로 구성된 조직

musculoskeletal 근골격계의. 근육과 뼈대 골격이 관련된

mutation 변이. 유전화학에서의 변화

mute 벙어리(묵음). 말할 수 없거나 말하기를 꺼리는

mutism 무언증, 함구증. 말이 없음

myasthenia gravis 중증근무력증. 변동성 근육 약화 장애

mydriasis 산동. 동공을 이완시킴

myelin 말이집(수초). 신경의 축삭을 둘러싸고 있는 물질

myelitis 척수염. 척수의 염증

myelocele 척수탈출. 척추궁의 결함으로 인해 척수가 돌출되는 현상

myelomeningocele 척수수막탈출증, 척수낭류. 하나 이상의 척추뼈의 척추궁 결함으로 인해 척수와 수막이 돌출되는 질환

myocardial 심근의. 심장근육과 관련된

myocarditis 심근염. 심장근육의 염증

myocardium 심근. 모든 심장근육

myoma 근종. 근육의 양성 종양

myomectomy 근종적출, 근종절제술. 근종의 외과적 제거

myometrium 자궁근층. 자궁의 근육벽

myopathy 근병증. 근육의 질환

myopia 근시. 가까운 물체를 볼 수 있으나 먼 물체들은 볼 수 없는 상태

myositis 근염. 근육섬유의 염증

myringotomy 고막절개

myxedema 점액부종. 비요흔성, 창백한 피부의 부종을 동반한 갑상선기능저하증

-N-

narcissism 자기애. 자기사랑; 모든 일을 자신과 관련지어 해석하는 사람

narcissistic 자기애의. 모든 것이 자신과 관련되는

narcolepsy 발작수면(기면증). 비자발적으로 빠져드는 잠

narcotic 마약. 아편 또는 유사한 효과의 합성약에서 유도된 약

nares 비공, 콧구멍. 콧구멍

nasal 코의. 코와 관련된

nasogastric 코위의. 코와 위와 관련된

nasolacrimal duct 비루관(코눈물관). 누낭에서 코로 연결되는 통로

nasopharyngeal 비인두의. 비인두와 관련된

nasopharynx 비인두, 코인두. 코 뒤쪽과 연구개 위에 있는 인두 부분

natal 출생의. 출생과 관련된

nebulizer 분무기. 액상 약물을 분사하는 장치

necrosis 괴사. 세포나 조직의 병리학적 사멸

necrotic 괴사성의. 괴사의 영향을 받는 또는 괴사와 관련된

necrotizing fasciitis 뇌사성근막염. 죽은 조직에서 유발되는 근막 감염

neonatal 신생아의. 신생아 혹은 신생아기에 관계된

neonate 신생아. 새로 태어난 아이

neonatologist 신생아학자. 신생아 장애 전문의

nephrectomy 신장절제술. 신장의 외과적 제거

nephritis 신장염. 신장의 감염

nephroblastoma 신아세포종. 유년기의 암성 신장 종양

nephrolithiasis 신장결석증. 신장결석의 존재

nephrolithotomy 신장절개결석제거. 신장 결석 제거를 위한 절개

nephrologist 신장전문의. 신장 장애에 대한 의학 전문가

nephrology 신장학. 신장질환 분야의 전문지식

nephron 네프론. 신장의 여과 단위; 사구체와 세뇨관으로 구성됨

nephropathy 신장병. 신장의 모든 질병

nephroscope 신장경. 신장 내부를 보기 위한 내시경

nephroscopy 신장경검사. 신장 검사

nephrosis 신증

nephrotic syndrome 신증후군. 현저한 단백질 손실을 동반한 사구체 질환

nerve 신경. 결합조직으로 묶인 신경섬유들의 다발

nervous 신경. 신경 또는 신경계와의 관계; 불안 또는 흥분

nervous system 신경계. 전체적인 통합된 신경조직

neural 신경의. 신경조직에 속하는

neuralgia 신경통. 삼차신경통; 삼차신경에 의해 생기는 안면 근육통증

neuroglia 신경아교

neurohypophysis 신경뇌하수체. 뇌하수체 후엽

neurologic 신경학적. 신경계와 관련된

neurologist 신경과의사, 신경학자. 신경계 질환을 다루는 의학전문가

neurology 신경학. 신경계의 질환을 다루는 의학 분야

neuroma 신경종. 신경계 세포에서 발생하는 종양

neuromuscular 신경근(육). 신경과 근육 모두와 관련된

neuron 뉴런. 신경세포에 대한 전문용어; 가지돌기와 축삭 및 세포체로 구성된

neuropathy 신경병. 신경계의 모든 질병

neurosurgeon 신경과의사. 신경계의 수술을 수행하는 사람

neurosurgery 신경외과(학). 신경계통을 외과적으로 수술하는 분야

neurotoxin 신경독. 신경계를 중독시키는 물질

neurotransmitter 신경전달물질. 하나의 신경세포에서 다음 세포로 메시지를 전달하는 화학물질

neutropenia 호중구감소증. 호중구의 부족

neutrophil 호중구. 호중구 과립은 염색약이 산성이든 염기성이든 보라색을 띤다.

neutrophila 호중구증가증. 호중구의 증가

nevus 모반, 점. 피부의 선천적인 병변

nipple 유두. 유관이 열려 있는 유방의 돌기

nitrite 아질산염. 대장균과 기타 미생물에 의해 소변으로 생성되는 화학물질

nitrogenous 질소 함유. 질소 함유 또는 생성

nocturia 야뇨증, 야간뇨. 밤중 과도한 소변

node 선. 국한된 조직 덩어리

norepinephrine 노르에피네프린. 부신수질에서 분비되는 카테콜아민으로 부교감신경의 신경전달물질

nosocomial 병원의. 병원에 있는 동안 얻은

nuchal cord 경부제대 태아. 목 주위 제대의 고리들

nuclear 핵의. 핵과 관련된

nucleolus 핵소체. 핵 안에 있는 작은 물질

nucleus 핵. 기능적인 중심으로 세포 또는 구조를 형성

nutrient 영양소. 정상적인 신체적 기능을 수행하기 위해 음식을 통해 섭취되는 물질

nutrition 영양. 인체 정상기능에 요구되는 음식과 액체의 연구

nutrition 영양학. 인체의 정상 기능을 위해 필요한 액체와 음식성분을 연구하는 학문

nystagmus 안진. 빠르고, 조절할 수 없는 동공의 움직임

-O-

obesity 비만. 몸에 지방이 많음

oblique fracture 경사골절. 뼈의 장축을 가로지르는 대각선 골절

obsession 강박관념. 지속적이고 빈발하며 통제가 되지 않는 사고 또는 충동

obsessive 강박의 강박적인 사고 또는 충동과 관련된

obstetrician 산과의사, 산과전문의. 산부인과 전문의사

obstetrics (OB) 산과(학). 임신 중 및 산후 기간에 여성을 돌보는 의료 전문 분야

occipital 후두골(뒤통수뼈). 두개골의 뒤쪽 뼈

occipital lobe 후두엽. 대뇌반구의 후방 영역

occlude 폐색되다. 차단되거나 완전히 폐쇄되는 것

occlusion 폐색. 완전한 폐쇄

occult 잠재의, 숨은. 겉으로 보이지 않고 숨겨진

occult blood 잠혈 분변에는 혈액이 보이지 않지만 분변잠혈 검사에 서는 양성을 띠는 상태

occupational 직업의, 직업적. 작업을 수행하는 동안 물질에 노출되어 발생하는 장애

ocular 동공의. 눈과 관련된

olfaction 후각. 냄새의 감각

olfactory 후각의 후각에 관련된

oligohydramnios 양수과소증. 너무 적은 양수

oligospermia 정자부족증. 정액 내 정자의 수가 부족함

oliguria 핍뇨. 소변의 부족한 생산

omentum 망, 그물막. 장을 둘러싸는 막

onychomycosis 조갑진균증, 손발톱진균증. 손발톱의 곰팡이 감염

oocyte 난자, 난모세포. 여성의 난자

oogenesis 난자발생. 여성 난자 세포의 발달

open fracture 개방골절. 피부가 손상되는 골절

ophthalmia neonatorum 신생아안염. 신생아의 결막염

ophthalmic 눈의. 눈과 관련된

ophthalmologist 안과의사. 안과학의 의학전문가

ophthalmology 안과학. 안과질환의 진단과 치료

ophthalmoscope 검안경. 망막을 보는 도구

ophthalmoscopic 검안경검사의. 검안경 사용과 관련된

ophthalmoscopy 검안경검사. 망막을 보는 과정

opiate 아편제제. 아편에서 추출한 약물

opportunistic 기회감염성의. 낮은 저항을 가진 숙주의 생물과 질병

opportunistic infection 기회감염. 다른 이유로 면역계가 제대로 가능하지 못할 때 질병을 야기하는 감염

optic 시(눈). 눈 또는 시각과 관련된

optical 시각의. 눈 또는 시각과 관련된

optometrist 검안사. 안과질환을 치료하거나 약을 처방하지는 못하지만 시력을 측정하는 데 숙련된 사람

optometry 눈측정. 시력 측정하는 직업

oral 입의. 입에 관련되는

orbit 안저. 안구가 위치한 골 구조(bony socket)

orbital 안저의. 안저와 관련된

orchiectomy 고환절제술. 한쪽 혹은 양쪽 고환의 제거

orchiopexy 고환고정술. 음낭 내 고환의 외과적 고정

orchitis 고환염. 고환의 염증

organ 기관. 인체계에서 특별한 기능과 구조

organelle 세포소기관. 특별한 기능을 가진 일부

organism 개체. 모든 살아있는 개별적인 식물이나 동물

orifice 구멍. 모든 개구부 또는 구멍

origin 기원. 뼈에 부착된 근육의 고정된 근원

oropharyngeal 구인두의. 구강 인두와 관련된

oropharynx 구인두. 부드러운 미각과 후두개의 끝 사이의 입의 뒤쪽 부위

orthopedic 정형외과의. 근골격계의 기형이나 질병의 치료나 교정과 관련된 것

orthopedist 정형외과의사. 정형외과 전문의

orthopnea 좌위호흡, 앉아숨쉬기. 누워있을 때 어려운 호흡

orthopneic 기좌호흡. 기좌호흡과 관련된

orthotic 보조기학. 이상을 교정하는 정형외과용 기구

orthotist 보조기전문가. 정형외과 기기의 제조업체 및 수리업체

os 개구, 입구. 관의 입구(예: 경부)

ossicle 이소골. 작은 뼈, 특히 중이에 있는 3개의 작은 뼈들과 관련된

osteoarthritis 골관절염. 관절의 만성 염증성 질환

osteoblast 아골세포. 뼈를 형성하는 세포

osteocalcin 오스테오칼신. 뼈세포에 의해 만들어지는 호르몬

osteocyte 골세포. 뼈를 유지하는 세포

osteogenesis imperfecta 불완전골생성증. 유전에 의해 쉽게 부서지는 약한 뼈를 형성하는 뼈의 형성이 불완전하게 되는 상태

osteogenic sarcoma 골원성 육종. 뼈생성 세포로부터 유래된 악성종양

osteomalacia 골연화증. 칼슘의 부족으로 부드럽고 구부러지기 쉬운 뼈(구루병)

osteomyelitis 골수염, 뼈속질염. 뼈와 뼈속(골수)의 염증

osteopath 접골사. 골질병을 다루는 전문가

osteopathy 접골요법. 신체의 균형을 유지하는 데 기반을 두는 의료 행위

osteopenia 뼈감소증, 골감소증. 뼈의 감소된 석회화

osteoporosis 골다공증, 뼈엉성증. 뼈가 골절되기 쉬운 상태로 다공성의 부서지기 쉽고 약한 상태로 골절되기 쉬운 상태

ostomy 루형성술, 조루술. 관 조직으로 인공적인 구멍을 만드는 것

otistis media 중이염. 중이의 염증

otolith 이석. 내이의 전정에 있는 칼슘 입자

otologist 귀전문의. 귀질환의 의학전문가

otology 이과학, 귀과학. 귀질환의 진단과 치료

otorhinolaryngologist 이비인후과학. 귀, 코, 목 의학전문가

otosclerosis 귀경화증. 청력 상실을 유발하는 등골과 난원창의 접합 부분이 단단해지는 것

otoscope 이경. 귀를 검사하는 도구

otoscopic 이경검사의. 이경검사와 관련된

otoscopy 이경검사. 귀검사

ovarian 난소의. 난소와 관련된

ovary 난소. 한 쌍의 여성생식선 중 하나

ovulate 배란하다. 난포에서 난모세포를 방출

ovulation 배란. 난포에서 난모세포가 방출

ovum 난자

oxygen 산소. 생명유지를 위한 필수가스

oxyhemoglobin 산화 헤모글로빈. 헤모글로빈과 산소의 조합

oxytocin 옥시토신. 자궁 수축을 자극하는 뇌하수체호르몬

-P-

pacemaker 심박조율기. 심장의 전기적 활동을 조절하는 장치

palate 입천장. 입의 천장, 코의 바닥

palatine 구개, 입천장. 경구개와 코의 일부와 안와를 형성하는 뼈

palliative care 완화치료. 치료하지 않고 증상과 통증을 완화

pallor 창백함. 피부가 창백함

palm 손바닥. 손의 편평한 표면 또는 앞쪽 표면

palmar 손바닥의. 손바닥과 관련된

palpate 촉진하다. 손가락과 손을 이용하여 검진하는 것

palpation 촉진. 손가락과 손을 이용한 검진

palpitation 심계항진. 환자가 느끼는 심장의 강력하고 빠른 박동

palsy 마비. 뇌 손상으로 인한 마비

pancreas 췌장, 이자. 머리 부분이 십이지장의 곡선 부분에 끼어 들어가 있는 소엽으로 이루어진 샘

pancreatic 췌장의. 췌장과 관련이 있는

pancreatic islets 이자섬, 췌장소도. 인슐린과 글루카곤을 생산하는 췌장 세포의 영역. 랑게르한스섬이라고도 함

pancreatitis 췌장염, 이자염. 췌장의 염증

pancytopenia 범혈구감소증. 전혈구 결핍

pandemic 전국적인 유행병의. 아주 큰 지역의 인구를 덮친 질병과 관련된

panendoscopy 광각내시경검사. 내시경으로 장 안쪽을 검사함

panhypopituitarism 범뇌하수체저하증. 모든 뇌하수체 호르몬의 결핍

Pap test 자궁경부세포진검사. 자궁경부로부터 채취한 세포의 검사

papilla 유두. 작게 돌출된 돌기

papilledema 시신경유두부종. 망막의 시신경 유두의 부종

papillomavirus 유두종바이러스. 사마귀의 원인이며 암과 관련이 있는 바이러스

papule 구진. 작고 주위 피부보다 솟아올라 있는 것

para 분만부, 출산부. 임산부의 약어

paralysis 마비. 자발적인 운동의 상실

paralytic 마비의. 마비를 겪는

paralyze 마비시키다. 운동을 불가능하게 만드는 것

paranasal 부비, 코곁의. 코에 인접한

paranoia 편집증. 피해망상의 존재

paranoid 편집증의. 피해망상을 가지는

paraphimosis 감금포경, 감돈포경. 뒤로 당겨진 포피가 귀두를 덮기 위해 앞쪽으로 당겨질 수 없는 상태

paraplegia 양측마비(대마비). 양측 하지의 마비

paraplegic 양측마비의. 양측마비를 겪는, 양측마비와 관련된

parasite 기생충. 다른 종에 붙어서 그 위에서 살거나 내부에서 살면서 영양소를 먹으며 사는 유기체

parasitic 기생충의(기생충에 의한). 기생충과 관련된

parasympathetic 부교감신경의. 자율신경계의 영역으로, 교감신경 영역과 반대작용

parathyroid 부갑상선. 갑상선 뒤에 붙어 있는 내분비선

paraurethral 요도의. 요도 주변

parenchyma 실질. 결합조직 구조에 의해 지원되는 선 또는 기관(폐)의 특정한 기능적 세포

parenteral 비경구의. 위장관이 아닌 다른 방법을 사용한 약물투여

paresis 부분마비

paresthesia 감각이상. 비정상적인 감각(예: 저림, 화끈거림, 따끔거림)

parietal 두정골. 두개의 천장과 옆면을 이루는 뼈

parietal lobe 두정엽. 두정골(정수리뼈)의 아래에 있는 뇌의 영역

Parkinson disease 파킨슨병. 근육의 강직, 떨림, 표정 없는 얼굴을 특징적으로 보이는 질환

paronychia 손발톱주위염. 손발톱 주위의 감염

parotid 이하선, 귀밑샘. 귀밑에 있는 침샘

paroxysmal 발작성. 급격히 발작적으로 일어나는

particle 입자. 작은 물질

particulate 미립자의. 미세물질과 관련된

passive 수동의. 활동적이지 않은

patella (kneecap) 슬개골, 종지뼈(단). 무릎 힘줄에 들어 있는 무릎 연골의 앞쪽에 있는 얇고 둥근 뼈

patella 슬개골. 무릎관절 앞쪽의 슬개건에 있는 얇고 둥근뼈; kneecap이라고도 함

patellar 슬개골의, 무릎뼈의. 슬개골과 관련된

patent 개방성, 열린

patent ductus arteriosus (PDA) 동맥관 개존증. 태아에게 있

는 대동맥과 폐동맥 사이의 직접적으로 열린 관

pathogen 병원균. 병원성 미생물

pathogenic 병원성. 질병을 유발

pathologic fracture 병리적인 골절. 이미 질병(예: 암)에 의해 약해진 부위에서 일어나는 골절

pathologist 병리학자. 병리학 전문가

pathology 병리(학). 질병 과정의 구조적, 기능적 변화 또는 질병의 원인, 발달 및 구조적 변화를 다루는 의학전문 분야

pectoral 흉의, 가슴의. 가슴과 관련된

pectoral girdle 흉대. 중축골격에 부착된 상지의 불완전한 뼈

pectoralis 흉의, 가슴의. 가슴과 관련된

pedal 발의. 발과 관련이 있는

pediatrics 소아청소년과(학). 출생부터 청소년기까지의 발달 과정에서 어린이를 치료하는 의학전문 분야

pediculosis 이기생증. 이가 침입

peer 동료. 같은 수준의 사람

pelvic 골반의. 골반과 관련된

pelvis 골반. 척추의 아래에 있는 수반 모양의 뼈, 인대와 다른 기관에 있는 수반 모양의 구조 역시 pelvis라 함

penile 음경의. 음경에 관련된

penis 음경. 소변과 정액을 밖으로 운반한다.

pepsin 펩신. 위에서 생성되는 단백질 분해 효소

pepsinogen 펩시노겐. 위산에 의해 펩신으로 변환되는

peptic 소화의, 펩신의. 위와 십이지장과 관련이 있는

percutaneous 경피적. 바늘로 낸 구멍으로 인해 피부에 생긴 통로

perforated 구멍이 뚫린. 하나 이상의 구멍이 뚫린

perforation 뚫림, 천공. 조직의 벽을 통과하는 구멍

perfuse 주입. 혈액이 내강이나 혈관층을 통해 강제로 흐르게 함

perfusion 관류. 혈관이나 혈관상으로 피가 들어가는 현상

pericardial 심막의. 심막과 관련된

pericarditis 심막염. 심장을 덮고 있는 심막의 염증

pericardium 심막. 이중층의 심장을 둘러싸고 있는 막

perimetrium 자궁외막, 자궁바깥막. 자궁을 덮는 것; 복막의 일부

perinatal 주산기의. 출생 전후의 시기

perineal 회음부의. 회음부에 관련된

perineum 회음부. 넓적다리 사이 부분, 꼬리뼈부터 치골로 확장

periodontal 치주의. 치아 주변

periodontics 치주학. 치아 주변 조직의 장애를 전문으로 하는 치과의 분과

periodontist 치주전문의

periodontitis 치주염. 치아 주변 조직의 염증

periorbital 눈 주위. 안저 주위 조직의

periosteal 골막의, 뼈막의. 골막과 관련된

periosteum 골막. 뼈를 덮고 있는 섬유성 막

peripheral 말초의, 주변의. 주변 경계, 외부 경계의

peripheral vision 주변시야. 시야의 바깥가장자리로 들어오는 물체를 보는 능력

peristalsis 연동, 꿈틀운동. 소화관을 따라 음식물이 이동하기 위해 장벽이 교대로 수축과 이완되는 파동

peritoneal 복막의, 배막의. 복막과 관련이 있는

peritoneum 복막, 배막. 복강에 선을 긋는 막

peritonitis 복막염, 배막염. 복막의 염증

pernicious anemia 악성 빈혈. 비타민 B_{12} 부족으로 인한 만성 빈혈

pertussis 백일해. 협착음이 나는 경련성, 강렬한 기침을 동반하는 전염병; whooping cough이라고도 함

pes planus 편평족, 평발. 발바닥 아치가 없는 편평한 발

pessary 질좌제, 페서리. 자궁을 지지하기 위해 질에 삽입하는 기구

petechia 점상출혈. 피부의 모세혈관 출혈 부위

petit mal 소발작. 결신발작의 이전 이름

phacoemulsification 수정체유화. 작은 도구로 눈에서 수정체를 분리해서 빼내는 시술

phagocyte 포식세포. 이물질과 세포를 섭취하여 파괴하는 혈액세포

phagocytic 포식의. 포식세포와 관련된

phagocytosis 포식작용. 섭취 및 파기 과정

phalanx 가락뼈, 마디뼈, 지골. 손가락 발가락의 뼈

pharmacist 약사. 정부로부터 약품 제조 및 조제 허가를 받은 사람

pharmacology 약리학. 약물의 준비, 사용 및 효과에 대한 과학

pharmacy 약국. 약품을 준비하고 조제할 수 있는 허가를 받은 시설

pharyngeal 인두의. 인두에 관련한

pharyngitis 인두염. 인두의 염증

pharynx 인두. 후두를 향한 코의 뒤쪽 관

phimosis 포경. 포피를 뒤로 당길 수 없는 상태

phlebitis 정맥염. 정맥의 염증

phlebotomist 사혈전문의. 사혈하는 의사

phlebotomy 정맥절개술. 심부전과 같은 상황에서 과도한 순환혈액(정맥)을 뽑는 것

phlegm 담. 호흡기에서 뱉어내는 비정상적인 양의 점액

phobia 공포증. 병적인 두려움 또는 공포

photocoagulation 광응고. 빛(레이저 광선)을 이용해서 혈액을 응고시키는 것

photophobia 수명. 안통을 유발하는 빛에 대한 비정상적인 감각

photophobic 수명의. 빛공포증과 관련된 또는 빛공포증을 겪는

photoreceptor 광수용체(빛감지체). 광수용체세포는 빛을 받아들여 이를 전기자극으로 변환

photosensitive 빛에 민감한

photosensitivity 광선민감도, 광감수성. 빛이 눈에 통증을 유발하는 것

phototherapy 광요법, 빛요법. 광선을 이용한 치료

physiatrist 재활의학전문의. 물리치료 및 재활을 전문으로 하는 의사

physiatry 재활의학과. 물리치료 의학

physical 신체의, 물리적. 신체와 관련된

pia mater 연막. 수막의 섬세한 안쪽 층

pica 이식증. 식품이 아닌 물질을 섭취하는 행위

pineal 송과체. 송과체와 관련된

pink eye 유행성 눈병. 결막염

pinna 이개, 귓바퀴

pitting edema 함몰부종, 오목부종. 부종 부위에 손가락이 눌린 자국이 오랫동안 지속

pituitary 뇌하수체. 뇌의 기저에 있는 내분비선

placenta abruptio 태반조기박리. 태반의 미숙한 분리

placenta previa 전치태반. 태아와 자궁경부 사이에 위치한 태반의 상태

placenta 태반. 모체와 태아 사이의 대사 흐름을 가능하게 하는 장기

plaque 치태. 비정상적인 조직 조각

plasma 원형질, 세포질. 혈액의 액체와 무세포물질의 성분

platelet (thrombocyte) 혈소판. 응고과정에 포함되는 작은 입자

pleura 흉막. 흉강의 폐와 갈비뼈 내벽을 덮는 막

pleural 흉막의. 늑막에 관련된

pleurisy 흉막염. 흉막의 염증

plexus 얼기. 일련의 신경들의 거미줄 같은 망

pneumoconiosis 진폐증. 다른 먼지의 흡입에 의한 섬유성 폐질환

pneumonectomy 폐절제(술), 허파절제(술). 폐의 수술적 제거

pneumonia 폐렴. 폐 실질조직의 염증(조직)

pneumonitis (pneumonia) 폐렴

pneumothorax 기흉. 흉막강 내에 공기가 존재함

podiatrist 발치료학자. 발치료 개업자

podiatry 발치료. 발의 장애와 상해를 진단하고 치료하는 것

poliomyelitis 회색질척수염. 척수의 회색질의 염증으로 사지의 마비와 호흡근육의 마비가 오는 것

pollutant 오염물질, 오염원. 환경을 더럽히고 불순하게 하는 물질

pollution 오염. 더럽고, 불순하며, 건강에 위험한 상태

polycystic 다낭의. 다수의 낭으로 구성된

polycythemia 적혈구증가증. 골수질환, 적혈구의 과잉 생산

polydipsia 다음증, 다음다갈증. 과도한 갈증 상태

polyhydramnios 양수과다증. 너무 많은 양수

polymenorrhea 다발월경. 정상 빈도보다 잦은 월경

polymorphonuclear 다형핵, 여러모양핵. 다엽 핵을 가진 백혈구

polymyositis 다(발)근육염. 동시에 여러 수의근에 염증이 발생

polyneuropathy 다발신경병. 여러 신경과 관련된 질병

polyp 폴립, 용종. 장의 내강에 튀어나온 조직 덩어리

polypectomy 용종절제. 용종의 제거

polyphagia 다식증. 과도하게 음식을 섭취함

polyposis 폴립증, 용종증. 여러 개의 용종이 있는 상태

polysomnography 수면다원검사. 수면상태에서 혈액 중 뇌파, 근육 긴장, 안구 운동, 산소 수준을 테스트하여 모니터링

polyuria 다뇨. 과도한 소변 형성

pons 교뇌, 다리뇌. 뇌간의 일부

popliteal 오금의. 무릎 뒤쪽과 관련된

popliteal fossa 슬와. 무릎 뒤쪽에 우묵하게 빈 부분

portal vein 문맥, 간문맥. 장에서 간으로 혈액을 옮기는 정맥

postcoital 성교 후의. 성행위 후

posterior 뒷면. 인체 표면의 뒤쪽, 뒤와 관련된

postictal 발작 후. 발작 후 일시적인 신경학적 결손

postmature 과숙아. 임신 42주 이후에 태어난 신생아

postmaturity 과숙. 과도 성숙되고 있는 상태

postmortem 사후의. 사망 원인을 파악하기 위해 죽은 사람의 신체와 장기를 검사하는

postnatal 출생 후. 출생 이후

postpartum 산후의. 분만 후

postpolio syndrome (PPS) 소아마비후증후군. 이전에 polio를 앓은 사람에게서 점진적인 근육 약화가 나타나는 것

postprandial 식후의. 식사 후

posttraumatic 외상후. 외상에 의해 발생하는

Pott fracture Pott 골절. 종아리뼈 아래 끝 부위의 골절로 가끔은 정강복사뼈의 골절이라 칭함

precancerous 전암의, 전암성. 암이 발생할 수 있는 병변

precipitate labor 급속분만. 매우 빠른 분만 및 출산

precursor 전구체. 세포나 물질의 발생 초기에 형성된 세포나 물질

preeclampsia 자간전증. 임신 동안의 고혈압, 부종 및 단백뇨

preemie 조산아. 미숙아를 뜻하는 속어

pregnancy 임신. 임신한 상태

pregnant 임신한

prehypertension 고혈압전단계. 고혈압의 전조

premature 미숙아. 임신 37주 이전에 태어난 신생아, 분만 예정일 이전에 태어난 신생아

prematurity 미숙. 과소 성숙되고 있는 상태

premenstrual 월경 전의. 월경 직전 시간에 관하여

prenatal 출생 전. 출생 이전

prepatellar 슬개골전의. 슬개골 앞부분의

prepuce 포피, 음경꺼풀. 음경의 귀두를 덮고 있는 접힌 피부

presbyopia 노안. 중·노년기에 발생하는 근시 장애

preterm 조산아. 임신 37주 전에 태어난 아기

previa 생존가능한. 태어날 때 태아를 막는 모든 것(예: 비정상적인 위치의 태반, 전치태반)

priapism 지속발기증. 음경의 지속적인 발기

primary 일차의, 원발의. 첫 번째 질환 또는 증상 이후 합병증처럼 다른 증상이 발생 가능

primigravida 초임부. 처음으로 임신한 여성

primipara 초산부. 처음으로 출산한 여성

prion 프리온. 작은 전염성 단백질 입자

proctitis 직장염, 곧창자염. 직장벽의 염증

proctoscopy (anoscopy) 직장경검사, 곧창자보개검사. 내시경으로 항문 안쪽을 검사

progesterone 프로제스테론. 임신을 위해 자궁을 준비하는 호르몬

progestin 황체호르몬. 합성 프로제스테론

prognathism 턱나옴증. 턱이 앞으로 돌출된 상태

prognosis 예후. 예상되는 질병의 과정과 결과를 예측하는 것

prolactin 프로락틴. 모유 생성을 자극하는 뇌하수체호르몬

prolapse 탈출증. 정상 위치에서 벗어난 기관

proliferate 증식하다. 번식을 통해 개체수를 늘리는 것

pronate 내전하다. 손바닥 표면이 해부학적 위치에서 뒤쪽을 향하도록 팔뚝을 회전

pronation 내전, 회내, 엎침. 얼굴을 아래로 향하게 하거나 손바닥이나 발바닥을 아래로 향하게 하는 것

prone 복위. 누워서 얼굴을 바닥으로 하고, 배를 편평하게 바닥에 누운 자세

prophylactic 예방의. 질병을 예방하는 행위

prophylaxis 예방. 질병을 막음

prostaglandin 프로스타글란딘. 전립선으로부터 분리되어 여러 조직에 존재하는 호르몬

prostate 전립선. 남성의 방광저부에 위치하며 요도를 감싸는 기관

prostatectomy 전립선절제. 외과적으로 전립선 제거

prostatic 전립선의. 전립선에 관하여

prostatitis 전립선염. 전립선 염증

prosthesis 인공 삽입물, 보형물. 신체의 일부분이 없거나 병에 걸렸을 때 이용하는 인공 대체물

prosthetic 보철의. 인공 삽입물과 관련된

prostrate 엎드리다. 늙거나 몸이 허약하고 지쳐서 쓰러짐

prostration 엎드림. 늙거나 육체적으로 약해지거나 탈진한 상태를 회복시키는

protease 단백질분해효소, 프로테아제. 단백질로 분해하는 효소

protein 단백질. 아미노산이 기본 단위

proteinuria 단백뇨. 소변 내 단백질의 존재

prothrombin 프로트롬빈. 간에서 형성되고 혈액응고기전에서 트롬 빈으로 전환되는 단백질

proton pump inhibitor 양성자펌프억제제, 위산분비억제제. 위벽에서 위산 분비 효소조직을 차단하는 약품

provisional diagnosis (preliminary diagnosis) 임시진단, 잠정진단. 검사 결과가 나오기 전까지의 임시진단, 질병의 원인 결정

proximal 중심부. 인체의 중심 가까이에

pruritic 소양성의, 가려운. 가려움과 관련된

pruritus 소양감, 가려움. 가려움

psoriasis 건선. 불그스름하고 회색 비늘이 있는 패치가 특징적인 발진

psychedelic 환각제. 감각지각을 강하게 자극하는 약

psychiatric 정신의. 정신의학과 관련된

psychiatrist 정신과의사. 정신의학 면허를 가진 의학 전문가

psychiatry 정신의학. 정신장애의 진단 및 치료

psychologic 심리(적). 심리학과 관련된

psychological 심리학의, 심리적의. 정신의학과 관련된

psychologist 심리학자. 심리학 면허를 가진 전문가

psychology 심리학. 인간의 마음과 행동에 관심을 가지는 과학

psychopath 정신병질자. 반사회적 인격 장애를 가진 사람

psychosis 정신병. 현실과의 접촉을 상실한 장애

psychosocial 정신사회발달. 마음과 삶의 다양한 사회적, 공동체적 측면을 모두 포함

psychosomatic 정신신체의. 정신의 장애로 인한 신체의 질병과 관련된

psychotic 정신병의. 정신병의 영향을 받는

ptosis 하수증. 상안검이나 기관의 늘어짐

pubarche 음모 발생. 음모와 치모의 성장의 시작

puberty 사춘기. 어린이에서 청년으로 성장하는 과정

pubic 치골의. pubic bone와 관련된

pubis 치골. pubic bone의 다른 이름

puerperium 산후기. 자궁이 원상태로 돌아가는 출산 후 6주의 기간

pulmonary 폐의. 폐와 폐의 혈액 공급과 관련된

pulmonologist 호흡기전문의. 폐의 질환을 치료하는 의료전문가

pulmonology 호흡기학. 폐를 연구하는 학문, 폐의 질병을 다루는 의학 분야

pulp 펄프

pupil 동공. 수정체에 빛을 닿게 하는 홍채의 중앙에 있는 구멍

pupillary 동공의. 동공과 관련된

purge 설사제. 의식적으로 토하거나 배변을 유발

Purkinje fibers 푸르키네섬유. 심근의 신경섬유망

purpura 자반(병). 초기엔 붉고 점점 자색으로 변하는 피부 출혈

purulent 화농성. 많은 고름을 포함하는 또는 보이는

pustule 농포. 고름이 있는 피부의 작은 돌기

pyelitis 신우염. 신우의 염증

pyelogram 신우조영사진. 조영제를 이용한 신장 골반 및 요관의 X선 영상

pyelonephritis 신우신염. 신장과 신우의 염증

pyloric 유문의. 유문과 관련이 있는

pylorus 날문, 유문. 위의 출구

pyorrhea 농루증. 화농성 분비물

pyrexia 발열. 비정상적으로 높은 체온이나 열남

pyromania 방화광. 화재를 저지르는 것에 대한 병적인 충동

-Q-

quadrant 사분면. 원을 하나의 사분면으로 보았을 때, 복부의 표면을 4개의 구역으로 나눈 부분

quadrantectomy 사분구획절제술. 유방의 사분면을 외과적으로 절제하는 수술

quadriceps femoris 대퇴사두근. 네 개의 머리(기원)를 가진 앞쪽 대퇴근육

quadriplegia 사지마비. 모든 사지의 마비

quadriplegic 사지마비의. 사지마비를 겪는, 사지마비와 관련된

-R-

radial 방사상의. 어떤 주어진 중심으로부터 모든 방향으로 발산되는

radial 요골의. 요골과 관련된

radiation 방사. 퍼짐

radiologic 방사선의. 방사선과학과 관련된

radiologist 방사선과의사, 영상의학과의사. X선과 다른 영상기술을 사용하는 의료 전문가

radiology 방사선과학. 의학영상에 대한 학문

radius 요골, 노뼈. 엄지손가락쪽의 뼈

rale 수포음, 거품소리. 폐에 액체를 통해 공기거품이 생길 때 청진기를 통해 들리는 딱딱거리는 소리

rash 발진. 피부 발진

rectocele 직장류. 직장의 질 내 탈장

rectum 직장, 곧창자. S상결장에서 항문관까지 장의 마지막 부분

reflex 반사. 자극에 대한 불수의적인 반응

reflux 역류. 거꾸로 흐름

refraction 굴절. 광선이 구부러지는 것

regenerate 재건시키다. 잃은 부분을 복원

regeneration 재생. 복원과정

regulate 규제하다. 절차가 진행되는 방식을 제어

regulation 규제. 절차가 진행되는 방식을 제어

regurgitate 역류하다. 뒤로 흐르는 것; 심장 판막에서의 혈액

regurgitation 역류, 구토. 위의 내용물을 입으로 배출

rehabilitation 재활. 이전처럼 기능할 수 있는 능력을 치료적으로 회복

remission 완화. 질병의 증상이 완화되거나 없어지는 시기

renal 신장. 신장과 관련된

replication 복제. 정확한 사본을 생산하는 생식

reproduction 생식, 번식. 유기체가 자손을 생산하는 과정

reproductive 생식의. 생식과 관련된

resection 절제술. 기관 또는 구조의 특정 부분을 제거

resectoscope 절제경. 병변 제거를 위한 요도경유 내시경

residual 잔여의. 남은 것과 관련된

resistance 저항. 길항제의 효과를 견디는 유기체의 능력

resistant 저항력 있는, 견디는. 저항하는

respiration 호흡. 호흡의 과정; 산소와 이산화탄소를 교환하는 데 사용되는 생명유지의 기본과정

respirator 호흡기. 인공호흡기(ventilator)의 다른 이름

respiratory 호흡의. 호흡과 관련된

retention 정체, 잔류. 신체에서 정상적으로 배설해야 하는 것을 망설이는 것(예: 소변)

retina 망막. 안구에서 빛에 민감한 가장 안쪽에 있는 층

retinal 망막의. 망막과 관련된

retinoblastoma 망막모세포종. 망막모세포의 악성 암

retinoids 레티노이드. 건선, 여드름, 광손상에 적용되는 각질용해제

retinopathy 망막병증. 망막의 퇴행성 질병

retrograde 역방향 퇴행. 정상적인 흐름의 역전(예: 방광에서 요관으로 되돌아감)

retroversion 후굴. 자궁의 끝이 뒤쪽을 향하는

retroverted 후굴한, 뒤로 굽은. 뒤로 기울어진

retrovirus 레트로바이러스. RNA를 유전물질로 가진 바이러스

rhesus factor 레서스(Rh) 인자. Rh 양성의 적혈구 표면 항원;

rheumatic 류마티즘의. 류마티즘과 관련된

rheumatism 류마티즘. 근골격계의 여러 부위에서의 통증

rheumatoid arthritis (RA) 류마티스관절염. 여러 관절에 영향을 주는 온몸 질병

rhinitis (coryza) 비염. 코 점막의 급성 염증

rhinoplasty 코성형(술). 코의 모양이나 크기나 모양을 바꾸는 외과적인 수술

rhonchus 삑삑거림, 건성수포음. 폐 청진 시 천명음이 들림; 수축하는 내강을 통해 통과하는 공기에 의해 만들어진 소리

ribonucleic acid (RNA) 리보핵산. 핵 안의 DNA로부터 세포소기관으로 단백질 합성을 위한 정보를 전달하는 물질

ribosome 리보소체. 아미노산을 단백질로 조립하는 세포의 구조

rickets 구루병. 비타민 D의 결핍으로 부드럽고 부서지기 쉬운 상태로 되는 질환(구루병)

rigidity 경축. 휴식 시 근육 긴장도가 증가

Rinne test 린네검사. 전도난청을 위한 검사

root 근, 뿌리. 구조의 기본 또는 시작 부분

rooting 먹이찾기. 유두를 뺨에 대었을 때 유두 쪽으로 몸을 돌리고 입을 벌리는 신생아 반사

rosacea 딸기코, 장미증, 주사. 얼굴 중앙에 지속적인 홍반성 발진

rotator cuff 회전근개. 어깨관절의 캡슐로 싸여있는 부분

rumination 반추, 되새김. 음식을 다시 입으로 가져가서 계속해서 씹음

rupture 파열. 어떤 기관이나 신체 부위가 찢어지거나 부서진 것

-S-

sacral 천골의. 천골의 영역에 있는, 천골과 관련된

sacroiliac joint 천골관절. 천골과 좌골 사이의 뼈

sacrum 천골. 골반부위를 형성하는 척주 부분의 뼈

sagittal 시상. 오른쪽과 왼쪽을 나누는 수직면

saline 생리식염수. 염화나트륨 용액

saliva 침. 이하선에서 입안으로 분비

salivary 침의. 침과 관련된

salpingectomy 난관절제술. 난관의 외과적 제거

salpingitis 난관염. 난(자궁)관의 염증

saphenous 복재의. 허벅지의 복재정맥과 관련된

sarcoidosis 유육종증. 폐와 다른 장기의 육아종성 병변; 원인 불명

sarcoma 육종. 결합조직에 있는 악성 종양

sarcopenia 근감소증. 노화에 따라 근육량과 근력이 점진적으로 감소

saturated fatty acid 포화지방산. 더 이상 수소를 흡수할 수 없는 지질

scab 딱지. 치유기간 동안 상처나 궤양 위에서 형성된 껍질

scabies 옴. 진드기에 의한 피부질환

scald 열탕 화상, 데인. 뜨거운 액체나 증기로 인한 화상

scapula 어깨뼈, 견갑골. 어깨뼈, 어깨의 날개

scapular 견갑골의. 어깨뼈와 관련된

scar 흉터, 상처. 상처 치유 시 보이는 섬유성 형태

schizophrenia 조현병. 현실이 결여된 인지와 행동의 장애

sclera 공막. 안구를 덮고 있는 섬유질의 외막으로 눈의 흰 부분

scleral 공막의. 공막과 관련된

scleritis 공막염. 공막의 염증

scleroderma 피부경화증. 새로운 콜라겐의 형성으로 두텁고 단단한 피부

sclerose 경화시키다. 딱딱하거나 단단하게 만드는 것

sclerosis 경화(증). 조직의 농화와 경화; 신경계에서 섬유와 아교결합조직에 의한 신경조직의 경화

sclerotherapy 혈관경화요법. 혈전이 생성된 정맥에 경화제를 투여하는 것

scoliosis 척추측만증. 척추가 옆쪽으로 비정상적으로 만곡된 것

scoliotic 척추측만증의. 척추측만증과 관련된

scrotal 음낭의. 고환에 관련된

scrotum 음낭. 고환을 포함한 주머니

seasonal affective disorder 계절정동장애. 우울증이 매년 같은 시기에 발생하며 주로 겨울에 발생

sebaceous glands 피지선 진피에 있는 선으로 모낭이 열리고 피지라 불리는 왁스 액(waxy fluid)이 분비되는 것

seborrhea 지루. 과도한 양의 피지

seborrheic 지루성. 지루와 관련된

sebum 피지. 피지선의 왁스 분비물

secondary 이차의, 속발의. 원발성 질환 또는 증상에 따른 질환 또는 증상

secrete 분비하다. 세포 내에서 생산된 화학적 물질이 세포로부터 나오는 것

secretion 분비 세포에서 생리학적 활성물질이 생산되고 그것이 세포로부터 나오는 것

sedation 진정. 가라앉혀진 상태

sedative 진정제. 신경의 흥분을 잠재우는 물질

segment 분절. 기관 또는 구조의 부위

seizure 발작. 뇌의 과도한 전기 활동으로 인한

self-examination 자가검진. 자기가 자신의 신체를 검사

self-mutilation 자해 자신의 신체를 다치게 하거나 외모를 손상시키는 것

semen 정액. 음경이 정자와 정액을 포함하여 사정

semilunar 반달의. 반달처럼 보이는

seminal vesicle 정낭. 정액을 생산하는 정관 주머니

seminiferous 정액의. 정액 운반에 관련된

seminiferous tubule 정세관. 정자를 생성하는 고환에 있는 코일형 관

seminoma 고환종. 고환 생식세포의 신생물

senescence 노화, 노쇠. 늙는 상태

senescent 노화의. 늙음

senile 노인의, 노인성. 노년기의 특성

senility 노쇠. 노년기에 발생하는 정신질환

sensation 감각. 자극 효과에 대한 의식적인 느낌

sensorineural hearing loss 감각신경성 난청. 내이나 청신경에서 생기는 난청

sensory 감각의. 감각과 관련되는; 뇌로 자극을 전달하는 신경계의 구조

sepsis 패혈증. 혈액이나 조직에 병원성 유기체나 그 독소가 존재

septicemia 패혈증. 혈액 내에서 순환하고 혈액을 감염시키는 미생물(혈중 중독)

septum 중격, 사이막. 두 개의 공동 또는 조직 덩어리를 분리하는 얇은 벽

serotonin 세로토닌. 중추신경계와 말초신경계의 신경전달물질

serum 혈청. 혈액세포의 제거 후와 응고 형성 시 남아있는 액체

shock 쇼크, 충격. 갑작스러운 신체적·정신적 위축이나 순환 허탈 상태

shunt 션트. 유체(예: 피)의 우회 또는 전환

sigmoid 구불. S자 결장은 "S" 모양

sigmoidoscopy S상결장 내시경검사. 내시경을 이용한 S자결장 검사

sign 징후(객관적인). 질병과정에 대한 신체적 근거

silicosis 규폐증. 이산화규소 입자의 흡인으로 인한 섬유성 폐질환

sinoatrial (SA) node 동방결절 심장 리듬의 심박조율기의 역할을 하는 우심실의 벽에 진화된 심근섬유의 중심지

sinus 동, 굴. 뼈 또는 다른 조직에 있는 구멍 또는 빈 공간

sinus rhythm 동리듬, 굴리듬. 동방결절에서 나타나는 정상적인 또는 최적의 심장 리듬

sinusitis 동염. 부비동의 점막의 염증

Sjogren syndrome 쇠그렌증후군. 눈과 입의 점막이 건조

skeletal 골격의. 골격과 관련된

skeleton 골격. 신체를 형성하는 뼈

Skene glands 스킨선, 요도곁선. 질의 전벽에 있는 요도주위샘

smegma 귀두지. 귀두와 포피에 의해 생성된 기름진 물질

Snellen letter chart 스넬렌차트. 원시력의 정확성을 검사하는 것

snore 코골이. 비인두 구조의 진동으로 인해 발생하는 소음

sociopath 사회병질자(사회병증). 반사회적 인격 장애를 가진 사람

somatic 몸의, 신체의. 일반적으로 근골격 또는 신체와 관련된 곳으로 전달되는 말초신경계의 부분

somatostatin 소마토스타틴. 성장호르몬과 인슐린의 억제 호르몬

somatotrophin (growth hormone, GH) 성장호르몬. 신체조직의 성장을 자극하는 뇌하수체 전엽의 호르몬

spasm 연축. 근육군의 갑작스러운 비자발적 수축

spasmodic 연축의. 간헐적인 수축

spastic 경직의. 움직일 때 근육의 긴장도가 증가

specific 특수한, 특이한. 특정 주체와 관련된

specificity 특수성. 특수함을 가진 상태

sperm 정자. 성숙한 남성 성세포

spermatic 정자의. 정자에 관련된

spermatid 정자세포. 정자의 발달 과정이 늦은 세포

spermatocele 정액류. 정자를 포함한 부고환의 낭종

spermatogenesis 정자발생. 남성의 배아 세포가 정자로 분화되는 과정

spermatozoa 정자

spermicidal 살정자제의. 정자를 죽이는 것과 관련된, 정자를 파괴하는

spermicide 살정자제. 정자를 파괴하는 것

sphenoid 접형골. 두개골 기저부의 쐐기 모양 뼈

sphincter 괄약근, 조임근. 구멍을 둘러싼 근육의 조임. 수축할 때 구멍을 조여서 닫음

sphygmomanometer 혈압계. 동맥 혈압을 측정하는 기구

spina bifida 이분척추. 태아의 발달과정 중 하나 또는 그 이상의 추골궁 폐쇄의 실패

spina bifida cystica 낭성이분척추. 추골궁의 결손을 통해 수막과 척수가 밀려 나와 낭종의 모양을 갖는 것

spina bifida occulta 잠재성이분척추. 추골궁의 변형이 표면으로 명확하게 나타나지 않은 것

spinal 척수의. 척수와 관련된

spinal tap 척추천자. 뇌척수액을 빼내기 위해 척추 사이 공간을 통해 거미막하 공간으로 바늘을 배치

spine 척수. 척추 또는 짧고 돌출된 뼈

spiral fracture 나선골절. 코일 모양(나선형)의 골절

spirochete 스피로헤타. 성병(매독)을 일으키는 나선형 모양의 박테리아

spirometer 폐활량계. 호흡기 볼륨을 측정하는 데 사용하는 도구

spirometry 폐활량계의 사용

spleen 비장. 좌상복부에 위치한 혈관 분포가 많은 림프기관

splenectomy 비장절제술. 비장의 외과적 제거

splenomegaly 비장비대증. 증대된 비장

spondylosis 척추증. 척추의 퇴행성 골관절염

spongiosum 해면체 같은 조직

sprain 염좌. 인대가 뒤틀리거나 찢어짐

sputum 가래. 기침 및 호흡 질환을 가진 사람이 기침할 때 나오는 물질

squamous cell 편평세포. 편평한 구조와 같은 표피세포(상피세포)

stabilize 안정시키다. 단단하거나 안정되게 만드는 것

stable 안정된. 변하지 않는

stage 시기. 악성 신생물의 정도와 확산의 정의

staging 병기결정. 신생물의 분포 정도를 결정하는 과정

stapes 등골(등자뼈). 등자 모양의 중이에 있는 세 개의 이소골 중의 안쪽에 있는 뼈

Staphylococcus 포도알균. 두 개 이상의 평면으로 나누어 클러스터를 형성하는 그람양성세균의 속; 복수형 staphylococci.

starch 전분, 녹말. 포도당의 여러 단위로 구성된 탄수화물 복합체

stasis 정체, 울혈. 체액 흐름의 정체

statin 스타틴. 혈액 내 콜레스테롤 수치를 낮추기 위해 이용하는 약

status 상태, 지위. 상태 또는 조건

status epilepticus 뇌전증지속상태. 특정 기간보다 오랫동안 지속되거나 반복되는 발작을 나타내는 라틴어 문구

stem cell 줄기세포. 분화된 조직에서 발견되는 미분화 세포로, 분열하여 해당 조직에서 특수 세포를 생성

stenosis 협착증. 심장판막과 같은 통로나 관이 좁아지는 것

stent 스텐트. 동맥이 열린 채로 유지시켜주는 철망관

stereopsis 입체시. 삼차원시력

stereotactic 입체적인, 정위의. 병소를 찾기 위한 정밀한 입체적 방법

stereotype 고정관념. 그룹 구성원이 공유하는 이미지

sterile 무균의, 불임의. 모든 살아있는 유기체와 그 포자가 없음; 수정이나 번식이 불가능

sterility 불임. 생식이 불가능

sterilization 멸균. 무균화 과정

sterilize 멸균, 소독. 무균 상태

sternum 흉골. 가슴 전면 중앙의 긴 뼈

steroid 스테로이드. 화학적 구성요소의 큰 집합체로 많은 약, 호르몬, 신체 구성요소에 존재

stethoscope 청진기. 호흡음이나 심음을 듣는 기구

stimulant 흥분제. 흥분 또는 기능적 활동을 강화시키는 약

stimulation 자극. 기능적 활동 증가에 대한 각성

stimulus 자극. 기관이나 부위의 기능적 활동을 유발하거나 강화

stoma 스토마, 구멍. 인공적 구멍

strabismus 사시. 눈이 정상 위치에서 돌아가 있는 것

strain 경직. 근육 또는 건이 너무 늘어나거나 찢어짐

stratum basale 기저층. 다른 세포가 시작되고 이동하는 표피의 가장 깊은 층

Streptococcus 사슬알균. 사슬 모양으로 자라는 그람양성세균의 일종; 복수형 streptococci

striated muscle 횡문근, 가로무늬근. 골격근의 또 다른 용어

stricture 협착. 관이 좁아짐

stridor 그렁거림, 협착음. 후두 또는 기관의 호흡 방해가 있을 때 만들어지는 고음의 소음

stroke 뇌졸중. 손상된 뇌 순환에 의한 급성 임상 상황

stye 맥립종, 다래끼. 속눈썹 모낭의 감염

subarachnoid space 지주막하공간. 연막과 지주막 사이의 공간

subclavian 쇄골하의, 빗장밑의. 쇄골 아래

subcutaneous 피지의. 피부 아래

subdural space 경막하공간. 수막의 지주막과 경막 사이의 공간

sublingual 설하의. 혀 아래로

subluxation 아탈구. 관절표면이 약간은 붙어 있는 불완전 탈구

submandibular 악하의, 아래턱밑의. 악골 아래

submucosa 점막밑층. 점막 아래의 조직층

substernal 흉골하의. 흉골 아래에

suction 흡인. 상기도 또는 기타 관을 청소하기 위해 카테터를 사용

sulcus 고랑. 뇌이랑을 분리하는 대뇌반구의 표면에 있는 홈

superficial 표재의, 표면의. 표면 근처의 위치

superior 위쪽, 위

supinate 외전하다. 손바닥 표면이 해부학적 위치에서 앞쪽을 향하도록 팔뚝을 회전

supination 외전, 뒤침. 얼굴을 위로로 향하게 하거나 손바닥이나 발바닥을 위쪽으로 향하게 하는 것

supine 앙와위. 등뼈가 바닥에 닿도록 누워서 얼굴을 위로 향하게 한 자세

suprapubic 두덩위. 치골결합의 상부

surfactant 표면활성제. 폐포벽의 표면장력을 생성하는 단백질과 지방 화합물

suture 봉합, 꿰맴. 상처의 가장자리를 꿰매는 것

swab 면봉. 표면에서 무언가를 제거하거나 적용하는 데 사용되는 면 뭉치

sympathetic 교감신경의. 무의식의 수준에서 수행되는 자율신경계 영역

sympathy 동정. 다른 사람의 정신적·정서적 상태에 대해 감사와 걱정을 할 수 있는 것

symphysis 섬유연골결합. 섬유연골에 의해 연결된 두 개의 뼈, 이 경우는 두 개의 치골 사이를 의미

symptom 증상(주관적인). 환자가 경험한 정상적인 건강으로부터 출발

symptomatic 증상관련. 질병의 증상에 관한 것

synapse 시냅스(신경세포 접합부). 두 신경세포 또는 신경조직 및 타깃세포 간의 접합부로 세포 간에 전기적 자극이 전달되는 지점

syncope 실신. 뇌혈류의 감소로 인한 일시적인 의식과 자세 유지의 상실

syndesmosis 인대결합. 두 개의 뼈를 인대로 묶어줌; 복수형 syndesmoses

syndrome 증후군. 특정 질병과정과 관련된 징후와 증상의 종합

synovial 활막. 활막 또는 액과 관련된

synthesis 합성. 다른 성분으로부터 화합물을 만드는 과정

synthetic 인조의. 단순 복합체로부터 만들어지거나 조립된 것

syphilis 매독. 스피로헤타의 원인이 되는 성 매개질환

syringomyelia 척수공동증. 감각이상과 근육 약화의 원인이 되는, 척수에 생기는 비정상적인 긴 공동

systemic 전신성의, 체계적. 몸 전체와 관련된 상태

systemic lupus erythematosus 전신홍반루푸스. 전신에 영향을 미치는 염증성 결합 조직 질환

systole 수축. 심근의 수축

systolic 수축의. 수축과 관련된

-T-

tachycardia 빈맥, 빠른맥. 빠른 심박수(분당 100회 이상)

tachypnea 빈호흡, 빠른호흡

talipes 만곡족, 휜발. 거골과 관련된 발의 변형

talus 거골, 복사뼈. 발목관절을 이루기 위해 경골과 연결되는 발목의 뼈

tampon 탐폰. 출혈을 흡수하거나 멈추기 위해 공간을 막거나 채우는 것

tamponade 심장눌림증. 심장과 같은 기관의 병리적 압박

tapeworm 촌충. 장내 기생충

tarsal 발목뼈의. 발목뼈와 관련된

tarsus 발목뼈. 발목과 발등을 만드는 발에 있는 7개의 뼈의 집합

tartar 치석. 치아 잇몸 가장자리에 찌꺼기가 석회화되는 것

Tay-Sachs disease 테이삭스병. 지방대사의 선천적 치명적 장애

temperament 기질. 성격이나 성격에 대한 경향

temporal 측두골. 머리바닥의 앞쪽 중앙에 있는 뼈

temporal lobe 측두엽. 대뇌반구의 후방 2/3 영역

temporomandibular joint (TMJ) 측두하악관절, 관자놀이뼈. 측두골과 상악골 사이의 관절

tendinitis 건염, 힘줄염. 힘줄의 염증

tendon 건, 힘줄. 뼈와 연결된 근육으로 된 섬유성 결합

tenosynovitis 건초염. 건과 그 주변 윤활집에 생긴 염증

teratogen 기형유발물질. 태아의 기형을 유발하는 물질

teratogenesis 기형 발생. 태아 기형 유발에 관여하는 과정

teratogenic 기형 발생의. 태아 기형을 일으키는

teratoma 기형종. 신체의 다른 부위에서 나온 여러 조직을 포함하는 고환이나 난소의 신생물

testicle 고환. 남성 생식선의 하나

testicular 고환의. 고환에 관련된

testis 고환. testicle의 동의어

testosterone 테스토스테론. 고환에서 생성되는 강력한 안드로젠

tetany 강직. 근육의 과도한 경련, 경직상태

tetralogy of Fallot (TOF) 팔로네징후. 4개의 선천성 심장 결함이 함께 발생한 것

thalamus 시상. 각 대뇌반구의 뇌실 아래에 있는 회백질 덩어리

thalassemia 지중해빈혈. 용혈성 빈혈을 유발하는 유전성 혈액 질환의 군

thelarche 유방 발육. 유방 발달의 시작

thenar 무지구, 엄지두덩. 엄지 손가락 밑 부분의 살 덩어리

therapeutic 치료의. 질병 또는 장애치료와 관련된

therapy 치료. 병, 기능장애 또는 장애의 체계적인 치료법

thoracentesis (pleural tap) 흉강천자, 가슴천자. 유체 또는 공기를 빼내기 위해 흉강에 바늘의 삽입

thoracic 흉강의. 가슴(흉곽)과 관련된

thoracic cavity 흉강. 폐, 심장, 식도, 기도, 대동맥, 대정맥과 폐혈관을 포함하는 흉부의 공간

thoracotomy 개흉술, 가슴절개술. 가슴벽을 통해 절개

thorax 흉강. 복부와 목 사이의 몸통 부분

thrombocyte (platelet) 혈소판. 혈소판의 다른 용어

thrombocytic 혈소판의

thrombocytopenia 혈소판감소증. 순환혈액 내의 혈소판 결핍

thromboembolism 혈전색전증. 멀리 있는 혈관을 폐쇄시키는 혈전으로부터 떨어진 조각

thrombolysis 혈전용해. 혈전을 용해시키는 것

thrombolytic 혈전용해성의. 혈전을 깨부수거나 용해시키는

thrombophlebitis 혈전성 정맥염. 혈전 형성으로 인한 정맥의 염증

thrombosis 혈전증. 혈전 형성

thrombus 혈전. 심장내벽이나 질병이 있는 혈관에 붙은 덩어리

thrush 아구창. 칸디다 알비칸스에 의한 감염증

thymectomy 흉선절제술. 흉선의 외과적 제거

thymoma 흉선종, 가슴샘종. 흉선의 양성 종양

thymus 흉선. 종격에 위치한 내분비선

thyroid 갑상선. 후두연골, 목에 위치한 내분비선

thyroid hormone 갑상선호르몬. 두 가지 갑상선 호르몬을 총칭하는 용어, T_3와 T_4

thyroid storm 갑상선독성발작. 갑상선호르몬 과잉으로 인한 의료 위기 및 응급 상황

thyroidectomy 갑상선절제술. 갑상선 제거 수술

thyroiditis 갑상선염. 갑상선의 염증

thyrotoxicosis 갑상선항진증. 갑상선호르몬의 과다 생성에 의한 장애

thyrotropin 갑상선자극호르몬. 갑상선 기능을 자극하는 뇌하수체 전엽의 호르몬

thyroxine 타이록신. 갑상선호르몬(tetraiodothyronine, T_4)

tibia 경골, 정강이뼈. 무릎 아래의 큰 뼈

tibial 경골의. 경골과 관련된

tic 틱. 갑작스럽고 비자발적·반복적인 근육의 수축

tic douloureux 동통 틱, 삼차신경통. 삼차신경통(trigeminal neuralgia)의 동의어

tinea 백선. 여러 종의 곰팡이균이 원인인 피부 감염과 관련된 무리에 대한 일반적인 용어

tinnitus 이명. 귀에서 지속적으로 울리는, 휘파람 같은, 딸각거리는, 폭발하는 소음

tissue 조직. 유사한 세포들의 집합

tolerance 내성. 자극 또는 약에 익숙해지게 하는 용량

tomography 단층촬영술. 조직의 선택된 부위의 방사선 화상

tone 긴장. 쉬고 있는 근육의 긴장 상태

tongue 혀. 입안의 움직이는 근육덩어리: 미뢰가 나옴

tonic 강직. 근육 수축의 상태

tonic-clonic 강직간대. 신체는 과도한 근육 경직(강장)과 급격한 근육 수축(간대) 사이를 번갈아 가며 나타남

tonic-clonic seizure 강직-간대발작. 과도한 근육 강직과 경련성 근육 수축이 교대로 나타나는 발작

tonometer 안압계. 안압을 측정하는 도구

tonometry 안압 측정. 안압의 측정

tonsil 편도. 혀 뒤의 인후의 양 옆에 위치한 림프조직의 덩어리

tonsillectomy 편도절제술. 편도선 제거 수술

tonsillitis 편도염. 편도선의 염증

topical 국소. 국소 효과를 얻기 위해 피부에 바르는 약물

torsion 비틀림. 꼬인 것

Tourette syndrome 뚜렛증후군. 여러 개의 운동근육과 음성 틱이 나타나는 장애

toxic 유독성의. 독소와 관련된

toxicity 유독성. 독성이 있는 상태

toxin 독소. 세포 혹은 생물에 의해 만들어지는 독성물질

trachea 기관. 후두에서부터 기관지에 이르는 공기관

tracheal 기관의. 기도에 관련한

tracheostomy 기관절개. 호흡을 돕기 위해 기관지에 튜브의 삽입

tracheotomy 기관절개. 기관 안으로 절개하는 기관절개술

tract 도, 관. 공통의 기원과 목적지를 가진 신경섬유다발

traction 견인, 당김. 당기거나 끄는 힘

trait 체질. 기질을 가진 별개의 특성

tranquilizer 신경안정제. 진정 또는 우울 작용 없이 정신흥분을 진정시키는 약

transdermal 경피. 피부에 전달되거나 피부를 통해 들어가는

transfusion 수혈. 공여자로부터 수혜자에게 혈액이나 혈액성분을 공급하는 것

transplant 이식 또는 이식조직(장기). 사용된 조직 또는 장기, 또는 한 사람에서 다른 사람으로 조직을 옮기는 행위

transplantation 이식. 한 사람에서 다른 사람으로 조직을 옮기는 과정

transthoracic 가슴경유. 흉벽을 통해 지나감

transurethral 요도경유. 요도를 통해 수행되는 과정

transverse 횡단. 위와 아래를 나누는 수평면

transverse fracture 횡골절, 가로골절. 뼈의 장축에 수직인 골절

tremor 떨림. 손, 사지, 목, 턱의 작고, 흔들리고, 비자발적이고 반복적인 움직임

triceps brachii 상완삼두근. 세 지점 또는 시작 부위를 가진 팔의 근육

Trichomonas 트리코모나스. 기생충이 원인인 성매개질환

trichomoniasis 트리코모나스증. 질편모충의 감염

tricuspid 삼첨의. 세 첨두가 있는; 삼첨판막은 세 개의 날개가 있음

trigeminal 삼차신경의. 얼굴로 가는 제5뇌신경의 세 개의 분지

triglyceride 트리글리세리드. 세 개의 지방산으로 구성된 지질

trimester 석 달. 전체 임신 기간의 1/3의 길이

triplegia 삼지마비. 세 팔다리의 마비

triplegic 삼지마비의. 삼지마비와 관련된

trochanter 전자, 넓적다리돌기. 대퇴골 머리 근처에 있는 두 개의 돌출된 뼈 중 하나

tropic 자극의. 자극 호르몬은 다른 내분비선을 자극하여 호르몬을 생성

tuberculosis 결핵. 모든 기관이나 조직을 감염시킬 수 있는 감염성 질환

tumor 종양, 부기. 비정상적인 부기

tunica 층, 막. 혈관이나 기타 관형 구조의 벽을 덮는 층

tunica vaginalis 고환집막. 특히 관구조 덮개·고환집막은 고환과 부고환의 싸개

tympanic 고막의. 고막 또는 고실과 관련된

tympanostomy 고막절개. 중이에서 배액을 돕기 위해 고막에 수술로 만드는 구멍

-U-

ulna 척골. 전완뼈 중 안쪽의 큰 뼈(척골, 자뼈)

ulnar 척골과 관련된 구조의

ultrasonography 초음파촬영(술). 초음파를 사용하여 혈류의 방향, 속도 및 휘몰아침을 검출하여 영상화

ultraviolet 자외선. 스펙트럼의 끝 바이올렛보다 강한 고주파 광선

umbilical 제대의. 배꼽 또는 복부의 중심과 관련된

umbilicus 제대. 태아와 연결되어 있는 제대의 복부 부분

unilateral 한쪽 측면의. 신체의 한쪽면과 관련된

urea 요소. 질소 대사 최종 생성물

uremia 요독증. 신부전으로 인한 복합적인 증상

ureter 요관. 신장에서 방광으로 연결되는 관

ureteral 요관의. 요관과 관련된

ureteroscope 요관내시경. 요관 내부를 보기 위한 내시경

ureteroscopy 요관경술. 요관을 검사

urethra 요도. 방광에서 외부로 소변을 운반하는 관

urethritis 요도염. 요도의 감염

urinalysis 요분석, 요검사. 소변을 검사하여 소변 구성성분, 종류, 또는 양을 정의

urinary 소변의. 소변과 관련된

urinate 배뇨하다. 소변을 내보냄

urination 배뇨. 소변 통과 과정

urine 소변. 신장에 의해 배설되는 액체 및 용해 물질

urological 비뇨기과의. 비뇨기과와 관련된

urologist 비뇨기과전문의

urology 비뇨기과학. 비뇨계 질환을 다루는 전문 분야

urticaria 두드러기. 간지러운 발진

uterine 자궁의. 자궁과 관련된

uterus 자궁. 수정란이 태아로 성장하게 되는 기관

uvea 포도막. 안구를 싸는 중간층으로 홍채, 모양체, 맥락막을 포함

uveitis 포도막염. 포도막의 염증

uvula 구개수, 목젖. 연구개에 달린 돌기부

-V-

vaccinate 예방접종하다. 백신을 투여

vaccination 예방접종. 백신 투여

vaccine 백신. 수동면역을 발생시키기 위한 준비

vagina 질. 자궁에서 외음부에 걸친 여성 생식관

vaginal 질의. 질과 관련된

vaginitis 질염. 질의 염증

vaginosis 질증. 질의 질병

vagus 미주신경의. 제10뇌신경; 몸 전체에 다양한 기관을 지원

varicocele 정계정맥류. 정삭의 정맥류

varicose 정맥류의. 정맥류의 영향을 받거나 정맥류의 특성이 있는

varicosities 정맥류성 종창. 하지정맥류의 집합

varix 정맥류. 확장된, 길고 구불구불한 정맥

vasectomy 정관절제. 정관 부분 절제

vasoconstriction 혈관 수축. 혈관 직경이 감소

vasodilation 혈관 이완. 혈관 직경이 증가

vasovasostomy 정관복원술. 정자가 지나갈 수 있도록 정관 재문합

vegetative 자율신경. 식물의 생명처럼 무의식적으로 기능함

vein 정맥. 심장으로 혈액을 운반하는 혈관

vena cava 대정맥. 신체의 가장 큰 두 정맥 중 하나

venogram 정맥조영도. 방사성 물질을 투여한 후 정맥의 방사선촬영을 한 사진

venous 정맥의. 정맥과 관련된

ventilation 환기. 폐의 안팎으로 가스의 운동

ventilator 산소호흡기, 환기기. 환자를 위한 호흡 장치

ventral 전방의. 배에 존재함 또는 배의 표면 가까이에 위치함

ventricle 심실. 뇌척수액을 생산하는 뇌의 공간 또는 혈액을 펌프질하는 심장의 공간

venule 세정맥. 모세혈관계와 연결된 작은 정맥

vernix caseosa 태지. 태아의 피부를 덮고 있는 치즈물질(cheesy substance)

verruca 사마귀. 바이러스에 의한 사마귀

vertebra 척추뼈. 척주를 구성하는 하나의 골격

vertebral 등뼈의. 척추와 관련된

vertex 두정. 두개골 둥근 천장의 가장 높은 부분

vertigo 현기증. 도는 듯한 감각

vesicle 진물집, 소수포. 액체가 포함된 작은 낭(물집, blister)

vestibular 전정의

vestibule 전정, 안뜰. 관 입구의 공간

vestibulectomy 이전정제거술. 외음부의 수술적 절개

villus 융모. 가늘고 머리카락처럼 튀어나오고, 특히 장관 점막에 있는 것

virus 바이러스. 성장과 번식을 위해 살아있는 세포가 필요한 감염체 군

viscera 내장. 내부 장기; 특히 복부

visceral 내장의. 내부기관과 관련된

viscosity 점도. 유체 흐름의 저항

viscous 점성이 있는. 흐름에 저항하는 점착액

viscus 내장. 모든 단일 내부기관

visual acuity 시력, 시각의 명확성. 시각이 선명하고 깨끗함

vitamin 비타민. 정상 세포기능을 위한 적은 양의 필수 유기물질(원래 모든 비타민은 아민이라고 생각되었다)

vitreous 유리체의. 유리액은 유리처럼 보이는 안구 뒤쪽 구멍에 있는 젤라틴 같은 액체

vocal 음성. 음성에 관련한

void 배뇨하다. 소변이나 대변을 비우기 위함

voluntary muscle 수의근. 의지에 의해 조절되는 근육

vomer 서골, 보습뼈. 낮은 비중격.

vulva 외음부. 여성의 외부 생식기

vulvar 외음부의. 외음과 관련된

vulvodynia 여성 외음부통. 만성적인 외음 통증

vulvovaginal 외음질의. 외음과 질과 관련된

vulvovaginitis 외음질염. 외음과 질의 염증

-W-

warfarin 와파린. 항응고제; 쥐약으로도 사용; 상품명 Coumadin

Weber test 웨버검사. 감각신경난청검사

wheal 팽진. 피부에 생긴 작고 가려운 부기(주사로 인해 올라온 팽진은 가렵지 않음)

whiplash 편타성, 채찍질손상. 자동차사고와 같이 갑작스럽게 일어난 조절 불가능한 목의 신전이나 굴곡으로 인해 나타나는 증상

white matter 백질. 축삭 다발이 차지하는 뇌와 척수의 영역

whooping cough 백일해. 협착음이 나는 경련성, 강렬한 기침을 동반하는 전염병; pertussis라고도 함

Wilms tumor 빌름스종양

wound 상처. 피부나 점막의 지속성을 방해하는 모든 손상

-X-

xenograft 이종이식. 인간이 아닌 다른 종으로부터의 이식

-Y-

yeast 효모. 미세 곰팡이

-Z-

zygoma 광대뼈, 관골. 양볼에서 튀어나온 뼈

zygomatic 광대뼈와 관련된

zygote 접합체. 정자와 난자의 결합으로 만들어진 세포

예제로 풀어보는 제4판

의학용어

Essentials of Medical Language Fourth Edition

| 발행일 2024년 3월 1일 4판 1쇄 발행
| 지은이 David M. Allan, Rachel C. Basco
| 옮긴이 김은하 외 10인
| 발행인 박 종 성
| 발행처 사이플러스 Science plus
| 주 소 (우) 07202 서울시 영등포구 양평로 30길 14,
세종앤까뮤스퀘어 1106호
| 전 화 332-6171
| 팩 스 332-6185
| 등 록 2005.10.20. 제2022-000100호

| ISBN 979-11-88731-45-9 93510 값 42,000원

예제로 풀어보는 제4판

의학용어

워크북

Essentials of
Medical Language
Fourth Edition

학과

학번

이름

사이플러스 Science plus

McGraw Hill

93510

ISBN 979-11-88731-45-9